방사선 보건 물리학

Radiation Protection & Dosimetry

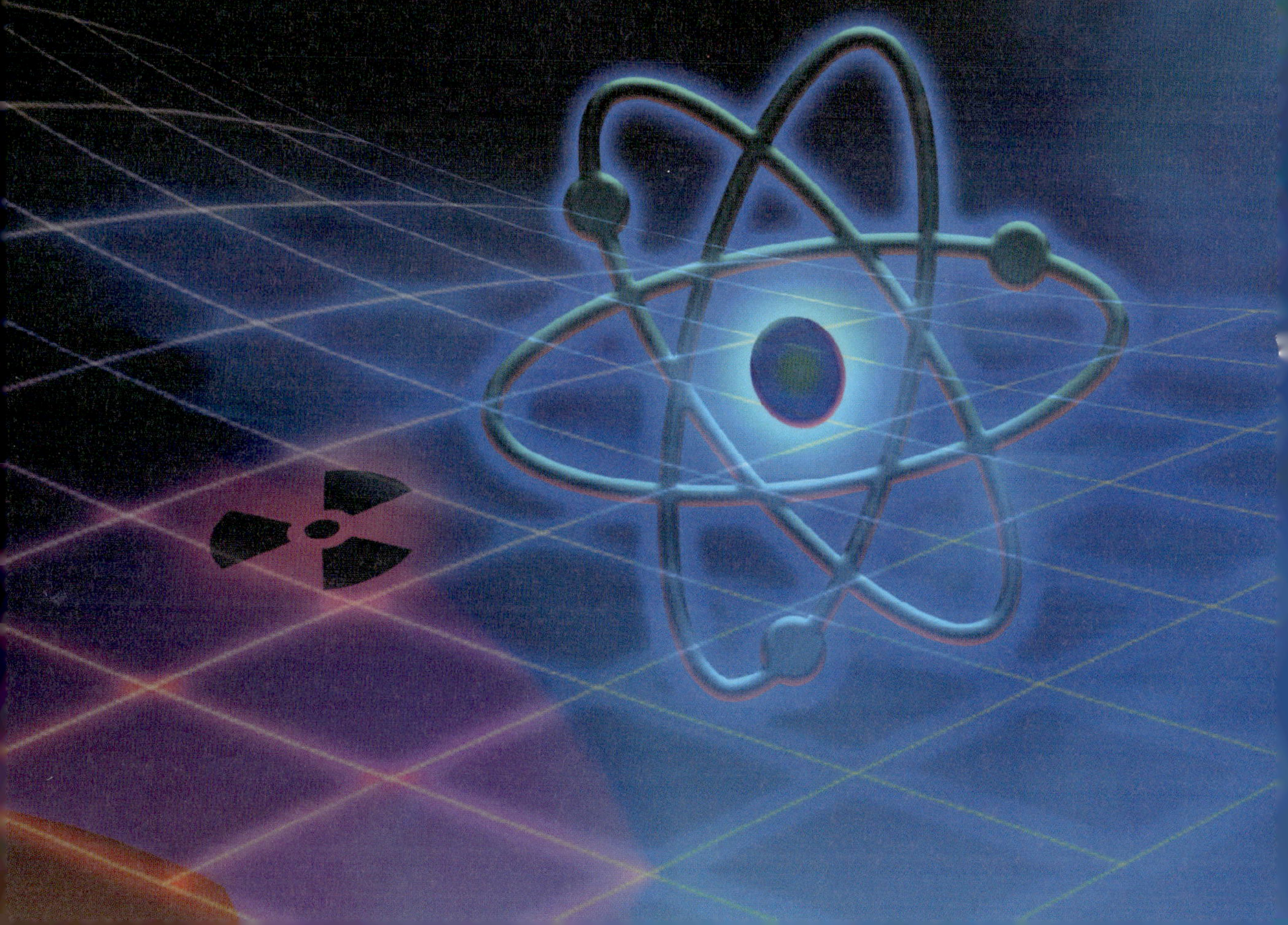

Radiation Protection & Dosimetry

방사선 보건 물리학

첫째판 1쇄 인쇄 2013년 5월 25일
첫째판 1쇄 발행 2013년 6월 05일

지 은 이 Michael G. Stabin
대표역자 강병삼, 김승철, 박훈희
발 행 인 장주연
출판기획 장희성
편집디자인 유현숙
표지디자인 전선아
일러스트 문승호
발 행 처 군자출판사
등록 제 4-139호(1991. 6. 24)
본사 (110-717) 서울특별시 종로구 인의동 112-1 동원회관 BD 6층
전화 (02) 762-9194/5 팩스 (02) 764-0209
홈페이지 | www.koonja.co.kr

ISBN 978-89-6278-742-9
정가 38,000원

저자소개

저자

- **강병삼** (신구대학교)
- **김승철** (송호대학교)
- **박훈희** (신구대학교)
- **안성민** (가천대학교)
- **임청환** (한서대학교)
- **조평곤** (대구카톨릭대학교)
- **한동균** (을지대학교)

편집위원

- **김연래, 안성민, 임청환, 조평곤, 한동균**

머리말

방사선보건물리학은 방사선의 영향으로부터 인간과 환경을 방호하여 안전한 방사선의 활용을 추구하는 학문이다. 처음 미국에서 명칭을 사용되기 시작하여 최근에 널리 사용되는 용어로서 원자로 및 의료에서 발생되는 방사선으로부터 종사자 및 주민과 연구자들의 장해를 방어하기 위한 물리적, 공학적 이론을 수립하는 분야이다.

2011년 일본 대지진으로 인하여 발생된 후쿠시마 원전 사고로 인체에 유해를 줄 수 있는 여러 방사성물질이 유출되었으며 사고가 발생된 인접 지역은 방사성물질로 인한 피폭의 피해를 감수하고 피해를 최소화 하는 조치를 취하고 있다. 국내에서도 일본 원전 사고 후 여러 지역에서 공기 중에 제논, 방사성요오드, 세슘이 검출되어 방사선 피해에 대한 관심과 불안감으로 인한 스트레스가 증가되었다. 먹는 음식의 재료, 마시는 공기, 생활환경 등에 대한 불안감은 언론매체나 인터넷을 통하여 급속도로 전파되어 과학과 진실이 왜곡되는 경우도 발생된 경우도 있다.

인류는 방사선 환경속에서 살아가고 있다. 태양에서 방출되는 우주선, 공기 중의 라돈, 인체에서 방출되는 K-40 등의 환경방사선과 질병의 진단, 치료를 위해 전리 및 비전리방사선이 이용되고 있으며 선진국일수록 인공방사선의 이용은 증가되고 있는 추세이다. 인공방사선의 사용증가는 산업에서는 경제적 및 편리성을 주고 있으며 의료에서는 평균수명이 늘어나는 긍적적인 면이 있는 반면 사고 및 사용량 증가에 따른 방사선장해의 발생 또는 발생확률이 증가하는 부정적인 면도 이다.

1890년대 말 X선을 포함한 방사선이 발견된 이후 의학을 포함하여 과학과 다양한 산업분야에 활용되고 있다. 방사선의 이용은 양면의 날이 있는 칼에 비유를 하고 있으며 이는 이익과 위험의 양면성이 존재한다는 일반적인 상식이다. 방사선의 이용에는 행위로부터 얻는 이득이 수반되는 피폭에 비해 이득을 가져오지 않으면 그 행위는 인정되지 않는다. 여기서 이득이란 특정의 개인이나 단체가 얻는 이득과 사회전체가 얻는 이득을 포함한 전체의 이득이며 또한 비용이란 금전적 비용과 인간의 건강 또는 환경에 대한 방사선피폭에 따르는 모든 손해를 포함한 부정적 면의 총합이 된다.

대학에서 안전한 방사선 관리를 위한 전문가를 양성하기 위하여 방사선에 관련된 물리, 계측, 관리, 방어 등의 관련 교과목을 교육하고 있으나 분산되어 있는 이론을 정리하기 위하여 이 책을 발간하게 되었다. 이 책은 방사선 및 원자력을 공부하는 학생 및 현장에서 방사선종사자로 근무 중인 분들께 도움을 줄 수 있도록 하기 위한 목적으로 내용을 정리하고자 하였다,

대학에서 방사선보건물리학을 강의하는 동안 적합한 교재가 없음을 통감하여 시작한 작업이 원고를 마무리하는 시점에서 살펴보니 아직 여러모로 부족한 부분이 많이 있다고 생각되지만 부족한 부분은 지속적인 보완작업을 계획하고 있다.

책이 세상에 나올 때 까지 정리 작업에 참여한 6시그마 동아리 이강민, 심우용, 오주영, 김윤성, 지재선 군에게 고마움을 표하며 어려운 시절임에도 불구하고 보건의료서적의 출간에 정열을 아끼지 않으시는 군자출판사 장주연 사장님과 기획을 담당하신 장희성 차장님 그리고 편집부 여러분의 노고에 경의를 표하며 감사를 드린다.

2013년 5월

집필자 일동

목차

1. 보건 물리학 소개 / 3

2. 과학의 기초 / 7

3. 방사성 원자 - 본질과 움직임 / 23

방사선 보건 물리학

Radiation Protection & Dosimetry

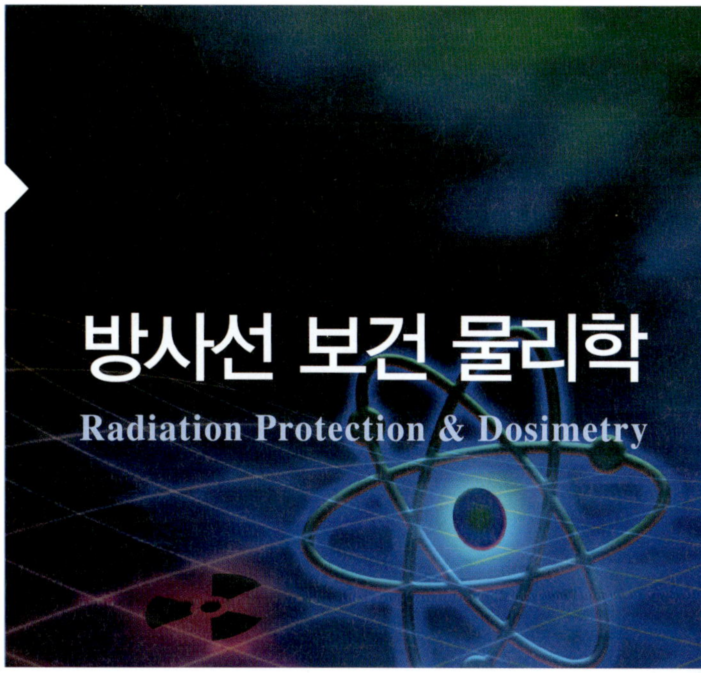

보건 물리학 소개 1

1.1 보건 물리학의 정의

"보건 물리학"은 전리 방사선의 유해한 영향으로부터 인간과 환경을 방호하며 유익한 점은 허용하는 것으로 정의할 수 있다. 보건 물리학자는 "방사선 방호 전문가"라고도 부른다. "보건 물리학"이라는 용어의 기원은 분명하지는 않으나, 국내에서는 방사선 관리학(radiation management)이라는 과목으로 의료 및 원자력 산업의 관련 내용으로 대학교육이 이루어 지고 있다.

보건 물리학(Health Physics, "방사선 방호학"이라고도 함)은 1942년 시카고 대학의 Metallurgical 실험실에서 유래되었다. 그러나 누구에 의해서 이 용어가 선택되었는지는 알려지지 않았다.

보건 물리학 부서의 첫 번째 과제는 Fermi가 구축하고 있었던 원자로(CP-1)에 대한 차폐를 설계하는 것이었고, 초기 보건물리학 연구자 대부분은 건강 관련 문제를 해결을 위한 노력하는 물리학자들이었다.

1.2 보건 물리학의 역할 개요

보건 물리학자의 기본 역할은 방사선에 관련된 양의 측정과 계산, 관련된 위험의 진단 등이다. 만일 어떤 조치가 필요하다면 직접 조치하거나 또는 해당 부처에 적합한 조치를 전달해야 한다. 보건 물리학자는 매우 높은 잠재적 준위를 내포하는 방사선 피폭 상황에서 인간 생명을 구해야 하는 직접적인 책임이 있을 수 있다. 주로, 보건 물리학자는 실제 또는 잠재적인 방사선 피폭을 감시하고, 기록하며, 발견한 내용을 문서화한다. 또한 받아들일 수 없는 피폭을 제거하거나, 최적화하기 위해 기존 관행의 수정을 권장하고 실현시킨다. 피폭의 최적화는 실제적, 사회적, 그 외 다른 인자를 고려하여 가능한 가장 낮은 수준으로 제한하는 것이다. 보건 물리학자는 방사선 피폭을 포함하는 문제에 대한 공학적인 해결책을 제안할 수 있다. 예를 들어 차폐 물질이나 방호방법을 제안하거나 주어진 위치에서 방호의 변경을 제안한다. 어떤 위치에서 방사성 물질의 방출을 추적하고 환경을 통한 그 변화를 추적 할 책임이 있다. 가장 명백한 것은, 환경 오염, 생물에 대한 방사선 피폭과 같은 환경 자체에 대한 직접적인 위해를 평가하는 것뿐만 아니라, 인간이 받는 방사선량의 궁극적인 전달을 추정하는 것이다.

1.3 보건 물리학자와 다른 학문과의 상호작용

"보건 물리학"이란 용어는 생물학과 방사선물리학 사이의 결합을 반영한다. 비록 보건 물리학이 두 분야 사이에 걸쳐져 있지만, 과학과 공학의 많은 분야의 기여를 필요로 한다. 대부분의 보건 물리학자는 공학 또는 생물학을 배경으로 하는 다른 분야에 관심을 갖기도 한다.

보건 물리학자는 방사선물리학 기초에 대한 높은 이해, 특히 기본 입자에 대한 이해, 물질과 입자의 상호작용에 대한 이해가 있어야 한다. 보건 물리학자는 비교적 복합적인 계산을 수행하고, 적합한 단위로 해답을 정확하게 표현하는 것에 익숙해야 한다. 이론적인 측면에서의 계산은 그다지 복잡하지 않다. 보건 물리학은 원자력 공학, 화학 공학, 우주항공 공학과 비교하면 비교적 간단한 과학이다. 그래도 보건 물리학자는 미분 적분학에 완벽히 숙달되어 있고, 그것을 실질적으로 적용할 수 있는 능력을 지닌 사람으로 예상된다. 그러나 그러한 고등 수학을 일상적으로 사용하는 일은 드물다. 계산의 대부분은 물리적 원리에 대한 이해와 올바른 수량의 신중한 조작, 기본적인 양(예를 들면, 전자의 전하량)의 광대한 응용과 단위의 광범위한 변환에 있다. 이 작업은 미세한 착오라도 최종 결과에 중대한 과실을 초래할 수 있기에 세부적인 계산에 대해 높은 인내와 주의력을 요구한다.

보건 물리학자는 물리학자라기보다 엔지니어처럼 작업한다. 그리고 정확히 측정되거나 계산된 방사선량에 있어서는 그에 대한 생물학적 결론에 대한 높은 이해가 있어야 한다. 이 책에서 방사선 생물학은 간략히 다루어지나, 이는 모든 확립된 보건 물리학 훈련 과정의 주제이다. 인체는 불가사의하고, 또한 복합적이다. 체세포와 조직에 대한 미세 입자와 파장의 상호작용은 다양한 반응을 만들어 내기에, 이를 완전히 이해하기 위해 많은 이들이 지금도 연구하고 있다. 충분히 높은 방사선량인 경우, 수 일에서 수 주간의 짧은 기간 내에 인체에 대한 영향을 관찰할 수 있으며 파악하기 쉽다. 비교적 낮은 선량에서는 지연발생적인 영향(즉 확률적영향; 주로 암)이 발생할 수 있다. 그러나 선량과 영향의 관계는 아직은 완벽히 파악되지 않았다. 이 영역은 현재도 활발히 연구되고 있으며, 저 준위 선량과 선량률에서 세포와 유기체의 영향에 대해, 곧 완벽한 이해를 할 수 있게 될 것으로 기대된다. 현재 보건 물리학자는 미해결 상태로 남아있는 불확실성과 함께 작업해야 한다. 더불어 이 불확실성에 직면하여, 근로자와 대중의 적정한 방호를 확실하게 하기 위해 보통 보존적 가설이 적용된다. 반면에 현재도 지속적으로 개발되는 방사선 사용과 관련된 과학 기술은 허용하고 있다.

2.1 과학 및 공학에서의 양과 단위

과학 및 공학은 측정, 계산에 의해 변수를 정량화하는 것이 필요하다. 관심 있는 어떤 변수를 측정하려 할 때 그 수량을 표현하는 정확한 단위가 없다면 아무 쓸모가 없다. 지구상에서 중력에 의한 가속이란 무엇일까? 사람들은 신속하게 "32" 또는 "9.8"을 대답한다. 하지만 적절한 단위(ft/s^2,m/s^2)가 없는 것은 무의미한 답변이다.

우리가 취급해야 하는 양은 궁극적으로 길이, 질량 및 시간의 측정에 기준을 둔다. 길이를 양으로 표현하는 것과 같은 것에 기본을 둔 개체(entities)이거나, 속도(m/s)는 단위 시간 당 길이의 단위이며, 가속도(m/s^2)는 속도의 변화의 비율로써 단위시간 제곱 당 길이의 단위와 같은 구성인 것이다. 값을 특정하게 나타내기 위해, 수치 및 특정한 단위를 적용해야 한다. 양은 숫자 값 및 특정 단위로 표현할 수 있는 현상이다.

그 동안 많은 단위가 제시되고 사용 하였으며, 영국식 단위계는 수 년간 유럽과 미국에서 하였고, 일반적으로 많은 단위계가 만나 그룹화되었다. 예를 들어 임금님 팔의 엄지에서 코까지의 거리 또는 말의 어깨 높이 같은 임의적인 측정값도 있었다. 국제도량형총회(CGPM; 프랑스어 :Conférence générale des poids et mesures, 영어 :General Conference on Weights and Measures)는 1960년 국제 단위계(SI, Systeme International d'unités)라고 불리는 새로운 단위계를 개발하였다.

국제 단위계(SI)에는 7가지 기본 단위인 무게－킬로그램(kg), 거리－미터(m), 시간－초(s), 전류－암페어(A), 온도－켈빈(K), 물질의 양－몰(mol) 및 광도－칸델라(cd)가 있다. 기본 단위에서 물리적 법칙에 따라 조합되는 단위인 "유도 단위"(derived units)가 있으며 유도 단위에는 특별한 이름이 있을 수 있다. 예를 들어 1 뉴턴(Newton)은 1kg의 질량을 갖는 물체를 1 미터 거리 동안 매 초 제곱당 가속시키는데 필요한 힘의 단위이다. (1 N = 1 kg m/s^2).그러나 일부 특별한 이름은 특정한 양에 제한 될 수 있다. 예를 들어, Hz (s^{-1})는 주파수 단위이지만, Becquerel (s^{-1})은 방사능 단위로 사용된다. 유도 단위는 10의 제곱과 같이 기본 단위를 제곱하는 첨자어를 사용하는 방식으로 기본 단위에서 가져온다.

표 2.1 보건 물리학에서의 일반적인 양, 단위, 기호

Quantity	Unit	Symbol
Length	Mete	m
Velocity	Meters per second	m/s
Area	Square meters	m^2
Force	Newton	N(kg m s^{-2})
Energy(force×distance)	Joule	J(kg m^2 s^{-2})
Absorbed dose	Gray	G_y(1 Jkg^{-1} ≡ 1m^2 s^{-2})
Absorbed dose	Rad	rad(100 erg/g=0.01 Gy)

예제

1 kilometer = 1 km = 1000m = 10^3 m
1 micrometer = 1μm = 0.000001 m = 10^{-6} m

2.2 배경 정보

표 2.2 단위 접두어

Aactor	Prefix	Symbol	Aactor	Prefix	Symbo
10^{24}	yotta	Y	10^{-1}	deci	d
10^{21}	zetta	Z	10^{-2}	centi	c
10^{18}	exa	E	10^{-3}	milli	m
10^{15}	peta	P	10^{-6}	micro	μ
10^{12}	tera	T	10^{-9}	nano	n
10^9	giga	G	10^{-12}	pico	p
10^6	mega	M	10^{-15}	femto	f
10^3	kilo	k	10^{-18}	atto	a
10^2	hecto	h	10^{-21}	zepto	z
10^1	deca	da	10^{-24}	yocto	y

실제 보건 물리학은 원자/분자 수준에서 응용된 공학처럼 보이지만 생물학과 환경 과학의 많은 측면을 이해해야 한다. 학생들은 역학(일, 에너지, 동역학 기초 등), 전기(전하, 전기 회로의 기본 양상의 본질: 이것은 방사선 검출기의 이해와 관련된다), 양자역학, 통계, 화학과 생화학의 기초, 생물학등의 기초 지식이 필요하다.

2.3 물질의 본질 Molecules, Atoms, Quarks

우리가 보는 주위의 물리적 세계는 서로 다른 특성의 여러 물질로 구성되어 있다. 물질은 크기, 색상, 질감, 작용이 다양하다. 우리는 물질의 눈에 띄는 특성이 궁극적으로 그 성분의 고유한 성질과 관련된다는 것을 알고 있으며, 물질은 빌딩 블록과 같이 구성된다. 원자 구조의 기초 개념이 발표되기 오래 전에 그리스 사람들은 "분할할 수 없다" 라는 의미의 용어 atomos를 만들어냈다. 오늘날 물질은 분자로 이루어져 있고, 분자는 원자로 구성된다는 것을 알고 있다. 또한 원자가 기본 소립자가 아니라는 것도 알고 있다. 원자는 중성자, 양성자, 전자와 같은 여러 가지 구성요소로 이루어지며, 그 구성요소 자체도 다른 요소로 이루어진다. 과학자들은 다른 컴퓨터 과학의 발전으로 눈에 보이지 않는 영역의 實실을 연구해 왔다. 현재의 원자 모델이 개발되기 전부터, 보통 원자의 구성 요소는 전하를 가지고 있으며, 원자는 전기적인 균형 상태로 존재한다고 알고 있었다.

그리스의 철학자 엠페도클레스(Empedocles, 293~432 BC)는 모든 물질은 네 가지 원소(element), 즉 물, 흙, 공기, 불로 구성되어 있다고 제안했다. 1969년에 형성되어 2000년대 초반까지도 활약하던 대중음악 그룹 Earth, Wind and Fire의 이름 역시 이러한 사상을 암시하는 "원소" 로 알려져 있다. 엠페도클레스 체계의 기본 요소는 사랑과 미움의 힘에 의해 관장된다고 한다. 또 다른 그리스인인 Abdere 출신의 류키포스(Leucippe)와 그의 제자 데모크리토스(Democrite)는 물질은 다음 특성을 지닌 입자로 만들어졌다고 제안했다:

- 매우 작고 눈에 보이지 않는다.
- 고체이다.
- 영원하다.
- 물질 변위, 밀도 변화 등을 설명하기 위한 빈 공간으로 둘러 쌓여 있다.
- 사실상 관찰 가능한 물질 모양의 다양성을 설명하자면 무한수의 모양을 지닌다.

  그들은 관찰할 수 있는 물질 내에서 입자들은 끊임없이 운동을 하고 있다. 라고 정리했다.

톰슨(Thompson)은 1897년 전자를 발견하고, "건포도빵(Plum—Pudding)" 모형을 제안했다. 이 모형에서 원자는 전기적으로 양전하 물질로 만들어진 구(Sphere)이며, 케이크 속에 건포도처럼 음전하를 띤 전자가 박혀있다.

1911년, 러더퍼드(Rutherford)는 오늘날 사용하는 모형을 제안했다. 이 모형에서, 모든 양전하는 작지만 거대한 핵에 집중되어 있으며, 전자는 원점에서 일정하게 떨어진 거리를 유지하며 핵을 중심으로 궤도를 돌며, 원자는 전기적으로 균형을 잡게 된다. 1913년, 가이거(Geiger)와 마스던(Marsden)은 이 모형을 테스트하기 위해 실험을 하였다. 그들은 폴로늄 선원으로부터 α입자를 얇은 금박에 똑바로 입사시켜, 만일 러더퍼드(Rutherford)의 모형이 정확하다면, 다음과 같은 두 가지 현상이 관찰되어야 한다고 주장하였다.

- α입자 대부분은 얇은 금박을 빗나가지 않고 투과한다.
- ^{35}Au의 핵으로부터 산란된 입자는 매우 균일한 패턴으로 관찰되어야 한다.

실제로, 이러한 예상된 결과가 관찰되었다. 대부분의 α입자는 판막을 직접 통과했으며 입사 빔과 같은 직선상에서 발견되었다. 또한 산란된 α 입자들은 0°에서 150°까지의 범위로 지속적인 패턴이었다.

원자의 세계에서 작지만 거대한 핵은 양전하의 양성자와 비하전 중성자로 구성된다. 질량은 각각 대략 1.7×10^{-27}kg (1 amu; atomic mass unit)이다. 음전하의 전자 질량은 9.1×10^{-31} kg로 비교적 작고 약 5×10^{-11}m의 궤도로 핵 주위를 돌고 있다. 원자 질량 번호 A의 대략적인 핵 반경에 주어지는 사실적인 관계는 다음과 같다.

$$\text{Nuclear radius (m)} = 1.2 \times 10^{-15}\,A^{1/3}. \tag{2.1}$$

만일 양성자 또는 중성자를 1cm의 직경으로 한다면, 원자의 크기는 축구장 10개 이상의 직경을 갖게 될 것이다 더불어 전자는 대략 인간 머리카락 1개의 직경을 가질 것이다.1 전형적인 핵 반경은 10^{-15}m 정도의 수치를 갖는다. 우리는 이 거리에서 2개의 상반된 양성자 간의 힘이 매우 높다는 것을 알고 있다. 1932년 영국 물리학자 채드윅(Chadwick)에 의해 발견된 중성자의 존재는 원자 번호와 원자 질량 간의 차이의 원인이 된다. 그러나 중성자의 존재 자체는 양성자와 어떻게 핵에 함께 공존하는지에 대해 설명하지는 못했다. 해답은 입자 구조의 하위 단계에서 발견된다. 양성자와 중성자는 핵자(Nucleons)라고 불리는데, 그 것들 자체는 쿼크(quark)라는 입자들로 구성된다. 본질적으로 6개의 쿼크가 있다. 각각은 다른 전하를 갖고 있으며, 렙톤(lepton)이라고 불리는 6개의 다른 기본 소립자를 가지고 있다. 렙톤(Lepton)은 표 2.3을 참조한다.

우주의 모든 가시성 물질은 물질의 제 1세대에서 입자로 만들어진다. 쿼크는 단독으로 존재하지않고, 세대가 높아질수록 불안정해지며, 제 1세대의 입자로 형성될 때 빠르게 붕괴한다.

표 2.3 물질의 생성

	I	II	III
Quarks*	Up($^2/_3$)	Charm($^2/_3$)	Top($^2/_3$)
	Down($^{-1}/_3$)	Strange($^{-1}/_3$)	Bottom($^{-1}/_3$)
Leptons*	Electron(−1)	Muon(−1)	Tau(−1)
	Electron neutrino(0)	Muon neutrino(0)	Tau neutrino(0)

쿼크로 만들어진 복합 입자를 중입자(hadron)라고 부른다. 중입자는 바리온(baryon)과 중간자(meson)로 2가지 유형이 있다. 바리온은 3개의 쿼크로 구성되며, 이에 반하여 중간자는 1개의 쿼크와 1개의 반쿼크(Antiquark)로 이루어진다. 이 과정에 대해 바리온의 2가지 중요한 예로는 양성자와 중성자이다. 양성자는 2개의 업(up) 쿼크와 1개의 다운(down) 쿼크를 포함하고 있으며, 각 순전하는 +1의 전하를 가진다. 중성자는 1개의 up 쿼크와 2개의 down 쿼크를 지니며, 따라서 전기적으로 중성이다. 글루온(Gluon)이라는 캐리어(Carrier) 입자는 중입자를 형성하기 위해 쿼크 사이에서 교환된다. 따라서 1개의 양성자와 다른 양성자의 쿼크 사이의 "강력(Strong Forces)"은 상반된 전자기력을 압도하며 핵에서 머문다.

고전적인 원자 구조 모형 역시 불안정한 원자를 예측했다. 핵 주위에 전자 회전에 대한 원리는 논리적이다. 핵 사이에는 인력이 있고, 양전하 핵은 원형 운동의 원심력에 의해 평형이 이루어진다. 문제는 가속 하전 입자가 에너지를 끊임없이 방사한다는 것이다. 즉, 이러한 체계의 전자는 방사상 가속도 때문에 끊임 없이 에너지를 잃어버리면서 방사 붕괴 궤도 상에서 움직이고 있다가 결국 핵에 충돌할 것이다. 1913년, 닐스 보어(Neils Bohr)는 단순히 고전적인 전자기 이론은 원자 구조를 정의하는데 정확하지 않다라고 가정했다. 그는 다른 실험에서 여기된 원자는 단지 어떤 주파수에서만 빛을 방사한다고 가정하였다. 따라서, 전자는 단지 어떤 고정 궤도에서 존재한다고 가정하는 것은 합리적이라고 생각했다. 이러한 사고는 전자의 각 운동량은 $h/2\pi$의 정수 배수라는 개념을 이끌어냈다. 여기서 π은 플랑크 상수로 6.6262×10^{-34} Js 이다.

$$mvr = \frac{nh}{2\pi} \tag{2.2}$$

m = 전자의 질량,

v = 전자의 속도,

r = 전자 궤도의 반경이며,

n = 정수.

지금 이 가설을 사용하면서, 만일 핵 주변의 전자 궤도에서 정전기적으로 끌어당기는 힘은 원심력에 의해 평형 상태가 된다는 생각을 하게 된다면, 다음과 같이 쓸 수 있다.

$$\frac{k_0 Ze \times e}{r^2} = \frac{mv^2}{r} \tag{2.3}$$

k_0 = 쿨롱의 법칙 상수 = 9 x 10^9N − m^2/C^2

Z = 원자 번호

e = 전자/양성자 전하, 1.6 x 10^{-19}C

방정식(2.2)으로부터, 다음과 같이 쓸 수 있다.

$$v^2 = \frac{n^2h^2}{4\pi^2 m^2 r^2} \tag{2.4}$$

이 두 방정식을 조합하면 정확한 반경에 대해 다음과 같이 풀 수 있다.

$$r = \frac{n^2h^2}{4\pi^2 me^2 Zk_0} \tag{2.5}$$

어떤 궤도에 있는 전자의 에너지는 운동 에너지와 전위 에너지의 합이다.

$$E = E_k + E_p \tag{2.6}$$

상대적 효과는 중요하지 않다고 가정하면 운동 에너지는 1/2mv^{2}이다. 전위에너지(Potential Energy)는 다음 관계에서 도출될 수 있다.

$$E_p = W \frac{K_0 Q_q}{r} = -\frac{K_0 Z_{e^2}}{r} \tag{2.7}$$

방정식(2.3), (2.5), (2.7)로부터 다음 식을 도출할 수 있다.

$$E = \frac{-2\pi^2 K_0^2 m Z^2 e^4}{h^2} \frac{1}{n^2} \tag{2.8}$$

이것은 정수 값 n에 부합하는 궤도의 총 에너지를 정의한다. 광자의 에너지는 E = h ν= hc/ λ로 정의되며, c는 빛의 속도이고, ν는 광자 주파수, λ는 광자의 파장이다. 전자가 높은 궤도에서 낮은 궤도로 이동하면, 에너지 준위 차이가 주파수를 지닌 전자기파 방사선으로 방출된다는 것을 다음 식(2.8)에서 알 수 있다.

$$V = \frac{2\pi^2 K_0^2 m Z^2 e^4}{h^3}\left(\frac{1}{n_f^2} - \frac{1}{n_i^2}\right) \tag{2.9}$$

만일 우리가 주파수 대신 파장을 구하고 싶다면, 간단히 다음과 같이 쓸 수 있다.

$$\frac{1}{\lambda} = R\left(\frac{1}{n_f^2} - \frac{1}{n_i^2}\right) \tag{2.10}$$

여기서 R은 리드베리(Rydberg) 상수로 알려져 있고, 다음과 같다:

$$R = \frac{2\pi^2 K_0^2 m Z^2 e^4}{ch^3} \tag{2.11}$$

2.4 여기와 전리

보건 물리학의 거의 모두를 이해하기 위해 열쇠가 되는 두 가지 과정은 여기(Excitation)와 전리(Ionization)다. 여기와 전리는 대부분의 중요한 방사선 상호 작용 이해를 위한 기본이며, 방사선 차폐, 생체 효과, 방사선 검출기의 작동 등 많은 다른 과정과 관련된다. 여기(Excitation)는 전자가 외부로부터 에너지를 얻어 들뜬 상태(여기 상태)로 올라가고, 전자기파(EMW; electromagnetic wave)를 방출하여 낮은 상태나 기저 상태로 되돌아가는 과정이다. 전리(Ionization)는 전자가 큰 에너지를 얻으면 핵의 전기장으로부터 전자가 떨어져 나와 자유전자가 되고 원자는 "이온쌍(ion−pair)"을 만드는 과정이다. 여기 후, 여기 된 전자는 기저상태로 돌아가고 광자가 방출될 것이며, 그 에너지는 2개 궤도의 에너지 준위 차이만큼 나타난다. 이 광자는 본질적으로 상관관계가 있는 물질로 에너지를 전달하는데 중요하다. 그러나 물질에서 원소 식별에서 도움이 될 수 있는 방출 특성으로 관심 대상이 된다.

전리 전위는 원소의 원자에서 가장 약하게 결합된 전자를 전리 시키는데 필요한 에너지 양이다. 이 양은 일반적으로 수 eV 정도이다. 예를 들면, 방정식(2.10)에서, 수소 원자에 대해 n_2의 값에 ∞을 놓으면, 수소 원자에 대한 전리 전위가 13.6 eV인 것을 쉽게 알 수 있다.

광자 에너지가 상호 작용하는 원자의 전리 전위를 초과하는 광자에 대해, "광전자"가 형성될 수 있다. 다음 단원에서 물질과 광자의 상호작용에 대해 좀더 상세하게 논의할 것이다. 이러한 종류의 상호작용에서 모든 광자에너지는 사라지고, 이전에 원자 궤도에 있었던 전자로부터 에너지를 얻는다. 에너지가 다음과 같을 때 전자는 원자에서 방출된다.

$$E = h\nu - IP. \tag{2.12}$$

예를 들면, $\lambda = 2500$ AÅ의 자외선 광자가 칼륨 원자와 상호작용을 한다고 가정해보자. 칼륨 원자의 IP는 4.32 eV 이다. 광전자의 운동 에너지를 계산한다면 다음과 같다.

$$E = h\nu = h\frac{C}{\lambda} \tag{2.13}$$

이 예에서,

$$E = \frac{(6.6262\times 10^{-34}\,J-s)\left(3\times 10^{8}\,\dfrac{m}{s}\right)}{\left(1.6\times 10^{-19}\,\dfrac{J}{eV}\right)(2.5\times 10^{-7}m)} = 4.97eV$$

2.5 Bohr 원자에서의 세분화

해상력이 높은 분광경(spectroscopes)이 개발됨에 따라, 간단한 보어 모형으로 예측하는 것보다 원자 스펙트럼으로 더 많은 선(lines)을 볼 수 있다는 것을 알았다. 이런 추가된 선은 주요 에너지 준위 내에 하위 준위의 에너지가 공존한다는 것을 의미한다. 추가적인 준위를 설명하기 위해 다음과 같은 원자의 일부 특징을 포함한다:

- 모든 궤도가 원형이 아니고, 일부는 타원형이다.
- 전자는 핵을 중심으로 하는 궤도를 돌면서 그 자신의 축을 중심으로 회전한다.
- 전자 운동과 회전은 자기 모멘트를 만든다.

이 새로운 고찰과 더불어, 주 양자수에 추가하여 3개의 새로운 양자수를 정의할 수 있다.

원소 주기율표(표 2.4)는 확장된 보어 모형을 고찰하고 파울리(Pauli)의 배타 원리(exclusion principle)를 추가하여 비롯되었다. 파울리의 배타 원리에 의하면 한 원자에 전자 2개가 있더라도 같은 4가지 양자

n	주 양자수 (Principal quantum number)	1, 2, ⋯
l	방위 양자수 (Azimuthal quantum number)	0에서 $(n-1)$
m	자기 양자수 (Magnetic quantum number)	$-l$에서 $+l$
s	스핀 양자수 (Spin quantum number)	$-\frac{1}{2}$ 또는 $+\frac{1}{2}$

수 구성을 갖지 않는다.

오직 하나의 전자를 가지는 첫 번째 원소, 수소를 고려해보자. 스핀 양자수(Spin quantum number)는 +1/2 또는 −1/2 이 될 수 있다. 주 양자수는 1이다. 따라서 방위각 양자수와 자기 양자수는 0임에 틀림없다. 두 번째 원소인 헬륨의 핵에는 2개의 양성자가 있고, 따라서 2개의 전자가 있다. 첫 번째 전자는

표 2.4 원소 주기율표

Period	1	2	3	4	5	6	7	8	9	10	11	12	13	14	15	16	17	18
	Group																	
1	H																	He
2	Li	Be											B	C	N	O	F	Ne
3	Na	Mg											Al	Si	P	S	Cl	Ar
4	K	Ca	Sc	Ti	V	Cr	Mn	Fe	Co	Ni	Cu	Zn	Ga	Ge	As	Se	Br	Kr
5	Rb	Sr	Y	Zr	Nb	Mo	Tc	Ru	Rh	Pd	Ag	Cd	In	Sn	Sb	Te	I	Xe
6	Cs	Ba	La	Hf	Ta	W	Re	Os	Ir	Pt	Au	Hg	Tl	Pb	Bi	Po	At	Rn
7	Fr	Ra	Ac	Rf	Db	Sg	Bh	Hs	Mt	Uun	Uuu	Uub						
	Lanthanides				Ce	Pr	Nd	Pm	Sm	Eu	Gd	Tb	Dy	Ho	Er	Tm	Yb	Lu
	Actinides				Th	Pa	U	Np	Pu	Am	Cm	Bk	Cf	Ex	Fm	Md	No	Lr

수소와 같은 구성의 양자수가 될 것이다. 두 번째 전자는 다르다. 유일한 차이는 스핀 양자수가 될 수 있다. 이것은 주 양자수 $n=1$에 대해 가능성이 없어진다. 세 번째 원소 리튬을 고려해보면 세 개의 전자가 있고, 주 양자수 $n=1$과 $n=2$가 가능하다. 세 번째 전자는 $n=2$를 가질 것이고, 방위 양자수 $l=0$ 또는 $l=1$이 될 것이다. 즉 궤도는 원형이거나 타원형일 것이다. $l=1$일 때 자기 양자수 m은 −1, 0 또는 +1이 될 것이다. 이러한 각각의 상태는 스핀 양자수가 +1/2 또는 −1/2가 될 것이다. 그러므로, 각각이 독특한 양자수 세트를 지녔고, 8개의 다른 전자가 존재한다. 이런 가능성은 원소 Li, Be B, C, N, O, F, Ne에서 볼 수 있으며 원자 번호 3~10의 원소들이 포함된다.

2.6 특성 X선(Characteristic X Rays)

전자가 원자의 핵 주위 궤도에서 비연속적인 에너지 준위에 존재한다는 개념을 통해, 에너지 준위 사이에서 전자의 전이는 에너지의 비연속적인 양을 방출하게 한다는 개념을 도출할 수 있다. 이 에너지는 "X-선"으로 정의된 전자파 방사선 형태이다. 전자파 방사선의 형태 정의는 나중에 다룰 것이다. 특성 X-선은 전자 궤도에서 전자 전이가 발생할 때 원자로부터 방출되는 전자의 비연속적 형태이다. 이러한 전이 X-선의 이름은 식별을 위해 정의된다. 예를 들면, K각 전자가 L각 전자에 의해 채워질 때, X-선은 "K-알파(Kα)" X-선이라고 불린다. 이것은 방사성 핵종을 위해 대부분의 붕괴 데이터 표에 반영된다. 다른 예로,

L e^-에 의해 가득 찬 K 각 – K_α
M e^-에 의해 가득 찬 K 각 – K_β
M e^-에 의해 가득 찬 L 각 – L_α
N e^-에 의해 가득 찬 L 각 – L_β

이처럼 다른 예제들은 단순하게 이름 지을 수 있다..

예를 들면, 1933년 슈뢰딩거(Schrodinger)의 e^-의 움직임을 기술한 좀 더 복잡한 원자 모형은, 핵으로부터 주어진 거리에서 e^-를 발견할 가능성을 좀더 주의 깊고 정확하게 기술했다. 이 원리를 이해하는 것은 모든 이론적인 고찰의 완전한 기술을 위해 필요하다. 그러나 보어 모형은 대부분의 현상을 잘 설명한다. "논리적 실증 철학(logical Positivism)"이란 과학이 여기에 적용될 수 있다. 이것은 직관이나 계시가 아닌 지각할 수 있는 경험에 모든 지식을 기반으로 하는 경험론의 형태이며, 가능한 모든 데이터를 설명하는 가장 간단한 모형의 사용을 허용한다.

동위원소(isotope)들의 정의에 대한 것들은 다음과 같다. 동위원소는 원자번호는 같지만 중성자수가 다른 핵종끼리의 관계를 나타낸다. 또 중성자수가 같고 양성자수가 다른 원자를 동중성자원소(isotone)라고 한다. 그리고 1개의 원자 질량 단위(atomic mass unit, amu)는 단지 질량의 정의이며 ^{12}C 원자 질량의 1/12를 1amu로 정의한다. (1 amu = 1.6604 × 10^{-24}g)

2.7 결합 에너지

실제로 원자의 무게를 잴 수 있다면, 그 성분의 합보다 덜 나간다는 것을 알게 될 것이다. 관찰된 실제

질량과 성분 요소들의 질량 합 사이의 차이는 질량 단위로 표현되거나, 아인슈타인의 잘 알려진 $E = mc^2$ 관계로 표현될 수 있다. 질량의 차이는 핵을 "결합하고 있는" 에너지로 간주할 수 있다.

예를 들면, ^{17}O에 대해, 핵에서 양성자와 중성자의 개별 질량을 계산할 수 있다:

$$W = 8(1.007825) + (17 - 8)(1.008665)$$
$$W = 17.14059 \text{ amu.}$$

이 값은 궤도전자를 포함시키고, ^{17}O의 핵보다 원자 질량을 계산한다면 17.14102일 것이다. 실험을 통한 발견으로 보고된 원소표에 의하면 실제 질량은 16.999132 amu 이다. 질량 결손은 $\delta = W - M$ 이며 따라서 0.1419 amu 이다. $E = mc^2$ 관계식을 사용하여, 에너지 단위로 931.5 MeV/amu가 곱해진 결합 에너지가 질량 결손을 준다. 따라서 ^{17}O에 대한 결합 에너지는 다음과 같다.

$$BE = 131.7 \text{ MeV.}$$

또한 한 핵자 당 결합 에너지를 (핵자 수 − 1)로 나누어 표현할 수도 있다. 8개의 양성자와 9개의 중성자로 되어있는 ^{17}O 핵은 131.7/16 = 8.23 MeV/nucleon이다.

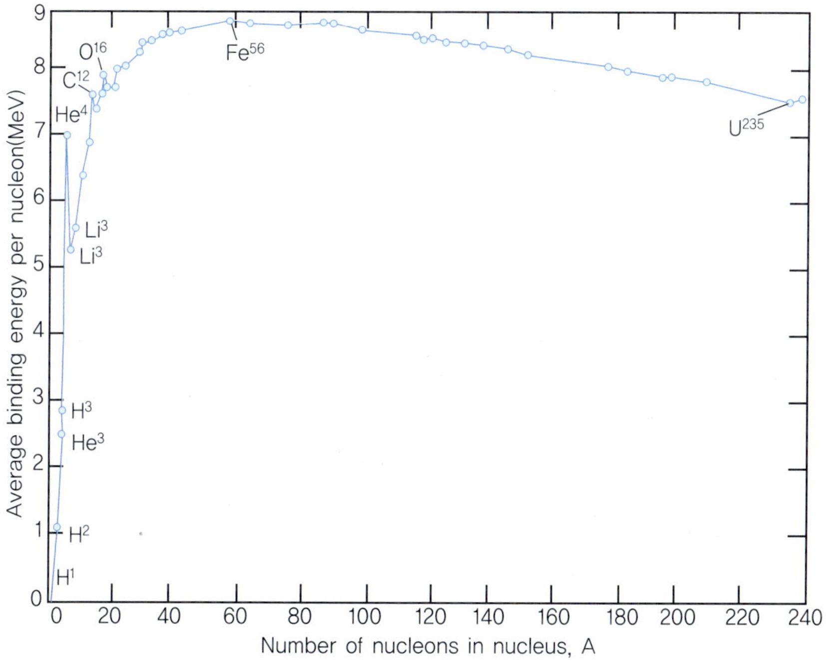

그림 2.1 | 원자 질량 수의 함수로서 한 핵자 당 결합 에너지. (http://en.wikipedia.org/wiki/Binding_energy에서 발췌.)

모든 원소에 대해 한 핵자 당 결합 에너지의 값을 도면상에 나타내면, 흥미 있는 그래프가 나온다(그림 2.1). 핵자 당 결합 에너지는 약 30~40의 질량수에서 최대에 도달한다. 이것은 중핵자의 핵분열에서 대량의 에너지가 방출되는 이유를 설명한다. 예를 들어, ^{238}U (Z = 92)는 각각 약 80~140의 질량수를 지닌 2개의 원소로 쪼개지거나 또는 H 같은 경원소의 핵융합은 높은 질량수의 원소들로 분할될 수 있다. 각 경우에서 방출된 에너지를 획득할 수 있다면 이론상 에너지를 사회에 제공할 수 있다. 이 학설은 수년간 분열 원자로가 가지고 있던 것이다. 그러나 아직도 핵융합로에 대한 제한된 연구 장치로만 보여주고 있다.

2.8 핵종 도표(The Chart of Nuclides)

보건 물리학자는 핵종 도표와 원소의 주기율표를 언제나 사용한다. 이 핵종 도표는 모든 알려진 동위원소와 그 속성의 간단한 요약이 표시되어 있다. 그림 2.2에서 회색 음영이 되어있는 부분은 각 원소의

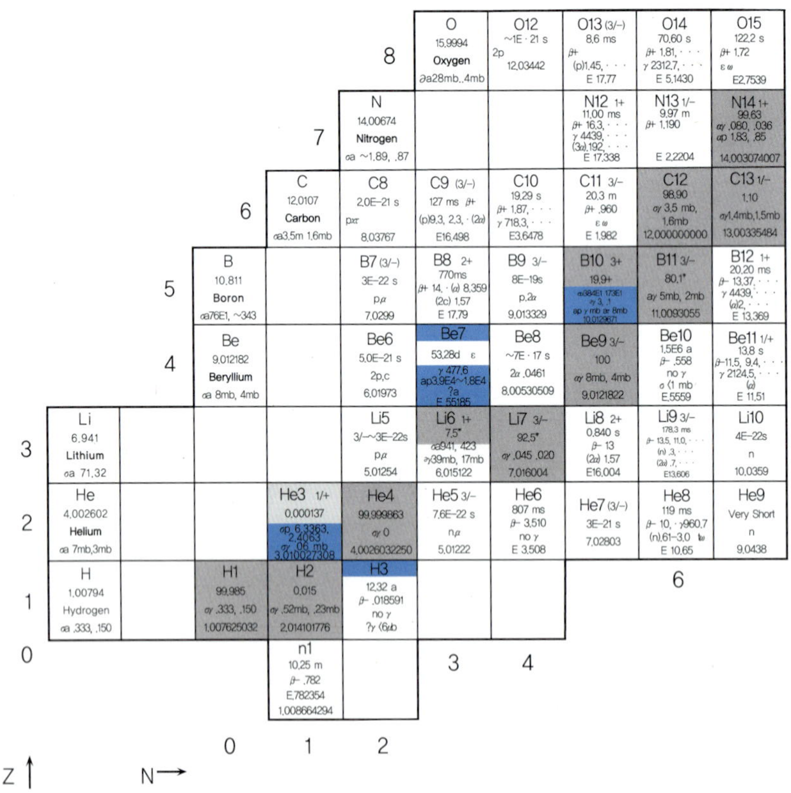

그림 2.2 | 출처[2] 1996년 핵종과 동위원소에서

안정 동위원소이다.[2] 그 외는 방사성 동위원소이다. 각 원소에 대해, 왼쪽으로는 원소 이름, 원자량, 원자 기호와 열중성자 흡수 단면적이 주어져 있다. 각 행을 가로질러 나열된 안정성 동위원소에 대해, 이름 아래에 원자의 존재 확률이 있고 방사성 원소에 대해 핵종의 반감기가 주어져 있다. 다른 자료는 핵반응 단면적, 붕괴 에너지, 붕괴 방식, 그 외 다른 정보가 포함되어 있다. 도표는 어떠한 방사성 핵종에 관한 중요한 기초 정보를 얻기 위해 편리한 참고기준으로 제공하고 있다.

붕괴 방식이 알려져 있고, 도표의 속성은 이해하고 있다면 붕괴 산물은 쉽게 추적할 수 있다. 붕괴 방식은 다음 장에서 다룰 것이다. 예를 들면, ^{11}C는 양전자 붕괴에 의해 방사 붕괴하기 때문에, 방사 붕괴한 종(species)은 ^{11}B이고, 사각형 하나 아래, 오른쪽으로 간다. 반면에 ^{9}Li는 β^- 붕괴에 의해 ^{9}Be로 붕괴되어 사각형 하나 위, 왼쪽으로 간다. 때때로 이런 붕괴 산물은 방사능 그들 자신이며, 다양한 종(species)의 반감기와 기본 붕괴 속성을 발견하는데, 이런 방사성 "사슬" 붕괴는 빨리 추적할 수 있다. 그러나 완전한 붕괴 데이터는 더 완전한 논문이나 전자 해설에서 찾아야 한다. (예: 국제 방사선 방호 위원회(ICRP) 출판 38[3], RADAR 붕괴 데이터 해설[4]).

2.9 양자론의 일부 원소

2.9.1 전자파 방사선

1800년대 중반 제임스 클러크 맥스웰(James Clerk Maxwell)은 첫 번째로 자기장을 변경하여 전기장을 만드는 것과 전기장을 변경하여 자기장을 만드는 것, 전기장과 자기장이 서로에게 영향을 주는 것, 이러한 전기장/자기장의 변화는 빛의 속도로 이동한다는 것을 설명하였다. 빛의 속도는 진공에서 3 × 10^8 m/s 이다.

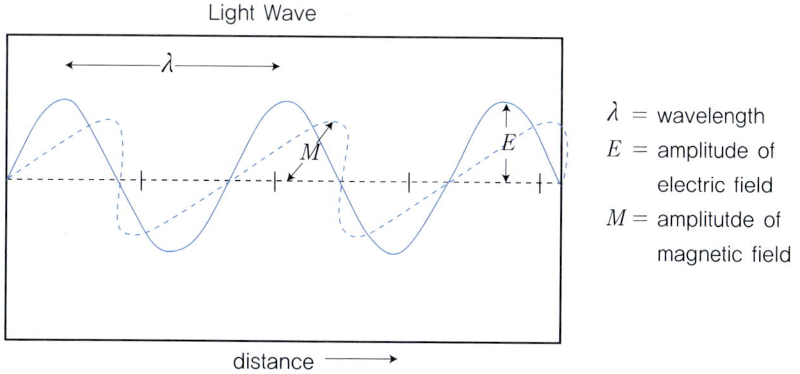

그림 2.3 | 전자파. (출처 http://www.geo.mtu.edu/rs/back/spectrum/).

이러한 추론을 결론 짓기 위해, 맥스웰은 빛이 전자기파라고 말했다. 전기장과 자기장은 서로 수직으로 진동한다. 전체 파동은 양쪽 진동자장(그림 2.3[5])에 수직 방향으로 운동한다. 빛, 전기, 자기, 적외선(IR), 자외선(UV), 가시광선, 전파, X선, γ선은 모두 전자파 방사선의 형태이고, 전파로서 전달된다.

전자기파 스펙트럼(그림 2.4[6])은 일반적으로 접하고 잘 알려진 전자파 방사선의 모든 형태를 나타낸다. 스펙트럼은 에너지의 근사 대역으로 정의된다. 다음 절에 제시된 것과 같이, 에너지는 어떤 파 현상에서 일반적으로 정의된 바와 같이, 주파수와 파장, 혹은 방사선과 관계가 있다.

2.9.2 파/입자 이중성의 본질

20세기 초반, 맥스 플랑크(Max Plank)는 '에너지는 단지 불연속적 청크(chunks)에서만 원자에 의해 방출되거나, 흡수된다' 고 제안했다. 그는 이 불연속적 에너지 덩어리를 양자(quanta)라고 불렀다. 따라서 관계, 물질에 의해 에너지의 "양자 움직임" 을 정의했다. 알버트 아인슈타인(Albert Einstein)은 빛을 광자라고 부르는 에너지 "다발" 로 간주할 것을 제안했다. 팽창하는 우주의 본질에 기반하여 실험을 증식시키면, 실험이 어떻게 설계되었느냐에 따라 빛이 어떤 때는 파처럼 움직이며, 어떤 때는 입자처럼 움직인다는 것을 알았다. 전자 같은 다른 작은 입자는 다른 상황에서 파처럼 혹은 입자처럼 나타난다. 아인슈타인은 광자의 에너지(E)와 그 주파수(v), 파장(λ) 사이의 관계를 기술했다:

CLASS	FREQUENCY	WAVELENGTH	ENERGY
γ	300EHz	1pm	1.24 meV
HX	30EHz	10pm	124 keV
	3EHz	100pm	12.4 keV
SX	300PHz	1nm	1.24 keV
	30PHz	10nm	124 eV
EUV	3PHz	100nm	12.4 eV
NUV	300THz	1μm	1.24 eV
NIR, MIR	30THz	10μm	124 meV
FIR	3THz	100μm	12.4 meV
	300GHz	1mm	1.24 meV
EHF	30GHz	1cm	124 μeV
SHF	3GHz	1dm	12.4 μeV
UHF	300MHz	1m	1.24 μeV
VHF	30MHz	1dam	124 neV
HF	3MHz	1hm	12.4 neV
MF	300KHz	1km	1.24 neV
LF	30KHz	10km	124 peV
VLF	3KHz	100km	12.4 peV
VF	300Hz	1Mm	1.24 peV
ELF	30Hz	10Mm	124 feV

Legend:
r = Gamma rays
HX = Hard X-rays
SX = Soft X-Rays
EUV = Extreme ultraviolet Visible light
NUV = Near infrared
NIR = Smoderate infrared
MIR = Moderate infrared
FIR = Far infrared

Radio waves:
EHF = Extremely high frequency (Microwaves)
SHF = Super high frequency (Microwaves)
UHF = Ultra high frequency
VHF = Very high frequency
HF = High frequency
MF = Medium frequency
LF = Low frequency
VLF = Very low frequency
VF = Voice frequency
ELF = Extremely low frequency

그림 2.4 | 전자기파 스펙트럼. (출처 http://en.wikipedia.org/wiki/ Electromagnetic_spectrum)

$$E = h\nu = \frac{hc}{\lambda}$$

위의 방정식(2.2)과 같이 h는 플랑크 상수이고, 이전 절에서 인용된 바와 같이 c는 진공에서의 빛의 속도이다. 고 에너지의 광자는 고주파와 단파장을 지니며, 저 에너지의 광자는 저 주파수와 장파장을 가진다.

2.9.3 하이젠베르크 불확정성 원리

양자 역학의 중요한 원리는 하이젠베르크(Werner Karl Heisenberg)에 의해 정의되었다. 이 원리는 입자의 위치와 운동량 양쪽을 동시에 정확히 아는 것은 가능하지 않다고 설명하고 있다. 위치를 더 잘 알고 있다면 반대로 운동량은 정확히 찾아내지 못한다. 이 원리는 수학적으로 증명될 수 있다.

$$\Delta_x \Delta_{px} \geq \frac{1}{2}\bar{\mathrm{h}}$$

이 방정식에서, Δ_x는 입자의 위치에 대한 불확실성이며, Δ_{px}는 입자의 운동량에서의 불확실성이다. 식은 $\bar{\mathrm{h}} = {}^{h}/_{2}\pi$이다.

참고문헌

1. Taken from The Particle Adventure (http://particleadventure.org/particleadventure/index.html, The Particle Data Group, 2002).
2. J. R. Parrington, H. D. Knox, S. L. Breneman, E. M. Baum, and F. Feiner, Nuclides and isotopes, 15th edition (Lockheed Martin/GE Nuclear Energy, Schenectady, NY, 1996).
3. International Commission on Radiological Protection, Radionuclide Transformations —Energy and Intensity of Emissions. ICRP Publication 38 (Pergamon Press, Oxford, 1983).
4. M. G. Stabin and C. Q. P. L. da Luz, New decay data for internal and external dose assessment, Health Phys. 83 (4), 471—475 (2002).
5. http://www.geo.mtu.edu/rs/back/spectrum.
6. http://en.wikipedia.org/wiki/Electromagnetic spectrum.

방사성 원자 – 본질과 움직임

앞 단원에서 우리는 자연은 다양한 환경을 지닌 원자로 되어있다는 사실을 이해했다. 방사선 방호에 시 주요 초점은 본래 불인정 상태에 있는 특징원자의 하위 집단에 있다. 또한 우리의 관심사는 비 방사성 원소로부터 나오는 방사선(예를 들면, 방사선 생성 기계)에서 사람과 환경을 방호하는 것으로 확대한다. 여기에서 중요한 기본적인 구분은 방사능과 방사선의 차이이다. 방사능(Radioactivity)은 새로운 원소의 형성을 초래하는 자발적인 핵 변환 과정이다. 방사선(Radiation)은 원자핵이 재배열 되는 동안 이러한 원자나 다른 이차적 과정에 의해 방출되는 광선 및 다양한 형태의 입자를 내포한다. 자연상의 원자나 인공적으로 파생된 원자처럼, 어떤 원자는 안정상태에 있고, 또 어떤 원자는 불안정하다. 불안정 상태의 원자는 안정적인 상태로 변환되기 위해 스스로 재정렬한다. 어떤 원자가 안정적이고 불안정한지, 그리고 어떻게 안정성을 달성하는지, 즉, 어떤 변이가 발생하고 어떤 입자나 파장이 방출되는지를 정의하는 주요 지침은 다음 사항으로 결정된다.

- 핵 내부의 중성자/양성자 비율
- 모핵종 및 자핵종, 방출된 입자의 질량 에너지 관계

본래 작은 핵의 경우, 핵에서 중성자와 양성자의 안정된 배열을 이루는 것은 중성자와 양성자가 동일한 수로 이루어 진 것과 많은 관련이 있다는 것이 여러 경우를 통해 입증된다. 예를 들어, 생물을 구성하는 가장 기본적인 원소인 ^{12}C에는 6개의 양성자와 6개의 중성자가 포함되어 있다. 주요 질소인 ^{14}N는 7개의 양성자와 7개의 중성자가 있다. 그러나 원자번호가 증가함에 따라, 안정된 원자는 더 많은 중성자와 양성자를 가지게 되는 것을 알 수 있다. 그림 3.1은 양성자의 수 대 중성자의 수, 그리고 안정적인 원

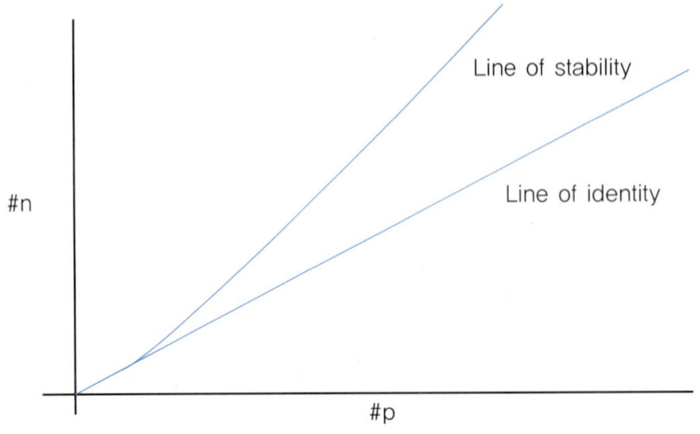

그림 3.1 | 모든 핵종의 이론적 도해. 안정성과 정체성을 선으로 보여준다.

소를 위한 중성자와 양성자수(the line of identity의 위쪽 곡선)의 대략적인 위치를 도해로 비교하여 보여주고 있다.

고등학교 수준의 화학 교육을 받은 모든 학생들조차도 화학 속성에 따라 성분을 그룹화하여 표시한 주기율표에 익숙해져 있다. 이전 장에서는 어떻게 원자가 구성되어 있고, 원소의 화학적 활동을 이끄는 전자 구조가 어떻게 설정되어 있는지의 기본 원리를 다루었다. 모든 원소 가운데 동위원소들을 보여주는 다른 주기율표가 있어서, 원소들이 안정적인지, 방사성인지를 보여준다. 만일 방사성이면 반감기, 붕괴방식, 및 기타 정보 같은 특정 동위원소에 대한 기본 정보가 표시되어 있다.

이 도표를 핵종 도표(Chart of Nuclides)라고 한다. 도표에서 양성자의 수는 수직 축(세로 좌표)에, 중성자 수는 수평축(가로 좌표)에 구성되어 있는 점에서 그림 3.1 순서와는 반대로 배치되어 있다. 핵종

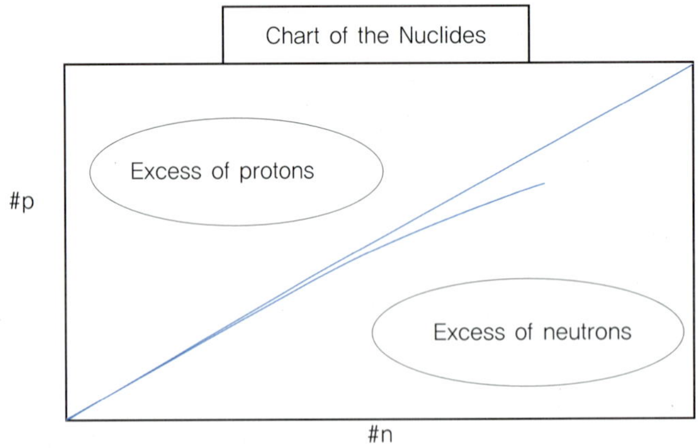

그림 3.2 | 핵종 도표의 도해적 배치

도표의 도면은 그림 3.2에 나타나 있다. 여기서 안정성 라인(line of stability)은 정체성 라인(line of identity) 하부에서 곡선으로 나타나 있다.

로렌스-버클리 연구소(Lawrence Berkeley Laboratory)[1]에서 배포된 표의 일부는 그림 3.3에 나타나 있다. 이 그림에서, 검정 칸은 원래 안정된 핵종이며 검정색이 아닌 것은 방사능핵종이다. 그래서 "안정성 라인"은 실제로는 선이 아니고 안정적인 핵종이 존재하는 영역이다. 어떤 형태의 방사능 붕괴는 안정성의 영역보다 위에 존재하고, 다른 것은 그 아래에 존재한다는 점을 주의해야 한다. 각 박스는 특별한 원

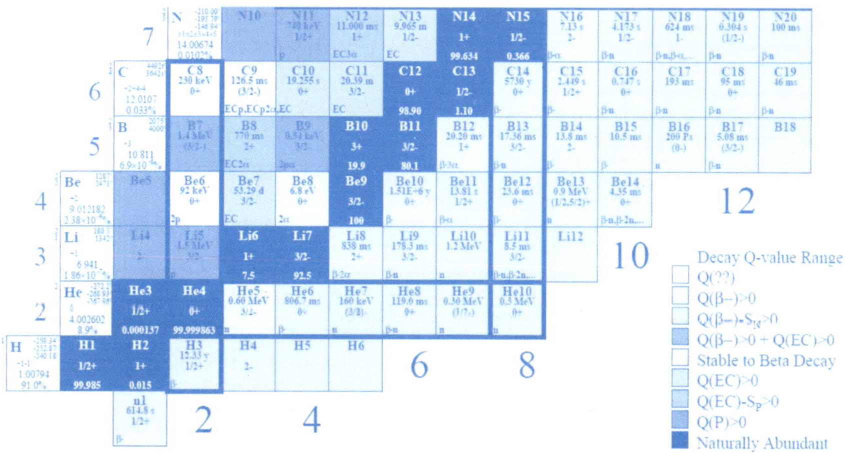

그림 3.3 | 범례가 있는 핵종 도표의 일부. (출처http://ie.lbl.gov/toi/pdf/chart.pdf.)

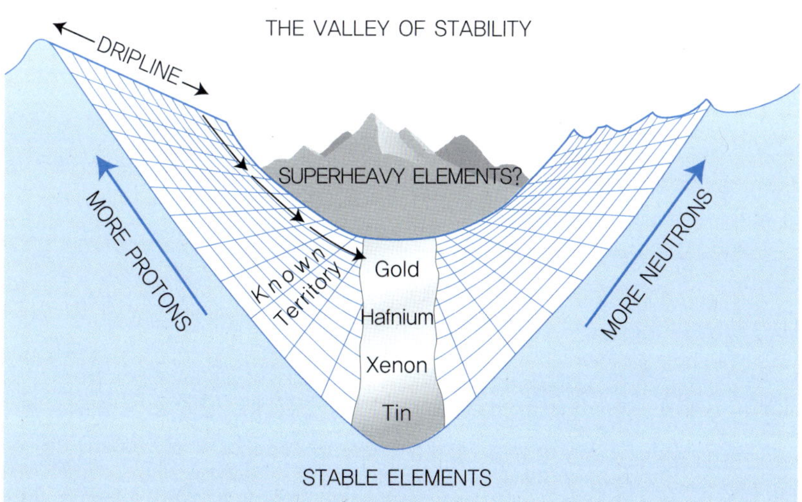

그림 3.4 | 안정성 골짜기(Valley of Stability) (출처http://www.phy.anl.gov/gammasphere/pub/logos_98.html)

소의 특정 동위원소를 표시하고 있으며, 핵종에 관해 도표 범례에서 정의된 것보다 더 많은 정보가 있다. 도표의 또 다른 표현은 3 차원 도표이다. 이른바 "안정성의 골짜기(valley of stability)" 라고 불리는 아래쪽에 안정적인 원소를 표시하였다(그림 3.4).

이제부터 안정성을 달성하기 위해 원자가 사용하는 방출한 핵의 재배열 방식과 재배열의 과정에서 방출되는 입자와 광선을 논의할 것이다. 위에 언급된 바와 같이, 입자 또는 전기자장 방사선을 방출함으로써 안정화된다. 방사선의 유형은 그리스 알파벳 문자(α입자, β입자, γ선) 또는 우리가 정의하는 다른 명명 규칙에 따라 명명된다.

3.1 알파 붕괴(α 붕괴)

α방출은 과잉의 양성자를 가지고 있는 핵에서 발생하는 핵 붕괴 중의 한가지 방식이다(예: 이런 핵은 핵종 도표에서 안정선 위에 있을 것이다). 이런 핵종에서 중성자 대 양성자 비가 낮다고 말할 수 있다. 또한 일반적으로 대다수의 알파 방사체에 대해 간단히 너무 많은 핵자(nucleon)가 있다고 말할 수 있다. 무거운 알파 방사체는 단지 일련의 α와 β^- 방출을 통해서만 안정성 라인에 도달할 수 있다. 나중에 좀 더 자세히 다룰 것이다. α 붕괴는 붕괴 모드를 논의 할 때 보통 초반부에 다루는데, 그 이유는 그리스 알파벳에서 알파(α) 문자 위치 때문이다. α 방출은 다른 붕괴 모드 만큼 일반적으로 접하게 되는 것은 아니고, 다만 무거운 핵에서만 발생하는 것이다. Z = 82 이하에서 극소수의 자연스럽게 발생하는 α 방사체가 있는데 예를 들면, ^{147}Sm, ^{148}Sm (Z = 62), ^{152}Gd (Z = 64)의 경우이다. α입자는 2개의 중성자와 2개의 양성자로 구성되고, 실제로 헬륨 핵이 그렇다:

$$2{}^1_0n + 2{}^1_1p = {}^4_2\text{He nucleus}$$

알파 붕괴의 예제는 ^{222}Rn이 ^{226}Ra로 되는 붕괴이다:

$${}^{226}_{88}\text{Ra} \rightarrow {}^{226}_{86}\text{Rn} + {}^4_2\alpha$$

라돈-222 자체도 알파 붕괴를 거친다. 위의 예제에 따라 붕괴하는 종류를 식별하고 생성물의 양성자와 중성자의 개수를 설명할 수 있어야 한다. 실제로, ^{226}Ra와 ^{222}Rn은 ^{238}U로 시작되는 긴 연속적 붕괴 생성물이다. 이는 나중에 자세히 논의할 것이다. 모든 방사능 붕괴가 안정된 생성물로 수렴되는 것은 아니다. 이 예제와 같이 생성물 자체는 방사능이다. 그리고, 또 다른 생성물로 붕괴하는데 이 때는 안정적일 수도 있고 안정적이지 않을 수도 있다. 더욱이, ^{222}Rn은 자연적인 방사선 선원으로 상당히 중요한 방사성 핵종이다. 라돈은 비활성 기체이다. 따라서 ^{226}Ra 붕괴에 의해 형성된 후, 확산을 거쳐 환경 시스템과 복귀를 통해 운동한다. ^{222}Rn에 대하여 계속되는 다음 단원에서 다루어질 것이다.

붕괴 모드는 중성자/양성자 비율과 관련이 있고 또한 반응물 사이에서 질량/에너지 관계는 "모핵종"과 "자핵종"으로 알려져 있다는 점을 위에서 언급했다[2]. 만일 핵 내부와 주위의 에너지 준위를 도식화하면, 잠재적 에너지는 핵으로부터의 거리에 따라 감소한다. 핵에는 양전하의 큰 저장소가 존재하고, 핵에 접근함에 따라 극적으로 증가한다. 핵 내부에서는, 핵의 표면에서 운동 에너지가 준위를 초과하지 않으면 본질적으로 양전하 개체를 포획하는 "에너지 우물(energy well)"이 존재한다. 무거운 핵일수록, 정전기적 반발력은 커지나 운동 에너지는 여전히 핵의 표면에서 전위 장벽을 극복할 만큼 충분할 것이 분명하며, 이 준위는 방출된 α입자에서는 관찰되지 않는다. 따라서 α 붕괴는 그림 3.5의 전위장벽을 통한 α 입자 "터널효과"로 설명된다 (Evans의 고전 문헌, The Atomic Nucleus[3] 참조).

그림 3.5는 ^{212}Po의 알파 붕괴 특성의 모델화 시도를 보여준다. ^{212}Po는 0.3 마이크로 초의 반감기로 8.73 MeV의 α입자를 방출한다. 이 에너지를 지닌 α 입자에 직면한 쿨롱 장벽은 대략 26 MeV이다. 그래서 고전 물리학에 의하면 이것은 전혀 방출될 수 없는 에너지이다. 그러나 양자 역학 터널효과(Quantum mechanical tunneling)는 알파가 전위 장벽을 통과할 수 있는 작은 가능성을 만든다.

이런 확률을 평가하기 위해, 핵 내부의 α입자는 핵 전위에 따른 자유 입자 파동 함수에 의해 표시된다. 장벽 내부에서, 슈뢰딩거(Erwin Schrodinger) 방정식은 붕괴 지수 함수가 된다. 장벽 외부와 내부에서 파동 함수의 비율을 계산하고, 그 비율을 제곱하면 α 붕괴 확률을 구할 수 있다.

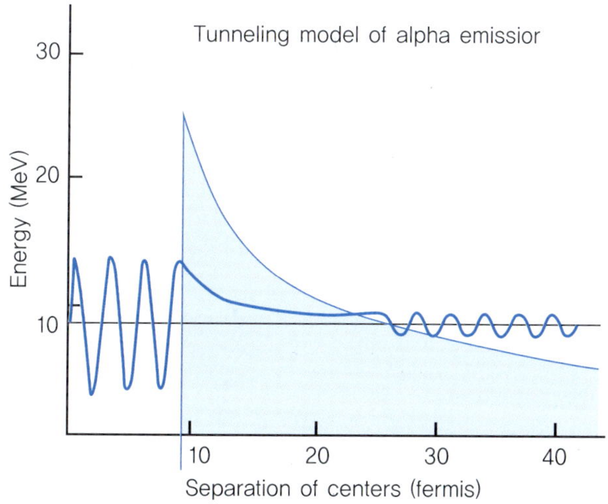

그림 3.5 | 핵을 통하는 알파 "터널효과"(출처 http://hyperphysics.phy-astr.gsu.edu/hbase/nuclear/alptun.html)

이론적 연산에 따르면 이러한 무거운 핵에 대한 운동 에너지는 여전히 3.8 MeV를 초과한다. 붕괴를 기술하는 에너지 방정식은 다음과 같다:

$$M_p = M_d + M_\alpha + 2M_e + Q$$
$$Q = M_p - M_d - M_\alpha - 2M_e$$

M_p = 모핵종의 질량,
M_d = 자핵종의 질량,
M_α = 입자의 질량,
M_e = 전자의 질량,
Q = 반응에서 붕괴 에너지이다.

위의 식에 따라 ^{226}Ra 예제에 대한 에너지는 다음과 같다:

$$Q = 226.025 - 222.0176 - 4.0015 - 2(0.00055)$$
$$Q = 0.00523 \text{ amu} = 4.78\text{MeV}$$

Ra−226은 γ-선 방출이 수반되거나 아니면 수반되지 않아도 붕괴할 것이다.

γ방출(0.186 MeV, 3.6%의 붕괴)과 더불어, α입자는 대략 4.6 MeV의 에너지를 지닌다. 이 경우 어떠한 γ방출도 없다면, α입자에는 4.78 MeV의 충분한 에너지가 있을 것이며, 또한 간단히 에너지 보존과 운동량을 고찰해보면 반도 원자핵의 에너지를 알 수 있다:

$$Q = MV^2/2 + mv^2/2$$
$$MV = m\nu$$
$$V = \frac{m\nu}{M}$$
$$Q = \frac{Mm^2\nu^2}{2M^2} + \frac{m\nu^2}{2}$$

$$E = \frac{m\nu^2}{2}$$

$$Q = E\left(\frac{m}{M}+1\right)$$

$$E = \frac{Q}{1+m/M}$$

$$E = \frac{4.78}{1+4/222} = 4.6954 \text{ MeV}$$

$$E_{recoil} \approx 0.088 \text{ MeV}$$

위의 계산에서, 어떤 경우에는 다수의 유효 숫자가 사용되었다는 점에 주의한다. 전자의 질량이 고도의 정밀도로 알려진 경우와 같은 값에서는 이런 종류의 계산이 필요하다. 일반적으로, 결과에서 타당한 개수의 유효 숫자가 사용되어야 한다.

방출된 입자가 단일 에너지든, 에너지의 스펙트럼으로 방출되든, 어떤 종류의 핵 전이에는 중요한 고찰이 있어야 한다. 방사선량 측정과 차폐를 고찰하여 핵종의 검출과 식별에 대한 관련성도 요구된다. α 방출은 단일 에너지다. 위의 예제에서 대부분의 ^{226}Ra의 α입자 붕괴는 4.78 MeV의 α입자를 포함한다는 점에 주의해야 하고 몇 퍼센트는 4.6 MeV의 α입자이다. 그러나 ^{226}Ra 붕괴에서 4.78 MeV의 α입자가 나타날 때 항상 정확하게 4.78 MeV가 된다. 또한 ^{222}Rn 핵의 에너지 준위의 작은 차는, 자손의 여기된 상태와 기저상태 사이의 차를 보이는 γ-선과 더불어 나타날 다른 에너지를 지닌 α입자를 방출한다. 또한 일부 핵종은 1개 이상의 α입자 그룹을 방출할 수도 있다.

전체 단원에서 방사선 상호 작용과 측정법에 대해 설명할 것이다. 여기서는 방사선의 다른 형태에 대하여 일반적인 언급한다. 알파는 방사선의 다른 형태와 비교하여 매우 무겁다. 6.64 x 10^{-27}kg이 별로 무겁지 않다고 생각할 수 있다. 그러나 원자의 세계에서 전자의 질량은 8.68 x 10^{-30} kg로 거의 800배 가볍다는 점을 비교해 보아야 한다. 또한 α입자는 2^+ 전하를 지닌다. 따라서 α입자는 물질에 깊이 침투하지 않는다. α입자는 물질 속을 쟁기질하는 거대한 불도저와 같다. 이에 반하여 전자는 에너지를 포기하고 자유롭게 주변을 튀는 탄알처럼 움직인다. 다음 장에서 좀더 상세하게 다룰 것이다. α입자는 심지어 피부의 각질층의 바깥 보호층 조차 통과할 수 없다. 그래서 내부는 물론 외부에도 장해를 주지 못한다.

3.2 양전자 방출(β^+ 붕괴)

그리스 문자 순서에 따라, 다음으로 베타 붕괴를 다룰 것이다. 과잉의 양성자를 지니고 있는 핵에서 발생하는 방사능 붕괴의 두 가지 다른 형태를 고려해 보자. 이런 핵은 핵종 도표 상에서 안정성 라인 위에 있으며, 중성자 대 양성자 비가 낮게 나타난다. 이러한 핵종에 대한 붕괴의 방식은 앞으로 다룰 양전자 방출이다. 이런 핵종은 양전하 전자인 양전자를 방출하여 안정성을 얻는다. 이것은 양전하라는 것을 제외하고는 0.000548 amu의 같은 질량과 1.6×10^{-19} C의 같은 전하를 지닌다. 의료행위 적용에서 아주 중요한 양전자 붕괴의 예제는 양전자 하나를 방출하는 ^{18}F이 ^{18}O로 붕괴하는 예이다.

$$^{18}_{9}F \rightarrow {}^{18}_{8}O + {}^{0}_{+1}\beta + v$$

양전자는 본질적으로 일시적인 존재로서 반물질의 형태이다. 이것은 전자의 반물질 상대물이다. 물질과 반물질은 함께 있을 때 서로를 소멸시킨다. 물질은 물론 원자로 구성되며, 전자는 어느 곳에나 있다. 따라서 양전자는 본질적으로 자유 전자와 빠르게 결합하고 2개의 입자는 소멸된다. 2개 입자의 질량은 완전히 에너지로 전환되고 2개 입자의 질량과 같은 에너지를 지닌 광자가 형성된다.

0.000548 amu x 931.5 MeV/amu = 0.511 MeV.

즉, 에너지측면으로는 다음 식이 가능해진다.

$$M_p = M_d + M_{\beta+} + M_e + Q$$

^{18}F에 대한 식은 다음과 같다.

$$Q = 18.00094 - 17.99916 - 2(0.000548)$$
$$Q = 0.0068 \text{ amu} = 0.633\text{MeV}$$

양전자 에너지는 최대 0.633 MeV이며 평균 0.25 MeV이다.

양전자는 핵으로부터 방출된다. 양전자는 핵에 존재하지 않고, 다음과 같이 형성된다고 가정한다.

$$^{1}_{1}p \rightarrow {}^{1}_{0}n + {}^{0}_{+1}e + v$$

α입자와는 달리, 양전자는 0부터 이론상 최대 β에너지까지 범위로 연속 에너지 스펙트럼을 방출한다. 보존 법칙을 만족시키기 위해, β^+ 붕괴는 뉴트리노(neutrino, 중성미자)라는 입자 방출을 동반한다고 가정한다. 뉴트리노(v)는 β^+ 가 갖지 않는 에너지를 전송한다(0.633 MeV에서 β^+ 에너지를 마이너스한 에너지). 뉴트리노에는 어떠한 전하도 없으며, 소멸하는 작은 질량이 있을 뿐이다. 양전자와 베타 입자의 모든 분포는 그 자체의 특징적인 외형이 있다. ^{18}F 양전자의 분포는 그림 3.6에 나타난다.

양전자는 α입자보다 더 깊게 물질에 침투한다(이는 양전자 에너지에 매우 의존적이다). 나중에 β^- 방

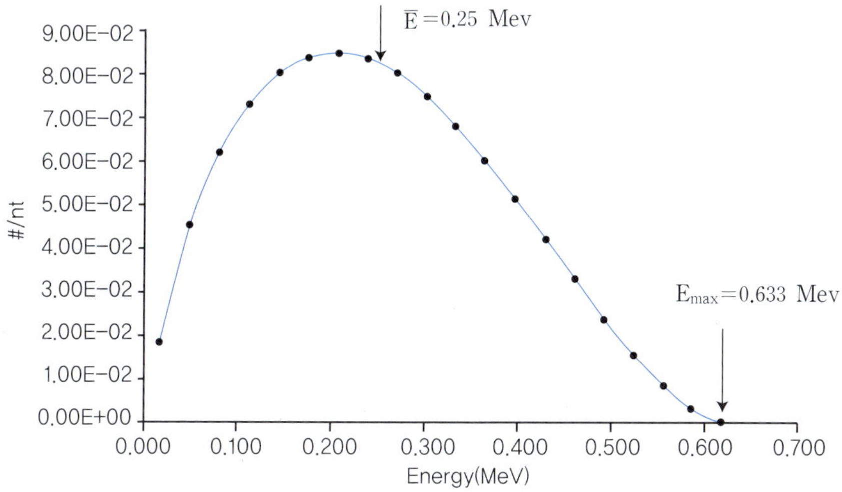

그림 3.6 | F-18 양전자 스펙트럼. 세로 좌표는 핵 전이에 따라 방출된 양전자 개수다.

사체를 논의할 때 좀더 상세하게 다룰 것이다. 양전자는 각질층을 통과할 수 있고, 피부에 감지할 수 있는 선량을 준다. 그래서 외부 장해가 될 수 있고, 항상 잠재적 내부 장해가 된다. 양전자 그 자체뿐만 아니라, 항상 방출된 양전자 당 0.511 MeV의 γ-선 2개를 생성한다는 점을 고려해야 한다. 소량의 물질로 양전자 또는 β^- 방사체를 정지시키기는 그렇게 어렵지 않다. 그러나 0.511 MeV 광자는 매우 침투적이고, 개별적으로 차폐되어야 한다. 반면에 뉴트리노는 전혀 어떠한 장해도 없다. 뉴트리노는 소멸하는 작은 질량이 있으며, 전하를 띄지 않는다. 최근까지도 0이 아닌 질량을 가졌는지는 알려져 있지 않다. 따라서, 뉴트리노는 물질과 전혀 상호 작용하지 않는다. 뉴트리노는 검출기와 별로 상호 작용하지 않기 때문에 감지하는데 매우 어렵다. 또한 인간 조직과 상호 작용하지 않기 때문에, 염려되는 장해는 없다고 보인다.

3.3 궤도 전자 포획(EC: Electron capture)

낮은 중성자 대 양성자 비를 분석하는 또 다른 방법은 입자 방출에 전혀 관계하지 않는 것으로, 핵에 의한 입자의 흡수이다. 궤도 전자 포획에서, 알파와 양전자 방출 때와 같이 똑같은 핵의 불균형이 존재하나 관계식 $M_p > M_d + 2M_e$는 만족되지 않은 경우에, 궤도전자는 중성자를 형성하기 위해 핵에서 양성자와 결합할 수 있다:

$$^{1}_{1}p + ^{0}_{-1}e \rightarrow ^{1}_{0}n + v$$

적용되는 에너지 평형 방정식은

$$M_p + M_e - \phi = M_d + Q$$

여기서 ϕ는 포획된 전자의 결합 에너지이다.

이러한 붕괴의 세가지 방식 모두는 다른 원자의 핵 내에서 서로 경쟁한다. 여기에서 양전자 붕괴에 대해 발생한 것처럼 핵자도 같은 전환이 발생함을 주의하자. 어떤 방식이 우월한지는 모핵종과 자핵종 간의 질량/에너지 관계에 의해 결정된다. 일부 핵종은 양전자 방출과 전자 포획에 의해 다양한 비율로 방사 붕괴한다.

궤도 전자 포획의 예제 반응은 ^{22}Na이며, 전자 포획(~10%)이나 혹은 양전자 방출(~90%)에 의해 ^{22}Ne로 방사 붕괴된다. 전자 포획 발생 이후 결과는 추가적인 Q = 3.352 MeV 에너지가 남는다. 1.274 MeV의 광자는 대략 100% 과다로 관찰된다. 양전자 당 방출된 2.511 MeV의 광자 두 개가 추가되므로 180% 배가 된다. 나머지 에너지(3.352 − 1.274 MeV = 2.078 MeV)는 단일 에너지인 뉴트리노에 의해 빼앗긴다. 양전자 붕괴로부터의 뉴트리노는, 양전자의 에너지에 의존하여 각종 에너지 양을 빼앗아온다.

방출의 한가지 다른 형태는 전자 포획 이후 발생할 것이다. 전자는 K각이라는 특별한 전자 궤도에서 포획되었다. 이 공격자는 특징적인 X-선 방출을 초래하면서, 다른 궤도전자에 의해 채워질 것이다. ^{22}Na에 대한 충분한 붕괴 도식은 표 3.1에 나타나 있다 (0.511의 광자 붕괴에 대해 $\gamma+/-$가 사용된다).

표 3.1 나트륨-22의 붕괴 방식에 대한 붕괴 데이터: 전자 포획/$\beta+$, 반감기: 2.6087년.

Emission	Mean Energy(MeV)	Frequency
$\beta+$	0.2155	0.8984
$\beta+$	0.8350	0.0006
Auger-K e-	0.0008	0.0920
K X-ray	0.0008	0.0013
$\gamma+/-$	0.5110	1.7979
γ	1.2745	0.9994

3.4 베타 마이너스(β^- 붕괴)

이제 핵에서 중성자의 과잉이 있는 핵종에 대한 붕괴 방식을 고려해 보자. 즉, 중성자 대 양성자 비는 높다. 이러한 핵종은 핵종 도표의 안정성 라인 아래에서 볼 수 있다. 학설에 의하면 중성자/양성자 비는, 중성자가 하나의 양성자에 전자 하나를 플러스한 것으로 변환함에 따라 자연스럽게 형성된다고 언급하고 있다.

$$^{1}_{0}n \rightarrow ^{1}_{1}p + ^{0}_{-1}e$$

이론적인 고찰은 핵 내의 전자가 존재할 가능성을 배제한다. 그렇지만, 전이 후 관찰된 현상은 또 하나의 양성자와 1개 적은 전자 상태의 핵이 관찰된다. 그리고 모든 측면에서 궤도전자와 동등량의 입자는 고 에너지 상태의 원자 핵으로부터 방출된다. 즉, 에너지적으로 다음 식이 가능하다.

$$M_p > M_d + M_e$$
$$M_p = M_d + M_e + Q$$

중요한 β방사체는 ^{32}P이다:

$$^{32}_{15}p \rightarrow ^{32}_{16}s + ^{0}_{-1}\beta + 1.71\text{ MeV}$$

반응에 대한 Q 값은 각각에서 2개의 원자 질량을 빼는 것에 의해 쉽게 얻어질 수 있다:

$$Q = 31.973907 - 31.97207 = 0.001837\text{ amu} = 1.71\text{ Mev.}$$

핵과 방출된 전자 사이의 질량의 큰 계차 때문에 반도 핵 에너지는 무시해도 좋다. 그래서 반응에 이용할 수 있는 에너지는 1.71 MeV다. 양전자처럼 β입자는 0부터 이론상의 최대 β에너지까지의 범위로 연속 에너지 스펙트럼을 방출한다. 양전자 방출과 같이, β^-방출은 β입자에 의해 생성되지 않은 에너지를 운반하는 뉴트리노 방출을 동반한다. 여기서 뉴트리노는 실제로는 반중성미자(antineutrino)라고 불린다:

$$^{131}_{53}I \rightarrow ^{131}_{54}Xe + ^{0}_{-1}\beta + v + 0.968\text{ MeV}$$

예를 들어 ^{32}P, ^{3}H, ^{14}C, ^{90}Sr, ^{90}Y 같은 많은 중요한 β^-방사체는 어떠한 γ선도 방출하지 않으며 순수 β

방사체라고 불린다. β방사체에 속하는 다른 것인 $\beta-\ \gamma$방출체는, γ광선으로 나타나는 과잉 에너지와 더불어, 자손 핵을 여기 상태로 초래하면서 핵의 재배열을 거친다:

^{131}I에서 생성되는 가장 현저한 γ 선은 0.365 MeV의 에너지를 가진다. 일부 핵종은 1개 이상의 뚜렷한 β^-입자 그룹을 포함하는 복합적인 β^-선 스펙트럼을 방출한다. 예는 K−42이다.

$$^{42}_{19}K \rightarrow {}^{42}_{20}Ca + {}^{\ 0}_{-1}\beta$$

대부분의 붕괴 도식(82%)은 3.55 MeV의 최대 에너지의 β입자를 가진다. 이에 반하여, 18%는 2.04 MeV의 최대 에너지를 지닌 β^-입자를 가지고, 1.53 MeV로 감마 방출을 동반한다.

양전자의 경우처럼 β^-입자는 α입자보다 더 깊게 물질로 침투한다. 이것은 β에너지에 매우 의존적이고, 아마 0.1~2.5 MeV로 다양하다. 에너지는 약 4~8 MeV 범위에서만 다양성을 보인다. ^{3}H, ^{14}C, ^{35}S와 같은 일부 β방사체는 외부 장해가 아니다. 다른 β방사체는 죽은 피부 층을 통과할 수 있고, 피부에 뚜렷한 선량을 줄 수 있다. 이것들은 항상 잠재적 내부 장해이다. β의 차폐는 제동 방사선이라고 불리는 전자기파 방사선을 일으킨다. 이에 대해서는 나중에 논의하기로 한다.

3.5 감마선(γ 선) 방출

γ선은 방사성 변환 이후 들뜬 원자의 핵으로부터 방출되는 단색의 전자기파 방사선이다. 전자기파 방사선의 몇 가지 유형은 보건 물리학에 중요하다. 이것은 가시광선, 적외선, 자외선, 등과 같은 전자기파 방사선의 다른 모든 형태와 본질적으로 동일하고, 그 에너지에 의해서가 아니라 기원에 의해 구별된다:

1. γ광선: 핵으로부터 유래된다.
2. X 선: 원자의 전자 궤도 각으로부터 유래된다.
3. 광자 소멸: 양전자/전자 소멸로부터 유래된다 (항상 0.511 MeV).
4. 제동 방사선: 물질의 에너지적 전자의 감속으로부터 유래된다.

이 구분은 이 분야에서 작업하는 모든 것에 적용되는 것은 아니다. 예를 들면 일부는 "감마선" 또는 "X 선"으로 제동 방사선을 참조한다. 실제로, 의학 X선 발생기는 이미지를 형성하기 위해 제동 방사선을 생산한다. 그래서 용어가 어떻게 사용되는지에 대한 철학적 의문이 생기지만 대부분은 위에 설명된 구분을 따른다. γ선은 높은 에너지의 일반적으로 고유 X 선보다 높은 에너지이다. 그러나 고유 X 선보다 낮은 에너지를 지니는 저 에너지 γ선도 많다. α선 방출은 원자의 원자 번호와 질량수가 변하지 않게 하는데 관련된다. 이런 전이를 핵이성체(isomeric)라고 한다. 그리고 원시 핵종과 최종적인 핵종을 이성체(isomer)라고 한다. 대부분의 핵 탈여기(de-excitation)는 대략 10^{-10}초 내에 발생한다. 그러나 일부의 경우 핵은 여기 상태로 남게 되는데 이 핵종을 "준안정(metastable)"이라고 부르고, "m"이라고 표시한다. 예를 들면, $^{99m}Tc(T_{1/2} = 6.01\ h)$와 $^{99}Tc\ (T_{1/2} = 213{,}000\ y)$관계를 들 수 있다. 이런 종류의 에너지 상태 전환은 모핵종과 자핵종 사이에서 언급된다.

γ선은 매우 투과적이다. γ선은 질량도 없고 전하도 없으며, 다음 단원에서 논의할 특별한 기전을 통해 기본적으로 궤도 전자와 상호 작용한다. 비록 모든 α입자와 음전자, 양전자를 완전히 멈출 수 있을 만큼 충분한 물질을 놓을 수 있다 해도, γ선을 이용하면 강도만을 감소시킬 뿐이다. 이것은 내부적뿐만 아니라 외부적 장해이다.

3.6 내부 전환 전자(ICEs: Internal conversion elelctrons)

핵에 대해 과잉 에너지를 방출하기 위한 다른 방법이 존재한다. γ선으로 방출되었을 가능성이 있는 탈 여기 에너지는 결속된 전자에 의해 대신 흡수되고, 그 다음 원자로부터 방출된다. 전자는 β입사처럼 보이지만, 그 기원 때문에 β입자로 언급하지는 않는다. β입자는 원자의 핵에서 기원되며, 이에 반해 내부 전환 전자는 전자 궤도로부터 방출되었던 것이다. γ선은 핵에서 나오면서 에너지를 전자로 옮기며 전자와 상호 작용한다고 상상할 수 있다. 발생한 전자의 운동 에너지는 다음과 같다:

$$KE = E_{\gamma} - \phi$$

즉, 단일 에너지로 항상 같은 값이다. γ광선의 에너지는 항상 같고 궤도의 결합 에너지도 물론 고정적이다. 궤도 전자 포획과 같이, 전자 궤도상의 전자가 제거될 경우 항상 높은 궤도의 전자에 의해 차이를 메우게 되고, 이는 즉, 특성 X-선(characteristic X-ray) 방출에 의한 간극 채우기를 계속적으로 일으킨다.

3.7 오제전자(Auger Electrons)

원자로부터 방출된 특성 X-선은 방출과 동시에 원자 내의 궤도전자와 상호 작용할 수 있다. 방출된 전자의 운동 에너지는 다음과 같다:

$$KE = E_{x\text{-}ray} - \phi$$

그리고 이는 내부 전환 전자로부터 기인된 명백한 이유 때문에 이 또한 단일 에너지이다. 오제전자는 일반적으로 에너지가 매우 낮다. 그러나 잠재적으로 방사성 동위원소 치료에 있어서 중요하다. 방사성 동위원소의 짧은 투과범위는 방사능이 세포 핵에 들어가는 경우 세포를 죽게 할 수도 있다.

3.8 요약 및 예제

표 3.2는 많은 중요한 방사성 핵종 수에 대해 꽤 완전한 붕괴 도식을 보여준다. 앞에서 논의한 모든 붕괴 방식의 전형적인 예제를 설명하고, 원자 내에서의 에너지 관계 일부를 보여주기 위해 이 도식이 선택되었다. nuclide identity(핵종 동일성) 아래 % 값은 간략히 정의된 물리적 반감기이다. 테크네슘-99m(Technetium-99m)은 가장 현저하게 방출하는 핵종으로 140.5 keV의 γ선(89%)을 지닌다. 다른 부수적인 γ선은 대략 142 keV에 존재한다. 전환 전자의 에너지(전환 전자 E-CE)의 연속된 문자는 전자가 발생한 궤도나 각을 나타낸다): 이것은 140.5 keV에서 궤도 각의 결합 에너지를 뺀 것이다(142.6 keV에서 결합 에너지를 뺀 극미한 량은 제외한다). 전환 전자의 방출은 약 18과 20 keV로 Kα와 Kβ의 X 선 전자 궤도와 방출 시 재배열을 초래한다. 그 다음, 오제 전자는 X 선 에너지에서 궤도 각의 결합 에너지를

표 3.2 세가지 중요한 방사성 핵종에 대한 상세한 붕괴 데이터

	Rad. Type	Energy(keV)	Endpoint Energy(keV)	Radiation Intensity(%)
^{99m}Tc 6.01 h	E-CE-M	1.6286		74.6
	E-AU-L	2.17		10.2
	E-AU-K	15.5		2.07
	E-CE-K	119.467		8.8
	E-CE-K	121.59		0.55
	E-CE-L	137.4685		1.07
	E-CE-L	139.59		0.172
	E-CE-M	139.967		0.194
	E-CE-N+	140.443		0.0374
	E-CE-M	142.09		0.034
	G-X-L	2.42		0.48
	G-X-Kα2	18.2508		2.1
	G-X-Kα1	18.3671		4.02
	G-X-Kβ	20.6		1.2
	G	140.511		89.06
	G	142.63		0.0187
^{18}F 110 min	β^+	249.8	633.5	96.73
	E-AU-K	0.52		3.072
	G-X-K	0.52		0.01795
	G-AN	511		193.46

	Rad. Type	Energy(keV)	Endpoint Energy(keV)	Radiation Intensity(%)
^{131}I 8.04 d	β^-	69.36	247.9	2.1
	β^-	86.94	303.9	0.651
	β^-	96.62	333.8	7.27
	β^-	191.58	606.3	89.9
	β^-	200.22	629.7	0.05
	β^-	283.24	806.9	0.48
	E-AU-L	3.43		5.1
	E-AU-K	24.6		0.604
	E-CE-K	45.6236		3.54
	E-CE-L	74.7322		0.464
	E-CE-M	79.043		0.094
	E-CE-N+	79.977		0.0239
	E-CE-K	142.6526		0.0507
	E-CE-L	171.7612		0.0114
	E-CE-K	249.744		0.252
	E-CE-L	278.852		0.0439
	E-CE-K	329.928		1.55
	E-CE-L	359.036		0.246
	E-CE-M	363.347		0.0507
	E-CE-N+	364.281		0.0123
	E-CE-K	602.428		0.0288
	G-X-L	4.11		0.57
	G-X-Kα2	29.458		1.38
	G-X-Kα1	29.779		2.56
	G-X-Kβ	33.6		0.91
	G	80.185		2.62
	G	177.214		0.27
	G	272.498		0.2578
	G	284.305		6.14
	G	318.088		0.0776
	G	324.65		0.0212
	G	325.789		0.274
	G	358.4		0.016
	G	364.489		81.7
	G	404.814		0.0547
	G	503.004		0.36
	G	636.989		7.17
	G	642.719		0.217
	G	722.911		1.77
^{226}Ra 1600 y	α	4601		5.55
	α	4784.34		94.45
	E-AU-L	8.71		0.99
	E-AU-K	62.7		0.0193
	E-CE-K	87.807		0.693
	E-CE-L	168.162		1.32
	E-CE-M	181.729		0.351
	E-CE-N+	185.114		0.122
	G-X-L	11.7		0.88
	G-X-Kα2	81.07		0.197
	G-X-Kα1	83.78		0.328
	G-X-Kβ	94.9		0.149
	G	186.211		3.59

뺀 양으로 방출된다. 오제전자(E-AU)는 각의 명칭이 붙은 것이다. ^{18}F에 대해, 최대 에너지 633 keV의 주요한 방출과 양전자(96.7%), 511 keV(2 × 96.7 = 194%)로 수반되는 붕괴 광자, 다른 가벼운 방출을 주의하여 본다.

^{131}I의 붕괴 도식에는 많은 다른 베타-마이너스(β^-) 방출이 있다. 그 중 가장 현저한 에너지는 최대 606 keV이고, 평균 에너지는 192 keV의 β선이다. 광자 방출의 복잡한 도식에서 가장 현저한 것은 365keV 라인이고, 많은 CE와 E-AU 방출은 앞에서 설명한 ^{99m}Tc와 같이 설명될 수 있다. 라듐-226(Ra-226)은 첫째로 꼽는 알파 방사체이다. 그러나 약 4%에 186 keV 광자 방출이 있고, 일부는 과다한 CE와 E-AU 방출을 동반한다.

3.9 전환 동역학(Dynamics)

불안정 원자는 안정성을 달성하기 위하여 스스로 재배치한다. 방사능 붕괴 과정은 첫 번째 순서, 선형 미분 방정식에 의해 표시될 수 있다:

$$\frac{dN}{dt} = -\lambda N$$

이 방정식에서, N은 방사능 입자종의 원자 수이다. λ는 특정 방사선 핵종의 붕괴 속도를 시간(time^{-1})의 단위를 사용하여 기술한 속도 상수이다. 어떤 시간 T에 존재하는 방사성 원자의 번호에 대한 식을 주어 이 방정식은 쉽게 풀 수 있다. 어떤 설정된 시간 0에, 원자 수가 주어지면 N_0은 다음과 같다:

$$\frac{dN}{N} = -\lambda dt$$

$$\int \frac{dN}{N} \int = -\lambda dt$$

$$\ln(N)\Big|_O^T = -\lambda t\Big|_O^T + C$$

$$\ln(N_T) - \ln(N_O) = -\lambda T$$

$$\ln\left(\frac{N_T}{N_O}\right) = -\lambda T$$

$$N_T = N_0 e^{-\lambda T}$$

결국 언제라도 원자 수가 시간에 따라 지수적으로 감소한다는 것을 알 수 있다. 어떠한 핵종 A의 방사능 활동은 다음 식에서 보여주는 바와 같이 원자 수와 관련된다.

$$A = \lambda N$$

Advise

중요한 방정식은 박스에 넣어 보여주기로 한다. 이 방정식은 이중 박스에 넣어질 정도로 보건 물리학의 학습과 실제에 있어서 중요하다. k는 상수이기 때문에, 다음과 같이 쓸 수 있다.

$$A_T = A_0 e^{-\lambda T}$$

방사능은 방사성물질의 주어진 표본에서 발생하는 단위 시간에 따른 핵변환의 개수이다. 방사능을 기술하는데 2개의 주요 단위가 사용된다.

첫 번째는 퀴리(Ci)로 라듐과 폴로늄을 발견하여 노벨상을 여러 번 수상한 퀴리(Curie) 부인의 이름을 딴 것으로

curie (Ci) = 3.7×10^{10} transformations / sec.

국제 단위 체제(SI)에서, 방사능을 발견한 헨리 베크렐(Henri Becquerel)의 이름을 딴 베크렐로 측정된다. 여기서 1 베크렐은 1초당 1 전환을 뜻한다.

Becquerel (Bq) = 1 transformation/sec.

붕괴(disintegration) 라는 용어는 보건 물리학의 실제에서 훨씬 일반적으로 사용된다. 그러나 원자가 붕괴하지 않아 무작위적으로 변하고, 매번 새로운 상태로 바뀌기 때문에 일부는 그 사용을 반대한다. 모든 방사능 단위는 실제 관련된 수량을 표현하기 위해 곱셈기(multiplier)를 사용해야 한다. 퀴리는 상당히 큰 양이며, 통상 사용되는 수량을 표현하는 데는 매우 작은 곱셈기가 필요하다. 베크렐은 매우 작은 양이며, 통상 사용되는 수량을 표현하는 데는 매우 큰 곱셈기가 필요하다. 이것은 기억하기 쉬운 수량이며, 대부분의 SI 단위는 단위 량에 의거한다.

$$kBq = 10^3 Bq \qquad mCi = 10^{-3} Ci$$
$$MBq = 10^6 Bq \qquad \mu Ci = 10^{-6} Ci$$
$$GBq = 10^9 Bq \qquad nCi = 10^{-9} Ci$$
$$TBq = 10^{12} Bq \qquad pCi = 10^{-12} Ci$$

$$1Ci = 3.7 \times 10^{10} Bq$$
$$1mCi = 37MBq$$
$$1\mu Ci = 37kBq, \ldots.$$

A_0는 시간 0에서 나타나는 방사능 표본의 양이라는 것을 즉시 알 수 있다. 만일 시간의 함수로 방사능 표본을 도면상에 나타내면 그림 3.7과 같은 도표를 얻을 수 있다.

첫 번째 그림은 양쪽 축에 선형 눈금을 사용하고 있는 그래프이다; 두 번째 그림은 가로 좌표(즉, 반대수의 그래프)에 대해 로그 눈금을 사용한다.

방사성 핵종 학습에서 중요한 양은 바로 방사선 핵종 반감기이다. 반감기는 방사능에 대한 초기 값의 절반으로 감소되는 시간이며, 표본이 어떤 방사선 핵종이냐에 따라 반감기 시간은 달라진다. 수학적으로, 반감기는 붕괴 상수에서 2의 자연 로그로 정의할 수 있다:

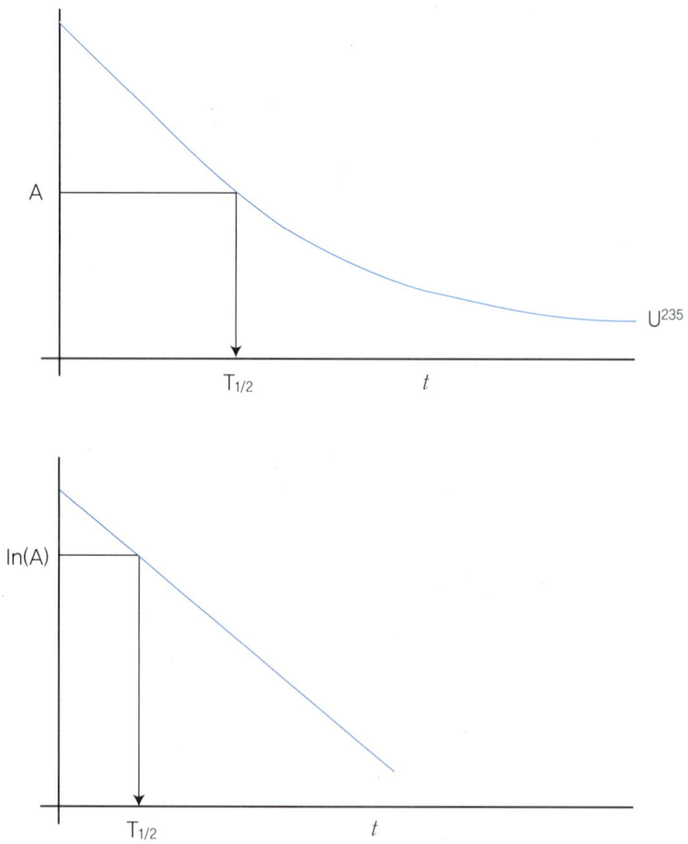

그림 3.7 | 시간의 함수로 표본의 방사능을 나타낸 가설적인 그래프. 위 도표: 선형-선형 그래프, 아래 도표: 반 대수의 그래프.

$$\ln\frac{N}{N_0} = -\lambda t$$

$$\frac{N}{N_0} = 0.5 \qquad \ln(0.5) = -0.693$$

$$T_{1/2} = \frac{0.693}{\lambda}$$

각 반감기 이후, 남아 있는 방사능 부분은 절반으로 감소된다. 따라서 학설에 의하면 결코 완전한 0으로 수렴하지는 않는다.

#Half-Lives	Fraction Remaining
1	0.500000
2	0.250000
3	0.125000
4	0.062500
5	0.031250
6	0.015625
7	0.007813
8	0.003906
9	0.001953
10	0.000977

결국 시간 0에서 유한의 원자 수가 주어지면 이것은 모두 방사 붕괴할 것이다. 방사능 붕괴는 확률 과정이다. 어떤 주어진 원자가 방사 붕괴할 것이라고 말하는 것은 가능하지 않다. 방사능 붕괴를 기술하는 미분 방정식은 원자의 큰 모집단의 평균 활동을 기술하는 것이다.

어떤 주어진 핵종의 반감기는 일반적으로 잘 알려진 특징이며, 알고 있는 물리적, 화학적인 다른 과정에 의해 바뀔 수도 없다. 제한된 일부 증거에 의하면 이 규칙에는 예외가 있을 수 있다. ^{7}Be, ^{85}Sr, ^{89}Zr같은 핵종에서의 붕괴 속도는 전자 포획에 대해서 항상 불변하는 것은 아니다.[4] 이러한 붕괴 유형에 대해, 붕괴 속도는 국소적 전자 밀도에 의해 영향을 받을 수 있다. 이론적으로, 절대영도 가까이에 접근한다면 전자 속도가 영향을 받을 수 있고, 전자 포획을 거치는 핵종의 반감기가 영향을 받을 수 있다. 콜드 퓨전(cold fusion)[5]의 가능성을 논의하는 논문에서, Otto Reifenschweiler에 의한 시험이 논의되었다. Reifenschweiler 박사는 방사선 치료 시 손상으로부터 가이거 뮬러(Geiger-Mueller) 튜브를 보호할 수 있는 화합물을 찾다가, 시스템의 온도가 115℃에서 160℃로 상승함에 따라 트리튬(^{3}H) 방출이 떨어진다고 보고했다. 그러나 이런 종류의 온도 변화가 베타 마이너스 붕괴 속도에 영향을 미칠 수 없으므로, 이 논문은 아마도 기기 반응의 통계적 오차로 인한 잘못된 결과이다.

표 3.3은 많은 중요한 방사성 핵종의 반감기를 보여준다. 일반적으로 관련이 있는 방사성 핵종의 반감기는 마이크로 초 단위부터 십억 년 단위까지 다양하다. λ는 순간적인 분수의 감소 또는 단위 시간 당 전환의 확률을 보여준다는 점에 주의한다. 위의 미분 방정식은 관계를 표현한 식이다.

$$\lim_{\Delta t \to 0} \frac{\Delta N/N}{\Delta t} = -\lambda$$

표 3.3 일부 선택된 방사성 핵종의 반감기

^{32}P	14.3d	^{99m}Tc	6.02h
^{60}Co	5.3y	^{11}C	20.3m
^{3}H	12.3y	^{15}O	122s
^{137}Cs	30.1y	^{18}F	1.83h
^{226}Ra	1600y	^{238}U	4.48×10^9y
^{222}Rn	3.8d	^{235}U	7.04×10^8y

예를 들면, ^{222}Rn은 반감기가 3.8일이다. 붕괴 상수는 관련된 시간 단위가 주어질 수 있다:

$$\begin{aligned} \lambda = 0.693/3.8d &= 0.182d^{-1} \\ &= 0.0076h^{-1} \\ &= 2.1 \times 10^{-6}s^{-1} \end{aligned}$$

값이 작아질수록, 단위 시간 당 변환된 원자의 분수를 나타내는 수는 더 크게 나타낸다. 그러나 하루가 지나면 ^{222}Rn 원자 표본이 18.2%로 방사 붕괴할 것이라고 생각하는 것은 부정확하다. 이것은 결코 사실이 아니다.

3.10 평균 수명(AVERAGE LIFE, MEAN LIFE)

표본 하나에 대해 개별 원자의 수명 합계를 계산하고, 그것을 원래 나타난 원자수로 나누어 표본에서 원자의 평균 수명을 계산할 수 있다.

$$\tau = \frac{1}{N_0}\int_0^\infty t\lambda N\ dt = \frac{1}{N_0}\int_0^\infty t\lambda N_0 e^{-\lambda t}\ dt$$

$$\tau = \int_0^\infty t\lambda e^{-\lambda t}\ dt$$

부분적으로 적분하면,

$$v = -e^{-\lambda t},\ u = t$$

$$\tau = \frac{1}{\lambda} - te^{-\lambda t}\int_0^\infty$$

$$\tau = \frac{1}{\lambda} = 1.443T_{1/2}$$

3.11 비 방사능(Specific Activity)

비방사능은 방사성 물질의 단위 질량 당 방사능의 양이다. 수학적으로 다음과 같이 정의된다.

$$SA = \frac{A}{m} = \frac{\lambda N}{m} = \frac{\lambda N_A}{A_0}$$

여기서,

N_A = 아보가드로 수 (6.025 × 1023 atoms/mol)

A_0 = 핵종 질량 수(g/mol) (주의: 원자 번호, Z가 아님)

예를 들면, 순수한 ^{226}Ra의 표본에 대해 $T_{1/2}$ = 1600 y를 가지는 데 대입하면 다음과 같다.

$$SA = \left(\frac{0.693}{1600y}\right)\left(\frac{1y}{\pi\times 10^7 s}\right)\left(\frac{6.025\times 10^{23}\text{atoms}}{\text{mol}}\right)$$

$$\times\left(\frac{1\text{mol}}{226\text{g}}\right)\left(\frac{1\text{ dis}}{\text{atom}}\right)\left(\frac{1\ Bq^{-s}}{\text{dis}}\right)$$

$$SA = 3.66 \times 10^{10} Bq/\text{g} \approx 1\text{Ci/g}$$

따라서 1 퀴리의 방사능 양을 어떻게 전문화하여 도출하였는지를 알 수 있다.

3.12 붕괴 계열 (Series Decay)

지금까지 핵종 A가 핵종 B로 붕괴하는 상황만을 고려해왔고 이것은 안정하다고 가정했었다. 이제 일반적으로 마주치지 않는 상황을 고려해보기로 한다. 즉 B는 방사능 그 자체인 경우이다. 핵종 B는 자신의 특징적인 반감기와 속도상수 λ_B로 방사 붕괴할 것이다. 핵종 A에 대해 확립된 관계는 변하지 않을 것이다.

$$A = \xrightarrow{\lambda_A} B$$
$$N = N_o e^{-\lambda t}$$
$$A = A_o e^{-\lambda_A t}$$
$$\tau_A = \frac{1}{\lambda_A}$$

핵종 C로 방사 붕괴한다는 가정으로, 핵종 B의 전환에 대한 동역학을 기술하는 일련의 미분 방정식을 전개할 수 있다:

$$A \xrightarrow{\lambda_A} B \xrightarrow{\lambda_B} C$$
$$\frac{dN_B}{dt} = \lambda_A N_A - \lambda_B N_B$$
$$\frac{dN_B}{dt} + \lambda_B N_B = \lambda_A N_{A0} e^{-\lambda_A t}$$
$$\frac{dN_B}{dt} = e^{\lambda_B t} + \lambda_B N_B e^{\lambda_B t} = \lambda_A N_{A0} e^{-\lambda_A t} e^{\lambda_B t}$$

이 관계는 다음 식에 아무 것도 하지 않고 해결될 수 있다:

$$B_B e^{\lambda Bt} = \lambda_A N_{A0} \left(\frac{e^{(\lambda B - \lambda A)t}}{\lambda_B - \lambda_A} \right) = C$$

$$N_B = 0 \quad at \quad t = 0:$$

$$C = \left(\frac{-\lambda_A N_{A0}}{\lambda_B - \lambda_A}\right)$$

$$N_B e^{\lambda Bt} = \lambda_A N_{A0}\left(\frac{e^{(\lambda B - \lambda A)t}}{\lambda_B - \lambda_A}\right) - \frac{\lambda_A N_{A0}}{\lambda_B - \lambda_A}$$

시간 0에 원자 B가 존재하지 않았다는 초기 조건을 적용하고 A → B 분기비는 1.0 이라고 가정한다. 만일 자핵종이 존재했다면 앞에서와 같이 A핵종에 대한 본래 상황과 같은 방법으로 취급할 수 있다. 자세한 내용은 나중에 추가한다.

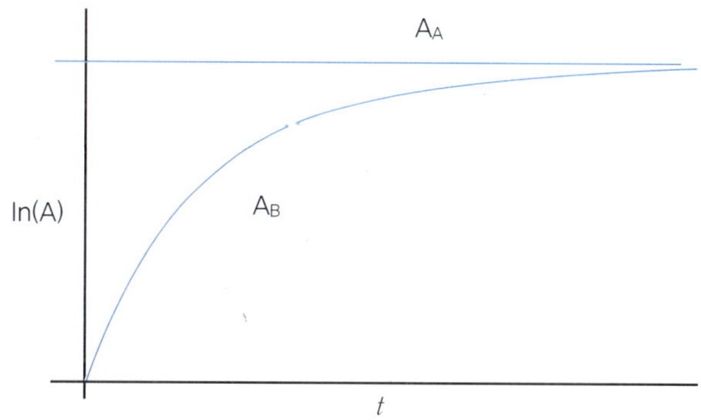

그림 3.8 | 영속 평형에 있는 모핵종(parent)과 자핵종(progeny)

$e^{\lambda Bt}$에 의해 양쪽이 나누어지고 다음과 같아진다.

$$N_B = \left(\frac{\lambda_A N_{A0}}{\lambda_B - \lambda_A}\right)(e^{-\lambda At} - e^{-\lambda Bt})$$

중요한 관계식 $A = \lambda N$을 적용하면 결국 다음과 같다.

$$A_B = \lambda_B N_B = \left(\frac{\lambda_B A_{A0}}{\lambda_B - \lambda_A}\right)(e^{-\lambda At} - e^{-\lambda Bt})$$

이것은 일반적인 풀이가 된다. 이제 세 가지 중요한 경우를 고려해 본다.

첫 번째 경우: A핵종의 반감기 ≫ B핵종의 반감기: 영속 평형("Secular" Equilibrium)

많은 경우가 이 범주에 속한다. A핵종의 반감기가 B핵종의 반감기보다 훨씬 큰 경우로 다음과 같다. $\lambda A \ll \lambda B$. 이경우 비율은

$$\lambda_B/(\lambda_B - \lambda_A) \approx 1, \text{and } e^{-\lambda At} \approx 1$$

좀 더 간단한 관계식으로 표시하면 다음과 같다.

$$A_B \approx A_{A_0}(1-e^{-\lambda_B t})$$

이러한 상태를 영속 평형(secular equilibrium) 이라 한다. (그림 3.8). 이 상태에서 B핵종의 활동은 점근적으로 A핵종에 접근하고 ($a(1 - e^{-\lambda t})$ 함수), 그 후 A핵종의 반감기로 사라진다.

그림 3.8에서 A핵종의 활동은 거의 일정하게 보인다; 보통의 영속 평형의 경우, A핵종의 반감기는 매우 길어서 보통의 관찰기간 동안 크게 저하되지는 않는다. 예를 들어, ^{226}Ra (반감기 1600 y)는 ^{222}Rn(반감기 3.8 d)으로 붕괴된다. B핵종의 내부 성장은 방사성 붕괴의 역으로 진행된다는 점을 주의한다. 다시 말하면, B핵종의 반감기 1기에 B핵종의 준위는 A핵종의 준위의 50%에 달하고, B핵종의 반감기 2기에 A핵종의 준위의 75%에 도달한다. 또한 B핵종이 A핵종과 같은 활동에 도달할 때까지 "평형"은 없다는 점을 주시해야 한다.

두 번째 경우: A핵종의 반감기 〉 B핵종의 반감기: 과도평형 (Transient Equilibrium)

두 번째 경우는, A핵종의 반감기가 B핵종의 반감기보다 더 길지만 현저하지는 않다. 이 경우 식은 $\lambda_A < \lambda_B$. 이런 상태를 과도 평형이라 한다. (그림 3.9). 일반적인 경우에서 보던 방정식의 단순화는 전혀

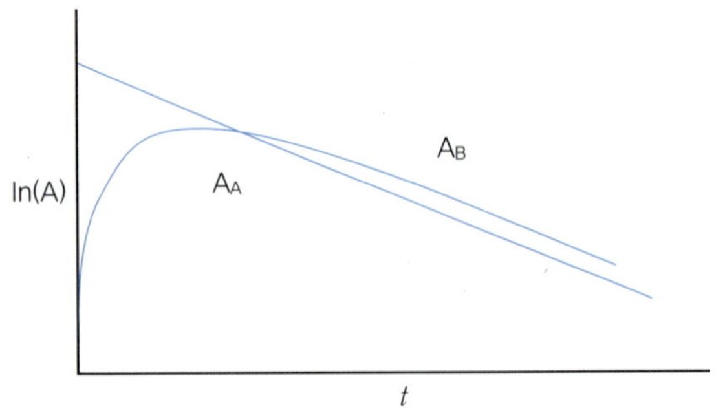

그림 3.9 | 과도 평형에서의 모핵종과 자핵종의 활동

가능하지 않다. 그러나 다음 2가지 종에 대한 활동에서 풀이를 볼 수 있다.

B핵종의 활동은 실제로 교차 후 어떠한 요인에 의해 A종의 활동보다 높다는 점을 주의한다:

$$\left(\frac{\lambda_B}{\lambda_B - \lambda_A}\right)$$

이 시점 이후에 B핵종의 반감기는 사라지고, A핵종의 반감기로 한 가지 평형이 설정된다.

세 번째 경우: A핵종의 반감기 〈 B핵종의 반감기: 평형이 이루어지지 않는 상태

이 경우 A핵종은 빠르게 붕괴하고, B핵종은 어떤 수준으로 생성되어 자신의 반감기에 따라 붕괴한다.(그림 3.10)

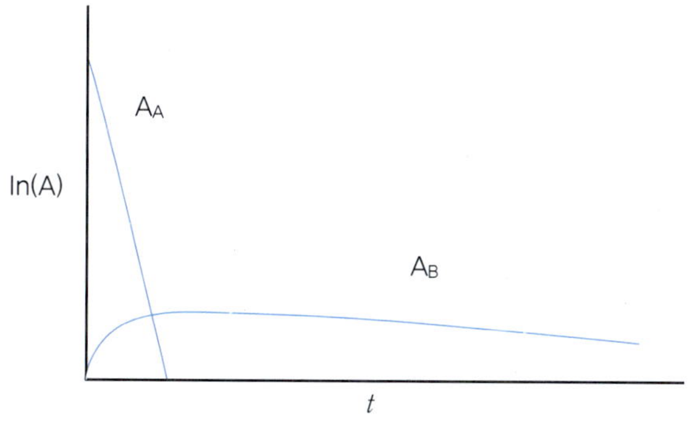

그림 3.10 | 자핵종의 반감기가 모핵종의 반감기보다 더 길어 평형이 이루어지지 않는 경우 모핵종과 자핵종의 활동. (비평형상태 : no equilibrium)

3.13 자핵종의 최대 활동 시간

위의 두번째 또는 세번째 경우에, B핵종의 준위가 최대에 도달할 때, B핵종의 활동시간 미분을 0과 같다고 설정하여 풀 수 있다.

$$\frac{dA_B}{dt} = 0$$

$$-\lambda_A e^{-\lambda At} + \lambda_B e^{-\lambda Bt} = 0$$

$$\frac{\lambda_B}{\lambda_A} = \left(\frac{e^{-\lambda At}}{e^{-\lambda Bt}}\right) = e^{-(\lambda A-\lambda B)t}$$

$$t_{MB} = \frac{\ln(\lambda_B/\lambda_A)}{\lambda_B - \lambda_A}$$

$$t_{MB} = \tau B \frac{T_A}{T_A - T_B} \ln\left(\frac{T_A}{T_B}\right)$$

지금, 여러분 마음 속에 "방사성 원소인 탄소(C)는 어떠할까?" 라는 질문이 있다는 것을 잘 안다.

가능한 질문이다; 사실, 보건 물리학에서 가장 중요하고 흥미로운 문제중의 하나는, 하나의 안정적인 종에 도달할 때까지 다음 생성물로 붕괴하는 산물의 긴 사슬이라 할 수 있다:

그래서 이제 상황을 풀어보자.

$$A \xrightarrow{\lambda_A} B \xrightarrow{\lambda_B} C \xrightarrow{\lambda_C} D$$

$$\frac{dN_C}{dt} = \lambda_B N_B - \lambda_C N_C$$

A와 B는 변화가 없다; A와 B는 사슬의 다른 개체에서 일어나는 사건에 서로 영향을 주지 않는다.

C에 대한 풀이가 형성될 것이다.

$$N_C = N_{A0}\,(F_1 e^{-\lambda_A T} + F_2 e^{-\lambda_B T} + F_3 e^{-\lambda_C T})$$

여기서 F1, F2, F3는 문제의 초기 조건에 따라 달라지는 계수이다. 모든 분기 붕괴비(branching ratio)를 1.0으로 가정하면 다음과 같다.

$$N_A(0) = N_{A0},\, N_B(0) = 0,\, N_C(0) = 0 \text{ we find:}$$

$$F_1 = \frac{\lambda_A}{\lambda_C - \lambda_A}\,\frac{\lambda_B}{\lambda_B - \lambda_A}$$

$$F_2 = \frac{\lambda_A}{\lambda_A - \lambda_B}\,\frac{\lambda_B}{\lambda_C - \lambda_B}$$

$$F_3 = \frac{\lambda_A}{\lambda_A - \lambda_C}\,\frac{\lambda_B}{\lambda_B - \lambda_C}$$

C의 원자 번호는 위의 방정식으로 대체하여 찾을 수 있다. C의 활동은 언제나 다음과 같이 계산할 수 있다.

$$A_C = A_{A0}\left(\frac{\lambda_B}{\lambda_B-\lambda_A}\frac{\lambda_C}{\lambda_C-\lambda_A}e^{-\lambda_A t} + \frac{\lambda_B}{\lambda_A-\lambda_B}\frac{\lambda_C}{\lambda_C-\lambda_B}e^{-\lambda_B t} + \frac{\lambda_B}{\lambda_B-\lambda_C}\frac{\lambda_C}{\lambda_A-\lambda_C}e^{-\lambda_C t}\right)$$

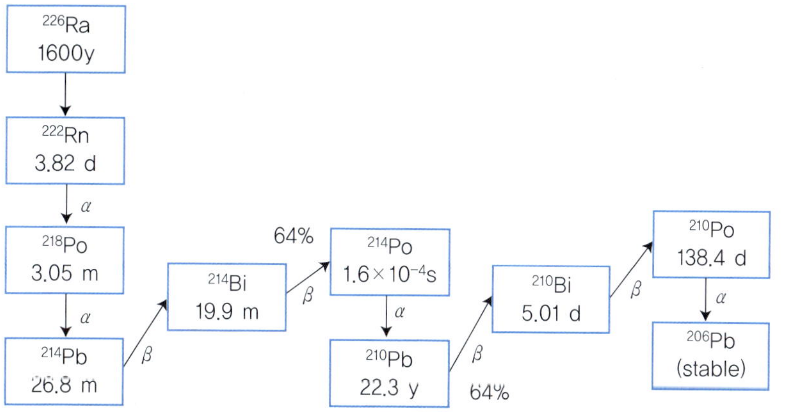

그림 3.11 | ^{222}Ra 붕괴계열

D, E, F, 등등의 핵종으로 계속될 수 있지만, 핵종사이의 관계는 분명히 더 복잡하고 분류하기가 어렵다. A핵종이 사슬의 다른 개체들과 관련되어 매우 긴 기간 동안 존재한다고 하자. 최장 자핵종의 7 내지 10 반감기와 같은 긴 기간 후에는, 사슬의 모든 다른 멤버가 영속 평형으로 될 것이며 A핵종의 반감기로 붕괴하고 A핵종과 동일한 활동을 하게 된다. 중요한 예제는 ^{226}Ra 종의 붕괴를 볼 수 있다.(그림 3.11)

^{226}Ra 자체는, 궁극적으로 ^{238}U으로 다시 이어질 다른 핵종에 의해 생성된다. 우리는 이것을 곧 학습하게 될 것이다. 하지만 잠시 ^{226}Ra와 그 자핵종을 고려하면 ^{226}Ra는 약 1600년의 매우 긴 반감기를 거쳐 ^{222}Rn로 붕괴되고, ^{222}Rn는 상대적으로 약 3.8일의 매우 짧은 반감기를 가진다. 따라서 약 30~40일 후 ^{222}Rn은 ^{226}Ra과 평형을 이룰 것이다. ^{210}Pb로 된 자핵종 전부는 훨씬 더 수명이 짧고, 따라서 ^{222}Rn과 함께 빠르게 평형을 이루게 되고, 차례로 ^{226}Ra과 평형을 이룬다. 그래서 이 핵종의 모두는 ^{226}Ra와 같은 방사능을 가질 것이고, 1600년의 반감기를 보여줄 것이다. 또한 핵종이 대략 200년 혹은 수 백년 동안 방사 붕괴하고 있다면, ^{210}Pb와 그 위 자핵종을 포함한 자핵종의 전부도 평형에 이를 것이다.

지금, 모든 핵종이 같은 곳에 머무는 것으로 가정해 보자. 만일 땅속에 큰 크기의 깊은 우라늄 광석 매장에 대해 말하고 있다면, 합리적일지도 모른다. ^{222}Rn는 비활성 기체이다. 그래서 대부분의 구조체는 흩어지려는 경향이 있다. 만일 우라늄광이 크다면 대부분의 우라늄이 광석 상태인 동안, 어떤 구역 내에서의 라돈 확산은 다른 라돈 확산과 평형 상태가 될 것이며, 핵종 전부는 거의 같은 방사능을 가질 것이다. 만일 이 광석을 발굴하면, 채굴과 굴착 과정에 평형이 깨질 것이고, 라돈은 분산될 것이다. 그래서 ^{238}U에서 ^{226}Ra로 떨어져 평형이 유지될 것이고, 또 다른 30일이 필요할 것이다. 혹은 광석과 함께 밀봉된 공간에서 214Po를 통하여 자손 모두가 평형으로 되돌아 올 것이다.

우라늄이 풍부한 플로리다의 인산 광산에서 나오는 인산 비료는, 화학적 분리 과정에 의해 라듐 핵종에서 분리된 우라늄과 유사한 생성물이 나온다. 그래서 ^{226}Ra는 통제하는 모핵종이 된다. 우라늄 일부는 비료로 된다. 비료의 일부 우라늄은 중요한 방사선 장애가 아니라 존재하는 것뿐이다. 그리고 뒤에 라듐 찌꺼기가 남는다("tails"). 만일 이 물질이 매립지에 남고 그 위에 사람들이 집을 짓는다면, 그것 위로 남기게 되면, ^{222}Rn는 집으로 침투되어 중요한 방사선 피폭을 초래할 수 있고 발암 리스크를 예측할 수 있다.

3.14 핵종 도표에서 방사능 붕괴 추적하기

핵종 도표에서 어떻게 다른 형태의 방사능 붕괴와 함께 이동이 일어나는가를 이해하는 것은 어렵지 않다. 알파 붕괴에서 원시 핵은 2개의 양성자와 2개의 중성자를 잃는다. 그래서 원시 핵종에서 최종 핵종으로의 이동은 아래로 사각형 2칸 내려가 왼쪽으로 2칸 향한다.

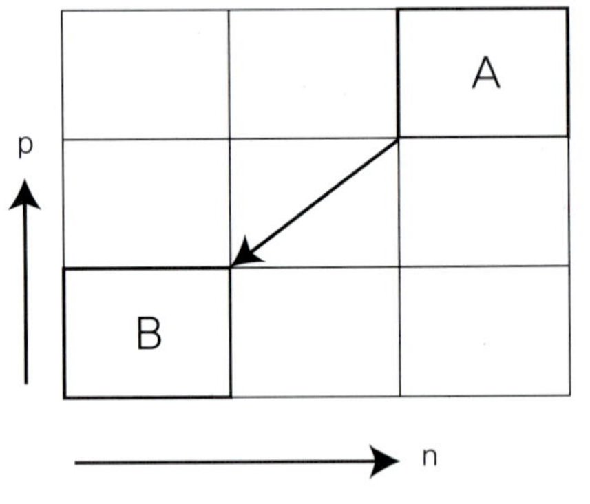

예: ^{226}Ra(1600y) -〉 ^{222}Rn(3.8 d)

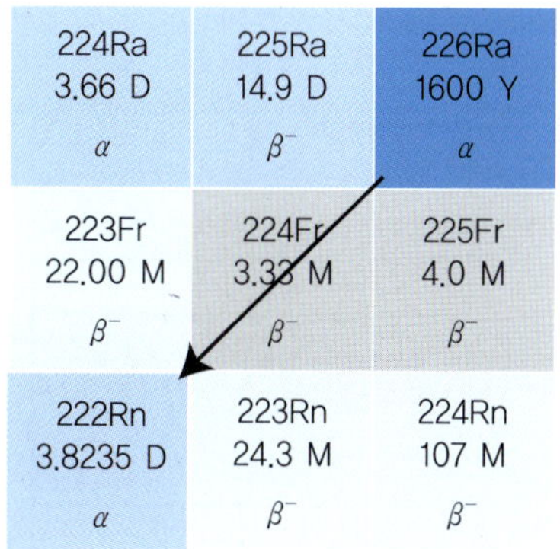

베타 마이너스 붕괴에서, 원시 핵은 양성자를 얻고, 중성자를 잃어 버리므로 이동은 사각형 1칸 올라가서 왼쪽으로 향한다.

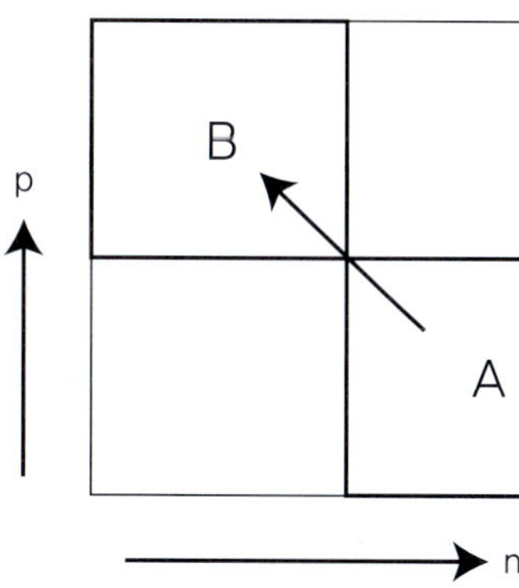

예: ^{90}Sr (29 y) -〉 ^{90}Y (2.7 d), also ^{90}Y (2.7 d) -〉 ^{90}Zr (stable). ^{90}Sr/^{90}Y의 영속 평형은 보건 물리학의 몇 가지 응용에서 매우 중요하다.

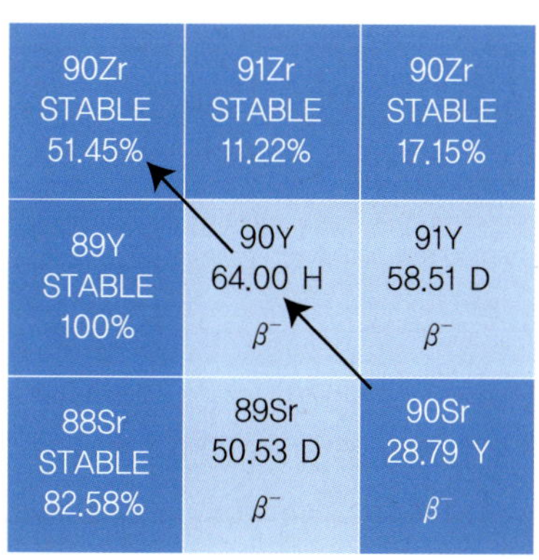

양전자 붕괴(전자 포획도 마찬가지)에서 원시 핵은 중성자 하나를 얻고, 양성자 하나를 잃어 버린다. 그러므로 이동은 사각형 1칸 아래, 오른쪽으로 이동한다.

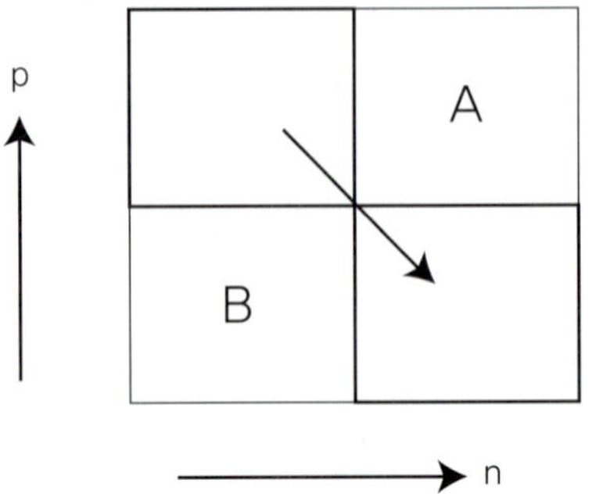

예 : ^{22}Na (2.6 y) -> ^{22}Ne (stable)

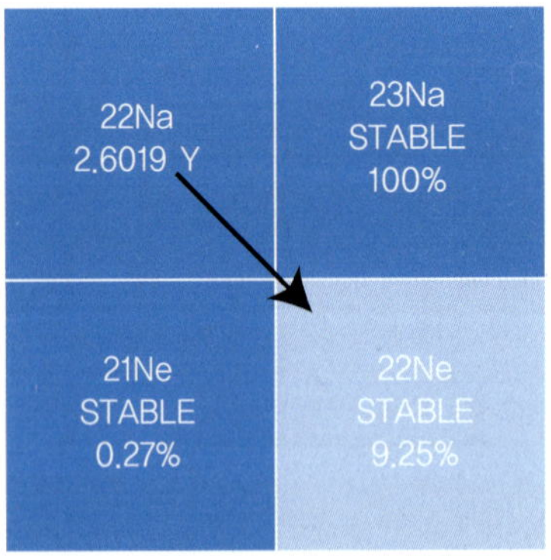

γ붕괴와 이성체 전이에서는 어떠한 이동도 발생하지 않는다.

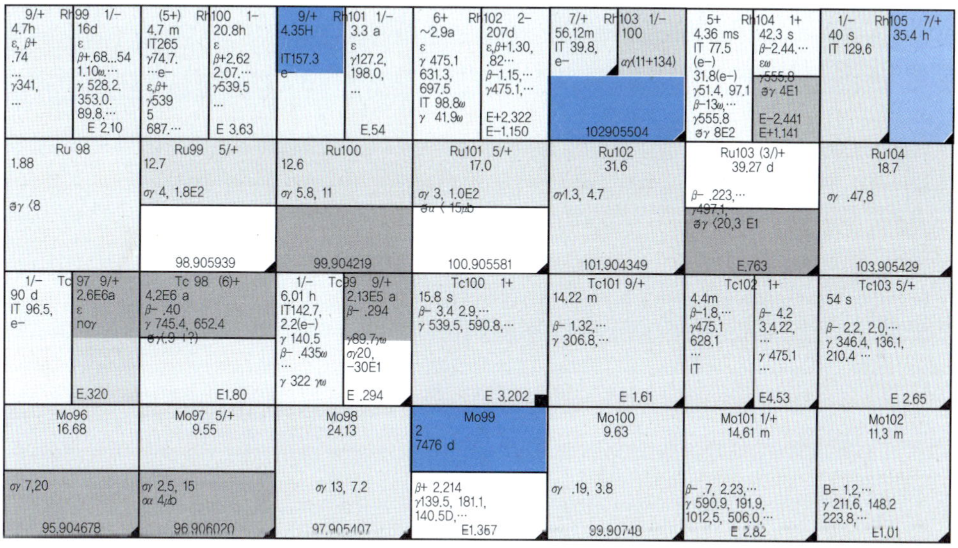

예: ^{99m}Tc → ^{99}Tc. 핵종 도표는 같은 박스 내에서 비 준안정 상태처럼 준안정 상태를 표시한다.

참고문헌

1. http://ie.lbl.gov/toi/pdf/chart.pdf.)
2. 영어권 국가의 보건 물리학에서 한때 붕괴 계열의 멤버를 기술하기 위해 "부모", "딸", "손녀" 기타에 대해 말했다. 1900년대 말, 정치적인 정당성에 관한 고찰로 성 구별이 없는 "모핵"와 "자손"의 사용을 제안했었다. 이것은 어색하고, 두 번째와 세 번째, 다음 생성 사이에서 구별하는 것에 도움이 되지 않는다. 그러나 끝없는 소송과 다른 형태의 자극 테러리즘을 피하기 위해, 성 구별이 없는 용어를 여기에 사용한다. 재미있는 것으로, 스페인과 포르투갈어를 사용하는 사회에서 "부모"와 "아들"을 사용했었다. 그러나 이것은 성차별로 반대되었다.
3. Robley D. Evans, The Atomic Nucleus (McGraw-Hill, New York, 1955).
4. http://www.answers.com/topic/radiometric-dating, July 22 (2005).
5. W. Bown, Ancient experiment turns heat up on cold fusion, New Scientist, January 8, p. 16 (1994).

물질과 방사선의 상호작용 4

방사능 붕괴 동안 방출되는 입자나 광선은 전하된 상태이거나 전하되지 않은 상태의 에너지로 방출되며, 3장에서 이미 계산하는 방법을 배웠다. 이것들은 모두 방출된 환경과 상호 작용한다. 에너지를 매체로 전달하고, 결국 그 에너지 전부는 소비된다. 다음 장에서 물질로의 에너지 전달을 정량화할 것이다. 이제, 이러한 에너지의 전달이 방사선 생물학, 방사선 차폐, 방사능 탐지 및 방사선 방호의 거의 모든 현실적 응용을 위해 중요한 내용을 다루어야 한다는 것은 분명한 사실이다.

물질과 방사선 간 상호 작용의 주요 과정은 다음과 같다

- 이온화(Ionization)
- 여기(Excitation)
- 포획(Capture)

이온화와 여기는 대다수의 방사선 타입과 상호작용 상황에 있어서 가장 중요한 과정이다. 포획 반응은 일부 환경에서 특별한 방사선 타입에 대해 발생하며 우리가 논의해야 할 중요한 결과를 만들어 낸다. 방사선의 일부 상호작용은 "당구공"의 충돌처럼 생각할 수 있다. 즉 탄력 있는 산란과 같다. 만일 다음 그림처럼 질량 m의 정지 입자에 접근하는 질량 M의 입자를 고려해보자:

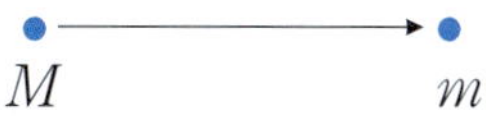

일회 충돌에서 전달될 수 있는 최대 에너지는 에너지 보존과 운동량을 통하여 도출될 수 있고, 상호작용은 정면 충돌이 될 수 있다. 입자 M이 충돌 전의 속도가 없고, 충돌 이후 속도 v를 가졌다라고 가정한다. 물론, 이것이 궤도 전자이거나 어떤 입자라면 움직이고 있을 것이다. 하지만 상호작용의 상대 관점에서 휴식 중이라고 간주할 수 있다. 총 에너지와 운동량 보존에서, 다음 식을 발견한다:

$$\frac{MV^2}{2} = \frac{MV_1^2}{2} + \frac{mv^2}{2} \qquad (4.1)$$

$$MV = MV_1 + mv \qquad (4.2)$$

V 대한 등식(4.2)을 풀면 V = (MV - MV$_1$)/m 이다. 만일 이것을 등식(4.1)로 대입하면, 다음과 같다:

$$MV^2 = MV_1^2 + \frac{M^2(\mathrm{v}-\mathrm{v}_1)^2}{m}$$

$$mMV^2 = mMV_1^2 + M^2(\mathrm{v}-\mathrm{v}_1)^2$$

$$m(\mathrm{v}^2-\mathrm{v}_1^2) = M^2(\mathrm{v}-\mathrm{v}_1)^2$$

$$m(\mathrm{v}-\mathrm{v}_1)(\mathrm{v}+\mathrm{v}_1) = M(\mathrm{v}-\mathrm{v}_1)(\mathrm{v}-\mathrm{v}_1)$$

$$V_1(m+M) = V(M-m)$$

$$V_1 = \frac{(M-m)V}{M+m}$$

만일 V_1에 대해 이 식을 사용하면, 일회 충돌에서 전달될 수 있는 최대 에너지는 다음과 같다.

$$Q_{\max} = \frac{MV^2}{2} - \frac{MV_1^2}{2} = \frac{4mME}{(M+m)^2}$$

예제

궤도 e$^-$와 상호 작용하는 α는:

$$E = \frac{4\times(0.00055)\times 4}{(4+0.00055)^2} = 0.00055 \approx 0.055\%$$

궤도 e$^-$와 상호 작용하는 β는:

$$Q_{\max} = \frac{MV^2}{2} - \frac{MV_1^2}{2} = \frac{4mME}{(M+m)^2} = \frac{4\times(0.00055)\times(0.00055)}{(2\times 0.00055)^2}$$

$$=1.0=100\%$$

이제 대부분의 β입자는 상대론적 관계가 있는 속도로 이동한다. 이는 앞서 서술한 입자 에너지의 일원 일차 방정식에 정확하지 않다. 따라서 이 간단한 에너지 전이 등식은 사용될 수 없다. 그러나 일회 충돌 시 중요한 부분을 포기할 수 있는 원리는 여전히 적용된다. α입자가 어떤 1개의 상호작용에서 에너지의 매우 작은 분수만을 포기한다면, α입자는 일반적으로 궤도 e^-와의 개별 상호작용에서 안정되고, 약간 분명한 길이의 곧은 궤도로 여행한다. 반면에 β는 물질을 통한 사행성 궤도를 따른다. 그리고 비록 주어진 β입자 또는 전자의 합산 경로 길이가 꽤 알려져 있지만, 침투적이고, 실제 거리는 궤도의 모양에 따라 아주 가변적이다. 이것은 $\beta(+/-)$가 에너지 스펙트럼으로 방출된다는 사실에 의해 더 한층 복잡해진다.

1911년 C. T. R. Wilson이 설계한 장치는 방사선 입자의 추적을 눈으로 볼 수 있게 해주었다.

하나의 방은 과포화 상태의 환경으로 메틸알코올 증기로 가득 차 있다. 알코올 증기는 이온화하는 입자에 의해 이온 흔적 주위에 응축될 것이다. 이온화 자국은 남아 있게 되고 육안으로 볼 수 있다.

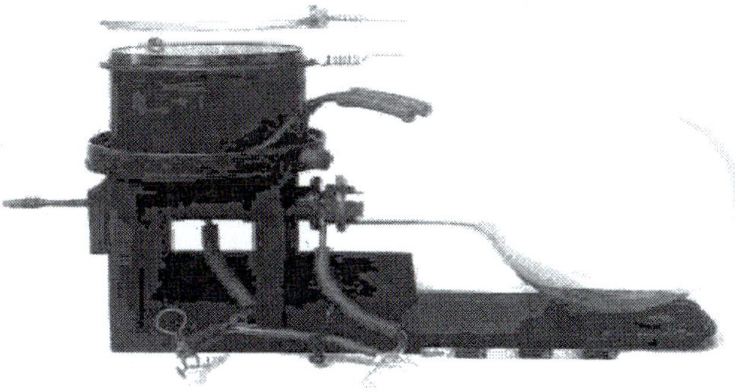

그림 4.1 | 1911년 Wilson의 최초 안개 상자.(출처: http://www.physics.brown.edu/physics/demopages/Demo/modern/demo/7d3050.htm.)

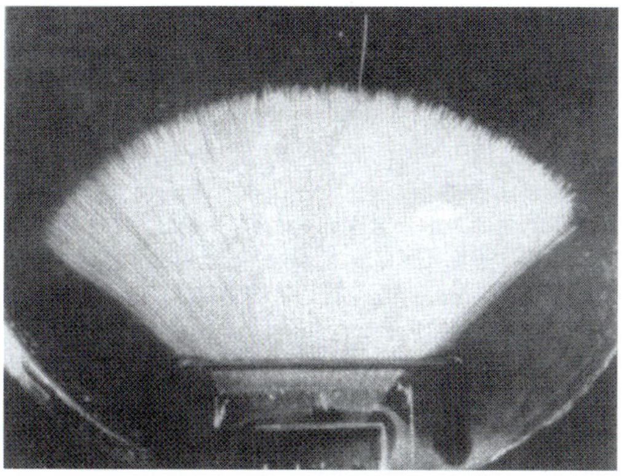

그림 4.2 | 안개 상자에 α입자 흔적이 나타난 사진.(출처: http://www.physics.hku.hk/academic/courses/.)

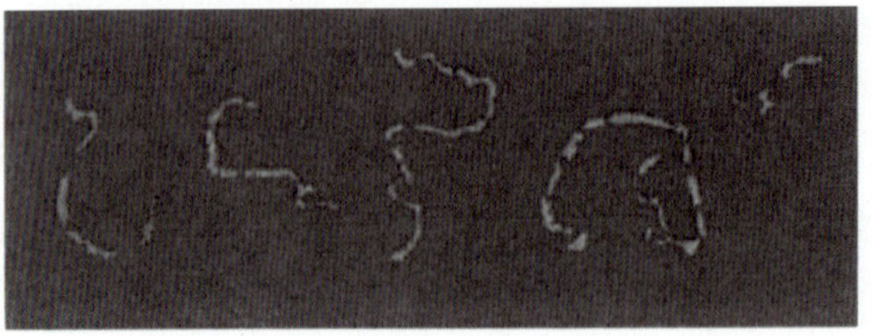

그림 4.3 | 안개 상자에 베타 입자 흔적이 나타난 사진.(출처: http://newton.hanyang.ac.kr/pds/hpywe/5_2_04.pdf.)

4.1 전하 입자의 상호작용 메커니즘

감마선과 X선을 포함하는 광자와 중성자는 이 단원 후반부에서 논의할 독특한 상호작용 메커니즘을 지닌다. α입자, β입자, 전자와 반도 원자를 포함하는 전하 입자는 2가지 근본적인 방법으로 물질과 상호작용한다:

- 이온화: 전도 전자는 매질에서 원자로부터 제거되고 이온쌍(자유 전자 플러스 양전하를 띄는 원자)이 형성된다. 자유 전자는 상호작용으로부터 얻은 에너지를 가지고 매질을 통하여 이동할 것이며, 안정화될 때까지 그 자신은 심지어 새로운 이온화 현상을 초래해서라도 다른 원자에게 에너지를 전이한다. 양전하를 띄는 원자는 매질의 어디에선가 자유 전자를 끌어와 중성 상태로 돌아갈 것이다.

- 여기: 원자 궤도 중의 하나에 존재하는 전자는 에너지를 흡수하고, 높은 에너지 상태로 이동한다. 이 전자는 결국 그 원래의 상태로 떨어질 수 있는데 이때 에너지 준위 차이를 광자 에너지로 방출한다. 여기된 원자는 분리될 수 있다. 우리는 6장에서 이것을 좀더 상세하게 평가할 것이다.

이런 두 가지 메커니즘은 보건 물리학의 모든 관점을 이해하는데 절대적이다. 이온화와 여기는, 이온화하는 광자와 중성자에 의해 간접적으로 형성된 전하 입자를 포함한 대부분의 전하 입자 상호 작용의 기본이다. 따라서 방사선 상호 작용과 차폐, 방사선에 대한 방사선 검출기 반응, 생체 영향의 원인, 보건 물리학의 많은 다른 기본 관점을 설명하는 근본적인 메커니즘이다. 우리는 다른 상호작용 메커니즘을 공부할 것이다. 그러나 이 두 가지는 모든 보건 물리학의 응용에서 숙지해야 한다.

4.2. α입자의 상호 작용

α입자는 일반적으로 마주치는 방사선의 모든 형태 중 가장 적은 침투력을 지닌다. α입자는 공기 중에서 단지 몇 센티미터를 여행하고, 단지 마이크로미터의 거리로 연조직을 통과한다. 알파(α)와 베타(β) 두 입자는 주어진 매질에서 고정된 비정을 지닌 것으로 특징될 수 있다. (이것은 광자나 중성자와는 대조적이다. 광자나 중성자는 주어진 매질의 주어진 두께에 의해 한정된 정도까지만 감쇄되며 그 개수는 언제나 완전히 0까지 감소되지는 않는다.) α입자 방출은 단일 에너지적이라는 3장의 내용을 상기해보자. 만일 여러 α입자 선원 가까이에 검출기를 놓고 입자 사이에 다른 두께의 흡수 물질을 놓는다면, 그림 4.4에 나타나는 곡선을 볼 것이다.

흡수체를 점점 더 많이 추가해도 계수가 아주 갑자기 0으로 하강하는 곳에 이를 때까지 비계수율이 매우 평평하다는 것에 주의하자. 흡수체의 중간층에서는 어떠한 알파도 완전히 멈추지는 않는다; 단순히 α입자의 에너지를 감소시킨다. 곡선의 맨 끝 시섬 근처에서, 계수 속도는 0으로 즉시 하강하지 않고, 날카롭게 떨어져, 급격하게 0으로 향한다. 방사선 상호 작용의 확률적 본질을 보여주는 것이다.

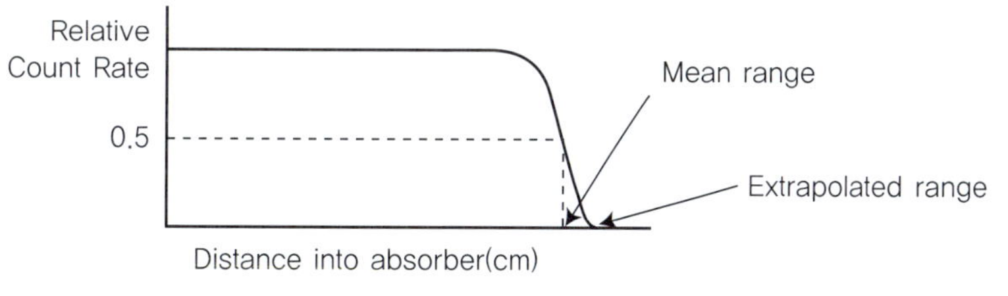

그림 4.4 | α입자의 계수율 대 비정(투과범위) 곡선.

흡수체를 통과하는 개개의 α입자는, 흡수체의 원자와 개별 상호작용이 언제 그리고 어디서 발생했는가에 따라 약간 다른 이력을 지니고 있다. 따라서 α입자가, 평균적으로 알파의 전부를 감쇄시킬 흡수기의 두께에 도달할 때, 알파는 평균값에 대한 에너지 분포를 갖는다. (그림 4.4에서의 평균 범위) 에너지 값의 이러한 가변성을 에너지 스트래글링(energy straggling, 에너지 요동)이라고 부른다. 모든 α입자는 반드시 똑같은 이력을 가질 수 없으며, 시작점으로부터 떨어진 어느 거리에서 남은 에너지가 똑같지는 않으므로, α입자는 결국 전체적으로 볼 때 흡수체 내에서 약간 다른 거리를 이동할 것이다. 따라서, 그림 4.4의 비계수율은 한 점에서 즉시 0으로 강하하지 않는다. 그러나 범위 스트래글링, 에너지 스트래글링에 대한 추론 역시 관찰된다(그림 4.5, 출처: Knoll1).

물질에서 대전 입자의 상호 작용을 다룰 때 정의되는 또 다른 용어는 비전리(specific ionization)이며, 이것은 전하 입자가 단위 길이당 생성하는 이온쌍 수를 말한다. 원자로부터 전자를 제거하기 위해, 즉, 1개의 이온쌍을 형성하기 위해 필요한 에너지로 에너지 손실의 선형 비를 나누어 양을 얻을 수 있다:

$$\frac{\text{linear rate of energy loss(eV/cm)}}{\text{energy needed to form an ion pair(eV/i.p.)}} = \frac{\text{i.p.}}{\text{cm}}$$

이 식의 분자는 방사선에 대한 충돌 저지능(collisional stopping power, 충돌 멈춤 능력)이라고 불린다.

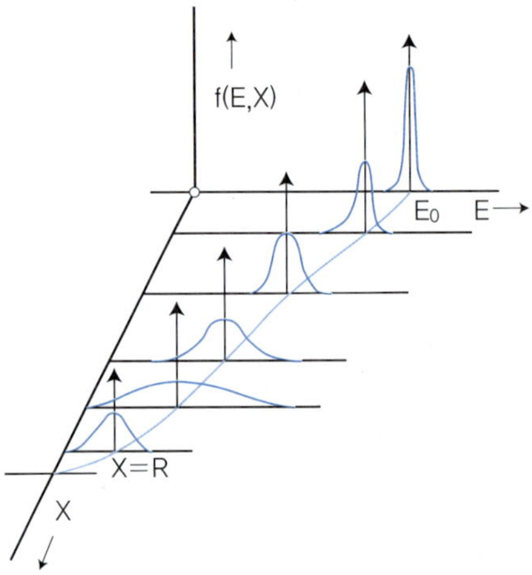

그림 4.5 | 다양한 침투 거리에서의 초기 단일 에너지의 전하 입자 선속의 에너지 분포 도면. E는 입자 에너지, 그리고 X는 흔적에 따른 거리이다.

원자 번호 Z(예를 들면, α입자는 2의 Z를 가진다)의 중하전입자(heavy charged particle)에 대한 저지능 공식, dE/dx은 다음과 같다:

$$\frac{dE}{dx} = \frac{4\pi z^2 e^4 n(3x10^9)^4}{mv^2 1.6x10^{-6}}\left[\ln\frac{2mv^2}{I} - \ln\left(1-\frac{v^2}{c^2}\right) - \frac{v^2}{c^2}\right]\frac{\text{MeV}}{\text{cm}}$$

이 식에서:

z = 이온화하고 있는 입자의 원자 번호

e = 전기 충전 단위(1.6 × 10^{-19}C)

n = 흡수기의 단위 체적당 전자의 개수

m = 전자의 질량

v = 입사입자 속도

c = 빛의 속도

I = 흡수기 원자의 유효 이온화 전위(공기에 대해 1.38×10^{-10} erg)

보건 물리학에서 많이 사용하는 이유는 공기 또는 조직에 대한 일함수(work function)가 대략 34 eV/ip 라는 것이다. 우리는 선량 측정과 검출기 과학 기술의 많은 응용에서 이 사실을 사용하고 있다. α 입자는 매우 크게 이온화되어 40,000~80,000 pairs/cm의 이온쌍을 생성한다. 60,000 ip/cm의 평균값과 34 eV/ip의 일 값을 사용하여, α입자가 대략 2 MeV/cm를 소비할 것이라는 것을 알 수 있다(눈으로 관찰되지 않더라도 이러한 질적 평가가 합리적이므로, 모든 에너지의 일정한 저지능을 예상할 수 있다). α입자는 약 4~8 MeV의 에너지를 방출하므로, α입자는 공기 중에서 극소수 센티미터를 이동할 수 있다. 연조직에서, 단위 체적에 따라 전자의 개수는 높아진다. 그래서 비전리가 높고 알파입자는 단지 어느 정도 수십 마이크로미터만 이동할 것이다. 신체는 0.007cm(70 μm 혹은 7 mg/cm^2) 깊이의 계속적인 생존이 불가능하여 탈피하게 되는 피부세포로 감싸여있다. α입자는 이 깊이를 통과하지 못한다. 따라서 α입자는 외부적 장해가 되지 못한다.

공기 중에서 α입자의 비정(투과범위)에 대한 근사적인 일반 식은 다음과 같다:

$$R_{\mathrm{air}} = 0.56\,E \qquad E < 4MeV$$

$$R_{\mathrm{air}} = 1.24\,E - 2.62 \qquad 4 < E < 8MeV$$

$$R_{\mathrm{air}} \equiv \mathrm{cm}$$

다른 매질의 경우, Cember[2]에 의한 매질에서의 비정(Rm, 단위 mg/cm^2)는 다음과 같다.

$$R_m = 0.56\,A^{1/3}\,R_{\mathrm{air}}, \equiv \mathrm{mg/cm^2}$$

여기서 A는 흡수기의 원자의 질량수이다. Bragg-Kleeman 규칙은 다음과 같이 규정된다.

또는

$$\frac{R_2}{R_1} = \frac{p_1}{p_2}\,\frac{\sqrt{A_2}}{\sqrt{A_1}}$$

$$\frac{R_2 p_2}{R_1 p_1} = \frac{\sqrt{A_2}}{\sqrt{A_1}} = \sqrt{\frac{A_2}{A_1}}$$

p는 매질 밀도이다. 이것은 경험적인 규칙이며, 원래는 ±15% 내에서 정확하다고 주장했다. 1.293－10^{-3} g/cm³ =1.293 mg/cm³. 비교하면, 인간 조직의 밀도(ptissue)는 1.04g/cm³이다.

◉ 예제 ◉ 마일러(Mylar, 폴리에틸렌 테레프탈레이트)의 원자의 질량수는 대략 13이고, 그 농도는 약 1.4g/cm³ 이다. ^{241}Am(주요 알파 에너지 5.49 MeV)부터 방출되는 α입자를 정지시키기 위해 필요한 마일러의 두께는 얼마일까?

공기중의 이 α입자의 비정은 (1.24 × 5.49) − 2.62 = 4.2 cm) 이 될 것이다.

따라서 마일러의 비정은 다음과 같다:

(Cember) R_{mylar} = 0.56 × $13^{1/3}$ × 4.2 = 5.53mg/cm²

필요한 마일러의 두께는 다음과 같을 것이다

$$\frac{5.53\,\frac{mg}{cm^2}}{1400\frac{mg}{cm^3}} = 0.0040\text{ cm} = 0.040\text{ mm}$$

이에 비해, Bragg-Kleeman 규칙에 따르면 다음과 같을 것이다.

$$R_{mylar} = \frac{0.001293\,\frac{g}{cm^2}}{1.4\frac{g}{cm^3}} = \frac{\sqrt{13}}{\sqrt{14.7}}\,4.2\text{cm} = 0.0036\text{ cm} = 0.036\text{ mm}$$

4.3 β입자 상호 작용

β입자는 대략 지수 함수적 방식으로 감쇄된다. 따라서 반 로그(semilog) 그래프에서 일차 함수로 나타난다. 어떤 β입자의 비정은 베타 입자 근원과 β선원을 발견할 수 있도록 조정된 검출기 사이에, 흡수체 물질의 연속적인 층을 삽입함으로써 가장 잘 결정할 수 있다

(그림 4.6 출처: Cember2). 붕괴 스펙트럼에서 최대 베타 에너지에 따라 최대 비정이 확립될 수 있다. α입자나 γ선과는 다르게 β입자는 방출되는 에너지 스펙트럼이 0부터 최대 에너지까지의 범위를 보인다는 것을 기억해야 한다. 그러므로 베타 입자 선원은 다른 에너지의 β입자를 계속적으로 발산한다. 가장 낮은 에너지의 베타입자는 소량의 물질에서 쉽게 멈출 것이며 가장 높은 에너지 입자는 더 많은 에너지를 필요로 할 것이다. 이러한 입자들이 주어진 선원으로부터 모든 입자를 멈추기 위해 필요한 물질의 총 두께를 결정한다.

베타 에너지의 한 기능으로 β입자 비정에 대한 근사 계산은 다음과 같다.

$$R = 412\, E^{1.265-0.0954\ \ln E} \qquad 0.01 < E < 2.5\text{MeV}$$
$$R = 530\, E - 106 \qquad E > 2.5\text{MeV}$$

비정은 mg/cm^{2}의 단위로 나타낸다. 이 식은 손으로 계산하기에는 약간 불편함이 따른다. 그러나 스프레드시트 프로그램이나 작은 프로그램으로 쉽게 실행할 수 있다. 또한 주어진 에너지 전자의 근사적인 비정의 빠른 수적 표현을 위해 함수 도면은 매우 유용하다(그림 4.7). 이 그림에서 비정은 g/cm^{2}의 단위로 주어져 있다; g/cm^{3}의 밀도로 나누면 비정은 센티미터(cm)로 될 것이다. 인간 조직에 대한 밀도는 1.04 g/cm^3 이고, 물의 밀도 1 g/cm^{3}와 근사하다. 따라서 횡좌표 상의 비정 값은 cm로 해석할 수 있다.

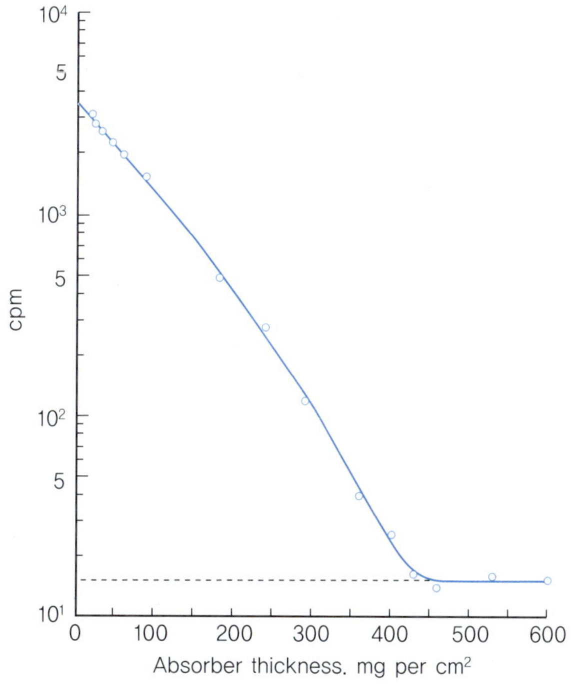

그림 4.6 | 알루미늄에 의한 Bi-210 β입자의 흡수를 표시하는 곡선. (출처: Cember, McGraw-Hill 허가, 1996년.)

예제 다음 그림과 같이 실험적 설정이 주어지면, ^{35}S(최대 베타 에너지 0.167 MeV) 선원으로부터 방출되는 β입자를 정지시키기 위해 필요한 알루미늄 흡수체(농도 2.7g/cm3)의 두께는 얼마나 될까?

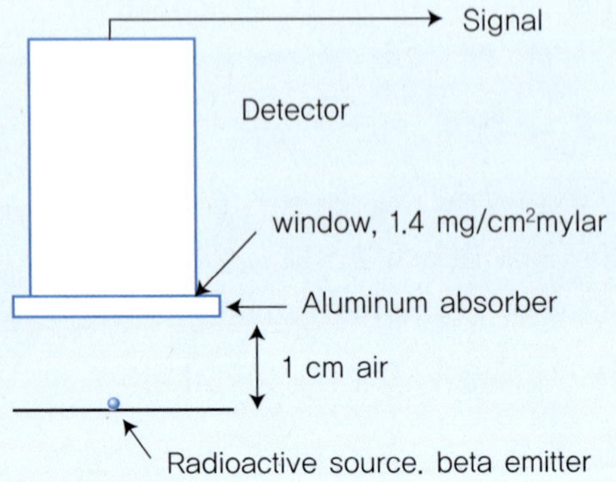

베타 입자는 알루미늄 흡수체에 의해, 또한 개입하고 있는 공기에 의해, 그리고 작은 정도이긴 하지만 검출기의 마일러 창에 의해 멈출 것이다.

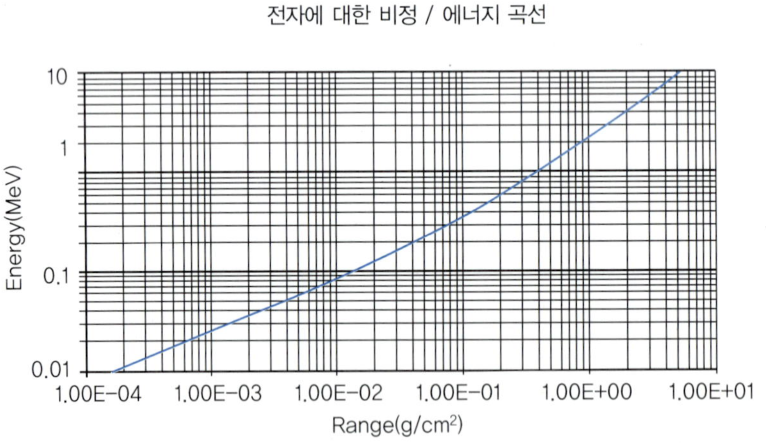

그림 4.7 | 원자번호가 낮은 물질에 대한 전자 비정 에너지 곡선.

위의 그림, 또는 주어진 등식으로부터, 우리는 0.167MeV 베타의 대략적인 비정이 0.0313g/cm²인 것을 알았다. 흡수체에 대한 사항은 다음과 같다

Air: 1cm × (0.001293 g/cm³) = 0.001293 g/cm²

Mylar: 0.0014 g/cm²

Aluminum needed: 0.013 − 0.001293 − 0.0014 = 0.0286 g/cm²

$$\frac{0.0286\,\frac{g}{cm^2}}{2.7\,\frac{g}{cm^3}} = 0.0106\text{cm} = 0.106\text{mm}$$

다른 매질에서 전자는 매질 원자에 있는 궤도 전자와의 상호작용을 통해 에너지를 잃는다.

상호작용은 비탄성 충돌이다: β입자의 전기장은 궤도 전자의 전기장과 상호 작용하고, 그것에 에너지를 전달하여 원자로부터 방출되거나(이온화, ionization) 또는 더 높은 에너지 준위(여기, excitation)로 올라간다. 이온화의 경우, 산란 전자의 운동 에너지는 입사한 β입자의 에너지(E0)와 상호 작용한 원자의 결합 에너지(Eb)의 차이에 의해 결정된다:

$$E_k = E_0 - E_b.$$

이 과정은 β입자 에너지 전부를 발산할 때까지 계속된다. 이온화된 전자는 안정화될 때, 에너지를 축적한다. 앞에서 공부한 바와 같이, β입자와 궤도 전자의 질량은 같기 때문에, 물질과의 충돌에서 각각의 상호작용에 의해 β입자는 운동에너지를 잃어버리고, 궤도를 현저하게 바꿀 수도 있다. 즉, 전자가 왔던 방향에서 180° 역으로 산란된 위치로 바뀔 수도 있다.

만일 산란 전자의 에너지가 대략 1keV보다 더 크다면, 그 전자 자체는 다른 이온화를 초래할 만큼 충분한 에너지를 가지며, 델타선(delta ray)이라고 부른다. 그림 4.3에서 사행성 β선 흔적을 주의 깊게 살펴보면, 몇몇 위치에서 본선에서 나온 작은 델타선 흔적을 관찰할 수 있다.

4.4 비전리(Specific Ionization)

전자의 비전리는 공기 중에서 대략 50 - 200 ion pairs/cm 이다. 이온화와 여기로 인한 전자의 에너지 손실의 선형비를 기술하는 함수는 다음과 같은 식으로 주어진다.

$$\frac{dE}{dx} = \frac{2\pi\ q^4 NZ \times 8.1 \times 10^{37}}{Em\ \beta^2\ 2.56 \times 10^{-12}} \left\{ \ln \frac{E_m\ E_k\ \beta^2}{I^2(1-\beta^2)} - \beta^2 \right\} \frac{\text{MeV}}{\text{cm}}$$

이 식에서:

q = 전하 (1.6개의 × 10^{-19} C)

N = 흡수기 원자 밀도 (원자수/cm^3)

Z = 흡수 매질의 원자 번호

E_m = 전자 정지 질량의 에너지 등가량(0.511MeV)

E_k = β입자의 운동 에너지 (MeV)

β= 빛의 속도에서 베타 입자 속도의 비율 (v/c)

I = 흡수 매질에서 원자의 이온화와 여기 전위를 의미한다. (MeV) (공기 중에서 약 8.6 x 10^{-5}, 다른 물질에서는 1.35 x 10^{-5} × Z)

비전리는 "일함수" w상의 dE/dx의 비율이며, 매질에서 이온 쌍을 만들기 위해 필요한 에너지이다:

$$SI = \frac{dE/dx \ (\text{eV/cm})}{w \ (\text{eV/i.p.})} \equiv \frac{\text{i.p.}}{\text{cm}}$$

공기중의 비전리 도면은 그림 4.8에 있다. 공기 중의 β입자의 비정은 수 미터까지이며, 입자에 대한 에너지는 1-2MeV이다. 물론 인간 조직의 비정은 짧아서 β선의 에너지에 대해 ~ 1 센티미터까지이다. 낮은 에너지를 지닌 베타 입자는 비정이 짧아서 ^3H와 같은 저 에너지 β선 방출체는 신체를 감싸는 피부의 표피나 각질층을 통과할 만큼의 충분한 에너지도 가지지 않다(신체의 두께는 가변적이지만 평균 약 70 μm이고 흔히 7 mg/cm^2라고 인용한다.)

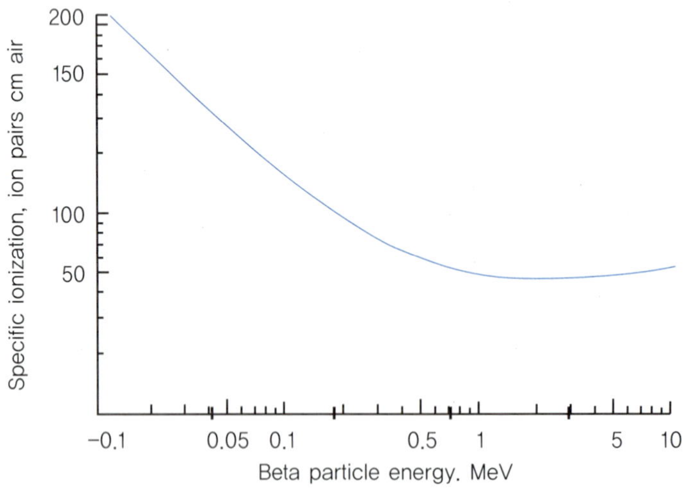

그림 4.8 | 공기 중의 β입자 에너지와 비전리와의 관계.출처 Cember, McGraw-Hill 허가. 1996년.

4.5 질량 저지능(Mass Stopping Power)

만일 에너지 손실 속도를 매질의 밀도로 나누면, 우리는 새로운 양인 질량 저지능을 정의할 수 있다:

$$S = \frac{dE/dx}{\rho} \equiv \frac{\text{MeV/cm}}{\text{g/cm}^3} \equiv \frac{\text{MeV}-\text{cm}^2}{\text{g}}$$

또한 어떤 매질의 질량 저지능을 다른 것에 비교해 정의하는 것은 간단하다. 주어진 매질에 대한 일반적인 비교는 공기의 저지능에 비례한 매질의 상대적 질량 저지능을 계산하는 것이다:

$$\rho_{\text{medium}} = \frac{S_{\text{medium}}}{S_{\text{air}}}$$

예제 에너지가 높은 급속한 β입자는 궤도의 길이 단위에 따라 느린 속도로 에너지를 잃어버린다.

속도가 늦추어짐에 따라, 궤도의 길이 단위에 따라 에너지 소비율은 증가한다. 상호 작용하는 β입자에 대해 입방 센티미터 당 더 많은 전자를 지닌 매질이 더 높은 저지능을 가지게 된다. 공기 중에서 0.1MeV 와 1.0MeV의 β입자에 대한 비전리와 저지능을 계산해보자. 공기 중에는 cm^3 당 대략 3.88×10^{20} 개의 전자가 있다. (3.88×10^{20} electrons/cm^3) 전자 β(v/c) 값을 계산하기 위해, 다음 관계식을 사용해야 한다:

$$E_k = moc^2 \left(\frac{1}{\sqrt{1-\beta^2}} - 1 \right)$$

0.1 MeV 베타에 대해

$$0.1 = 0.511 \left(\frac{1}{\sqrt{1-\beta^2}} - 1 \right)$$

$$\beta^2 = 0.3005$$

$$\frac{dE}{dx} = \frac{2\pi(1.6\times10^{-19})^4 \times 3.88\times10^{20} \times (3\times10^9)^4}{0.511\times0.3005\times(1.6\times10^{-6})^2}$$

$$\times \left\{ \ln \left[\frac{0.511\times0.1\times0.3005}{(8.6\times10^{-5})^2(1-0.3005)} \right] - 0.3005 \right\}$$

$$\frac{dE}{dx} = 0.00481 \frac{\text{MeV}}{\text{cm}}$$

1.0 MeV 베타에 대해

$$0.1 = 0.511\left(\frac{1}{\sqrt{1-\beta^2}}-1\right)$$

$$\beta^2 = 0.8856$$

$$\frac{dE}{dx} = \frac{2\pi(1.6\times10^{-19})^4\times3.88\times10^{20}\times(3\times10^9)^4}{0.511\times0.8856\times(1.6\times10^{-6})^2}$$

$$\times\left\{\ln\left[\frac{0.511\times1.0\times0.8856}{(8.6\times10^{-5})^2(1-0.8856)}\right]-0.8856\right\}$$

$$\frac{dE}{dx} = 0.00215\ \frac{\text{MeV}}{\text{cm}}$$

질량 저지능은:

$$S_{air}(0.1\ \text{MeV}) = \frac{0.00481\ \text{MeV/cm}}{0.001293\ \text{g/cm}^3} = 3.718\ \frac{\text{MeV}-\text{cm}^2}{\text{g}}$$

$$S_{air}(1.0\ \text{MeV}) = \frac{0.00215\ \text{MeV/cm}}{0.001293\ \text{g/cm}^3} = 1.66\ \frac{\text{MeV}-\text{cm}^2}{\text{g}}$$

4.6 선형 에너지 전달(LET, Linear Energy Transfer)

비전리의 양은 매질에서 방사선에 의한 에너지 손실 비율을 설명한다. 입자보다 매질에 초점을 두면, 매질로 전달되는 에너지를 기술할 수 있다. 이것을 선형 에너지 전달(LET)이라고 하며 다음과 같다.

$$LET = \frac{dE_L}{dl}$$

여기서 dEl은 매질의 길이 dl를 통과하고 있는 전하 입자가 주어진 매질에게 위치상 나누어 주는 평균 에너지이다. LET의 단위는 어떤 단위라도 사용될 수 있으나 종종 keV/μm로 주어진다. LET는 방사선 검출기에서 에너지 예탁을 특징지을 때, 그리고 다른 유형의 방사선 효과를 연구하고자 하는 생물학적 매질에 사용하는 중요한 요소이다. 방사선 타입의 LET는 살아있는 세포에 영향을 이해하는데 매우 중요하다.

4.7 제동 방사선(Bremsstrahlung Radiation)

고속으로 이동하는 전하 입자가 원자핵 근처에서 빠른 감속을 할 때 독특한 형태의 전자기파 방사선이 방출된다:

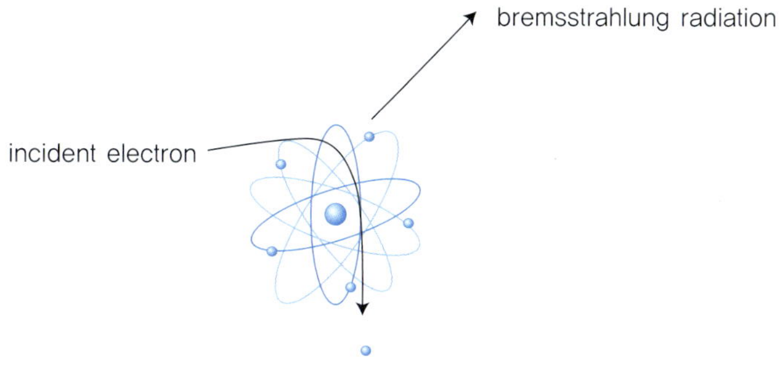

이 전자기파 방사선은 다른 타입의 전자기파 방사선과 형태와 활동이 동일하다. 일반적으로 다른 형태의 방사선에 주어진, 특히 전자기파 방사선의 식별은 반드시 전형적인 에너지가 아닌, 방사선이 시작된 곳에 의존하여 나눈다는 점을 이 전에도 명시해왔다. γ선이 핵으로부터 시작되는데 반해, X 선은 핵의 궤도의 재배치로부터 시작된다. X-선은 일반적으로 γ선보다 저 에너지이다. 하지만 X 선보다 저 에너지의 γ선도 있다.

제동 방사선은 방출된 β입자의 최대 에너지부터 아래로 0까지, 에너지가 다양하다. β입자는 에너지 스펙트럼을 가로질러 이러한 비정으로 방출된다). 그러나, 엄격하게 말하면, 제동 방사선은 이런 방사선에 대해 정의된 방법으로 생산되지 않으므로 X 선도 γ선도 아니다. 일단 형성되면, 제동 방사선은 다른 광자처럼 물질에서 같은 상호작용을 할 것이며, 똑같이 방호될 것이다.

제동 방사선으로서 나타날 소수로 나오는 β 방사체의 토털 에너지는 많은 다른 실험식에서 기술되었다. 한가지 유용한 화학식은 다음과 같다

$$f = 3.5x10^{-4}\ ZE,$$

여기서 E는 평균 에너지가 아니라 β선의 최대 에너지(MeV)이다. Z는 상호작용이 발생한 매질의 평균 원자 번호이다. 그리고 f는 입사된 β선 에너지가 제동복사 광자로 바뀔 확률이다. 이 화학식의 Z 또는 E

가 큰 값을 가질 때 문제가 발생할 수 있다. 이론적으로 이 소수 값은 1.0을 초과할 수 있으나 거의 가능하지 않다. 이런 가능성을 피하는 화학식은 Turner에 의해 제공되었다.[4]

$$f = \frac{6x10^{-4}ZE}{1+6x10^{-4}ZE}$$

만일 물질이 β선을 완전히 멈추게 할 만큼 충분히 두껍다면 이 함수는 타당하다는 것을 주시 해야 한다. 이 함수들은 얇은 방호 상황에서는 정확하지 않다.

제동 방사선으로 나타나는 소수는 선형적으로 매질의 원자 번호와 관련이 있다. 그래서 베타 입자 선원을 차폐하기 위해 낮은 원자번호의 물질을 사용해야 한다. 일반적으로는 높은 원자번호 물질, 특히 방호를 위해 납(Z = 82)를 사용한다. 이것은 광자를 방호하는데 유용하다. 베타 입자 선원 주위에 납을 놓으면 확실히 베타를 멈출 것이다. 그러나 매우 큰 양의 제동 방사선 생성을 초래할 것이다. 따라서 베타를 멈추기 위해 저 원자번호 물질을 사용해야 한다. 그 다음 형성된 제동 방사선을 감쇄시키기 위해 고 원자번호 물질을 사용한다. 이런 아이디어는 반복, 확대된다. 다음 단원에서 방사선 방호에 대해 좀 더 상세하게 다룰 것이다.

4.8 감마선 상호 작용

광자의 상호작용과 감쇄는 알파 또는 베타입자와는 질적으로 다르다. 광자는 알파나 베타처럼 물질에서의 비정이 정의되지 않았다. 만일 좁은 선속의 평형이 잘된 좋은 배치의 선원을 연구하면서 다른 두

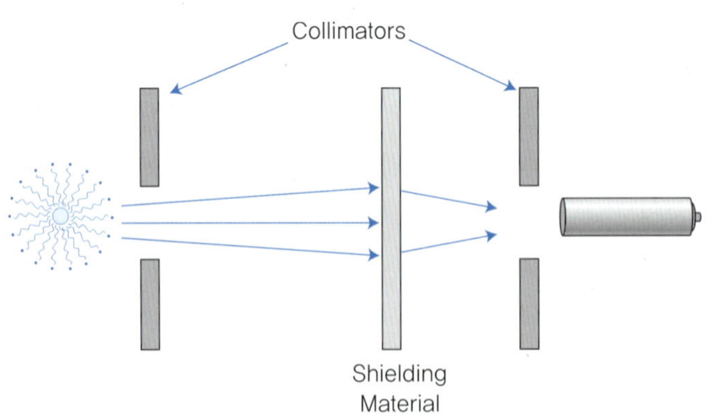

그림 4.9 | 방호 물질에서의 γ선 감쇄

께의 물질을 삽입한다면(그림 4.9), 단일 에너지 선원에 대한 방사선 강도(여기에서는 광자의 플루언스율(fluence rate) 또는 피폭률을 의미한다)는 차폐 물질의 층을 추가함에 따라 지수적으로 감소한다는 것을 알게 된다:

$$I = I_0 e^{-\mu t}$$

I_0 = 방호가 없는 위치에서의 강도(γ/s 또는 MeV/s)
I = 방호가 있을 때의 강도(γ/s 또는 MeV/s)
t = 존재하는 방호 물질의 두께(센티미터)
μ = 주어진 광자 에너지에서 이 물질의 광자에 대한 선형 감쇄계수(cm^{-1})

이 선형 감쇄계수(linear attenuation coefficient) μ는 경험적 사실에 입각하여, 측정된 방사선의 강도가 감소할 때 관찰된 비율로서 상기 화학식에 따른다. 정의에서 언급한 바와 같이, 이것은 입사 광자 에너지와 사용된 물질에 따라 다르다. 나중 단원에서 이것 모두를 좀더 상세하게 다룰 것이다. 또한 질량 감쇄계수를 정의할 것이다:

$$\mu_m = \mu/\rho = cm^2/g$$

ρ는 매질 밀도로 단위는 g/cm^3이다. 그림 4.10는 물에서 γ선에 대한 감쇄계수를 보여준다. 그리고 그림 4.11은 납에 대한 유사한 값을 표시한다.

예제 0.5 MeV의 γ선의 플루언스율을 초기 강도의 10%까지 줄이기 위해 콘크리트나 납(Pb)의 두께를 계산해보자.
이 에너지에서 이 물질에 대한 감쇄계수의 타당한 값은 다음과 같다

μConcrete = $0.252\ cm^{-1}$

μPb = $1.8\ cm^{-1}$

$$I = I_o e^{-\mu t}$$

$$\ln\left(\frac{I}{I_o}\right) = -\mu t$$

Concrete: $\ln(0.1) = 0.252t, \quad t = 9.1cm$

Lead: $\ln(0.1) = 1.8t, \quad t = 1.3cm$

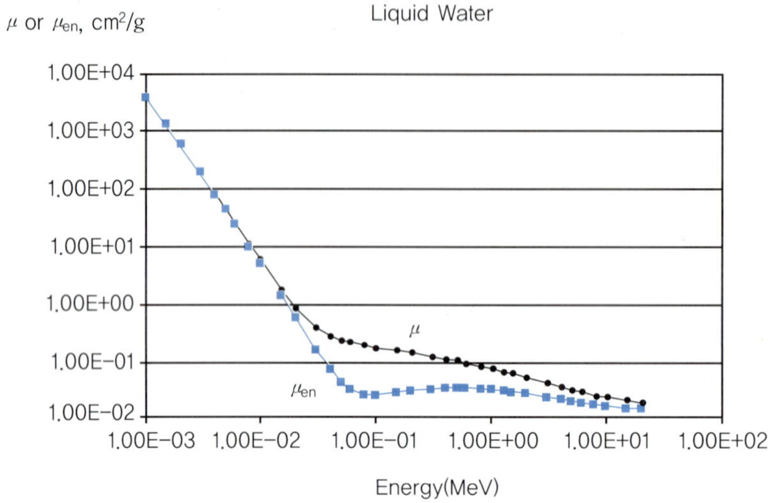

그림 4.10 | 물 속에서 γ선에 대한 질량 감쇄와 흡수 계수. (출처 http://physics.nist.gov.)

4.9 메커니즘(Mechanism)

광자는 물질을 통과할 때 궤도 전자와 혹은 핵과 상호 작용한다. 저 수준부터 중간 수준 에너지를 지닌 광자는 궤도 전자와 상호 작용하는 경향이 있다. 이에 반하여, 고 에너지 광자는 특별한 메커니즘과

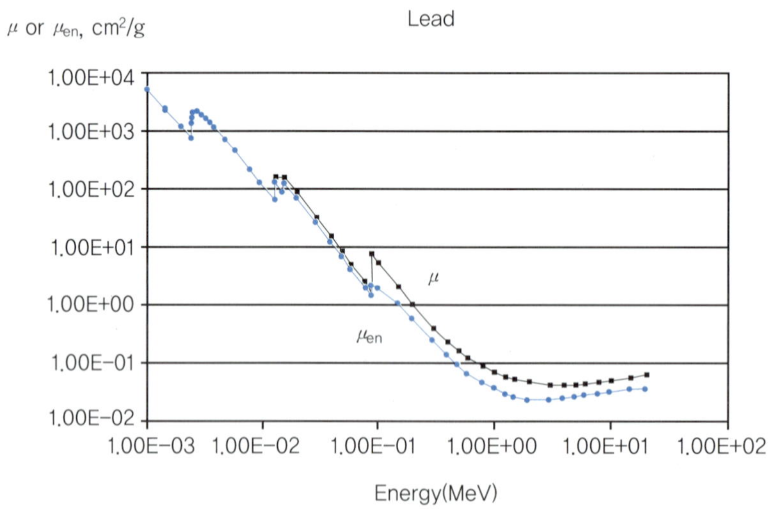

그림 4.11 | 납에서의 γ선에 대한 질량 흡수와 감쇄계수(출처 http://physics.nist.gov.)

효과를 내면서 원자핵과 상호작용한다. 그러나 완벽한 단일 에너지라도 광자의 입사된 광선에 대한 명제는 없다. 일부 반응은 더 높은 광자 에너지에서 낮은 광자 에너지로의 변위를 초래한다. 그래서 이러한 효과는 일부 혹은 전부에서 발생될 수 있으며, 그 누적 효과는 위의 등식에 의해 기술된 바와 같이 방사선 강도가 줄어든다.

우리는 각 메커니즘을 개별적으로 논의하고, 각기 다른 에너지 영역에서 발생하는 이러한 효과들의 양적인 개연성을 알아볼 것이다.

4.9.1 광전효과(Photoelectric Effect)

광전효과는 저 광자 에너지에 우세한 효과이다. 입사 광자의 에너지는 궤도 전자에 의해 완전히 흡수된다. 전자는 에너지 $E = E\gamma - \phi$를 지닌 원래의 원자로부터 방출된다. 여기서 $E\gamma$은 들어오는 광자의 에너지이고, ϕ는 이 원자의 궤도각에 속한 전자에 대한 결합 에너지이다.

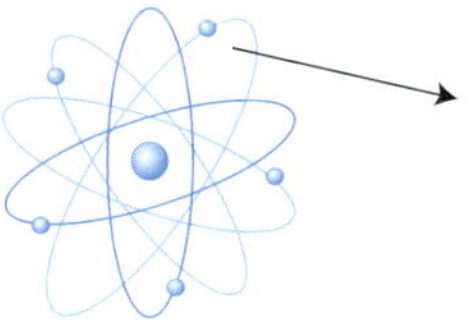

따라서 입사 광자는 완전히 사라진다. 그 에너지의 전부는 마치 그 에너지의 베타입자나 다른 전자처럼 매질에서 활동하는 광전자에게 빼앗긴다. 앞에서 진술한 것과 같이 에너지의 전부가 소산될 때까지 이것은 다른 원자를 이온화할 것이고 여기 할 것이다. 이것이 바로 광자가 간접 전리 방사선(indirectly ionizing radiation)에 속하는 이유이다. 광자는 1개의 이온화를 초래한다. 그러나 계속하여 발생하는 대다수의 이온화와 여기는 광자 그 자체가 아니라 광전자에 의해 야기된다. 발생하는 상호작용의 개연성과 관련된 단면적은 Z^4/E^3에 따라 변화한다. 여기서 Z는 매질의 평균 원자 번호이다. 그리고 E는 광자 에너지다.

4.9.2 콤프톤 효과(Compton Effect)

이 형태의 상호작용은 광자는 단지 초기 에너지의 일부만을 잃어버리면서 궤도 전자와 상호 작용한다. 광자는 궤도 전자를 산란, 이탈시키고, 저 에너지의 새로운 광자가 나타나 새로운 방향으로 이동한다. 전자는 광자부터 전이된 에너지에서 궤도각의 결합에너지를 뺀 에너지를 지닌 채 원자로부터 방출된다.

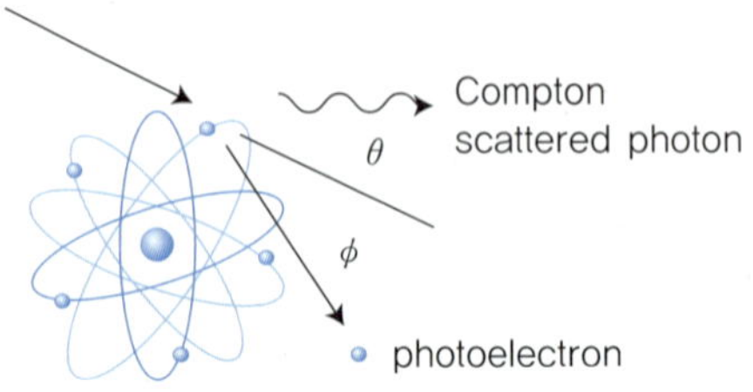

입사 광자의 에너지(E)는 다음과 같다.

$$E = hv = \frac{hc}{\lambda}$$

여기에서 h는 플랑크 상수(6.6262개의 × 10^{-34} J/S)이다. v는 전자기파 방사의 주파수다(s^{-1}). c는 빛의 속도(3 × 10^{8} m의 S^{-1})이고, λ는 방사선의 파장이다(m). 전자를 상호작용 직전에 안정 상태에 있는 것으로 생각하고, 이 체계에서 에너지와 운동량을 보존한다.

$$\frac{hc}{\lambda} + m_0c^2 = \frac{hc}{\lambda'} + mc^2$$

전자의 정지 질량은 m_0이다. 그리고 그 새로운 속도 v에서의 그 질량은 m이다. 광자가 최초 위치에서 θ각도로 산란하게 되고 전자 ϕ각도로 반대 방향에서 산란된다면 우리는 다음과 같이 쓸 수 있다:

$$\frac{h}{\lambda} = \frac{h}{\lambda'} cos\theta + mv\ cos\phi$$

$$0 = \frac{h}{\lambda'} sin\theta + mv\ sin\phi$$

이 방정식을 풀어내면, 다음 공식을 도출해 낼 수 있다:

$$\Delta\lambda = \lambda' - \lambda = \frac{h}{m_0c}(1 - cos\theta)$$

$E = hc/\lambda$를 치환하면, 다음을 발견할 수 있다:

$$E = h\nu = \frac{E}{1+(E/m_0c^2)(1-cos\theta)}$$

광자는 $\theta=0°$ 상호작용을 통해 가능한 최소의 에너지를 전달할 것이다. 상상할 수 있듯이, 이 상호작용은 생물학적 결과, 차폐, 등에 관해서 그다지 중요하지 않다. 최대 에너지 전이는 $\theta=180°$에서 후방 산란 충돌로 발생할 것이다. 방사능 탐지를 연구할 때, 특히 나중에 광자 분광학에서 관심을 끌만한 결과를 얻을 수 있을 것이다. 매질에서의 광자 상호작용으로 기록된 에너지 스펙트럼을 연구하면서, 이러한 콤프턴 상호작용의 최대 에너지는 어떠한 현상도 기록되지 않을 스펙트럼에 한 영역을 초래한다는 점을 알 수 있다. 기록은 최대 전달 에너지와 최초 γ선의 에너지 사이에 광전효과에 의해 기록되는 것을 말한다. 이 최대 에너지에서, 산란 광자의 에너지는 다음 식과 같다.

$$E' = \frac{E}{1+(2E/m_0c^2)}$$

복잡한 식은 Klein과 Nishina라는 연구가에 의해 노출되었고, 산란 광자의 단면적에 입체각 Ω를 준다. 산란하는 단면적의 미분 합계는 다음과 같다.

$$\frac{d\sigma_t}{d\Omega} = \frac{e^4}{2\ m_0^2c^4}\left[\frac{1}{1+a(1-cos\theta)}\right]^2\left[\frac{1+cos^2\theta+\alpha^2(1-cos\theta)^2}{1+a(1-cos\theta)}\right]$$

이 식에서 $a = h\nu/m_0c^2$이고, 여기서 ν는 광자의 주파수이다. 일반적으로, 광자 에너지가 증가될 때, 매질의 원자 번호가 증가될 때, 콤프턴 상호작용 확률은 감소한다. 그러므로 매질이 저 원자번호인 경우에 주된 상호작용은 콤프턴 산란이 된다. 모든 효과를 볼 수 있는 결합 단면적 곡선을 보았을 때, 높은 Z 물질에서도 중간 에너지라면 콤프턴 단면적은 가장 높게 나타난다.

4.9.3 전자 쌍생성(Pair Production)

이러한 다양한 상호작용 중에서, 일정 에너지 이상의 광자는 원자핵과 상호 작용하고 양전자와 음전자가 생산된다. 이는 상대성 이론 $E=m_0c^2$에 따라 광자의 양자 에너지 일부는 질량으로 전환된다. 그리고 결과로 생긴 입자는 여분의 에너지와 함께 전송된다. 그러므로 광자 에너지는 1.02 MeV를 반드시 초과해야 한다(안정된 전자의 정지 질량 9.108×10^{-31} kg은 에너지 단위로 0.511 MeV이다). 실질적인 상호작용에서의 에너지는 보통 약 2 MeV 이상이다.

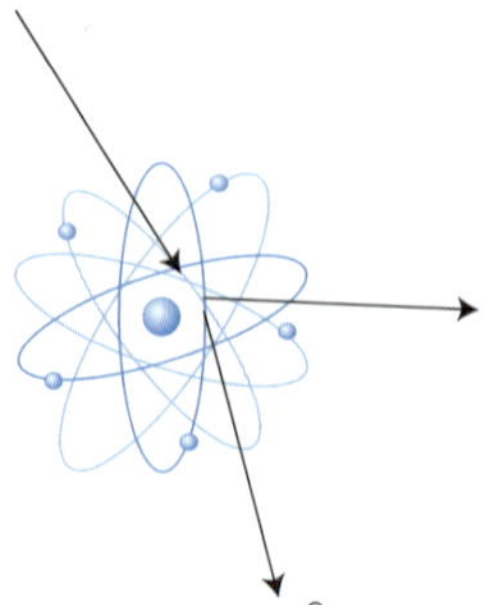

제동 방사선과 같이, 운동량 보존을 고찰해 보면, 양전자와 전자는 들어오는 광자 방향에 상대적으로 순방향으로 방출됨을 알 수 있다. 광전효과와 같이, 양전자와 전자는 여행하면서 다수의 이온화와 여기 현상을 만나 에너지를 잃는다. 이는 원자핵으로부터 방출된 β입자 혹은 양전자와 같다. 양전자가 안정 상태가 되어 매질에서 전자와 결합할 때, 모두 소멸되고 0.511 MeV의 두 광자가 서로 180° 방향으로 방출될 것이다. 예를 들어 매질에서 쌍생성 메커니즘을 통해 상호 작용하는 7 MeV 광자를 고려해보자. 각 입자는 (7 MeV − 2 × 0.511 MeV)/2 혹은 약 3 MeV의 운동 에너지를 전송할 것이다. 이 에너지는 매질에서 결국 쌍소멸될 것이고, 양전자/전자 소멸로부터 두 개의 0.511 MeV 광자가 생성될 것이다. 그 다음 이 광자들은 매질에서 광전효과와 콤프턴효과를 통해 상호 작용할 것이다.

4.9.4 광붕괴(Photodisintegration)

광붕괴 현상에서 원자핵은 높은 에너지를 가진 광자를 흡수하여, 어떠한 입자, 보통 중성자를 방출하여 비여기 된다.

이것은 역치(threshold) 현상이다. 즉, 광자를 흡수한 핵에 전해진 에너지는 적어도 그 원자핵의 결합 에너지와 같아야 한다. 이 반응에는 일반적으로 작은 단면적이 있다.

$$\text{예, } {}^{9}\text{Be}(\gamma, \text{n})\,{}^{8}\text{Be}.$$

4.10 광자 감쇄(Photon Attenuation)와 흡수 계수(Absorption Coefficients)

모든 광자 상호작용 효과가 경합될 때, 주어진 매질에서 다른 광자 에너지에 대한 에너지 감쇄와 흡수 계수의 도면을 얻을 수 있다. 총 감쇄계수 μ는 논의된 상호작용 메커니즘에 대한 계수의 합이다. 광전효과(PE), 콤프텀효과(C), 쌍생성(PP). 그래서 다음과 같이 쓸 수 있다.

$$\mu = \mu PE + \mu C + \mu PP$$

이러한 계수는 cm^{-1} 같은 역수 길이 단위를 지닌다. 이것은 감쇄 매질에서 단위 거리당 제거되는 분수의 빛 에너지를 전달하는데 사용될 수 있다. 선원으로부터 매질의 다른 쪽 피폭량을 받아들이기 위해 간단히 선원 강도를 감소시키는 것을 살펴볼 때, 우리는 이 계수를 사용한다.

그러나 다른 관심사는 실제로 매질에 축적되는 에너지 양이다. 생체 효과를 평가할 때나, 방사선 검출기의 반응을 설명할 때와 같이 다른 여러 이론에서 이것은 중요하다. 또한 선형 에너지 흡수 계수(linear energy absorption coefficient)를 정의할 수 있다. 이 계수는 매질에서 광전자, 콤프턴 전자, 전자 쌍으로부터 흡수하는 에너지만을 포함한다. 산란 콤프턴 광자, 또는 후에 매질에서 흡수되지 않는 소멸 방사선, 제동 방사선에 의해 운반되는 에너지는 포함되지 않는다. 보통 감쇄계수는 μ_{en}로만 명시되며, 흡수 계수는 μ_{en}으로 명시된다. 두 계수는 역수 길이 단위(예, cm^{-1})인 선형 계수가 주어질 수 있다. 또는 앞에서 보여준 질량 계수(예, 단위 $cm^2\ g^{-1}$)가 주어진다.

데이터 표는 미국 국립 표준 기술 연구소(NIST; http://physics.nist.gov)에서 열람할 수 있다. 앞의 그림 4.10과 4.11은 순수한 요소(흔히 광자 차폐에 사용되는 납)에 대해, 그리고 복합 물질(인간 조직과 유사한 물)에 대해 전형적인 감쇄계수와 흡수 계수의 도면을 보여준다.

4.11 중성자 상호작용

중성자 선원 요법은 종종 실제로 일을 하고 있는 많은 보건의학자에서는 익숙지 않은 주제이다. 이는 중성자가 대부분의 일반적인 작업 환경에서는 관련이 없기 때문이다. 중성자의 중요한 선원은 가동중인 원자로와 입자 가속기 설비에서 발견된다. 원자로는 중요한 중성자속(neutron flux)을 만든다. 따라서 중성자는 원자로 주변을 철저히 방사선 차폐하도록 하는 중요한 요소이다. 많은 입자 가속기는, 표 4.1에서 보는 가속기 구조 물질의 다양한 요소들과 포획 반응을 일으켜 중성자를 만들어 낸다.

표 4.1 중성자 반응에 의해 생산된 대표적인 핵종

Target	Reaction	Product Use
^{98}Mo	$^{98}Mo(n, \gamma)^{99}Mo$	^{99}Mo는 ^{99m}Tc의 모핵이며, 핵의학의 중요한 핵종이다.
^{235}U	$^{235}U(n, f)^{99}Mo$	
^{124}Xe	$^{124}Xe(n, \gamma)^{125}Xe \rightarrow {}^{125}I$	^{125}I는 핵의학과 생물학적 추적자로 사용된다.
^{130}Te	$^{130}Te(n, \gamma)^{131}Te \rightarrow {}^{131}I$	^{131}I는 핵의학 진단과 치료에서 사용된다.
^{235}U	$^{235}U(n, f)^{131}I$	
^{59}Co	$^{59}Co(n, \gamma)^{60}Co$	^{60}Co는 다른 사용 중에서 보정용 선원(calibration source)으로 자주 사용된다.
^{191}Ir	$^{191}Ir(n, \gamma)^{192}Ir$	^{192}Ir은 중요한 산업용 방사선 촬영 선원이다.
^{58}Ni	$^{58}Ni(n, p)^{58}Co$	^{58}Co는 여러 가지 물질로 라벨을 붙이게 될지도 모르고, 생물학적 추적자로 사용된다.
^{32}S	$^{32}S(n, p)^{32}P$	^{32}P는 중요한 생물학적 추적자와 보정용 선원이다.
^{6}Li	$^{6}Li(n, \alpha)^{3}H$	^{3}H는 핵무기 제조업에서 사용되고, 생물학적 추적자로 사용된다.

중성자 활성화 설비는, 비 방사성 핵종(specific radionuclides)을 생산하기 위한 표적 물질을 의도적으로 활성화시키기 위해 중성자의 유효한 수량을 방출하는 선원을 저장한다. (주: 이것은 때때로 동위원소 생성(isotope production)이라고 한다.)

원자로와 가속기에서 물질은 중성자를 포획함으로써 활성화된다. (방사성이 없는 물질이 방사성으로 된다.) 이것은 일반적으로 말해서 바람직하지 않은 결과이다. 기존 환경에 방사선을 기여하는 새로운 방사선원이 만들어지면서, 현존하는 기존 방사선장에 추가된다. 그러나 다수 원자로에는 의도적으로 표적을 가동시키고, 비 방사성 핵종을 만들기 위한 일정 시간 동안 삽입될 수 있는 포트를 포함한다. 특별히 준비된 목표물을 활성화시키기 위해, 강력한 중성자원(예, ^{252}Cf)은 고출력의 원자로 대신 계획된 접근 포트가 있는 차폐된 설비에 보관될 수 있다.

이 후에 좀 더 상세하게 다루겠지만, 비방사성 원자를 가동시켜 방사성을 띄게 만들고, 이 때 방출되는 특정 방사선을 검출하는 방법이 있다. 이를 중성자 방사화 분석(neutron activation analysis)이라고 하고, 이 선원은 하나의 표본에 속한 여러 핵종을 각각 식별하는데 사용될 수 있다. 또한, 중성자 검출 장치를 조정하기 위해 중성자 보정용 선원을 이용할 수 있다. 이 선원은 포획 반응도 종종 사용한다. 그러나 이 경우 다른 종류의 방사선인 α입자는 포획 당하고 중성자는 방출된다(표 4.2).

표 4.2 대표적인 중성자 선원

Source Material	Reaction	Half-Life(Years)	Principal Alpha Energy(MeV)
^{226}Ra-Be	$^{9}Be(\alpha, n)^{12}C$	1,600	4.78-7.68
^{227}Ac-Be	$^{9}Be(\alpha, n)^{12}C$	22	5.71-47.44
^{239}Pu-Be	$^{9}Be(\alpha, n)^{12}C$	24,000	5.15
^{24l}Am-Be	$^{9}Be(\alpha, n)^{12}C$	432	5.48

중성자는 일반적으로 그 에너지에 의해 분류된다. 엄밀히 말하자면, 선원의 종류에 따라 다양할 수 있지만, 보통 고속 중성자는 처음에 원자로에서 만들질 때 0.1 MeV 이상의 에너지 상태이다.

중성자는 물질과 상호 작용하면서 속도가 느려져 중속 중성자(공명 중성자, resonance neutron)가 된다. 결국, 중성자는 환경이 열 평형에 도달할 때까지 속도가 느려진다. (에너지 준위는 온도 또는 환경에 의존할 것이다) 이것을 열중성자(thermal neutron)라고 부른다. 대부분의 포획 반응은 열중성자와 발생한다. 어떤 반응에 대한 높은 확률은 중간 정도의 에너지에서 발생하므로, 결국 중성사가 열에너지로 변환되기 이전에 포획되는 결과를 초래한다. 이러한 공명 에너지는 총체적인 작용이나 원자로에 중요하다. 그리고 의도적으로 핵반응을 마비시키는데 사용되는 물질인 중성자 "독물질"(poisons)의 설계에 중요하다.

중성자가 물질을 통과할 때, 중성자 수는 산란과 흡수를 포함한 많은 상호작용에 의해 감쇄될 수 있다. 우리가 사용하는 감마선과 같은 감쇄계수 대신에 중성자의 감쇄는 핵의 단면적에 의해 다음과 같이 기술된다.

$$I = I_o e^{-\sigma N t}$$

I_0 = 중성자 선속의 최초 강도(n/s)

I = 물질 혹은 두께 t를 통과한 후 강도(n/s)

σ = 핵의 단면적(cm_2/atom)

N = 물질의 원자 밀도 (atom/cm_3)

t = 물질의 두께 (cm)

이 등식은 단일한 순수 물질에 적용된다. 만일 물질이 여러 종류의 물질로 구성되어 있으면, 각 흡수체의 영향을 전부를 포함해야 하기 때문에 이 등식은 복잡해진다.

확률이나 상호작용을 서술하는데 "동일 분야" 또는 사용이라는 용어는 처음에는 생소하다. 그러나 중성자 분야는 보통 단위 시간 당 단위 단면적을 교차하는 입자 수라는 용어로 기술된다. (중성자 플루언스율, 때때로 플럭스(flux)로도 쓰임.) 이는 많은 수의 야구공을 어떠한 경계를 향해 던지는 것으로 설명해 볼 수 있다. 예를 들어 이 경계의 끝에서 야구공이 던져지는 쪽으로 열린 어떠한 나무상자를 상상해 보자. 임의로 많은 수의 야구공을 던진다면, 공이 박스 안에서 멈출 확률은 박스의 열려 있는 단면적에 비례한다. 다시 말하자면, 큰 박스일수록 더 많은 공을 포획할 것이라는 것이다.

처음에 중성자 상호작용이 연구될 때, 율리어스 로버트 오펜하이머(Julius Robert Oppenheimer) 와 베테(Bethe) 중에서 상호작용 확률에 대한 단위가 고려되었다. 이 단위명은 다른 물질에 중성자 핵 단면적을 관련시키는 문제를 연구하고 있던 중요한 물리학자 이름에서 따온 것이다. 우라늄 핵의 단면적은 평소에 사용하는 단위보다 작지만 다른 원자의 단면적과 비교하면 큰, 약 $10^{-24}cm^2$이다. 1942년 Purdue 대학교 캠퍼스에서 저녁 식사 시간에 물리학자 마르크 G.홀러웨이와 C.P.파커는 이 원자핵 크기를 쉽게 기술하기 위해 이를 "barn"이라는 새로운 단위를 만들었다. 이는 우라늄 핵의 단면적에 해당하는 차고(barn)는 그 시절 다른 농장 건물(farm building)과 비교하면 크기가 더 크기 때문이었다. 그리고 원자핵의 크기와 핵의 상호작용 확률을 기술하는데 이 단위가 사용되었다. 상기 등식에서, 핵 당 단면적에 세제곱 센티미터(cm^3) 당 핵의 개수를 곱하면, 함수에서 광자에 대한 선형 감쇄계수와 동일한 인자를 얻는다.

그러나 숙지해야 할 중요한 사실은, 이는 단면적이 크면 원자가 중성자와 상호작용 할 확률이 크다는 것을 암시한다는 점이다. (물론 상호작용 확률이 항상 핵의 물리적 크기와 연관되는 것은 아니다.) 많은 전형적인 치수의 핵(예: 카드뮴, 붕소)은 초대형 중성자 포획 단면적을 지닌다. 비록 큰 단면적에 대해 말하지만, 우리는 이것이 면적(cm^2)의 단위로 표현되더라도, 핵의 물리적 면적 단위가 아니라, 단순히 상호작용과 관련된다는 것을 명심해야 한다. 흡수뿐만 아니라 산란에 대한 단면적 또한 barn으로 표현된다. 대표적인 중성자 상호작용은 다음 내용과 같다.

4.11.1 산란

1. 비탄성 산란 : 비탄성 산란 상호작용에서, 중성자는 매질에서 핵을 여기시키고, 그 후, 중성자 하나와 광자 하나를 방출한다. 그런 반응에 대한 역치는 수 MeV의 에너지이다. 이 상호작용은 전형적으로 작은 단면적을 가진다.
2. 탄성 산란: 다른 입자 방사선에 대해 앞에서 논의된 바와 같은 야구공 타입의 상호작용이다. 위에 나타난 수학적 계산에서 중성자는 수소 핵에 100%의 에너지 손실을, 또는 산소 핵에 최대 22%의

손실을 보인다. 고속 중성자는 핵분열 동안 형성되어 속도를 늦추면서 여러 가지 핵을 산란하고, 결국 열에너지에 도착할 것이다. 열중성자는 거의 대부분 포획된다. 산란된 핵은 입자, 대부분은 이온화 입자인 수소 핵이 된다. 수소 핵은 이 때 고속 양성자다. 그래서 광자와 같이, 중성자는 개별적으로 다른 입자(예컨대 수소 핵)를 생성하고 수천의 에테르 원자를 차례로 이온화하기 때문에 간접 전리 입자(indirectly ionizing particle)라고 불린다. 중성자가 열에너지에 도달하기 위해 이동하는 거리로 급속한 확산 거리 또는 감속 거리라고 불린다. 즉, 실제 거리는 결국 흔적의 길이와 같으므로, 항상 침투 깊이보다 길거나 같다. 포획되기 전 열중성자의 이동 거리는 열 확산 거리와 연관되고, e의 인자에 의해 열중성자 빔을 감쇄시키는 매질의 두께로 정의된다.

4.11.2 흡수

열중성자는 핵에 의해 충분히 큰 단면적으로 포획된다. 중성자를 흡수하는 핵은 대부분 방사능을 갖게 된다. 따라서 뒤이어 여러 가지 분해 반응이 계속된다. 만약 광자를 방출하면, 이 반응을 (n. γ)로 명시하고, α입자의 경우 (n, α)로, 양성자는 (n, p)로 명시한다.

또한 중성자 포획과 관련된 중성자 활성화라는 특별하고 중요한 과정이 있다. 이것은 중성자 흡수에 의한 방사성 핵종의 의도적인 생성을 의미한다. 이것은 방사선 추적자, 핵의학 화합물 등을 생산하기 위한 방사성 핵종 생성에서, 그리고 표본에서 미지의 요소를 식별하는데 중요하게 이용된다. 목표물 또는 표본은 열중성자의 flux로 방사화된다.

방사능 핵이 더 많이 생산될 수록, 자연 붕괴 속도로 붕괴된다. 그래서 우리는 다음 등식을 설정할 수 있고, 계산할 수 있다.

$$\frac{dN}{dt} = \phi\sigma n - \lambda N$$

이 등식은 단지, 계속적으로 중성자 선속(neutron flux)에 피폭되는 표본 원자수의 단위 시간당 붕괴율은 처음 시간에 새로운 어미핵종의 생성과 방사능 붕괴에 의해 제거된다는 개념을 표현한다. 등식에서 용어는 다음과 같다:

ϕ = 중성자 선속, neutrons/cm^2-s

σ = 핵의 단면적, cm^2/atom

n = 흡수기 원자의 개수

λ = 방사능 종의 붕괴 상수, s^{-1}

N = 방사성 원자의 수

이 미분 방정식 풀이는 계산하기 쉽고, 다음과 같다:

$$A = \lambda N = \phi\sigma n(1 - e^{-\lambda t})$$

그래서 만들어진 방사성 원자의 준위는 a $(1 - e^{-\lambda t})$ 형태로 만들어지고 결국 상수값($\phi\sigma n$)으로 변환된다. 초기에 (λ의 값에 따른 초기), 그 곡선은 거의 선형이다. 그 다음 역 지수함수 곡선으로 시작하여 최고수준에 이른다. 결국 긴 시간 후 일정한 상수값($\phi\sigma n$)에 접근한다.

전체 곡선$(1 - e^{-\lambda t})$에서, 방사능 핵종의 제 1반감기에서 최대값의 반에 도달한다. 제 2반감기 최대값의 75%, 제 3반감기에서 최대값의 87.5% 등에 도달한다. 그래서 중성자 활성화에 의해 방사성 물질을 생산하고자 할 때, 항상 다음과 같은 문제가 생긴다. "특정한 활동 수준을 얻기 위해 얼마나 많은 시간 동안 목적물에 방사선을 비추어야 하는가?" 우리는 처음에 중성자 핵 단면적을 가지기 위해 보통 표적 물질의 종류를 선택한다. 그러나 그 이후, 피폭 시간을 통제하기 위해 조작할 수 있는 유일한 변수는 중성자 선속과 표적 질량이다. 그 다음 단지 원자의 증강이 이 화학식에 따라 발생하기를 기다려야 한다.

또한 항상 중성자 장에서 표적물을 모두 제거하고 난 후, 방사화된 원자는 계속 붕괴된다는 것을 명심해야 한다. 따라서 만일 방사선 조사가 멈추는 시간부터 눈에 띄는 붕괴가 있고 물질이 사용자에 전달된

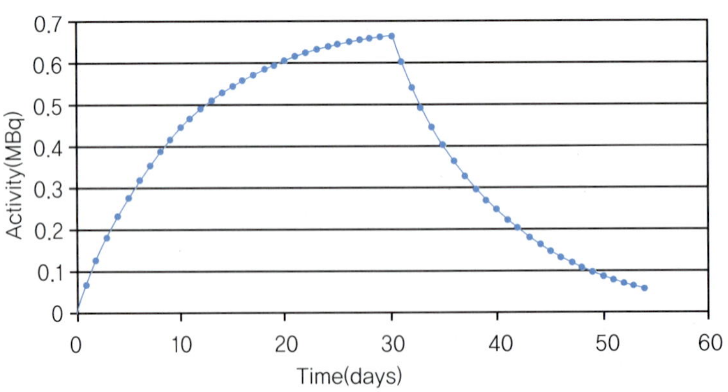

그림 4.12 | 전형적인 중성자 활성화 선원의 증강과 붕괴

다면, 방사선 조사 후 이 방사능 손실을 다루기 위해 사용자가 필요로 하는 것보다 많은 물질을 생산해야 한다.

그림 4.12는 결국 0.7 MBq의 수준에 도달하여, 대략 7일의 반감기를 가지는 표본에 대한 시간-방사능 곡선을 표현한다. 표본은 30일(95%의 포화 수준에 도달할 정도)동안 방사화되고, 그 다음 flux로부터 제거되고, 붕괴가 시작된다.

참고문헌

1. G. F. Knoll, Radiation Detection and Measurement, 2nd ed. (Wiley, New York, 1989).
2. H. Cember, Introduction to Health Physics, 3rd ed. (McGraw-Hill, New York, 1996).
3. W. H. Bragg and R. Kleeman, On the alpha particles of radium and their loss of range in passing through various atoms and molecules, Phil. Mag. 10,318 (1905).
4. J. E. Turner, Atoms, Radiation, and Radiation Protection (Pergamon Press, New York, 1986).

방사선 방호에 대한 양과 단위 5

물질과 모든 종류의 방사선의 상호작용은 이온화와 여기 과정을 통하여 결국 에너지의 전달을 초래한다. 에너지의 전달을 정량화하는 것은 방사선 방호에서의 방사선량 측정법과 방사선 계측법이라는 가장 기본적인 두 분야에서 중요하다. 이 두 영역을 이해하는 것은 거의 대부분의 현실적으로 응용되는 실제 보건 물리학에서 필요로 한다. 우리는 이 상호작용의 형태를 이미 연구해왔다. 지금 우리는 이 상호작용의 양적인 측정을 논의한다. 2장에서 논의된 바와 같이, 양(측정하는 매개변수)과 단위(양의 측정)를 구별하는 것은 중요하다. 예를 들면, 속도는 시간에 따른 대상의 운동 비율을 기술하는 양이며, 속도를 기술하는 단위의 예는 시간에 따른 킬로미터(km/h)이다.

또한 식에서 단위에 엄밀한 주의를 기울이는 것은 상당히 중요하다. 단위의 사용과 전환에서 오차를 만들면 어떠한 상황의 양적 평가에서 일반적으로 혼동의 원인이 된다. 일반인은 쉽게 양 또는 단위 없이 전문가에게 상황 평가를 할 수 있다. 예를 들면, 고강도의 Cs-137 핵종이 저장된 실험실에서는 아무런 차폐를 하지 않은 강하고 위험한 핵종으로부터 1 미터 거리에서 선량률을 추측하기는 쉬울지도 모른다. 이것은 질적 평가이다. "이 차폐되지 않은 선원으로부터 1 m 거리에 서있는 사람에게 선량률은 얼마일까?"라고 질문할 때, 9장과 10장에 약술되어 있는 적합한 연산을 수행해야 하고, 정확하고 올바른 단위가 있는 수의 해답을 제공해야 한다.

보는 바와 같이, 원자의 세계에서 사용되는 다수 환산은 초대형이거나 매우 작은 지수로 나타난다(예, 1 메가 전자 볼트에서 1.6×10^{-13} joules (MeV)). 따라서, 곱셈이나 나눗셈과 관련하여 하나 이상의 단위 변환이 잘못 행해진다면, 수치 변환의 작은 오차는 최종적인 해답에서 막대한 오차를 초래할 수 있다. 보건물리학자는 자주 단위를 확인하는데 꾸준해야 할 뿐만 아니라, 계산된 값이 합리적인지 파악해야 한다. 전자는 보건 물리학의 학습 첫날부터 실행되어야 한다. 그리고 어떤 과학자라도 이는 일상적인 규칙의 일부여야만 한다. 후자는 단지 경험에서 온다. 실질적인 초반 업무에서 보건 물리학자는 편안해야 하지만, 경험이 풍부한 보건 물리학자는 항상 자신의 계산을 검토한다.

저자는 또 다른 팁을 제안한다: 어떤 합리적으로 복합적인 상황에서 단위를 변환할 때, 단위를 취소하거나 보여주기 위해 대각선보다 수평선을 사용한다. 식의 분자와 분모에 어느 단위가 있는지에 따라 정확한 단위가 나오거나 단위를 사용하지 않는 것이 옳게 된다. 예를 들면, 다음 2개의 식을 비교해 보자:

$$\text{Acitivity} = \frac{10^{10}n}{\text{cm}^2 s}\ \frac{55b}{\text{atom}}\ \frac{10^{-24}\text{cm}^2}{b}\ \frac{\pi\times 0.5^2\times 0.01\text{cm}^3}{}\ \frac{11.1\text{g}}{\text{cm}^3}\ \frac{\text{mol}}{60\text{g}}$$

$$\times\frac{6.025\times 10^{23}\text{atom}}{\text{mol}}\ \frac{1\ \text{trans}}{n\ \text{absorbed}}\ \frac{1\ Bq-s}{\text{trans}}\times\left(1-e^{\frac{-0.693\times 24\ h}{2.9\text{d}\times 24\frac{h}{d}}}\right)$$

$$\text{Acitivity} = 1.02\times 10^8 Bq = 102\ \text{MB}q$$

$$\text{Acitivity} = {}^{10^{10}n}/_{\text{cm}^2 s}\times 55b/\text{atom}\times {}^{10^{-24}\text{cm}^2}/_{b}\times\pi\times 0.5^2$$

$$\times 0.01\text{cm}^3\times {}^{11.1\text{g}}/_{\text{cm}^3}\,{}^{\text{mol}}/_{60\text{g}}\times 6.025\times 10^{23}\ {}^{\text{atom}}/_{\text{mol}}$$

$$\times\ 1\ {}^{\text{trans}}/_{n\ \text{absorbed}}\times {}^{1\ Bq-s}/_{\text{trans}}\times\left(1-e^{\frac{-0.693\times 24\ h}{2.9\text{d}\times 24h/d}}\right)$$

$$\text{Acitivity} = 1.02\times 10^8 Bq = 102\ \text{MB}q$$

식은 동일하다; 두 번째 식은 처음 식을 복사하여 변경한 것이다. 첫 번째 식에서 소거할 정확한 단위를 식별하는 것은 아주 쉬워 보인다.

마침내, 유효 숫자(significant figures)들을 살펴보면, 유효 숫자에 대해 모든 공식적 연산을 적용하는 엄밀한 규칙이 있다. 연산에서 사용된 각 값에 나타나 것 보다, 연산 결과에서는 더 많은 유효 숫자는 없어야 한다. "9 곱하기 9는 얼마인가?" 라는 질문에 정확한 대답은 81이 아니라 80이라는 것을 알 수 있다. 이 질문에 정수 값을 사용한다면 9.000 … 곱하기 9.000 …은 얼마인가 라고 질문할 것이고, 이 가설 아래에 해답 "81" 은 정확하다.

어떠한 단위는, 하루 동안의 시간과 같은 일부 상수는 사용하는데 나타난 것보다 더 많은 유효 숫자를 가진다.

그러나 숫자 값에 주어진 문제는 수학 원리의 조작에 달려있다. 값에서 유효 숫자의 최소치로 유효 숫자의 수와 같거나 적은 유효 숫자를 반영하는 것은 중요하다. 그 다음, 상식이 적용되어야 하고, 자식 값은 또한 유효 숫자의 분별이 있는 수로 반올림되어야 한다. 공학의 다수 형태의 하나인 보건 물리학에서, 과제를 풀기 위해 보통 많은 가설과 요약화 모델이 적용된다. 다수의 불확실성은, 값의 응용 가능성과 사용되는 모델뿐만 아니라 입력 값에 존재한다. 상기의 Cs-137 핵종 가까이에 14개의 유효 숫자까지 선량률을 제공하는 것이 틀리면, 심지어 정확히 알려진 입력 데이터의 전부가 사실과 같지 않은 것으로 된다. 보건 물리학 과제의 최종적인 해답은 2 혹은 3개의 유효 숫자가 주어져야 한다.

5.1 피폭(Exposure)

전리 방사선이 물질과 상호 작용하면서, 이온을 생산하고 진하를 지닌다. 물질의 상태에서 전리 방사선의 양적 효과의 가장 간단한 측정은, 이온을 유인하여 계산하기 위해 반대 위치에 대전 표면(전형적으로 대전 금속성 판)을 사용하여 공기 중에서 만들어진 이온 수를 측정하는 것이다. 이러한 접근법은 방사 전자계 강도를 탐지하여 정량화를 시도했던 가장 초기에 사용되었으며, 초기 방사선 감시 장치의 설계에 사용되었다(그림 5.1)

이 단원에서 연구하는 모든 변수에, 정의하는 양을 인용하고, 그 정확한 정의, 양의 수치를 표현하기 위해 사용되는 단위, 보건 물리학에서 일반적인 실제에서 사용되는 special units(특정 단위)를 연구하기로 한다.

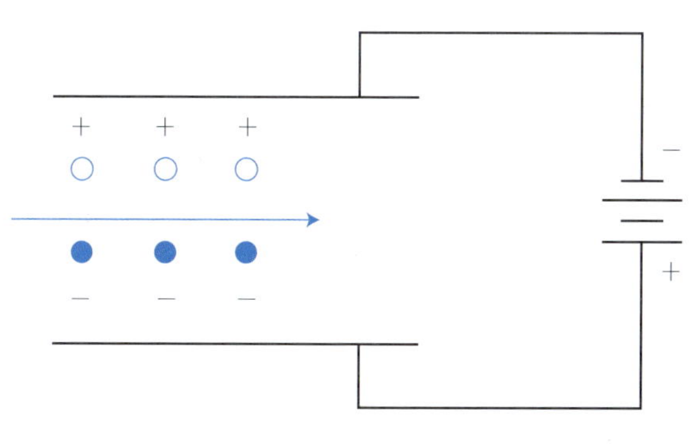

그림 5.1 | 평행판 이온화 상자의 회로 도면

피폭에 대한 정의는,

양: 적당한 작은 공기 중의 원소에서 자유 전자 모두가 공기 중에서 완전히 멈추게 될 때, 공기 중에 X-선이나 감마 방사선에 의해 만들어지는 한 징후에 대한 모든 이온의 전기적 전하의 합으로 정의된다. 이는 체적 요소에서 공기 질량으로 나뉜다.

단위: 전하/공기 질량, 보통 C/kg.

Special Unit:뢴트겐 (R) = 2.58 × 10^{-4} C/kg.

피폭 선량은 단지 X-선과 감마 방사선에 대해 정의되고, 공기 중에서만 정의된다는 점을 중요하게 주시해야 한다. 방사선 상호 작용은 이온 쌍을 생산하고 이것은 전자 장치에 의해 쉽게 수집되기 때문에, 선원 강도의 첫 번째 평가로 방사선원에 의해 공기 중에서 만들어진 이온화의 양과 환경으로 떨어진 에너지 양을 평가하는 것은 자연스럽다. 분명하게는, 피폭 선량은 방사성동위원소에서 방출된 방사선이 자유 공기 중에서 공기분자를 이온화시킬 수 있는 방사선의 세기를 표현하기 위하여 사용되는 양이다.

5.2 흡수선량과 등가 선량

피폭 선량은 방사선 측정기의 측정에 유용할 것이며, 얼마나 많은 방사선이 환경에 존재하는지 측정할 수 있다. 방사선 측정기의 개요에 대해서는 8장에서 살펴 본다. 궁극적으로 얼마나 많은 방사선이 환경에서 물체에 의해, 가장 중대하게는 인간에 의해 흡수되는지 알아 보고자 한다. 제 6 장은 방사선에 대한 인간 신체 반응의 개요를 공부한다.

이러한 측면에서 많이 사용되는 것은 바로 흡수선량(absorbed dose)이다.

흡수선량은 어떤 물질의 단위 질량 당 흡수된 에너지의 양이다. 이러한 양에 대한 정의는 다음과 같다

흡수선량 D는 다음과 같은 식으로 정의된다:

$$D = \frac{d\varepsilon}{dm}$$

여기서 $d\varepsilon$는 질량 dm의 체적 요소에서 전리 방사선에 의해 물질로 나누어진 평균 에너지이다.

단위는 에너지/질량 또는 어떤 재료. erg/g, J/kg 또는 기타일 수 있다.

Special Unit;

$$\text{rad} = 100\ \text{erg/g}$$
$$\text{gray(Gy)} = 1\ \text{J/kg}$$
$$1\ \text{Gy} = 100\ \text{rad}$$

단어 rad는 원래 "방사선의 흡수된 선량(radiation absorbed dose)"을 의미하는 약자였다.

rad는 국제 단위(SI unit) 값, gray(Gy)로 교체되었고 100 rad와 같다. rad와 gray는 집합적 양이라는 점을 주의한다. 복수를 표시하기 위해 이 단어 끝에 "s"를 붙일 필요는 없다. 위에 강조된 바와 같이, 흡수선량은 어떤 물질 전부에 대해 정의될 수 있다. 공기 중에 노출되면, 공기 중의 흡수선량을 계산할 수 있으며 벽돌, 납, 물, 인간 조직 또는 다른 어느 물질에서도 흡수선량을 계산할 수 있다. 보건 물리학의 실제는 인간의 보호를 가장 우선시한다. 그래서 인간 조직에 대한 선량이 가장 관심거리인 것이다.

6장에 제시된 것처럼, 거의 모든 방사선의 생체 효과는 흡수선량의 양과 관계가 있을 수 있다. 매우 낮은 선량에서는 어떠한 효과도 관찰되지 않을 수 있고 선량이 특별한 한계치에 도달한 후에 효과가 관찰될 수 있다. 더 많은 양을 받으면 일반적으로 심각하게 될 것이다.

그러나 6 장에서 논의된 바에 따라, 아마 다른 종류의 방사선을 사용하거나 혹은 다른 생물학적 종단점을 측정하면서 다른 시험이 어떤 생물계에서 시행될 때, 흡수선량의 다른 양이 특별한 효과를 관찰하기 위해 필요할지도 모른다. 이것은 특히, 조직에서 중성자 상호작용에 의해 생산되거나 혹은 가속기의 고속 양성자와 α입자같은 고 LET 방사선에 대해서는 필요하다. 또 다른 양은 이러한 차이를 밝히기 위해 예전부터 정의되어 왔다. 그것은 등가 선량(equivalent dose)이다. 등가 선량은 생물학적 손상을 만드는 방사선의 원인 요소에 의해 변경된 흡수선량이다.

흡수선량과 밀접하게 관련된 것으로 커마 양이 있는데, 실제로 물질에서 방출된 운동 에너지를 의미하는 약어이다. 커마(Kerma)는 다음 식으로 표현된다.

$$K = \frac{dE_{Tr}}{dm}$$

dE_{Tr}는 질량 dm의 물질에서 비하전 입자에 의해 분리된 모든 하전 입자의 초기의 운동 에너지의 합계이다. 커마는 흡수선량처럼 같은 단위와 Special Unit을 지닌다. 그러나 흡수된 에너지보다는 차라리 방출(유리; liberate)된 에너지의 측정이라 할 수 있다. 흡수 선량과 등가 선량, 두 가지는 전하 입자의 평형 상태에서는 같으며, 제동 방사선에 의한 무시해도 좋은 손실을 가정하면 같을 것이다.

등가 선량($H_{T,R}$)은 다음과 같은 식으로 정의된다.

$$H_{T,R} = W_R D_{T,R}$$

여기서 $D_{T,R}$는 방사선 타입 R에 의해 전달된 선량이며, 한 조직 이나 기관 T 상에서 평균치가 된다. 그리고 W_R은 방사선 타입 R에 대한 방사선 가중치이다.

단위인 W_R은 실제로는 수치가 없다. 그래서 근본적으로 단위는 흡수선량과 같으나 조작상 special unit를 사용하여 구별한다:

special unit

$$\text{rem} = D(\text{rad}) \times w_R$$
$$\text{sievert(Sv)} = D(\text{Gy}) \times w_R$$
$$1\ \text{Sv} = 100\text{rem}$$

rad와 gray처럼 렘(rem)과 시버트(sievert)는 집합명사이다. rems 혹은 sieverts라고 말할 필요는 없다. 출판물에 이렇게 복수로 되어있거나 발음이 이처럼 들린다 해도, 또한 사람의 이름(Roentgen, Gray, Sievert)를 통합하는 단위는 완전히 철자로 쓸 때 소문자로 사용된다는 점을 주의한다. 그러나 약어 단위로 쓸 때는 첫 글자를 대문자로 사용한다. (예를 들면, “sievert” 와 “Sv”).

등가 선량은 어떤 종류의 방사선에 대해 정의되지만 단지 인간 조직에만 해당된다. 방사선 가중치 값은 생물학적 시험에서 증거가 주어지고 해석됨에 따라 다소 오랫동안 다양해졌다. 국제 방사선 방호 위

표 5.1 국제 방사선 방호 위원회에 의해 권고된 방사선 가중치(ICRP 60)

Type of Radiation	w_R
Photons, all energies	1
Electrons and muons, all energies(except Auger electrons in emitters bound to DNA)	1
Neutrons, energy:	
$<$ 10 keV	5
10 keV to 100 keV	10
$>$ 100 keV to 2 MeV	20
$>$ 2 MeV to 20 MeV	10
$>$ 20 MeV	5
Protons, other than recoil protons, E $>$ 2 MeV	5
Alpha particles, fission fragments, heavy muclei	20

원회에 의해 권고된 현재 설정치는 표 5.1에 나타나 있다.(ICRP, International Commission on Radiological Protection, 7장 참조)

그래서 광자와 전자에 대해, gray로 나타낸 흡수선량의 수치는, sievert로 나타낸 등가 선량과 같다. 알파 입자와 고속 양성자에 대해, 등가 선량은 흡수선량의 배수이다.

중성자에 대해, 방사선 가중치는 100 keV 에서 2 MeV까지의 투과범위에서 발생하는 최대치와 더불어 에너지의 함수로 주어진다. 혼합된 중성자 장에서 등가 선량을 적절하게 계산하기 위해 중성자의 에

표 5.2 10CFR20에 주어진 선질 계수

Type of Radiation	Quality Factor(Q)
X-gamma, or beta radiation	1
Alpha particles, multple-charged partides, fission fragments and heavy particles of unknown charge	20
Nevtrons of unknown energy	10
High-energy protons	10

Neutron Energy(MeV)	Quality Factor	Flvence per Unit Dose Equivalent (Neutrons em^{-2} rem^{-1})
2.5×10^{-8}	2	980×10^{6}
1×10^{-7}	2	980×10^{6}
1×10^{-6}	2	810×10^{6}
1×10^{-5}	2	810×10^{6}
1×10^{-4}	2	840×10^{6}
1×10^{-3}	2	980×10^{6}
1×10^{-2}	2.5	1010×10^{6}
1×10^{-1}	7.5	170×10^{6}
5×10^{-1}	11	39×10^{6}
1	11	27×10^{6}
2.5	9	29×10^{6}
5	8	23×10^{6}
7	7	24×10^{6}
10	6.5	24×10^{6}
14	7.5	17×10^{6}
20	8	16×10^{6}
40	7	14×10^{6}
60	5.5	16×10^{6}
1×10^{2}	4	20×10^{6}
2×10^{2}	3.5	19×10^{6}
3×10^{2}	3.5	16×10^{6}
4×10^{2}	3.5	14×10^{6}

너지 스펙트럼을 특징지어야 한다. 적절히 특화된 방사선 측정기는 이런 목적으로 설계되었고 제8장에서 자세하게 논의된다. 방사선 방호의 실제에서 현재 미국 규정은 선질 계수(방사선 가중치에 대한 또 다른 이름)에 대해 표 5.2에 나타난 값을 적용한다. 미국 규정은 미국 연방 규정집(Code of Federal Regulations)을 말하며, 예로, 10CFR20은 'Title 10, Code of Federal Regulations, Part 20' 을 뜻한다.

X-선, 감마선, 베타 방사선
α입자, 다발성 전하 입자, 핵분열 파편, 미지의 무거운 하전 입자
미지의 에너지를 지닌 중성자
고 에너지 양성자

간단한 분석은 공기 중의 피폭이 공기에 전달된 선량과 관계가 있을 수 있다는 것을 보여준다. 1 뢴트겐(1R)이 정해진 시간에 측정되는 것과 같이 선원이 방사선을 놓아 둔다고 가정해보자. 뢴트겐의 정의를 익히고 보면, 어떤 이온쌍이 1.6 × 10^{-19}C의 전하를 운반하고, 공기에서 1개의 이온쌍을 만드는 데 대략 34eV의 에너지가 든다. 그러면 다음과 같이 나타낼 수 있다:

$$1R = \frac{2.58\times10^{-4}C}{\text{kg}}\ \frac{1\ \text{ion}}{1.6\times10^{-19}\text{C}}\ \frac{34\text{eV}}{\text{ion}}\ \frac{1.6\times10^{-19}\text{J}}{\text{eV}}\ \frac{\text{Gy}-\text{kg}}{\text{J}}$$

$$1R = 0.00877\ \text{Gy} = 0.877\ \text{rad}$$

표 5.3 중요한 방사선 방호량(protection quantities)과 단위의 요약

	Types of Radiation for Which It Is Defined	Types of Media in Which It Is Defined	Example of Generic Units	Example of Special Units
Exposure	X and γ	Air	C/kg	R(roentgen) = 2.58×10^{-4} C/kg
Absorbed Dose	All	Any	erg/g, J/kg	1 rad = 100 erg/g 1 Gy = 1 J/kg
Equivalent Dose	All	Human tissue	erg/g, J/kg	1 rem = 100 erg/g $\times W_R$ 1 Sv = 1 J/kg $\times W_R$

따라서, 1 R의 피폭 선량은 이 시간에 공기 중으로 0.877 rad를 전달할 것이다. ("전자 평형" 조건이라고 가정할 때) 만일 인간이 공기 중에 서있으면, 얼마나 많은 선량을 신체 조직에서 받는지를 알고 싶다. 인간 조직/공기에 대한 질량 흡수 계수 비는 $\mu_{m-\text{tissue}}/\mu_{m-\text{air}} \approx$ 1.09 이다. 따라서 다음의 식을 얻는다:

$$0.877 \text{ rad (air)} \times 1.09 = 0.95 \text{ rad (tissue)}$$

따라서 공기 중에서 측정된 1R은 조직으로 대략 1라드의 선량을 줄 것이다. 또한 광자에 대한 w는 1이므로 1 rem도 마찬가지이다. 이런 관계는 비 SI 단위 방식에서 특히 쉽게 전환되어 왔다. 그러나 여기에서 주의해야 한다. 대부분의 방사선 검출기는 counts/min or exposure로 판독한다. 실제로 광자를 측정할 경우(계측기는 광자 에너지에 맞게 적당하게 교정된다; 자세한 내용은 8장에서 다룬다), 단위 mR/hr로 판독하면 그 영역에서 mrad/hr 또는 mrem/hr로 사람에 대한 흡수선량률 또는 등가 선량률을 추정할 수 있는 수치를 얻을 수 있을 것이다.

또한 얇은 창이 있고 mR/hr로 표시하는 검출기를 사용하여 베타 선원을 측정할 수도 있다. 보통 이것은 선량에 관해서 아무 의미가 없다. 방사선 측정기는 피폭 선량을 판독한 계측기를 베타 선량률의 값으로 정확히 변환하기 위해, 변환 계수를 사용하여 독특한 결합구조인 β방사체의 양적 데이터를 주어 주는 방법으로 조정될 수 있다. 만약 어떤 β방출체로 오염된 지역에서 간단히 방사선 측정기를 흔들며 측정하고, 측정된 피폭율이 수치적으로 흡수선량률과 같나라고 가정하는 것은 유의성 오류를 초래할 수 있다.

5.3 방사능

3장에서 정의된 것처럼, 방사능의 양이 열쇠가 된다는 점을 기억할 것이다.

방사능은 주어진 방사성 물질 표본에서 단위 시간 당 발생(붕괴)하는 핵 변환 개수이다.

단위는 핵 변환/단위 시간.

Special Unit :

큐리(curie) Ci = 3.7×10^{10} transformations/s

베크렐(becquerel) 1 becquerel (Bq) = 1 transformation/s

또한 2개의 다른 양도 정의되어 있다:

양: 방사성 붕괴 상수(λ)는 자연발생적인 핵 변환을 거치고 있는 방사성 원자에 대한 비율 상수이다.

단위: s^{-1}.
양: 방사능 반감기는 방사성 물질 표본에서 변환을 거쳐 초기 값의 절반이 되는데 걸리는 시간이다.

수학적으로 반감기는 $\ln(2)/\lambda = 0{,}693/\lambda$이다.
단위: 초(s)

5.4 입자와 에너지장 단위

방사선장(radiation field)을 측정할 때, 공간의 한 점 또는 표면 영역과 관계하여 방사선장에서의 입자 수와 에너지를 정의한다. 이는 중성자뿐만 아니라 광자에도 해당된다.

입자속(Particle flux)은 주어진 시간 간격으로 한 점을 가로지르는 입자 개수를 의미하며 지수로 표현한다.

단위: 입자속(Particle flux)은 s^{-1}으로 측정된다. (MeV s^{-1})
이것은 실제로 초당 입자 흐름이다. 그러나 입자는 질량, 길이, 시간과 같은 기본 단위는 아니다.

입자 플루언스는 단위 면적당 또는 주어진 구의 단위 면적당 입사하는 입자 개수로 지수로 표현되며, 입사하는 입자 개수의 지수이고, 시간 의존을 가지지 않는다.

단위: 플루언스에 대한 단위는 m^{-2}이다. 그러나 종종 cm^{-2}로 나타낸다.(MeV m^{-2})

입자 플루언스율은 정해진 시간에 단위 면적을 가로지르는 입자의 개수로 지수로 표현된다.

단위: 플루언스율은 $m^{-2}\ s^{-1}$로 측정된다.(MeV $m^{-2}\ s^{-1}$)
입자 복사도(radiance)는 정해진 입체각 내에서 지정한 방향으로 전파하는 입자의 플루언스율이다

단위: 복사도(Radiance)는 $m^{-2}\ s^{-1}\ sr^{-1}$로 측정된다.(MeV $m^{-2}\ s^{-1}\ sr^{-1}$)

이처럼 에너지속, 플루언스, 플루언스율, 복사도를 단위를 사용하여 정의할 수 있다.

방사선의 생물학적 효과 6

6.1 서론: 배경

1895년 11월 8일, Wilhelm Conrad Roentgen(1845-1923)은 뷔르츠부르크 대학교에서 다양한 물리적 현상을 공부하던 중, 실험실에서 백열 형광판을 관찰했다. 뢴트겐은 진공 유리관에서 나오는 음극선을 연구하면서, 튜브로부터 시작되는 불가시선에 형광이 있다고 추측했다. 광선은 튜브 주위에 쌓인 불투명한 검은 종이를 통과했다. 이 신비한 현상을 관찰하는 동안, 뢴트겐은 투과성 방사선을 발견했다. 이 신비한 특징 때문에 알지 못하는 광선이라는 의미의 "X 선"이라고 명명했다. 이 중대한 결과는 물리학과 의료분야에 막대하고 즉각적인 영향을 끼쳤다.

Antoine Henri Becquerel(1852-1908)은 과학적인 환경에서 자랐다. 그의 할아버지는 전기 화학을 공부했고 그의 아버지는 형광과 인광 분야의 학생이었다. 가족들에 의해 연구되던 무기질과 화합물들에 대한 과학적 질문에 있어 베크렐의 접근 수준은 뢴트겐의 연구를 진보시킬 수 있었던 셈이다. 베크렐은 연구에 칼륨 우라닐 설페이트(potassium uranyl sulfate)를 사용하기로 결심했다. 그는 햇빛에 물질의 양을 노출시키고, 그것을 검은색 종이로 감싸서 사진 건판에 두었다. 이 사진 건판은 우라늄 결정체의 영상을 비추어냈다. 베크렐은 "문제의 인광 물질은 방사선을 방출하여 불투명한 종이를 통과한다. "고 결론 내렸다.1 그는 결정체는 태양 에너지를 흡수하고, 그 다음 X선을 방출한다는 가정 아래 실험하고 있었다. 그의 다음 관찰에서 발굴의 역할이 이루어졌다. 2월 26일과 27일, 파리의 날씨가 어둡고 흐린 날이었다. 베크렐의 시험은 지연되었다. 그의 결정체에 에너지를 입력할 선원이 없었기 때문이다. 실험에서 운명을 결정할 우라늄으로 덮힌 판을 서랍에 처박아 두었다. 며칠 후 3월 1일, 그는 사진 건판을 발견했다. 이 영상으로부터 많은 것을 기대하지 않았으나, 놀랍게도 이미지는 선명하고 확실했다. 그는 필요한 외부 에너지 선원 없이도 우라늄 그 자체는 어떤 방사선 형태를 방출하고 있다고 추측했다. 베크렐은 방사능, 즉, 불안정 물질에 의한 방사선의 자연 방출을 발견했다.

피에르 퀴리(1859-1906)와 마리 퀴리(1867-1934)는 다른 방사성 물질을 발견하기 위해 함께 작업했다. 피에르는 명성 높은 과학자였고 압전기를 연구하고 있었다. 압전기의 결정체에 물리적 압력을 가하면 전위가 생성된다. 피에르 역시 "퀴리 포인트(curie point)"라 불리는 온도의 식별을 포함하여 자기에 관한 연구에 기여했다. 그가 마리와 결혼했을 때, 그들은 당시 베크렐에 의해 발견된 방사능의 발표 현상을 연구하기 시작했다. 마리는 실제로 흥미 있는 현상을 설명하는 "방사능"이란 용어를 만들어냈다. 퀴리가 자연 광석에서 우라늄을 만든 화학적 추출에 이어, 마리는 잔여 물질이 자연 광석보다 높은 준위의 방사능을 가진다는 점을 주지시켰다. 그녀는 방사능을 지닌 다른 원소를 포함하는 광석은 실제로 최초 우라늄보다 방사능이 더 많다고 결론 내렸다. 이것을 통하여, 그들은 폴로늄과 라듐 원소를 발견했다. 나중에 그들은 각 원소 간의 분리된 화학적 성질을 확정했다. 1903년 퀴리 부부는 방사능에 대한 업적으로 노벨 물리학상을 받았다.

3년 후, 폭우 속에서 거리를 건너는 동안, 피에르가 객차를 끄는 말에 의해 짓밟혀 죽었다. 마리는 전례 없이 소르본 대학에서 피에르의 후임으로 교직 생활을 했다. 이후 650년이 지나도록 소르본에는 어떤 여성도 교직을 가질 수 없었다. 피에르의 명예로 인해, 1910년 방사선 의학 회의는 퀴리(curie)를 방사능의 기본 단위로 선택했다. 이것은 평형 상태인 라돈의 수량을 라듐 1그램을 정의했다. (현재 일반적으로 그 정의를 사용하고 있다. 1 Ci = 3.7 × 10^{10} dps). 또한 1년 후, 마리 퀴리는 라듐과 폴로늄의 발견으로 노벨 화학상을 받았다. 그녀는 2번의 노벨상을 수상한 첫 번째 사람이었다. 마리 퀴리는 암 치료를 가능하게 하는 라듐의 사용 연구를 계속했다. 1934년 7월 4일, 그녀는 누적된 방사능 피폭으로 예상되는 악성 빈혈로 사망했다.

방사선과 방사능 발견 직후, 방사능 피폭은 인간 조직에 장단기적인 악영향을 유발할 수 있다는 증거가 되었다. X선의 첫 번째 가능한 부작용은 Thomas Edison, William J.Morton과 Nikola Tesla 의해 관찰되었다. 이러한 연구자들은 독자적으로 X선과 형광 물질을 사용하는 실험에서 눈의 염증이 올 수 있음을 보고했다. 아마도 자외선을 방사하는 형광체를 장기간 관찰하면서 눈이 긴장되는 것이 첫 번째 이유일 것이다. 미국의 물리학자 Elihu Thomson은 하루에 약 30분씩 왼손 새끼손가락을 X선관에 며칠 동안 신중하게 노출시켰다. 결과는 손가락의 통증, 부종, 경화, 홍반, 수포 형성을 초래했다. 방사선 피폭과 관계된 것이 분명하며 즉각적으로 나타난 악영향이다. 보스턴 치과의사 William Herbert Rollins는 X선은 기니피그(Guinea Pig)를 죽게 하고 임신 중에 기니피그를 방사선에 노출시키면 태아 사망 결과를 가져온다고 설명했다. 1898년, Henri Becquerel 은 퀴리 부부에게서 받아 그의 조끼 주머니 속에 잠시 넣었던 라듐 선원으로 인해 화상을 입었다. 그는 논증에서 강연 동안 선원을 보여주기 위해 선원을 가지고 여행했다. 그는 "나는 라듐을 사랑한다. 그러나 이것에 원한을 가지고 있다!"고 밝혔다.[2] 과도하게 누적된 피폭으로 기인한 X선 연구자 중 첫 번째 사망자는 1904년 C. M. Dally였다. 보건 물리학을 일반적으로 행하지 않을 때 X 선을 사용했던 방사선과 전문의와 다른 의사들은 X선을 사용하지 않은 동료보다 백혈병의 발병률이 현저하게 높은 것으로 나중에 밝혀졌다.

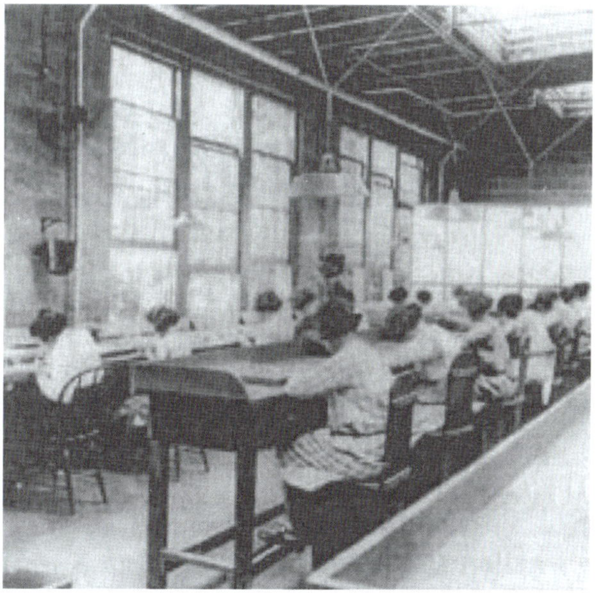

그림 6.1 | 1920년대 중반, Orange, N.J. 라듐 다이얼 페인트 공장.3]

방사선 사용의 역사와 산업주의 역사에서 특히 비극적인 에피소드는 라듐 다이얼 페인터공에게 나타난 급만성 손상이었다.[3] 1900년대 전반 발광 도료에 라듐이 사용되었다.

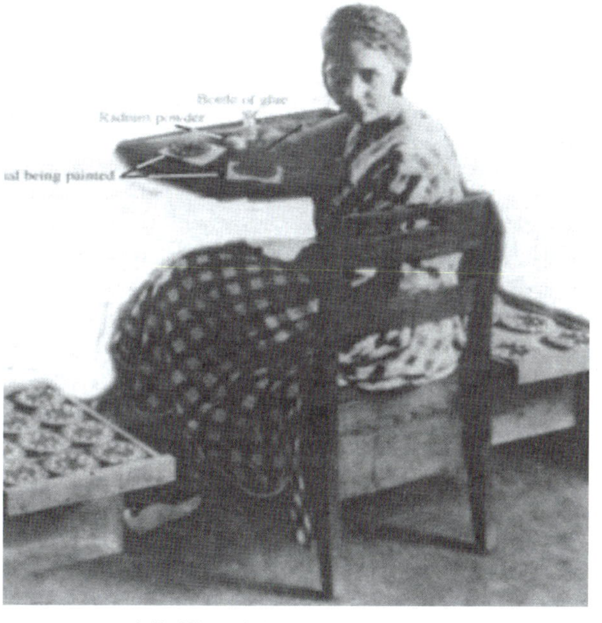

그림 6.2 | 근접 촬영한 오타와, 일리노이 주에 있는 작업장 사진.3]

발광 다이얼 시계를 만드는 공장에서 근로자(주로 여성)들이 입술을 이용하여 페인트 붓의 끝을 뾰족하게 만들면서, 많은 라듐을 섭취하게 되었다. 근로자들은 다른 부위의 암뿐만 아니라 부비동의 상피성암, 또는 매우 드문 유두상 구조 암종, 피폭과 관련된 골수암, 심지어 누적 방사선 부상인 턱과 척추에 특발성 골절이 발병되었다. 또 다른 사람들은 빈혈과 여러 원인으로 죽었다. 산업 대표자(U.S Radium)는 연합을 부정하려고 노력했다. 소비자 리그(Consumers League)라고 불리는 기관과 New York World의 편집자이며 저널리

스트인 Walter Lippmann는 여성 근로자들의 질환이 라듐의 섭취와 관련된 것이 명확해지기까지 그들의 상태를 공개하는데 활발한 역할을 했다.

또한 어떤 합병증은 일반적으로 방사선과 라듐에 적당한 노출은 유익하다고 생각할 때 발생한다. 당시 사람들은 라듐과 우라늄 농도가 높은 광산과 자연 온천을 방문했다. 1931년까지 카운터 이상으로 팔린 고준위의 라듐이 포함된 "Radithor"라는 의학 음료수를 사람들은 의도적으로 섭취했다. 그들은 ("Revigators")을 구입하여 그 병에 물을 담아두고 주기적으로 마셨다.[4] 병에는 우라늄, 라듐, 또는 물속으로 라돈 가스가 퍼지도록 하는 선원이 있었고, 이 물을 마시면 활성화된 방사능이 충전되었다. 실제로 약 1910년 경, 일반 외과 의사 George H. Torney 박사는 "방사능 온천에서 다양한 통풍과 류머티즘, 신경통, 금속성 중독, 말라리아성 중독, 만성 브라이트 씨병, 위 소화불량, 만성 설사, 만성 피부병변 등의 완화를 기대할 수 있을지도 모른다" 고 말했다.[5]

Grace Fryer는 1920년까지 공장 중의 하나에서 라듐을 사용하여 작업하는 U.S.Radium의 종업원이었다. 약 2년 후, 그녀의 치아가 빠지기 시작했다. 턱에는 심한 통증의 농양이 발생되었고 심한 전신 통증도 있었다. 그녀의 입과 등의 X-ray 사진은 심각한 뼈의 부식이 진전된 것으로 나타났다. 그러나 그녀의 의사는 질병의 원인을 이해하지 못했다. 1925년 7월, 한 의사가 직업과 관계가 있을 것이라고 제안했다. 4명의 다른 여성(Edna Hussman, Katherine Schaub, Quinta McDonald와 Albina Larice자매)과 함께, Grace Fryer는 1927년에 U.S.Radium을 고소하기로 결정했다. 각 원고는 보상으로 의료비와 고통에 대해 250,000달러를 요구했다. 다섯 명은 신문 기사를 통해 미국과 유럽에서 "라듐 소녀" 로 알려졌다. 이 경우는 Lippmann과 다른 사람들의 노력으로 매체에서 상당한 주목을 받고, 상당한 논쟁의 여지가 되었다. 마리 퀴리는 스스로 이 물질에 대한 의견을 공개했다.

노력의 시간이 흐르면서, Quinta McDonald와 Albina Larice는 병상에 누웠다. Grace Fryer는 치아 모두를 잃었고, 걸을 수도 없었고 심지어 보조기를 사용하지 않고는 앉을 수 없었다. 1928년 11월, 처음에 법정에 나왔을 때, 이들은 병과 통증 때문에 증언을 위한 맹세를 하기 위해 팔을 올릴 수가 없었다.

다이얼 페인트 공장의 Amelia Maggia와 McDonald와 Larice 자매는 매독으로 진단 받고 1922년에 사망했다. Maggia를 치료했던 뉴욕 치과의사 Joseph P.Knef는 그녀가 죽기 전에 방사능에 의해 부식된 턱뼈를 제거했다. "나는 Maggia양이 죽기 전에 그녀가 직업병으로 고통 받는 것이 아닌지를 의심했었다" 고 말했다.[4] 처음에 그는 "인중독성 턱 괴사" 라는 질환이라고 생각했다. 이 질환은 18세기 중개 산업의 근로자들에게 흔한 병이었으며 인 섭취로 인한 병이었다. 그 뒤 Knef는 턱뼈를 일주일 동안 일부 치과용 필름으로 노출되지 않도록 감싸고, 이 후에 필름을 현상했다. 그 역시 검전기(electroscope)를 사용하여 뼈에 방사능이 포함되어 있음을 확인했고, 에식스 카운티(Essex County) 의료 검시관과 함께 이 사실의 문서화를 위해 출판 작업하였다.

Newark, N.J. 신문에는 다음과 같이 쓰여있다. "인류에게 암과 다른 병의 치료의 희망으로 환영 받는 라듐의 미묘한 생명의 위협에 대해 Knef 박사가 기술한다."[4] Knef 박사는 Maggia 자매와 Raymond Berry가 요청 한 부검에 소견을 밝혔다. 그녀의 다른 뼈에도 역시 상당한 방사능이 있었다. 따라서 매독으로 소견한 최초 진단이 논박되었고, 극적으로 발표된 영화가 케이스 발표에 제공되어 증례에 도움이 되었다. 그리고 증례 연구가 시도되기 전에 법정 판결 날이 되었다. Berry와 "라듐 피폭 소녀"는 생존하는 동안 각각이 한 해에 10,000달러와 600달러를 받는 것에 동의했다. 그리고 발생하는 모든 의료 부담금과 법적 비용 역시 회사에 의해 지불되기로 결정되었다.

6.2 생물계에 대한 방사선 손상 기전

이 단원 마지막 부분에서 세포의 방사선 효과 기전에 관하여 계속되는 새로운 사고를 좀 더 상세하게 다루기로 한다. 최근까지의 일반 통념은 이온화와 여기 현상으로 생물학적 분자, 특히 DNA가 손상되어 결국 세포 형질 전환 또는 사망하게 된다는 것이다. 세포 형질 전환은 치명적일 것이며 나중에 일반적으로 암 같은 병으로 나타난다. DNA에 대한 손상은 직접적이거나 간접적일 수 있다. 직접적인 손상은 이온화하고 있는 입자가 손상을 일으키면서 DNA에 있는 원자와 직접 상호 작용하기 때문이다. 간접적인 손상은 방사선이 DNA 근처에서 물과 상호 작용하고, DNA 분자에서 형성된 유리기의 타격(attack)이 계속되기 때문이다.

Cember[6]는 짧은 수학적 예제를 사용하여, 왜 주요 방사선 손상이 직접 방사선 타격에 기인하지 않고, 간접 효과에 의해 손상되는지를 보여준다. 적극적인 의료적 개입이 없는 인간 전신에 대한 피폭의 경우, $LD_{50/30}$이 4 Gy라고 간주하자. 신체에 이런 준위의 에너지 전달은 체중 kg 당 7.35×10^{17} 이온쌍의 생성을 초래할 것이다:

$$\frac{4\text{Gy} \times 6.25x10^{18}\text{eV kg}^{-1}\text{Gy}^{-1}}{34\text{eV ion}^{-1}} = 7.35x10^{17} \text{ ion kg}^{-1}$$

만일 대략 9개의 원자가 모두 이온화되기 위해 여기 되었으며 (Cember가 주장하는 가설의 지지 없이), 각 kg의 조직에 대략 10^{26}개의 원자가 있다는 것을 알고 있다고 가정하자. 그러면 신체에서 대략

1000만 개에 대해 1개(10^{-7}) 원자만이 에너지 침전에 의한 직접적인 영향을 받게 된다는 것을 알 수 있다. 대신에 대다수의 손상은 물 분자의 이온화와 여기로 인한 라디칼 생성에서 온다. 이렇게 만들어진 라디칼은 어떤 거리로 흩어져서, 다른 분자와 상호작용하여, 생물학적 유의성이 될 수 있으며, 결국 세포 구조 손상, 특히 DNA에 손상을 초래한다.

인체 내 물(aqueous systems)과 방사선의 상호 작용은 4가지 주요 단계로 발생하므로 다음과 같이 기술될 수 있다.(그림 6.3 Turner로부터 발췌[7]):

1. 물리적(Physical) 단계
2. 전화학적(Prechemical) 단계
3. 초기 화학적(Early chemical) 단계

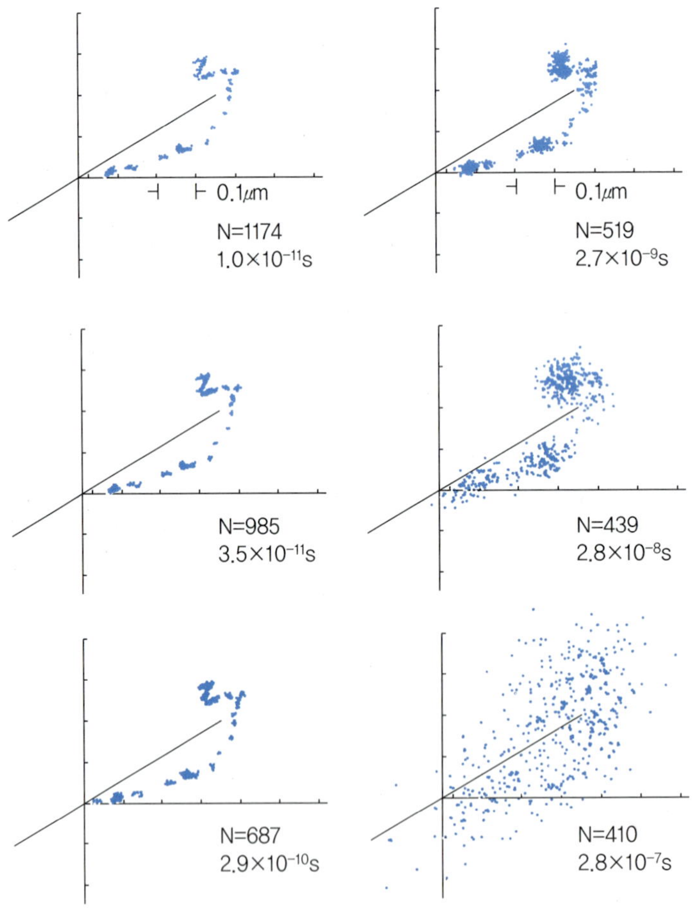

그림 6.3 | 전자 통과 후 첫 번째 ~10^{-6} 초 때의 전자 추적에 대한 화학 현상.[7]

4. 후기 화학적(Late chemical) 단계

물 방사선 분해의 물리적 단계에서, 일차성 전하 입자는 탄성과 비탄성 충돌을 통하여 상호 작용한다. 비탄성 충돌은 물 분자의 이온화와 여기를 초래하고, 뒤에 이온화(H_2O^+)와 여기된 분자(H_2O^*)를 남기고, 준여기상태의 전자(e^-_{sub})를 해방시킨다.

준여기 전자는 그 이상의 전자 전이를 만들어 낼 만큼 에너지가 충분히 높지 않다. 대조적으로, 물 분자와 일차 하전 입자의 상호작용에서 생산된 일부 전자는 그 자체에 추가 전자 전이를 생산할 충분한 에너지를 지니고 있다. 이 전자는 일차 입자에 의해 생산된 것 이상으로 이차 추적 구조체(델타선)를 생산할 수 있다. 모든 하전 입자는 물에서 응집되어 전자와 개별적이며 집합적으로 상호작용할 수 있다. 입자의 초기 통과는 국소 추적 부위(약 수 백 Å이내)에서 이온화와 여기 된 물 분자와 준여기 전자를 생산하면서 10^{-15}s 내에 발생한다.

이때부터 10^{-12} s까지가 초기 화학적 단계로, 이런 종(species)의 초기 반응과 재배열이 발생한다. 물 분자가 전리되면, 이것은 전리된 물 분자와 자유전자의 생성을 초래한다. 약한 극성 분자는 양성과 음성의 극을 가지므로 자유전자는 다른 물 분자를 빠르게 끌어 당기고 양극은 전자에 끌린다. 따라서 물 분자 그룹은 전자 주위에 모여 무리(cluster)를 형성하는데 이것을 "수화 전자(hydrated electron)" 라 하고, 기호는 e^-_{aq}로 정의된다.

표 6.2 방사선 생물학에서 중요한 반응 속도와 반응 반경

Reaction	k($10^{10}M^{-1}s^{-1}$)	R(nm)
$H\cdot + OH\cdot \rightarrow H_2O$	2.0	0.43
$e^-_{aq} + OH\cdot \rightarrow OH^-$	3.0	0.72
$e^-_{aq} + H\cdot + H_2O \rightarrow H_2 + OH^-$	2.5	0.45
$e^-_{aq} + H_3O^+ \rightarrow H\cdot + H_2O$	2.2	0.39
$H\cdot + H\cdot \rightarrow H_2$	1.0	0.23
$OH\cdot + OH\cdot \rightarrow H_2O_2$	0.55	0.55
$2e^-_{aq} + 2H_2O \rightarrow H_2 + 2OH^-$	0.5	0.18
$H_3O^+ + OH^- \rightarrow 2H_2O$	14.3	1.58
$e^-_{aq} + H_2O_2 \rightarrow OH^- + OH\cdot$	1.2	0.57
$OH\cdot + OH^- \rightarrow H_2O + O^-$	1.2	0.36

*k는 반응 속도 상수, R은 명기된 반응에 대한 반응 반경이다.

물 분자는 즉시 분리된다:

$$H_2O \rightarrow H_2O^+ + e^-_{aq} \rightarrow H^+ + OH\cdot + e^-_{aq}$$

이 결과에서, 분자내의 전자는 높은 에너지 준위로 올라간다. 이 전자는 단순하게 원래 상태로 돌아오거나 분자가 H 라디칼과 OH 라디칼(수산기)로 분해될 수 있다. 라디칼(radical)은 전자궤도 중의 하나로, 짝없는 전자를 지닌 종이고, 이는 반드시 전하를 띄는 것은 아니며 상당히 반응적이다.

$$H_2O \rightarrow H\cdot + OH\cdot$$

자유 라디칼(free radical) 입자종과 수화 전자는 시스템에서 수십 개의 반응과 다른 분자를 서로 경험한다. 물의 상호작용에서 일반적으로 마주치는 분자와의 반응은 표 6.1에 나타나 있다. 다른 분자와의 반응을 공부해왔고, 다양한 연구자에 의한 모델도 논의해 왔다.[8-11]

~10^{-12} 초부터 ~10^{-6} 초까지의 초기 화학적 단계는 입자종이 흩어져서 서로 반응하고 용액에서 다른 분자와 반응할 수 있다. 약 10^{-6} 초까지 대부분의 원시 추적 구조체를 잃게 되며, 남은 반응종은 매우 넓게 분리되어 개개의 종과 다른 그 이상의 반응을 한다.[7] 10^{-6} 초부터 후기 화학적 단계라고 하며, 생성물 수율 계산은 미분 속도-방정식(differentail rate-equation system)을 사용하여 이루어질 수 있다. 이때 용질은 균일한 분포를 이루며, 반응은 반응율 계수(reaction-rate)에 의해 지배된다고 가정한다.

6.3 인간의 생체 효과

인간에 대해 방사선과 관련된 영향은 넓게 확률적영향과 비확률적영향, 2가지 카테고리가 있다. 이 두 카테고리를 구별하는데 3가지 중요한 지표가 있다.

6.3.1 비확률적 영향 (NONSTOCHASTIC EFFECTS)

이 영향은 현재는 공식적으로 "결정론적 영향"이라고 불리며, 이전에는 "급성 영향"이라고 불렀던 것으로, 일반적으로 방사선 피폭 이후 곧 관찰되는 영향이다. 비확률적 영향은 본질적으로 "비확률적"이므로, 선량 문턱 값이 초과하면 항상 관찰될 것이다. 일반적으로 방사선 피폭에 의해 야기된 영향이라는 점은 의심할 바가 없다. 비확률적 영향의 주요 특성은 다음과 같다

1. 선량 문턱 값이 미달이면 영향은 관찰되지 않을 것이다.
2. 이 문턱 값을 초과하면, 영향의 크기는 선량과 함께 증가한다.
3. 영향은 분명히 방사선 피폭과 관련된다.

증상의 예

홍반(피부에 생기는 붉은 반점)
탈모(모발이 빠짐)
골수 세포 분열 부진 - 모세혈관에서 혈액 구성요소의 감소가 관찰됨.
NVD - 구역질(nausea), 구토(vomiting), 설사(diarrhea), 급성 방사선 피폭 후 피해자에게 중추 신경계 손상으로 자주 관찰되는 증상
태아에 대한 손상 - 신체적 기형, 소두증(출생 시 머리가 작음), 정신 박약

비확률적 영향을 논의할 때는, 신체의 어떤 기관은 다른 기관보다 방사선 감수성이 높다는 점에 주의해야만 한다. Bergonie-Tribondeau의 법칙에 따라 다음 세가지 속성이 있으면 세포가 방사선 감수성이 있다라고 명시한다.[12]

- 세포 분열 속도가 빠를 때
- 미래까지 세포 분열 과정이 길 때
- 세포가 분화 정도가 낮은 유형일 때

간단히 말해서 법칙은 "유형별 세포의 방사선 감수성은 분열 속도에 비례하고 분화 정도에 반비례한다." 따라서, 법칙에 따라 빠르게 분열되고 분화되지 않은 세포는 대체로 방사선 감수성 가장 높다. 2가지 중요한 예제는 적색골수의 세포와 발육하고 있는 배아/태아 세포다. 골수의 경우, 세포 분열의 다수 세대를 거치면서 잘 분화된 여러 가지 다른 기능성 세포를 생산해내는 전구세포가 많다. (예를 들면, 적혈구, 림프구, 백혈구, 혈소판) (그림 6.4[13]) 이 기능적 세포의 일부는 전혀 분열되지 않고, 그 자체가 아주 방사선에 저항력이 있다. 그러나 만일 골수가 방사선의 고선량을 받게 되면, 전구세포 손상은 유기체의 생명에 있어 매우 중요하다. 이렇듯 골수세포가 방사선 영향을 받으면, 짧은 기간에 말초 혈액 내의 구성요소 감소를 분명하게 볼 수 있다. 만일 이 손상이 중증이면, 인간은 살아남지 못한다. 손상이 심한 중증이 아니면 전구 세포는 결국 다시 회복될 것이고, 구성요소의 수가 복구되기 시작하여 다음 혈액 검사에서는 회복 과정을 나타낼 것이다.

태아에서 기관과 조직은 다른 속도로 진행된다. 물론 초기 수정 시에는 1개의 세포 분열 후 2개, 4개, 8개의 세포가 되는 완전한 미분화 세포가 있고, 이는 세포 분열이 빠르게 진행됨에 따라, 세포 집단을 할당 받고 매우 빠른 속도의 세포 분열로 기관과 기관계로 미분한다.

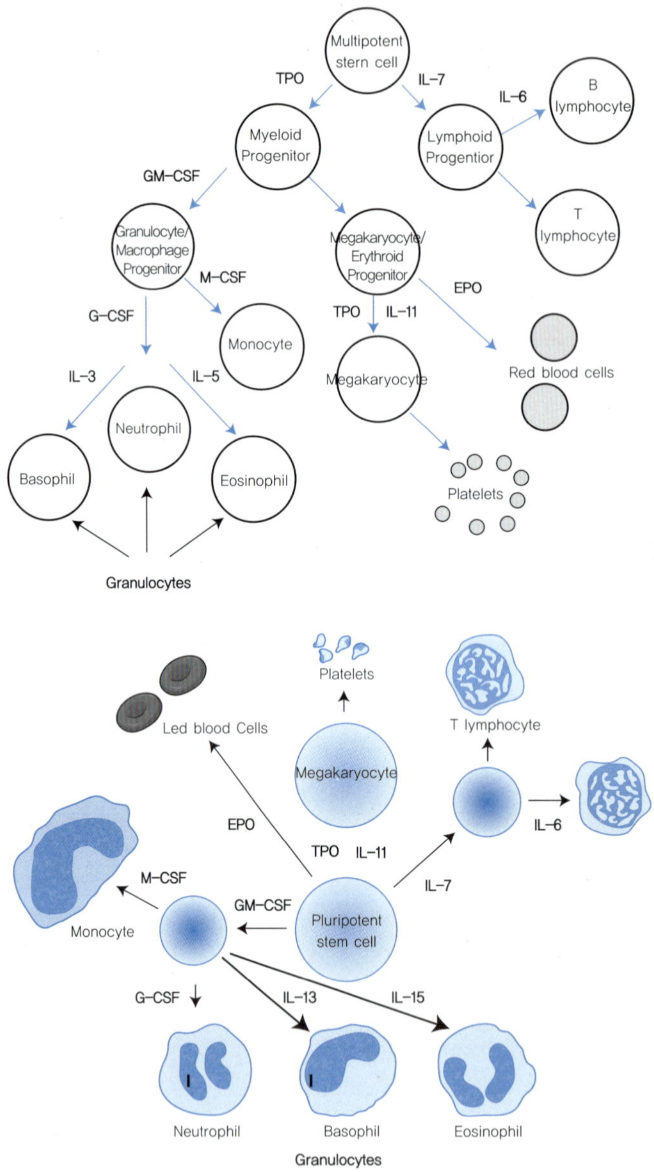

그림 6.4 | 골수 전구 세포의 생성. (Kimball' s Biology–http://biology–pages.infon에서 발췌)

어떤 순간에, 각각의 기관이 정의되어 형태를 이루고, 태아 무게가 증가되면서 세포 분열은 늦어진다. 분화와 초기에 빠른 세포 분열이 발생하는 동안 세포는 매우 방사선 감수성이 높으며, 태아가 고선량에 노출되면 사망하거나 태아의 각 구조체에 손상이 일어날 수 있다. 반면에, 성인의 경우 중추 신경계(CNS; 두뇌 조직, 척수, 등)의 세포는 분화가 높고, 분열 속도가 낮거나 없다. 따라서 중추 신경계는 특히 방사선에 저항력이 있다.

한가지 중요한 비확률적 영향은 사망이다. 사망은 첫 번째로 골수 손상에서 초래되고, 그 다음 위장관, 신경계의 순서로 손상된 결과이다. 관련된 선량 준위는 곧 논의할 것이다. 유기체를 사망하도록 하는 데 필요한 선량을 측정하는 방법은 많지만, 가장 일반적으로는 치사량(LD)이 사용된다.

표 6.2 몇 가지 입자종에 대한 $LD_{50/30}$ 값(Gy)

Species	$LD_{50/30}$(Gy)	$LD_{50/30}$(rad)
Pig	2.5	250
Dog	2.75	275
Guinea pig	3	300
Monkey	4.25	425
Oppossum	5.1	510
Mouse	6.2	620
Goldfish	7	700
Hamster	7	700
Rat	7.1	710
Rabbit	7.25	725
Gerbil	10.5	1050
Turtle	15	1500
Newt	30	3000

한 가지 치사량 척도는 $LD_{50/30}$으로 피폭 이후 30일 이내에 피폭된 개체의 50%가 치사하는 흡수선량이다. 피폭 후 공격적인 의료 치료가 없는 경우, 인간에게 이 값은 약 3.5-4.5Gy (350-450rad)이다. 다른 입자종에 대해, 보고된 문헌은 다양하다. 대표적인 값은 표 6.2에 나타나있다.

위에 나타난 바와 같이 방사선 독성은 주로 세포에서 자유 라디칼의 작용에 의한 것이라고 생각된다. 특히 활성 산소는 방사선이 물 분자와 상호 작용하여 형성된다. 곤충은 다른 종만큼 많은 수분을 포함하지 않으므로 특히 방사선 저항성이 강하다. 예를 들어, 음식의 멸균법으로 곤충을 죽이기 위해, 최고 1 kGy의 방사선이 요구될 수 있다. 이러한 이유로 세계적인 핵전쟁의 주요 생존자는 곤충일 지도 모른다.[14]

6.3.1.1 전신의 피폭으로 인한 사망 – 급성 방사선 증후군

신체에 대한 큰 방사선 피폭 이후, 사람에게 관찰될 수 있는 몇 가지 영향이 있다. 이것은 집합적으로 급성 방사선 증후군(ARS)이라고 한다. 죽음을 초래하는 이런 변화와 영향은 넓게 다음의 세가지 일반적인 카테고리로 기술된다. 조혈기계 증후군(hemopoetic 혹은 hematopoetic syndrome), 위장관 증후군(gastrointestinal syndrome), 중추신경계 증후군(CNS syndrome). 이 분류는 관찰된 선량 준위의 순서로 주어진다; 조혈기계 증후군은 낮은 선량 준위에서 관찰되며 적색골수의 방사선 감수성 때문이다. 모든 경우에, 일반적으로 영향을 받은 증상에는 몇 가지 단계가 관찰되었다:

- 전구기(Prodromal stage): 피폭 직후, 식욕 상실, 구역질, 구토, 피로와 설사를 경험한다. 또한 상당한 고선량을 받은 이후, 발열, 피로, 호흡기 질환과 과민성의 증상이 발생할 수 있다. 이 단계는 피폭 이후 수 분에서 수 일까지 발생한다.
- 잠복기(Latent stage): 이 단계에서는 건강해 보일 수 있다. 일부의 경우에 높은 에너지 준위에 있게 되므로 평소보다 더 좋게 느껴진다는 보고도 있다. 이 단계는 방사선량의 수치에 따라 수 시간에서 수 주까지 계속된다.
- 발현기(Manifest illness stage): 병의 증상이 발현된다. 이 단계의 심각성과 기간은 증상, 선량에 달려 있고 피폭 이후 수 개월간 지속된다.
- 회복 또는 사망: 급성 노출로 인한 사망은 수 개월 내에 발생할 것이다. 완전한 회복은 수 주에서 수 년간 계속될지도 모른다. 확률적 영향(암)은 물론 수 년 후에 발생할지도 모른다. 그러나 피검

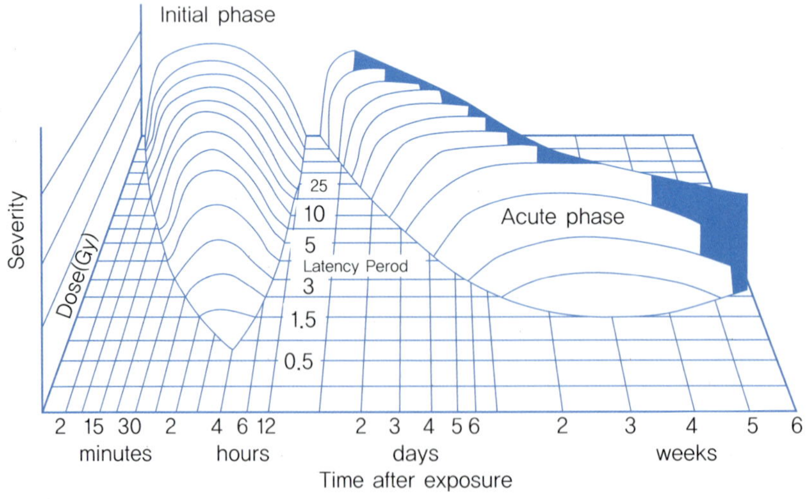

그림 6.5 | 급성 방사선 증후군 (Thierry de Revel, Menace terroriste approche medicale에서 재 인쇄. Nucleaire Radiologique Chimique, 2005, Paris.Editions John Libbey Eurotext에 의해 허가 받음.)

자가 첫 번째 주기에서 살아남으면, 일반적으로 좋은 건강으로 회복할 수 있다. Bertho와 동료들은15 급성 방사선 증후군의 다양한 단계를 시각적으로 표시하려고 했다. (그림 6.5)

6.3.1.1.1 조혈기계 증후군(Hemopoetic Syndrome)

위에서 논의한 것과 같이, 조혈기계 증후군에서 적색 골수의 전구 세포의 손상은 말초 혈액의 구성요소 수준에 변화를 초래한다. 이것은 간단한 채혈과 세포의 계수를 통하여 여러 가지 방법으로 관찰될 수 있다. 혈액의 변화는 전신에서 100~500mGy(10-50rad)의 낮은 용량으로도 관찰될 수 있다. ~2Gy (200rad)에서 사망으로 이끄는 질병과 함께 증후군이 발생한다. 증후군의 주요 특징은 다음과 같다.

- 과립구 수의 갑작스럽고 급격한 증가와 뒤이은 감소
- 혈소판 수, 백혈구 수, 적혈구 수의 침체 (1~2주 이후)
- 혈구 수가 최소에 도달했다가 ("nadir" 라고 불린다), 4~6주 내에 정상 수준으로 회복며, 피검자는 사망할 수 있음 (> 7Gy).

그림 6.6은 방사선에 피폭된 피검자의 혈구 수에 중요한 변화가 관찰되었지만 독특하게 회복된, 전형적인 반응을 표시한 그래프이다.[6] 피검자는 즉시 NVD 증후군을 나타내고, 다음으로 일상시의 권태감과 피로를 호소할 것이다. 또한 신체의 어느 부위에서 탈모가 일반적으로 관찰될 수 있다.

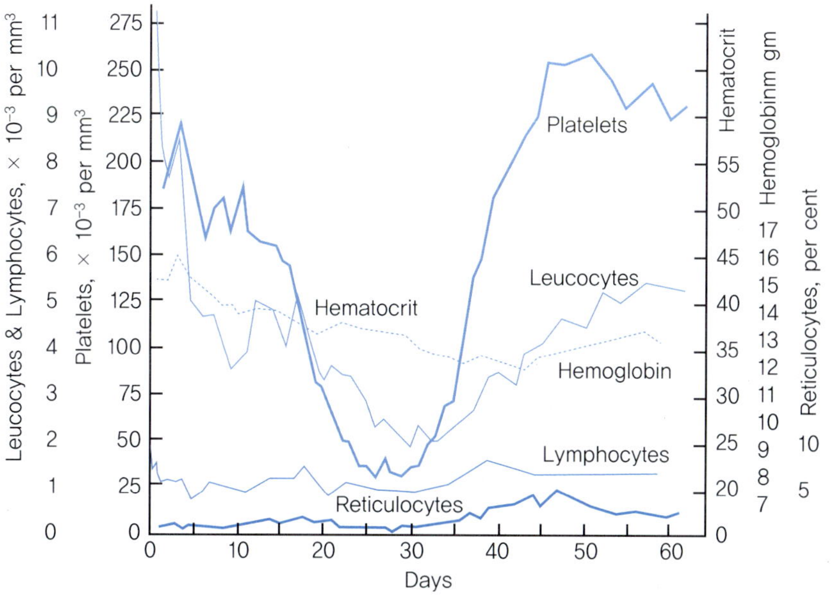

그림 6.6 | 방사선 급성 피폭 후의 혈구 수의 변화(McGraw-Hill, 1996.Cember로부터 사용 허가 받음)

6.3.1.1.2 위장관계 증후군 (Gastrointestinal (GI) Syndrome):

위장관계 증후군에서, 소장의 소낭선 세포(crypt cell)에 손상을 준다. 이 crypt cell은 새로운 융모 세포를 끊임없이 생산하는 소장 융모의 기저부에서 세포를 빠르게 분할하고, 소장 내부 표면으로 옮기고, 다양한 기능을 수행한다. 융모 세포 자체는 방사선 감수성이 강하지 않지만, crypt cell은 분화되어 빠르게 분열되고, 방사선 감수성이 강하다. 이 증후군은 10Gy 이상의 선량에서 나타난다. 조혈기계 증후군과 같이, 손상을 관찰하려면 시간이 필요하다. 기존 융모 세포의 생성은 직접 영향을 받지 않으므로 세포 분열 능력의 손실은 시간과 관계없이 나타난다. 이 중요한 내부 장벽의 손상으로 인해 나타나는 증상은 다음과 같다:

- 중증 NVD 장애
- 탈수증, 전해질 불균형, 감염 위험성
- 보통 몇 주 이내에 사망

또한, 선량 준위로 인해서 조혈기계 영향 역시 관찰된다. 피검자가 이 수준의 선량에서 살아남는 일은 드물지만 적절한 의료(감염과 싸우는 항생제, 액체와 전해질의 주입, 혹은 혈액 또는 골수 이식의 고선량)행위가 개입된다면 불가능하지만은 않다.

6.3.1.1.3 중추 신경계(CNS) 증후군

CNS 증후군은 20Gy 이상의 선량에서만 발생한다. 모든 다른 신체 시스템뿐만 아니라 상당한 방사선 저항성이 있는 CNS에 대한 손상은 결국 시스템 폐색과 사망을 초래한다. 이 수준의 선량은 일반적으로 알려진 의료 중재의 형태가 개입되면 살아남게 된다. 피폭 직후, 피검자는 불안감, 무감정, 방향감각 상실, 평형 이상, 구토, 경련, 쇠약으로 고통 받고, 빠른 시간 내에 혼수상태에 빠질 수 있다. 사망은 수 시간에서 1~2일 내에 발생한다. 피폭이 발생한 특정 케이스와 중성자 임계를 공부할 때 피검자에서 관찰되었던 빠른 중증 영향을 살펴보았다.

6.3.1.2 피부 손상

피부는 비교적 방사선에 민감한 기관이지만 굉장히 민감한 것은 아니다. 피부는 외부 피폭에 노출되어 신체의 다른 조직보다 일반적으로 높은 선량을 받게 되므로 빈번한 관심사가 된다. 광자는 지수 방식으로 조직에 의해 감쇠된다. 만일 광자의 광선이 신체에 부딪치면, 신체 표면에서부터의 거리가 먼 조직은 적은 선량을 받고 피부는 가장 높은 선량을 받을 것이다. 만일 전자가 피부에 부딪치면, 모든 에너지는 다른 기관이나 조직으로는 거의 이동하지 않고 피부에 머무르게 된다. 매우 낮은 에너지의 베타 또는 전자와 알파 입자는 다른 깊이의 전신 체표면을 덮고있는 죽은 세포층을 통과할 수 없다.

평균적으로, 가장 낮은 심도의 살아있는 세포는 피부 표면 아래 70μm 깊이에 존재한다.

이 깊이는 일반적으로 선량 계산에서 사용된다. 이러한 주요 부위와 감각의 하층에서 보호가 상당히 클 수 있다. 손의 피부를 포함한 많은 사고가 발생했다. 장치를 수리하거나, 조작하는 동안 손을 방사선의 광선에 넣기 때문에 발생한 일이다. 피부 손상은 일반적으로 피폭되고 몇 주 후 분명해진다. 골수와 소장과 같이, 세포 분열 몇 주기 발생한 후가 되어서야 손상이 나타난다. 고선량의 방사선 이후 약 24시간 내에 일시적인 홍반의 조기 단계가 될 수 있다. 홍반이 흐려지고, 피부 손상으로 인한 홍반을 포함한 심각한 손상은 나중에 나타난다. 일시적인 홍반은 피부로 공급하는 혈관의 급성 손상에서 기인한 것이다; 방사선에 의해 혈관이 일시적으로 염증을 일으키게 되고, 피부는 짧은 시간 동안 영향을 받아 빨갛게 보인다. 다른 피부 손상은 상당히 명확한 문턱 값을 가진다:

3Gy: 17일 경 탈모가 시작된다.
6Gy: 홍반(화상과 다름) 선량에 따라 피폭 후 수 분에서 수 주
10~15Gy: 건성 표피 탈락
20~50Gy: 습성 표피 탈락, 선량에 따라 피폭 후 2~3주
50Gy이상: 방사선괴사, 깊은 궤양형성

미국의 질병 통제 센터는 피부의 방사선 손상 표현 단계를 분류했다: [16]

- 전구기(Prodromal stage): 피폭 후 수 시간 내, 초기 홍반(일차적 홍반), 열감, 피폭 부위의 가려움이

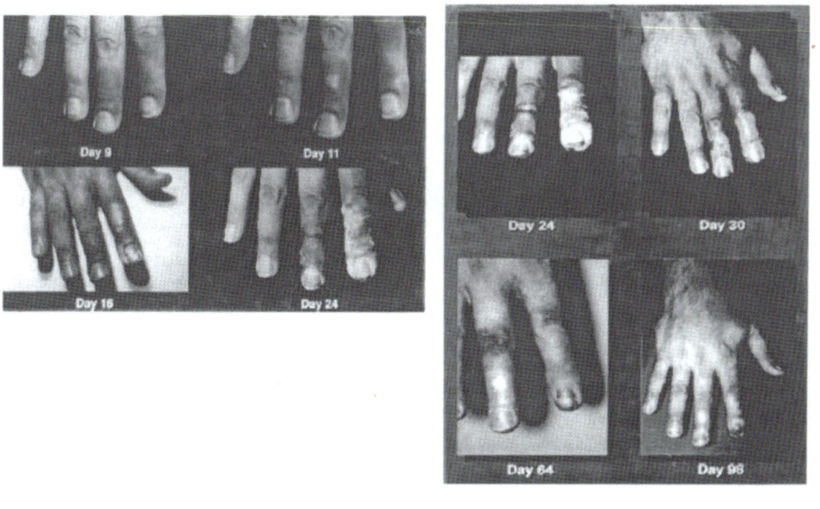

그림 6.7 | X선 회절 사고와 관련된 환자의 홍반 진행. 피폭 후 9일에서 98일까지 (칼라 판 참조)

특징이다. 이 단계의 기간은 첫날부터 2일까지이다.

- 잠복기(Latent stage): 피폭 후 1~2일, 손상이 분명하지 않다. 체부에 따라 선량이 클수록 이 기간은 짧을 것이다. 얼굴과 가슴, 목의 피부는 손바닥이나 발바닥보다 짧은 잠복기 단계를 거치게 될 것이다.
- 발현기(Manifest illness stage): 피폭 후 수 일부터 수 주. 기저층은 살아남은 복제성 세포의 증식을 통해 재생한다. 이 단계는 주요 홍반(이차적 홍반), 열감, 약한 부종으로 시작되고 종종 색소침착의 증가를 동반한다. 뒤이어 계속되는 증상은 건성 박리 또는 궤양화에서 괴사까지 CRI의 심각성에 따라 다양하다.
- 세 번째 홍반 (Third wave of erythema): 피폭 후 10-16주. 특히 베타 피폭 이후. 피폭된 사람은 후기 홍반, 혈관 손상, 부종, 통증 증가를 경험한다. 피부의 푸른빛을 뚜렷하게 관찰할 수 있다.
- 탈모는 가라 앉을 수 있지만 새로운 궤양, 피부 괴사, 피부 위축과 진피 층의 탈모 증세가 나타날 수 있다.
- 만발 효과 (Late effects): 피폭 후 수 개월에서 수 년, 문턱 값 선량은 ~10Gy 혹은 1000 rad. 증상은 경미한 피부 위축 또는 진피 층의 탈모부터 지속적인 궤양 재발, 피부 괴사와 변형까지 다양하다. 작은 혈관의 흡착과 말초혈관 확장증과 같은 혈액 공급 장애가 계속해서 나타날 수 있다. 림프선망의 파괴, 국소성 림프울혈, 침입성 섬유증, 각화증, 맥관염, 결합 조직의 피하 경화증이 증가한다. 종종 색소 변화와 통증이 발생하고, 계속되면 피부암이 나타날 가능성이 있다.
- 회복 (Recovery): 수 개월에서 수 년.

피부 손상은 지난 수백 년 간 수십 경우에 대해 문서화되었다. 다수의 사고가 방사선 발생장치와 관련하여 발생하였다. 특히 근로자는 고 선량의 광선이 가동되는 것을 모르고 있거나, 시간을 아끼기 위해 손상을 방지하는 안전 보호 장치를 무시한다. 메릴랜드의 전자 가속기에서 안전 사전 대책을 무시한 사고가 발생했고, 작동자는 중증 방사선 손상을 받았다. 이 사람은 광선 경로에 손과 머리를 두고 작업했다. 장치에 정상적으로 전류가 통하지는 않았지만 높은 전압이 여전히 흐르고 있었고, 암전류 전자로 인해 그의 손은 약 55-100Gy의 선량으로 피폭된 것이었다. 3개월쯤 후에 한 손에 손가락 몇 개씩을 절단하였다. 피폭 2 주 후에는 두피 일부에 탈모로 고생했다.

1990년 3월 29일, 40세 남성은 관상동맥 조영술과 관상 혈관 성형술을 겪었고, 합병증으로 관상동맥 우회술에 이은 이차 혈관조영술이 계속되었다. 추정된 투시검사(fluoroscopy) 시간은 120분 이상으로 추정되었다. 이미지는 처치 후 6~8주에 손상 부위를 표시한다. 손상은 처치 후 대략 1 달이 되어 붉게 변했고, 1주 후 피부가 벗겨진 것으로 기술되었으며, 1990년 5월 중순, 2도 화상 모습으로 되었다.

처치 후 약 16~21주의 피부손상은 작은 궤양 부위를 동반한 것으로 나타나 있다. 처치 후 약 18~21

개월의 피부손상은 조직 괴사를 보였다(손상 부위의 확대 사진).

피부 이식 처치 후 환자의 등의 모습

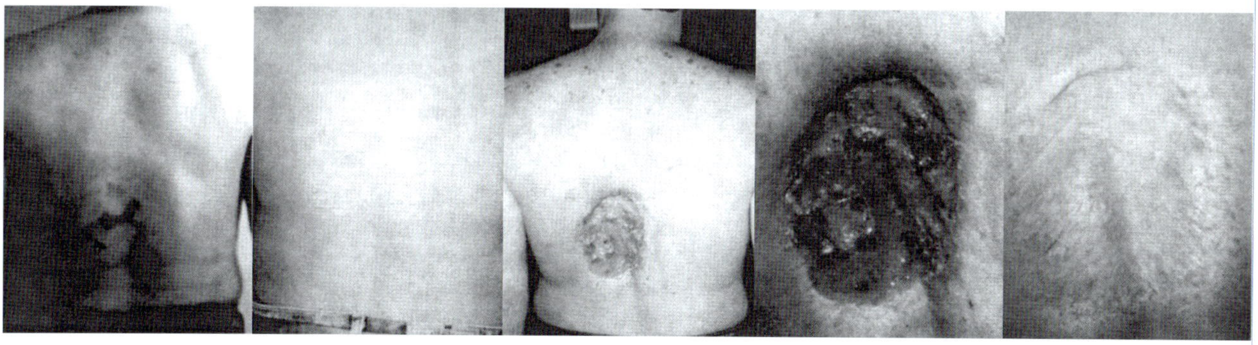

그림 6.8 | 등의 피부 피폭으로 인해 혈관 성형술 치료를 받은 환자의 피부 손상 진행 정도를 보여주는 사진 (칼라 판 참조).[18]

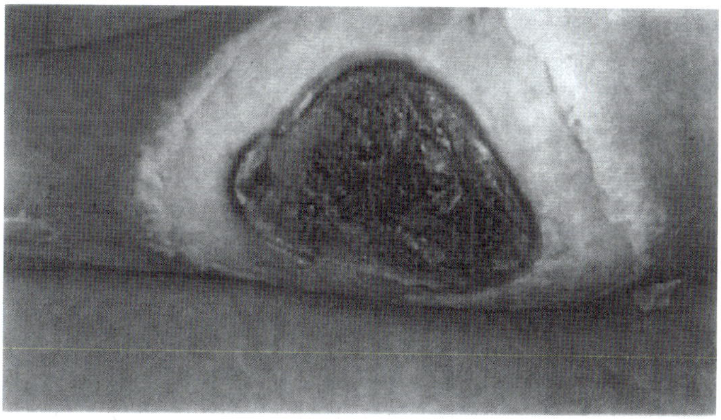

그림 6.9 | 페루 Yanango에서 차폐없이 산업 방사선 촬영 선원 Ir-192에 의해 다리를 피폭 당한 근로자의 병변 모습(컬러 판 참조)

산업 방사선 촬영 핵종은 조사 도중 소실되었고, 다른 핵종이 뜻밖의 사람에 의해 발견되었다.

그림 6.7은 X선 회절 사고와 관련되어 피폭 후 9일부터 98일간 환자의 홍반 진행 정도를 보여준다. 피폭 직후, 환자는 손가락 끝에 단지 가벼운 광범위 종창과 홍반을 보였으나, 9일이 지나, 오른쪽 집게 손가락의 손톱 아래 부위에 말초혈관 확장증을 닮은 구두점만한 병변이 보이고, 11일이 지나, 수포가 나타나기 시작했다. 이 후 몇 주 동안 박리가 계속되었다. 피폭 후 약 2년간 환자의 오른쪽 엄지에 연조직 염증이 진전되었다. 오른쪽 손가락 끝과 손톱 영역은 계속하여 참을 수 없는 큰 통증을 주었고, 손가락 끝에 외상이 발병할 때마다 통증을 견디기 위해 일시적으로 마약성 진통제를 요구했다. 그는 피폭 후 오랜

4년간 손상받은 부위의 작은 외상으로 인한 계속적인 진통을 경험했다(미국 질병관리통제센터 보고서(CDC Sheet)에서 발췌[17]). 그림 6.8은 등에 과도 피폭을 받아 초래된 관상 혈관 성형술 치료를 받은 환자의 피부 손상 진행 경과를 보여준다.

1999년 페루 Yanang의 한 근로자는 산업 방사선 촬영 핵종 ^{192}Ir이 차폐 되지 않았음을 알고, 수 시간 동안 이것을 바지 뒷주머니에 넣어 두었다.[19] 그림 6.9는 중증 병변이 다리와 골반 부위로 계속 전이되는 것을 보여주며 다리의 절단을 요구했다. 근로자는 손과 다리에 핵종 조작으로 인한 많은 다른 병변이 있었고, 부주의하게 집으로 핵종을 가져왔으므로 그의 가족도 피폭되었다. 그는 살아남았지만 손상으로 인한 통증과 심리적인 충격은 심했으며, 가족 구성원들은 생명을 위협하는 선량에 피폭된 것은 아니었다.

6.3.1.3 생식선(Gonads)

생식선에 대한 급성 손상은 일시적 혹은 영구적 불임증을 초래할 수 있다. 생식선에 대한 방사선의 비

표 6.3

Ovarian	
Dose(Gy)	Effect
0.6	No effect
1.5	Some risk for ovulatory suppression in women>40 years of age.
2.5–5.0	In women aged 15–40, 60% may suffer permanent ovulatory suppression; remainder may suffer temporary amenothhea. In women >40 years of age, 100% may have permanent ovulation suppression. Menopause may be artificially induced.
5–8	In women aged 15–40, 60–70% may suffer permanent ovulatory suppression; the remainder may experience temporary amenorrhea. No data for women >40 years of age.
>8	100% ovulation suppression.

Testicular	
Dose(Gy)	Effect
0.1–0.3	Temporary oligospermia.
0.3–0.5	100% temporary aspermia from 4–12 months postexposure. Full recovery by 48 months.
0.50–1	100% temporary aspermia from 3–17 months postexposure. Full recovery beginning 8–38 months.
1–2	100% temporary aspermia from 2–15 months postexposure. Full recovery beginning 11–20 months.
2–3.	100% aspermia beginning at 1–2 months postexposure. No recovery was observed up to 40 months.

확률적 영향을 설명한다. 생식선 손상의 유전적 영향은 사람의 자손에서 기형을 초래할 수 있다는 점에 대해 아래에 논의한다. 남성 생식선에서는 새로운 정자를 생산하기 위해 계속적으로 세포 분열을 하고 있으나, 이에 반하여, 여성은 성적 성숙도에 따라 모든 난자가 형성된다. 따라서 여성과 남성 생식선에서 관찰되는 영향에는 문턱 값의 차이가 있다. 또한 성적으로 성숙되는 기간에 방사선 감수성이 높아짐을 기대하는 것은 합리적이며, 다른 연령보다 사춘기 여성에서 많은 유방암이 생기는 것과 더불어, 40대 연령 정상인의 수가 증가되는 것을 볼 수 있다.

6.3.1.4 백내장 발병

방사선 피폭은 이온 가속기에서 작업해온 물리학자들에게 오랫동안 중성자와 γ선에 피폭되어 눈에 유의한 선량을 받은 것과 연관되어 결정적으로 백내장이 생겼다. X 선으로 치료를 받은 일부 환자들 역시 백내장 생성의 발병률이 높았다. 일부 일본 핵폭탄 생존자도 백내장 발병을 호소했다. 방사선은 신체의 다른 어느 조직과 같이 눈의 어떤 요소를 손상시킬 수 있다. 수정체에서 증식하고 있는 상피 세포에 방사선을 쪼이면 비정상 수정체 섬유의 생성을 초래할 수 있고, 결국 수정체의 전면에 불투명한 층이 형성될 수 있다. 흥미롭게도, 방사선에 기인하지 않은 백내장은 수정체의 후면에 이 형태를 이룬다. 그래서 이를 신중하게 진단한다면, 원인 물질로서의 방사선이 확인될 수도 있고 제외될 수도 있다. β선 또는 γ선에 의한 백내장 유발은 대략 2Gy(200rad)의 문턱 값을 보인다. 그러나 수집된 동물 실험 연구 데이터에 의하면 백내장 발병에는 중성자가 미치는 영향이 훨씬 더 크다. 여기에서, 유효한 문턱 값은 약 0.15-0.45Gy(15-45rad)를 보였다.

6.3.2 확률적 영향(STOCHASTIC EFFECTS)

확률적 영향은 피폭된 인간에게 나타날 수도 있고 나타나지 않을 수도 있다. 이 영향은 일반적으로 방사선 피폭 후 여러 해 동안, 심지어 수 십 년간 발현하고, 만발 효과(late effects)라고 한다. 주요 특징은 비확률적 영향과 직접 대조해 보면 다음과 같다:

1. 문턱 값은 관찰되지 않을 수도 있다.
2. 영향의 확률은 선량에 따라 증가한다.
3. 영향은 최종적으로 방사선 피폭과 관련이 없을 수도 있다.

예를 들면, 다음과 같다:

- 암 유발
- 유전적 영향(방사선 치료받은 자의 후손)

여기에서 가장 중요하고 넓게 논의된 영향은 암이다. 현재 암 유발에 대한 실제 문턱 값이 있는지는 알려져 있지 않다. 많은 인구에 대한 역학적 데이터를 연구할 때, 관련 암의 발생 확률을 분명하게 증가시키려면 선량을 늘리는 것으로 알고 있다. 다른 곡선은 데이터에 맞을 수 있으나, 다수 사례에서 선형 관계는 불합리하지 않다. 이 비례 관계가 저하되는지는 명확하지 않으며, 선량과 선량율을 낮추기 위해서 이는 논쟁의 초점이 되고 있다. 우리는 이 논쟁을 이후에 공부할 것이다. 과학자문기관이 권고해왔고, 많은 규제 기관은 피폭 한도를 근로자 등에 맞출 목적으로 저선량 영역에 직선성을 가정하는 모형을 채택한다. 하지만 이것은 암 유발에 대해 문턱 값이 존재하지 않는다는 것을 암시하지는 않는다. 그래서 확률 모델 본질의 이 원리를 간단히 가정해 본다. 어느 수준 이상 선량이 높아지면 관련 암의 발생 확률이 증가한다는 것은 분명하다. 그러나 만일 암과 연관하면, 심각성이 선량에 분명하게 의존되는 비확률적 영향과는 달리, 심각성은 다른 어느 선량 단계와 차이가 없다. 암의 발생 원인은 자연 배경 방사선, 의료 핵종 등과 같은 과잉 방사선 피폭 없이 다른 방법으로 연관되어 분간할 수 없다.

방사선은 일부 생물종에서 유전적 영향을 유발한다는 것은 분명하다. 그러나 이 영향은 인간에게서는 아직 증명되지 않았다. 그럼에도 불구하고, 다음 장에 제시된 것처럼 인간에게 유전적 영향을 유발할 수 있는 가능성은 1900년대 중반, 방사선 관련 규약을 변화시키는 주요 구동력이었다.

6.3.2.1 암

전리 방사선이 암을 초래한다는 사실은 잘 확립되었다. 동물 연구에서 볼 때, 다수 인구의 방사선 피폭은 많은 유형의 암의 발생의 원인이 되는 관계가 분명히 확립되었다. 양적인 관계는 보통 상당히 잘 확립된다. 충분히 많은 선량에서, 암 발생율은 분명히 선량이 높아질수록 증가된다. 즉, 확률은 선량과 함께 증가한다. 그러나 방사선 유발 암은 "자연발생적인" 암과 분간할 수 없다. 이 인과 관계는 피폭된 인구에서 유발된 암의 수와 그렇지 않은 인구에서 기대된 수와 관련하여 확립되고, 선량과 암 발생간의 관계를 확립하기 위해 연구되었던 인구 대부분의 사례에서 방사선량과 암의 발생 속도는 상당히 불확실한 대상이 되어왔다.

이러한 경향을 결정하기 위해 데이터로 연구되어 온 가장 중요한 인구는 일본 핵폭탄 투하로 인한 피폭 시의 생존 인구이다. 수 십만 명의 사람들은 물리적 손상과 방사선 질환으로 피폭 직후 혹은 일년 내에 죽었다. 살아남는 인구는 공격 이후 수 년이 지나 오랫동안 광범위하게 연구되어 왔다. 이 추적 조사 과정에서 가장 선두에 선 단일 기관은 양쪽 도시에 소재한 방사선 영향 연구재단(Radiation Effects Research Foundation, RERF)[20]이다. RERF(이전에 원자 폭탄 사상자 위원회)은 1975년 4월에 설립되고, 일본의 사설 비영리 재단이다. 이 재단의 자금은 일본 정부, 일본 후생 노동성과 미국의 에너지성에 의해 조달된다. 2.5km에 걸쳐 피폭되었던 36,500명의 일부 생존자들은 의학적으로 계속 추후관리 되었다. 이 인구 가운데, 대략 180 명은 백혈병, 4700명은 백혈병 이외의 암 발생 인구를 포함하여, 약 4900명이 암으로 인한 사망이 확인되었다. 이 가운데, 약 89 명과 340 명의 사망 만이 각각 방사선에 기인한 것처럼 보인다.

또한 방사선의 위험이 충분히 인식되기 이전 시기인, 1900년대 전반부터 많은 인구가 고준위의 방사선을 사용하는 다양한 의학 연구에 의해 피폭되었다. 다른 유형의 암에 대하여, 만일 피폭 선량에 대한 암 비율을 도면상에 나타내면, 데이터는 상승되는 경향으로 표시될 것이다(그림 6.10). 어떠한 데이터에도 분명히 해결되지 않는 의문점은 저선량과 선량율에서의 곡선 모형이다. 선량과 암 유발 사이의 절대 혹은 상대 수치는 0(zero dose)으로 추정되어야 하는지(이는 즉, 모든 방사선 피폭은 아무리 작아도 암의 위험과 관련된다는 의미이다.) 혹은 문턱 값이 있는지에 대해 양쪽 견해를 입증하는 증거와 함께 논쟁이 계속 되었다.

실제로 호메시스(hormesis)의 이론을 입증하는 증거가 있고, 적은 선량의 방사선 피폭은 나쁜 영향보다 암 유발을 줄이는 것과 관련된다.[21]

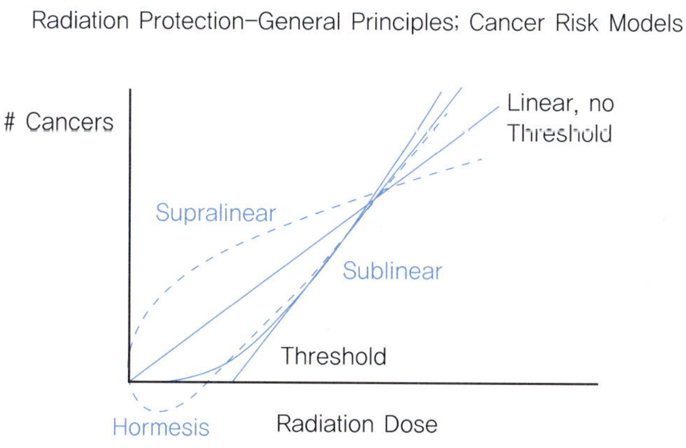

그림 6.10 | 방사선 위험 모델의 일반적 원칙

여기서 가능한 기전은 방사선 피폭이 세포의 회복 기전(적응 응답의 기전)을 자극한다는 것이다. 여러 실험에서, hormetic 응답 기전과 적응 응답 기전을 보게 되었다. 세포는 분명히 DNA 손상을 회복하기 위한 기전을 가지며, 이 손상이 만약 DNA의 단일 가닥에 발생하면, 이 손상을 회복시키는 것은 특히 쉽다. 또 상보성 사슬(complementary chain)의 정보는 손상된 부위를 완전하게 하는데 필요한 염기쌍을 식별하기 위해 사용될 수 있다. "이중 나선 절단(DSB, double strand breaks)"은 회복이 더 어렵다. 그러나 회복에 영향을 미칠 수 있는 세포 기전이 존재한다.

반면에, 최근 실험은 어떠한 방사선 피폭도 받지 않는 인접 세포에서 피폭된 세포와 비슷한 방사선 손상의 표시가 보인다고 주장한다. 이른바 "구경꾼 효과" (bystander effect)라고 한다.[22] 마이크로 α입자선으로 선택적으로 방사선 치료된 세포는 다른 방사선을 받은 세포보다 심한 DNA 손상을 보여주는 것으로 나타났다. 마찬가지로, 만일 방사선 치료된 세포와 방사선 치료되지 않은 일련의 세포를 뒤섞으면,

시간이 지난 후에 양쪽 방사선 치료된 세포와 치료되지 않은 세포 둘 다 DNA 손상을 가질 수 있다. 세포 사이의 정보의 공유는 직접적인 타격이 주어지는 것보다 방사선 손상이 더 멀리 퍼지도록 허락되어지는 것처럼 보인다.

"genomic instability" (유전자 불안정성)[23]이라고 부르는 다른 기전 역시 방사선 영향은 직접 방사선 치료를 받은 세포 외에도 다른 세포에서 발생될 수 있다고 주장한다. 방사선 치료를 받은 세포에서는 방사선 손상을 관찰할 수 없으나, 이 세포들의 다음 세대에서 DNA 손상이 나타날 수 있다고 보고된다. 따라서, 비록 hormesis 현상을 입증하는 연구결과가 저선량의 방사선이 유해하지 않고, 심지어 유익할 수 있다고 제안하지만, 구경꾼 효과와 유전자 불안정성 영향을 주장하는 시험은 방사선의 영향이 상당히 피폭된 세포계에서 확산될 수 있다는 것을 제안하고 있다.

미국 국립 과학 아카데미가 내놓은 전리방사선에 의한 생물학적 영향(BEIR) 리포트 시리즈는 방사선의 위험 측정과 미국의 방사능 방호 규제에 관한 가장 영향력 있는 보고서로 알려져 있다. 이 기록에서는 방사선의 문턱 값 입증이나 hormetic 영향에 대해 결정적이 아니며, 구경꾼 효과와 유전자 불안정성 증거가 저 선량에서 암 효과를 예측하는 모델에 어떻게 영향을 미치는지에 대해서도 확실하지 않다고 결론을 내렸다.[24] 미국 국립 과학 아카데미 = National Academy of Science' s Committee

앞에서 논의된 바와 같이, 인구의 역학적 데이터에 의지하여 이 그룹은 현재 사용하는 가장 분명한 모델은 여전히 LNT 모델이라고 결론 내렸다. LNT 모델 (Linear, No Threshold (LNT) model, 선형 무역치 모델)은 아무리 적은 양이라도 위험하며 노출되는 선량에 비례하여 위험성이 커지는 질병 모델이다.

이에 대한 논쟁은 과학 단체에서 계속되고 있다. 그러나 미국과 다른 나라의 대부분의 규정 단체는 이 권고를 따르고 있다. 그러나 과학적인 결론에 도달하기 위해 이 모델이 사용될 때 문제가 재개 된다. 즉, 조작의 이유가 아니고 방사선량에서 분명한 제한을 설정하는 것과 같은 문제이다. 대중은 아무리 적은 양이라도, 방사선의 어떤 선량이 암을 초래할 수 있다고 과학적으로 결론을 내린 것일 거라고 믿게 된다. 과학자, 저널리스트, 반핵 운동가와 기타 사람들은 암 사망자 수는 작은 선량의 방사선에 기인한 것이며, 이처럼 적은 선량에 피폭된 많은 인구가 향후 기대되는 수적 추정치를 발표했다. 이것은 관찰된 데이터의 제한을 넘어선 기능적 외삽법을 구성하나 대부분의 과학자와 엔지니어는 부적절함을 알고 있다.

기억해야 할 매우 중요한 요점은 만일 방사선이 인구에서 암을 유발하면, 암은 항상 피폭 후 오랜 시간 뒤에 발생된다는 것이다. 피폭과 발현 사이의 이 기간을 질병에서 "잠복기" 라고 한다. 방사선에 의해 유발되는 백혈병의 발병은 피폭 후 5년 내지 10년으로 가장 짧은 기간이고, 고형암의 잠복기는 20년 혹은 그 이상이다. 구강 내 피폭과 같은 많은 인구의 방사선 피폭 이후 암 발생 속도가 증가를 보였다.

6.3.2.2 백혈병

급성 골수성 백혈병(AML)과 더 적게는, 만성 골수성 백혈병, 급성 림프구성 백혈병은 전신 방사선 피폭으로 기인한 악성 종양의 가장 흔한 형태들이다. 백혈병 발병의 증가는 분명히 고준위의 방사선 노출 인구에 많이 나타났다:

초기 방사선과 전문의

일본 폭격 생존자

자궁 내에서 방사선 치료를 받았던 영국인 소아

위의 경우와 같이, 백혈병은 어떤 형태 또는 5~10년 같은 암의 짧은 잠복기를 가진다. 인용된 마지막 연구는 논쟁의 여지가 많은 상태이다. 1958년, 영국 전염병 학자인 앨리스 스튜어트(Alice Stewart)와 동료는 진단 수치의 피폭이나 전리 방사선과 유년기 백혈병 사이에 통계학적으로 중요한 관계를 관찰하여 발표했다.[25] 이 소견과, 과학 아카데미(the National Academy of Sciences) 그리고 영국 의학 연구회(the British Medical Research Council)의 전문가 위원회에 의한 다른 소견은 불필요한 의료 방사선 피폭 시 중요한 감소에 기여했다. 그녀의 방법과 결론에 많은 사람들이 의문을 제기했고, 국제 과학 커뮤니티에 중요한 영향을 주었다. 스튜어트 박사는 원자력에 반대하게 되었는데, 이는 어떤 종류의 저 수치의 방사선이라 해도 암을 초래할 수 있다는 사실을 확신하고 있기 때문이다.

6.3.2.3 뼈 암

앞에서 논의한 라듐 다이얼 페인트 공장 직원의 급성 골격 손상에 추가하여, 이 인구에서 많은 골 종양이 확실시되었다. 라듐, 스트론튬, 바륨은 화학적으로 칼슘과 유사하고, 따라서 뼈에서 중요한 양을 차지하고 있고, 플루토늄도 골막, 골내막과 골소주에 집중되어 있다. 또한 세륨과 프라세리오디뮴과 같은 희토류 원소들은 동물의 골격 조직에서 현저한 흡수를 보여주었다. 이 종(species)은 통제된 동물 실험으로 광범위하게 연구되어 왔다. [26,27] 재미있게도, 일본 폭탄 생존자에게서는 뼈 암의 어떠한 통계학적 유효한 발생도 찾을 수 없었다.

6.3.2.4 폐암

폐암은 일본 폭탄 생존자에게서 분명히 보였다. 역사적으로 첫 번째 관찰된 경우는 일찍이 16세기로 고준위의 방사성 가스 ^{222}Rn[28]에 피폭된 광부의 인구였다. 이 입자종은 ^{238}U의 붕괴 계열의 산물이다(3장 참조). 우라늄을 원자로 연료와 핵무기에 제공하기 위해 캐내는 우라늄 광산의 광부에게서 많은 역학적 연구가 수행되었다. 이전의 초기 광부들은 단지 우연히 상당한 고준위의 우라늄과 관련된 광산에서 작업하게 되었다. 그리고 라돈 피폭을 기술하기 위해 Working Level이라는 "피폭" 의 특별한 단위가 도출되었다. Working Level (WL)은 라돈에서 생긴 후대 핵종이 방출할 수 있는 잠재된 방사능의 크기를 나타내는 단위로 정의되며, 1리터 공기에서 1.3 × 10^5 MeV의 알파 방사선 에너지를 방출할 것이다. 확장하여, WLM (Working Level Month)은 170시간(전형적인 작동하고 있는 1 달) 동안 1 WL 농도로 공기의 흡입으로 기인한 피폭으로 정의된다.

누적 라돈 피폭은 통계학적으로 폐암의 중요한 증가와 관련되었고, 특히 담배를 피우는 광부에게서 결정적으로 관련되었다. 방사선 피폭과 흡연의 영향은 시너지 효과를 보인다. 앞에서 본 바에 의하면 흡연과 관련하여 암의 증가를 찾는 것은 어렵지만, 역학적 방법과 통제된 동물 연구에 의하면 방사선 피폭은 분명히 폐암 증가를 초래한다. 다른 암과 같이, 가정에서 흔한 저 준위의 라돈 피폭에 대한 추정은 불확실하지만 관심 분야가 되어 왔다.

예를 들면, 미국 북동부의 몇 개 주, 테네시, 플로리다와, 콜로라도와 같은 서쪽의 일부 주의 어떤 지역에는 중요한 우라늄 광산이 자연적인 암석을 형성하고 있다. 게다가, 플로리다와 서부 주의 우라늄이나 인산 광업은 인체 피폭에 대한 가능성을 확대하는 방법으로 자연 방사능의 재분포를 일으킬 수 있다. TENR (Techologically Enhanced Natural Radiation)이라 하고, 기술적으로 증가된 자연 방사선이라 해석된다.29 광업으로 인하여 방사능이 개방된 이후, 평균 우라늄 농도보다 높은 물질이 버려진 매립지에 집이 건축될 지도 모른다. 테네시와 북동부에서는, 고준위 우라늄을 포함한 어떤 지질이 생성될지도 모른다. 이러한 구성 위에 집이 건축되면, 라돈 가스가 계속적으로 생산되어 집의 기반을 통해 집안으로 확산될 수 있다. 지하실은 더 높은 농도를 보이고 특히 현저하게 증가된 농도는 이러한 지역에 있는 가정

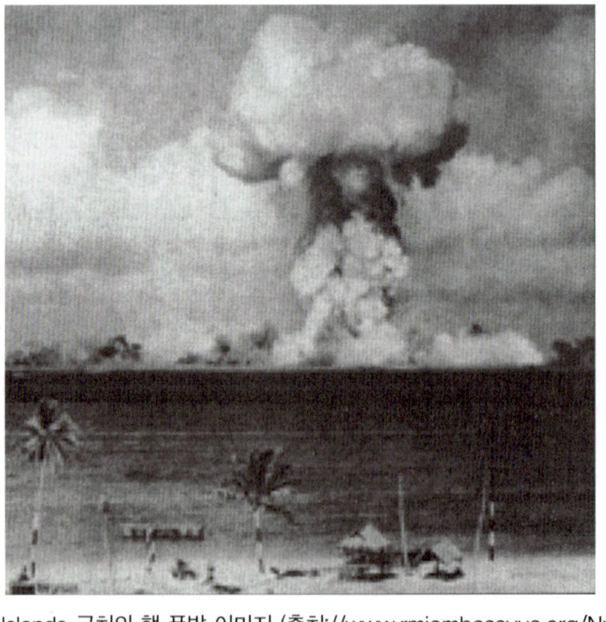

그림 6.11 | Marshallese Islands 근처의 핵 폭발 이미지 (출처://www.rmiembassyus.org/Nuclear%20Issues.htm.

에서 발견된다. 집들은 종종 공기 조절을 용이하게 하기 위해 단단히 밀폐되도록 설계되었으므로 라돈 가스와 다른 독소가 농축되어 인체 피폭은 증가된다. 피폭 수치는 암의 증가를 논증하는데 관찰되었던 양보다는 훨씬 적다. 그러나 관심은 그런 영향이 심지어 저준위의 선량에 비례하는지에 대한 불확실성이 여전히 남아 있다는 점이다.

폐암의 증가된 수치가 관찰되었던 피검자의 또 다른 인구는 X선 치료를 받은 강직성 척추염 환자들이었다.[30] 이 병은 척추의 관절과 뼈가 함께 융해된 상태이고, 주로 척추에 영향을 미치며, 심한 통증을 동반하는 진행성의 류머티스성 질병이다. 또한 다른 관절과 힘줄, 인대에 영향을 미치며, 다른 신체 기관도 영향을 미칠 수 있다. 20세기 초반에, 강직성 척추염 환자의 척추 염증을 치료하기 위해 방사선 치료가 사용되었다. 치료는 효과적이었다. 그러나 의사가 방사선 피폭에 기인한 골수의 급성 손상을 발견하고 나중에 암으로 전개될 수 있었으므로 중단되었다.

6.3.2.5 갑상선암

갑상선암은 방사선 피폭과 분명한 관련이 있다. 방사선 사용 초기 시대에 흉선 확장, 두피 백선, 여드름으로 X선 치료를 받은 소아의 경우 갑상선 암에 유효한 발병율을 나타내었다.[31] 이런 사용은 방사선의 유해한 영향이 언급되었을 때 곧바로 중단되었다. 갑상선은 신체에서 자유 요오드(free iodine)를 농축시킨다. 그러므로 방사성 요오드, 특히 ^{131}I의 섭취는 갑상선암의 증가와 연결되었다. 1954년, 태평양에서 핵무기의 지상 시험이 시행되었다. 기대치 않았던 기상 조건과 기대 이상으로 상당히 큰 무기수율이 나타났다(그림 6.11). 근처의 Rongerik, Rongelap, Ailinginae와 Utirik atolls(Marshall 섬 주민)에 의지하여 생활하고 있던 많은 사람들은 핵 무기로 인한 낙진을 피하기 위해 담요로 덮었다. 낙진은 상당한 신체 피폭, 방사선 피폭으로 인한 피부 병변, ^{131}I의 섭취를 초래했다.[32] 비록 비교적 작은 인구였지만, 다른 신체 조직의 암뿐만 아니라 갑상선암과 갑상선의 다른 악성 종양에 유의한 숫자가 관찰되었다. 그리고 피검자는 잠시 동안 추후관리 되었다. 결국, 이들의 후손은 미국 정부에 의해 이 비극적인 결과에 대해 보상받게 되었다.

1986년 4월, 원자력 산업의 역사 이래 최상의 재해가 Ukraine[33]에 있는 체르노빌 원자력 발전소에서 발생했다. 이 사건은 서투른 발전소 조작자에 의하여 설계된 심각한 착오로 인한 결함이 있는 소비에트 원자로에 의한 결과이다. 이 사고로 원자로 1개가 파괴되었고, 방사선 피폭으로 31명의 사람이 죽었다. 급성 피폭의 또 다른 100-150 사례가 확인되었다(피검자는 회복되었다). 멀리 떨어진 곳에서 급성 방사선 효과는 없었으나 벨로루시, 우크라이나, 러시아, 동 유럽의 영역의 큰 영역은 다양한 정도로 오염되었다. 오염된 지역의 소아와 청년기에게 나타난 갑상선암 다수 사례는 사고 장소로부터 ^{131}I 방출에 대한 피폭과 연결되었다. 또한 요오드의 다른 단반감기 동위원소는 소아의 갑상선에 받은 방사선량과 관련될 수 있다.

6.3.2.6 유전성 영향

방사선으로 인한 유전적 영향은 쥐와 초파리를 포함한 동물 실험에서 분명히 논증할 수 있었다. 그러나 일본 폭탄 생존자와 의료 인구, 체르노빌 재해에 의해 영향을 받는 인구에서는 결코 나타나지 않았다. 암과 같이, 화학 약품, 방사선 또는 다른 변이 유발제에 대한 과잉 피폭 없이도 인간의 인구에서 계속적인 돌연변이의 자연발생속도가 있다. 200명의 임신 여성 중의 약 1명은 염색체 이상으로, 그리고 모든 임신 여성 중 3-4%의 아기에게 어떤 이상이 나타난다. 이 기준선보다 위에 있는 증가는 방사선으로 유발되는 유전적 영향에 대해 독특한 용어로 배가 선량(Doubling Dose)이라고 한다. 배가선량은 방사선에 의한 유전자 돌연변이가 선량에 비례하고 그 질이 자연 발생의 것과 동질이라 할 때 방사선에 의한 유전적 장해를 평가하는 하나의 척도이다. 이것은 자연 돌연변이의 발생률을 2배로 증가시키는데 요하는 선량이다.

배가 선량은 생식선에 대한 방사선량이 주어진 인구에서 "자연발생적" 속도를 초과하며, 결국 유전성 결손의 이중성을 표현한다. 일반적인 발암 리스크 모형에서, 방사선의 주어진 선량의 절대적 혹은 상대적 위험도를 보통 표현하는데, 여기서 이 특정 종단점, 즉 결손의 기준선 속도의 두 배를 초래하는 특이 선량을 말한다.

다음 장에서 누적 방사선 피폭으로 유전적 영향에 의한 관계가 방사선 선량 한도의 감소 후에 여러 해 동안 어떻게 구동력이 되는지를 공부할 것이다. 동물 자료는 중요한 유전적 영향의 증가가 방사선 피폭 인구에서도 보일 것이라고 제안했다. 그리고 이것은 근로자와 대중의 초기 저 선량 제한에 압력을 주기 위한 일차 원인이었다. 8 장에서 공부할 위험 가중 인자(Risk weighting factors)는 또한 생식선에 대해 가장 크고, 동물 연구로부터 추론된 것과 같이 유전적 영향의 위험과 연관된다. 그러나 국제 방사선 방호 위원회의 가장 최근의 권고에서 위험 가중 인자는 상당히 감소했다. 이는 아마 많은 시간이 지났고 어떠한 중요한 영향도 인구에서 입증되지 않았다는 사실이 가중 인자에 반영된 것 같다.

6.3.2.7 발암 리스크의 수학 모델

이 단원에서는 주제를 깊게 다룰 수는 없다. 그러나 발암 리스크를 표시하는 접근법의 개요와 약간의 수학 모델 결과가 주어진다. 이 주제에 대한 가장 영향력 있는 그룹의 문서는 미국 과학 아카데미 위원회의 BEIR(전리방사선에 의한 생물학적 영향)이다. 그들은 지난 50년 동안 몇 가지 중요한 기록을 주기적으로 발표했다: 가장 최신의 것은 BEIR VII이다.[23] 우리는 함수를 사용하여 일반화된 선량-반응 곡선을 기술할 수 있다:

$$F(D) = (\alpha_0 + \alpha_1 D + \alpha_2 D^2)\exp(\beta_1 D - \beta_2 D^2)$$

여기서, F(D)는 선량 D에서의 발생률이다. α_0는 자연적이거나 자연발생적인 비율이다. 그리고 다른 파라미터는 다른 암 유형(얼마간 0이었을지도 모른다)에 대한 데이터에 해당된다. 관찰된 암의 비율은 선량을 높이는 것에 따라 증가한다는 점을 주의하였으므로 일반적으로 이 계수 α와 β는 양수이다. 방정식에는 1개의 음의 계수 β가 있고, 이것은 세포 사멸이 발생하기 시작하는 고 선량에서 나타난 암의 감소를 설명한다. 그리고 세포는 암을 표현할 기회가 없다(그림 6.12).

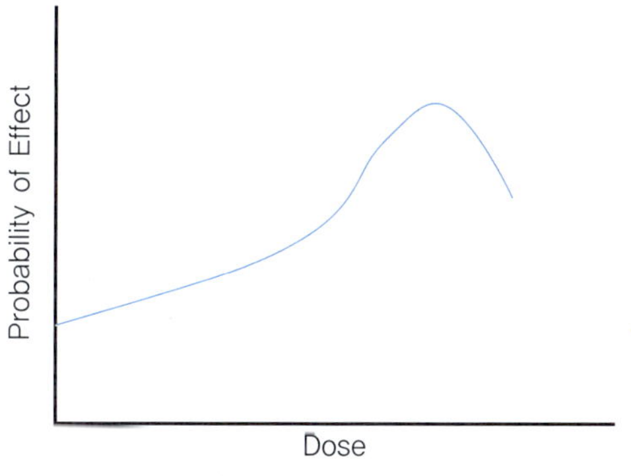

그림 6.12 | 확률적 영향의 유발에 대한 일반적인 곡선

지속적인 노력으로 일본 폭탄 생존자의 실제 선량을 측정하여 평가와 재평가하였고, 받은 방사선량의 기능으로 관찰된 암 속도의 소견을 평가하였다. 가장 최근의 평가로, BEIR 위원회는 백혈병과 유전적 영향을 제외한 모든 암에 대해 데이터는 LNT 모형(linear no-threshold)과 "일치하지 않는다" 라고 결론을 내렸다. (그림 6.13). 백혈병 자료는 선형 - 2차 곡선 함수에 가장 적합하다(즉, α_1와 α_2두 용어는 제로가 아니다).

또한 발병은 절대 리스크(absolute risk) 혹은 상대 리스크(relative risk)로 표현될 수 있다. 절대 리스크는 결과 속도에서 피폭군과 대조군 사이에 절대적인 계차를 준다. 상대 리스크는 대조군의 결과 확률에 의해 나누게 되는 피폭군의 결과 확률을 표현한다. 절대 리스크는 방사선에 의한 암 발생률이 자연발생률에 관계없이 일정하다. 상대 리스크는 발생률이 자연발생률에 비례한다.

(절대) 리스크 모델:

$$\gamma(d) = \gamma_0 + f(d)g(\beta)$$

(상대) 리스크 모델:

$$\gamma(d) = \gamma_0[1 + f(d)g(\beta)]$$

$f(d)$ = d에 대한 함수

i. 선형 모델 (예를 들면, 폐, 유방, 소화관) $f(d) = \alpha_1 d$

ii. 선형 - 2차 곡선 모델 (백혈병) $f(d) = \alpha_1 d + \alpha_2 d^2$

$g(\beta)$ = 다른 변수의 함수

i. 예를 들면, 호흡기: $g(\beta) = \exp[\beta_1 \ln(T/20) + \beta_2 I(s)]$

ii. T = 피폭 후 연령, 년.

iii. 1(S) = 여성이면 1, 남성이면 0.

γ_0 = 특정 암으로 인한 사망의 특정 연령- 배경 리스크(background risk).

d = 등가 선량(Sv). α와 β는 파라미터에 맞춰진다.

최신 데이터는 절대 리스크 모델 보다는 상대적 리스크 모델의 사용을 지원한다. 일본 인구에서 관찰된 암 발생에서 일반적인 사례로 추정하는 외삽법은 2가지 중요한 수정 사항이 필요하다고 생각된다:

- 선량-선량률 효과 인자(DDREF)의 응용. 일본 피폭 인구는 매우 높은 선량율로 고선량에 피폭되었다. 이에 반하여, 일상적으로 관계되는 대부분의 피폭은 저 선량과 저 선량율에 포함된다. BEIR 위원회는 이 인자는 1.1과 2.3 사이에 있어야 하고, 1.5의 값을 사용했다고 생각했다(표 6.3 참조).

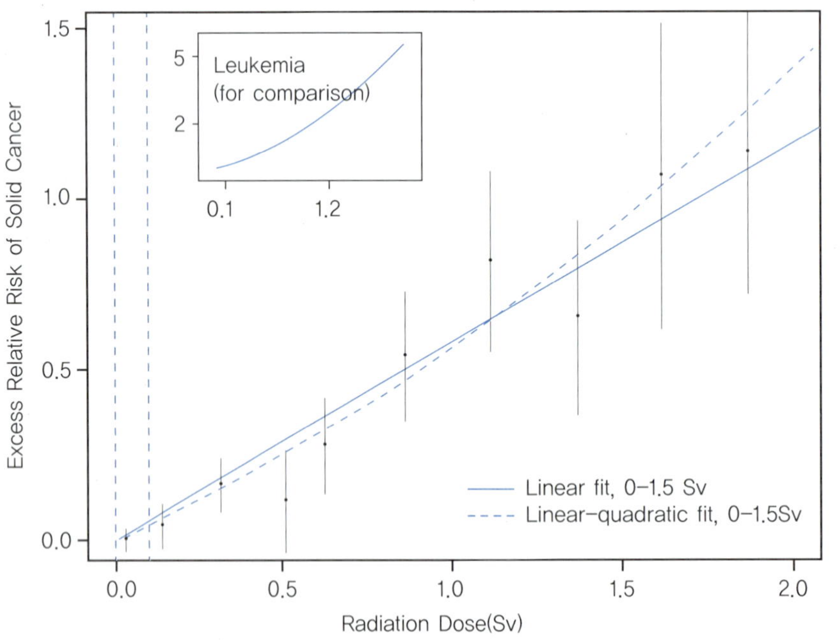

그림 6.13 | 과잉 상대 리스크는 –1.0과 같다. 피폭 인구의 질환 비율을 비 피폭인구의 비율로 나눔(BEIR VII 보고서에서 발췌.24)

- 일본 인구는 암의 다른 기준선 리스크를 지닌다. 그러므로 일본 인구의 절대 리스크나 상대 리스크를 다른 인구에서 추정하는 외삽법은 일부 수학 원리가 적용되었다.

BEIR VII의 평생 위해도 모델은, 대략 100 명 중 1명이 0.1 Sv의 선량에서 암으로 전개될 것이며, 이에 반하여, 100명의 사람 중의 42명은 고형암 또는 방사선 피폭과 관계 없이 다른 원인으로 인한 백혈병으로 전개될 것이라고 예측한다.

6.4 세포 생존 연구

지금까지 피폭 이후 방사선에 생체나 유기체의 개별 조직에 미치는 중대한 영향을 보았다. 방사선의 생물학적 효과에 대한 많은 정보는 수년간 세포 배양의 직접적인 실험을 사용하여 얻어졌다. 물론, 방사선 핵종이 주의 깊게 조정될 수 있을 때 실험과 관련된 변수를 통제하는 것은 아주 쉽다. 연구 시스템은 간단하고 균일할 수 있으며, 결과는 원하는 어떤 시간 후에 평가한다. 자유 리디칼의 연구에서 며칠에서 몇 주 후, 혹은 마이크로 초 후를 예로 들 수 있다. 일단의 세포가 방사선 피폭 이후, 연구에 가장 일반적인 개념은 세포 생존에 대한 연구이다. 전형적으로, 방사선 치료된 세포의 살아남은 부분의 자연 로그는 받은 선량에 반대하여 도면상에 나타난다(그림 6.14).

표 6.3 위원회의 선호 추정치. 모든 고형암과 95%의 자각적 신뢰 구간을 지닌 백혈병에 대한 발생률과 사망률을 평생 귀속 위험도(LAR)로 추정한 값이다. 100,000 명의 피폭받은 사람당 경우의 수 또는 사망 수.]

	All solid cancer		Leukemia	
	Males	Females	Males	Females
Excess cases(including non-fatal cases)from exposure to 0.1Gy	800(400,1600)	1300(690,2500)	100(30,300)	70(20,250)
Number of cases in the absence of exposure	45,500	36,900	830	590
Excess deaths from exposure to 0.1 Gy	410(200,830)	610(300,1200)	70(20,220)	50(10,190)
Number of details in the absence of exposure	22,100	17,500	710	530

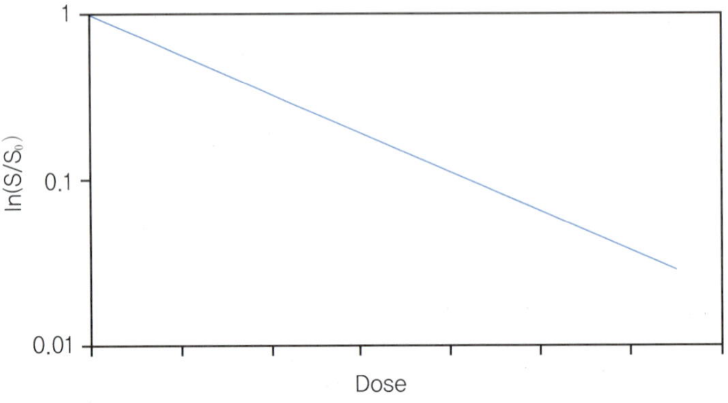

그림 6.14 | 세포 생존 곡선: 고 LET 방사선, 단순 지수

가장 간단한 생존곡선은 단순 지수이다:

$$S = S_0\ e^{-D/D0}$$

여기서 S는 살아남은 부분이고, S_0는 방사선 치료된 세포의 원시 숫자이다. D는 받은 선량이다. D_0은 곡선 경사의 음의 역수이고, 평균 치사량이라고 불린다. 세포가 선량 D_0을 받았을 때, 살아남은 부분은 0.37로 1/e다. 또한 절반 인구를 죽일 방사선의 치사량, 혹은, LD_{50} 이상으로 정의했으므로, 이 선량은 D_{37} 선량으로 언급될 수 있다. 일반적으로 말해서, 높은 LET를 지닌 입자는 이 형태의 생존곡선을 보여줄 것이며, 저 LET의 입자는 복잡한 곡선을 가질 것이다. 식은 다음과 같다:

$$S = S_0\ [1-(1-e^{-D/D0})^n]$$

여기에서 n은 세포를 비활성화시키기 위해 타격이 필요한 표적의 수로 가정한다. $n=1$이라면, 방정식은 위에서 보여준 좀 더 간단한 형태로 감소한다. 그러나 보통 곡선은, 세포 생존에 어떤 중요한 영향이 나타나기 이전에 어떤 양의 선량을 받아야 한다는 것을 표시하는 "어깨값(shoulder)"이 있다. 더 높은 선량에서, 곡선은 경사 $-1/D_0$로 보통 선형 외형에 이른다. 만일 선형 부분이 영 선량으로 되돌려져 외삽 추론된다면, 외삽치 n에서 y-축 d를 차단할 것이다. 외삽치 n은 수치적으로 세포의 생존에 관련되어 가정된 표적의 개수와 같다(그림 6.15).

몇 가지 인자는 방사선의 LET 이외의 선량-반응 함수의 외형에 영향을 미친다:

- 선량율: 고정 선량 D가 전달되는 선량율이 감소됨에 따라 세포 집단의 LD_{50}은 분명히 증가할 것이

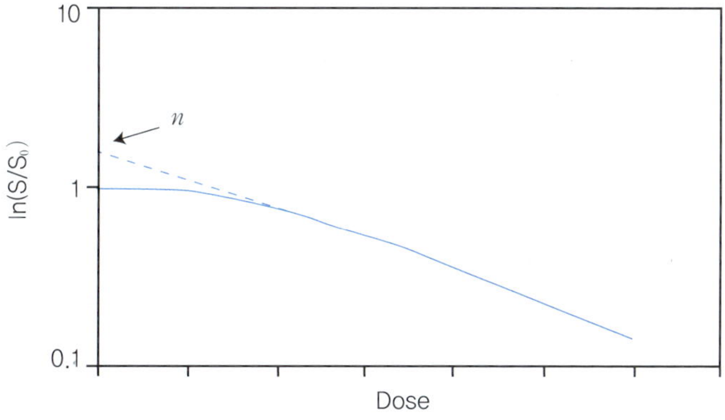

그림 6.15 | 세포 생존 곡선: 저 LET 방사선, "shoulder"와 외삽치

다. 세포는 방사선 손상을 회복시키는 상당한 능력이 있으며, 회복 시간이 허용된다면, 더 많은 방사선을 견딜 수 있다.

- 선량 분할법: 세포에 누적 선량 D가 주어지면 즉시 조사되는 대신에 각각 분수 D/N으로 전달된다. 세포 생존 곡선은 모두 연관된 일련의 어깨를 표시할 것이다. 왜냐하면 세포의 회복은 다시 진행되기 때문이다. 이것은 종양 조직으로 여전히 치사량이 조사되는 동안, 회복을 위한 건강한 조직에게 시간을 허용하기 위해 방사선 치료 과정에서 사용되는 전략이다.
- 산소의 공존: 조직에 있는 용존 산소는 조직이 높은 방사선 감수성을 갖도록 한다. 저산소 세포는 상당히 방사선 저항성인 것으로 알려진다.

산소의 영향은 때때로 산소 효과비(OER, Oxygen Enhancement Ratio)로 표현된다. OER은 산소가 존재하는 상태와 존재하지 않는 상태에서 세포 생존곡선의 곧은 부분의 경사 비율이다.

6.5 상대적 생물학적 효과비 (Relative Biological Effectiveness, RBE)

선량-반응 곡선의 정확한 형태는 방사선 치료된 세포의 유형, 사용된 방사선의 유형과 에너지, 연구된 생물학적 종단점에 의존한다. 지금까지 종단점으로서 단지 세포 불활성화 또는 세포사에 대해 언급했다. 그러나 세포 사멸의 특정 수치 (37%, 10%의 생존, 등), 종양 발생성 변형, 염색체 일탈 유발과 같은 다른 종단점도 고려할 수 있다. 역사적으로, 세포 연구에서 가장 많이 연구된 방사선의 형태는 250kVp X 선이었다. 같은 종단점을 생산하기 위해 같은 세포 집단에서 다른 방사선의 영향을 연구할 때, 모든 방사선은 같은 선량 수치에서 "참조" 방사선과 같은 효과를 생산하지 않는다는 것을 알 수 있다. 만일 주어진 방사선 유형의 선량 D′주어진 실험에서 참조 방사선의 선량 D와 같은 생물학적 종단점을 나타낸다면, 상대적 생물학적 효과(RBE)라고 불리는 양을 다음과 같이 정의할 수 있다.

$$RBE = \frac{D}{D'}$$

그래서, 예를 들면 참조 방사선 1Gy의 선량이 특별한 세포 생존 수치를 생산한다면, 단지 알파 방사선의 0.05Gy 만이 세포 사멸의 같은 수치를 생산한다. 이 실험에서 α입자에 대한 RBE가 20이다라고 말한다.

RBE는 방사선 LET에 상당히 의존적이다.

고 LET 방사선은 일반적으로 높은 RBE를 가진다.(250kVp의 X 선이 일반적으로 저 LET 방사선으로 간주된다.) 두 변수의 관계는 직접적으로 선형이 아니다. 그러나 매우 높은 LET 값이 도달될 때까지, LET와 RBE의 양의 상관 관계는 분명하다. 매우 높은 LET 값에 도달하면 세포의 "과잉사멸(overkill)"은 RBE가 빨리 증가하지 않게 한다.

앞에서 선택된 수의 예제에서, 일반적으로 α입자에 대한 RBE는 정확하게 권장된 W_R 값과 같다라는 점에 주의해야 한다. W_R 값은 방사선 방호에서 사용되는 방사선 가중 계수이다. 이 W_R 값은 매우 밀접하게 RBE 값과 연결되지만, 이 값은 항상 평등하지만은 않다. 일반적으로, W_R 값에 지정된 값을 설정하기 위해 RBE의 보존 값이 사용되었다. 앞에서 "선질 계수"라 했던 것을 상기한다. RBE 값에 대하여 기억해야 할 중요한 것은, 세포 유형, 방사선 유형, 방사선 선량 같은 실험적 상태와 연구를 위해 정의된 생물학적 종단점에 매우 의존적이라는 것이다. 반면에 방사선 가중 계수는 모든 상황에서 방사선의 유형에 적용될 단일 값이다. 방사선 가중 인자는 실질적인 문제를 풀기 위해 사용되는 조작 가능 수량이다. 실질적 문제의 예는 일상적인 방사선 피폭으로부터 근로자를 가장 잘 방호하는 방법 같은 것이다. RBE는 방사선 생물학 연구에 쓰이는 과학적인 수량이다.

참고문헌

1. http://www.accessexcellence.org/AE/AEC/CC/historical_background.html
2. http://www.physics.isu.edu/radinf/chrono.htm
3. Ross Mullner.Deadly Glow.The Radium Dial Worker Tragedy.American Public Health Association, Washington, DC, 1989.
4. http://www.radford.edu/~wkovarik/envhist/radium.html

12. Bergonie J.and Tribondeau L..(1906).De quelques resultats de la Radiotherapie, et esaie de fixation d' une technique rationelle.Comptes Rendu des Seances de I' Academie des Sciences, 143, 983-985.
13. Kimball JW.Kimball' s Biology Pages, http://users.ren.com/jkimball.ma.ultrnet/BiologyPagcs/B/Bood.html#formation, 2006.
14. J.Greene.D Strom.Would the Insects Inherit the Earth? And Other Subjects of Concern to Those Who Worry About Nuclear War.(1988) Pergamon Press, McLean.VA.
15. Jean Mare Bertho, Nina M.Griffiths And Patrick Gourmelon.(2004) The Medical Diagnosis And Treatment Of Radiation Overexposed People.Eleventh Congress of the International Radiation Protection Association, Madrid, Spain.
16. Cutaneous Radiation Injury: Fact Sheet for Physicians.Centers for Disease Control and Prevention, 1600 Clifton Rd, Atlanta, GA 30333.USA,
http://www.bt.cdc.gov/radiation/criphysicianfactsheet.asp
17. http://www.bt.cdc.gov/radialion/criphysicianfactsheet.asp
18. Thomas B.Shope.Radiation-induced Skin Injuries from Fluoroscopy.US.Food and Drug Administration, Center for Devices and Rodiologcal Health, Washinglon, DC.1997. ttp://www.fda.gov/cdrh/rsnaii.html
19. International Atomic Energy Agency.The Radiological Accident In Yanango.International Atomic Energy Agency, Vienna, Austria, 2000.
20. For example, Pierce DA, Shimizu Y, Preston DL., Vaeth M, Mabuchi K, Studies of the mortality of atomic bomb survivors, Report 12, Part I.Cancer: 1950-1990 Technical Report No.11-95.Radiat Res 146:1-27, 1996.
21. Edward J.Calabrese and Linda A.Baldwin.Hormesis The Dose-Response Revolution.Annu.Rev. Pharmacol.Toxicol.2003.43:175-97.
22. Eric J.Hall, The: Bystander Effect, Health Phys.85(1):31-35: 2003.
23. William F.Morgan, Non-targeted and Delayed Effects of Exposure to lonizing Radiation: II.Radiation-Induced Genomic Instability and Bystander Effects In Vivo, Clastogenic Factors and Transgenerational Effects.Radiation Research 159, 581-596 (2003).
24. National Academy of Sciences.Health Risks from Exposure to Low Levels of Ionizing Radiation: BEIR VII Phase 2.The National Academics Press,.Washington, DC, USA, 2006.
25. Stewart AM, Webb KW, Hewitt D (1958) A survey of childhood malignancies BMJ i 495-508, 1958.
26. Raabe, O.G., S.A, Book, N.J.Parks, C.E.Chrisp, and M.Goldman.(1981) Lifetime studies of 226Ra and 90Sr toxicity in beagles - A status report.Radiat, Res.86:515-528.
27. Lloyd RD, Mays CW, Atherton DR.(1976) Distribution of injected226 Ra and 90Sr in the beagle skeleton.Health Phys.Feb:30(2): 183-9.).

참고문헌

28. For example, B Grosche, M Kreuzer, M Kreisheimer, M Schnelzer, A Tschense, Lung cancer risk among German male uranium miners: a cohort study, 1946-1998, British Journal of Cancer 95, 1280-1287, 2006.
29. 30. N Feltelius, A Ekborm, and P Blomqvist. Cancer incidence among patients with ankylosing spondylitis in Sweden 1965-95: a population based cohort study. Ann Rheum Dis. 1003 December, 62(12): 1185-1188, 2003.
31. Raymond J. Carroll. Thyroid Cancer Following Scalp Irradiation: A Reanalysis Accounting for Uncertainty in Dosimetry. Biometrics 57 (3), 689-697,2001.
32. Steven L.. Simon, Andre Bouville, Charles E. Land, Fallout from Nuclear Weapons Tests and Cancer Risks, American Scientist, Volume 94 Number 1 page 48, 2006.
33. Jim Smith and Nicholas A. Beresford, Chernobyl: Catastrophe and Consequences. Springer. New York, 2005.

방사선 피폭 규제의 기반 7

방사선 방호 표준의 개발은 지난 세기 동안 나소 섬차적으로 발생했다. Lauriston Taylor1는 생각의 변화를 특징 짓는 방사선 방호 표준 개발에 열 가지를 시간대로 정의하고 있다. 그의 시간 구조 분류에서 방사선 방호 표준 규격의 발달사를 보기로 한다.

7.1 Period 1: 1895-1913

1895년 뢴트겐이 X-선을 발견하고, 1896년 베크렐이 방사능을 발견한 후에, 테일러는 방사선 방호의 필요성을 확인하는 것을 주의시켰다. 그러나 어떠한 단체도 표준 규격을 공식화하려고 하지 않았다. 1913년, 독일 방사능 학회(German Radiological Society)의 X-선 방호 측정 분야에서 방사선 상해로부터 방사선과 전문의를 보호하기 위한 9 단계의 방호를 약술하였다. 개인 방호를 위한 납 두께의 요구량이 지정되었다 (튜브 전압 등을 지정한 것은 아니다).

7.2 Period 2: 1913-1922

1915년과 1921년, 영국 왕립 의학협회(Royal Society of Medicine)의 X-선과 라듐 방호 위원회(X-Ray and Radium Protection Committee)는 X-선 사용자와 라듐을 다루는 사람의 위험과 대책을 제안하는 요약 보고서를 발표했다. 안전 대책은 X-선 튜브의 보호막과 시간에 대한 제한, 보호장갑 사용, 적당한 환기를 제공하고 전기 장비를 적절히 사용하고 주의하며 라듐 핵종을 사용함에 있어서 석회를 감소하고 거리를 늘리는 순서로 사용하는 것을 포함하고 있다. 1922년 George Pfahler는 미국 라듐 협회(American Radium Society)에서 연설을 통해 기본적으로 영국의 권고와 일치하는 라듐 사용자와 X-선 사용자에 대한 일련의 방호 조치를 설명했다.

7.3 Period 3: 1922-1928

영국 X-선 및 라듐 방호 위원회(The British X-ray and Radium Protection Committee)는 확대되고 개정된 권고안을 발표했다. 권고안과 선행 문서들이 제2차 국제 방사선의학 회의 (the Second International Congress on Radiology)에 제출되었을 때, 표준으로 선도하는 첫 번째 포괄적인 권고안 세트로 알려질 수 있었다.

또한 노르웨이의 여러 안전위원회는 방호 기준의 공식화를 검토했다. X-선 장비의 구매나 사용에 어떠한 라이선스(허가) 절차도 두지 않았다. 권고안은 의학생을 위한 시설과 최소한의 요구사항을 허가하는 것으로 작성되었다.

1925년, A.Mutscheller 박사는 내성 선량의 개념을 제안했다. 여러 기관에서 만들어진 몇 가지 측정을 바탕으로, 그는 1개월 당 홍반 역치량의 1/100에 해당하는 수준에 도달했다. 그는 이것이 그가 참조한 "R 단위" 값인지는 명확하지 않았지만, 나중에 "R 단위"의 수치와 연관시켰다. 하지만, 이 안전 한계는 전적으로 Mutscheller의 판단에 따라 되었으며, 관찰된 생물 학적 효과의 부재로 연관된 수준과 직접 관련되지 못했다.

거의 동시에, 완전히 독립적으로, 스웨덴의 R. 시버트는 한 해에 피부 홍반 선량의 1/10이 방사선 종사자들에게 허용 되는 값이라고 결론 지었다. 또한, 영국 단체는 하루에 피부 홍반 선량으로 0.00028의 값을 제안했다. 독립적으로 파생된 지침 세 가지 모두가 어떻게 거의 정확하게 같은지 흥미롭다.

그러나 이 시기에 다른 실험에서 사용된 수량 및 단위에 대해 상당한 혼란이 있었다. 방사능 단위와 측정에 관한 국제위원회 (ICRU)는 System 국제 (SI) 단위 시스템을 제외하고, 지금까지 잔존하는 뢴트겐(R)의 정의를 처음으로 표준화했다. 단위와 측정에 관한 국제위원회 (ICRU, the International Commission on Radiological Units and Measurements) 일부 연구자들은 즉시 주어진 피폭에 홍반을 생성하는 다양한 X-선 에너지의 다른 가능성에 대해 밝히는 "선질 계수(quality coefficient)"에 대한 필요성을 인식했다. 이 시점에서, 측정된 피폭 수치를 관찰한 결과와 허용할 수 있는 일상적인 피폭 수치를 규정하는 시도와 함께 다른 학부의 경험을 보는 연구가 확산되었다.

1928년, X-선 및 라듐의 안전한 사용을 위한 표준을 도출하기 위해 국제위원회가 조직되었다. 처음에는 X 선과 라듐 보호 국제 위원회(ICXRP)라고 이름 지었고, 이 단체는 실제로 국제 방사선 방호 위원회((ICRP, International Commission on Radiological Protection)의 첫 번째 조직이었다. 원래 회원은 LS 테일러 (미국), G. 그로스만 (독일), I. 솔로몬 (프랑스), R. 시버트 (스웨덴), Dr. Ceresole (이탈리아), 명예비서로 영국에서 온 멜빌과 Drs. Kaye였다.

7.4 Period 4: 1928-1934

미국에서는 지역 자문 단체의 인식 요구가 X-선과 라듐 보호 자문위원회(ACXRP)의 조직화를 선도하였다. L. 테일러가 의장을 맡았고, 또한 W. 쿨리지, G. 파일라, R. 뉴웰, H. 판코스트, W. 쉬니, 그리고 F. 우드가 참여 하였다. 그들의 의제는 미국 내에서의 기존의 규정을 검토 및 평가하고, 새 규정에 대한 상세한 방향을 전개했다. 여러 회의와 몇 가지 사전 보고서가 발표된 후, ACXRP는 직접 측정 단위로 정의된 첫 번째 피폭 한계를 제안했다. 이것은 Mutscheller의 제한으로 매달 피부 홍반 선량의 1/100로 규제에 묶였지만[2], 요인에 의해 축소되었다. 이 제한은 약 25 R/year에 해당하는 0.1 R/day이었다. 이 값은 자문단체가 채택된 첫 번째 실제 방사선 한계이고, 1934년에 게시되었다.

얼마 되지 않아서, ICXRP는 0.2R/day의 한계를 권고하는 보고서를 발표했다. Mutscheller의 제안된 한계가 있는 다른 감소 계수의 사용 때문이었다. 그러나, 이러한 제한은 투여량과 효과에 대하여 어떤 생물의학적 관찰에도 연결되지 않았고, 그 당시에는 단지 많은 물리학자의 가장 좋은 판단뿐이었다. 또한, 방사선의 외부 선원에 대한 내부 선량의 내성과 라듐과 같은 내부 방사체의 허용되는 체내 축적물 사이에 어떠한 연결도 없었다. 이 기간 동안 또 다른 흥미로운 논의가 일어나 25 년 동안 계속되었고, 잠재적인 과잉 피폭으로 어떤 영향을 중화하는 방사선 종사자를 위해 연장 휴가를 사용하였다.

7.5 Period 5: 1934-1941

X선 피폭에 관한 권고안은 라듐 감마선에 대한 외부 피폭과 X-선 투시 치료기 사용을 포함하는 많은 다양한 상황에 적용되었다. 유전 위험에 대한 최초의 논의도 시작되었다. 낮은 수준의 방사선은 유전자

손상을 일으키는 누적 효과를 만든다는 유전학자의 믿음은, ACXRP에서 한계를 0.1 R/day 에서 0.02 R/day (25-5 R/year)로 낮추는 제안에 기여하였다. 위원회 활동이 전쟁 중에 정지되었기 때문에 어떠한 행동도 취하지 못했다. ACXRP가 1946년에 재편성되었을 때, 그 때부터 국립 방사선학 보호(NCRP)위원회라는 명칭을 얻었다.

이 시간 동안 다른 중요한 발전은 방사선 발광 화합물에 대한 신체 안전을 설정하기 위한 초기 시도였다. 1930년대 말에, 라듐 다이얼 근로자의 신체에서 방사선으로 유발된 영향이 명백해졌다. 1941년 ACXRP의 보고서는 다음 사항을 제안했다. (1) 신체에 대해 라듐은 0.1 ㎍로 제한한다. (라돈 발산 표시). (2) 작업장에서 라돈은 10 pCi/liter 로 제한한다. (3) 전신 피폭에 대해 감마 광선은 0.1 R/일 로 제한한다.

다음 30~40년간 라듐의 체내 축적물은 실질적으로 변경되지 않았다. 그리고 이것은 다른 내부 방사체의 체내 축적물 평가를 위한 기준점이 되었다.

7.6 Period 6: 1941-1946

원자력 공급과 선원의 발견은 방사선 방호의 새로운 과다한 문제를 만들었다. 그러나 이러한 발전은 이 분야의 연구 자금 조달뿐만 아니라 다양한 경험을 일으켰다. H. Parker의 지휘 하에 맨해튼 프로젝트의 경험에서 많은 방사선 방호 실천의 기반이 되었다.

프로젝트 활동은 비정상적인 핵종과 “sky-shine”을 고려한 배치에 대한 차폐, 산란 방사선의 고려, 다양한 내부 피폭, β방사선 피폭, 여러 가지 새로운 방사성 핵종과 화합물에 대한 내부 피폭, 폐기물 처리, 개인 오염 등을 포함한 새로운 안전 문제의 다양성을 열었다. 방사선의 다른 형태의 기여를 표현하는 단위의 발전은 여기에서 시작되었다. rep(x-ray 등가 물리량, roentgen equivalent physical)은 연조직에서 83 ergs/g의 침전을 초래하는 이온화 방사선 종류의 양이었다. rem(인체 뢴트겐 당량, roentgen equivalent man, 렘)은 다른 방사선 종류의 생물학적 효과를 식별하기 위해 개발되었다. 이 용어가 사용되지 않았지만, 첫 번째 선질 계수가 도출되었다.

이 프로젝트는 내부 피폭을 통제하기 위해 라듐 한계를 0.1㎍으로, 외부 피폭을 제한하기 위해 0.1 R/일 내성 선량을 사용하게 했다. 또한 피부 피폭에는 별도로 제한을 하였고, 0.1㎍의 라듐 체내 축적물은 대략 1일 당 0.16 rem 에서 뼈에 영향을 초래한다고 인식했다. 따라서 첫 단계로 전신과 신체 일부 피폭에 대한 다른 표준 규격의 진화를 보았다.

광범위한 작업으로 침입 경로, 부분 흡수, 신진 대사, 선량 측정 연구를 포함한 내부 방출에 대한 표준 연구가 이루어졌다. 허용 용량을 초래하는 여러 가지 종류의 체내 축적물이 도출되었다. 또한 "표준인간" 을 정의할 첫 번째 시도가 되었다.

7.7 Period 7: 1946-1953

바로 NCRP의 재편성 이후, 허용되는 외부 허용 선량 (Permissible External Dose) 에 관해 소위원회는 직업성 피폭에 대해 권고된 한도의 새로운 세트를 문서화했다.

광자에 대한 전신 피폭 한도는 0.1 R/day (0.5 R/week)에서 0.3 R/week 로 줄여지도록 추천되었다.

손의 피폭은 광자 1.0 R/week, 또는 β선 1.0 rep/week으로 제한하였다.

보고서의 기초는 실제 제안된 한도를 전신에 대해 광자 1.25 R/month, 광자 4.2 R/month, 손에 대해 광자 4.2 R/month로서 월 단위로 전환했다. 추가로, 평생 전체 피폭과 우발적 피폭에 대한 값이 주어졌다.

단일 피폭으로 전신 45세 이하이면 25 R, 45세 이상이면 50 R, 손 150 R

누적 피폭, 전신, 300 R; 누적 피폭, 손, 1000 R. 임산부에 대한 제한(단일 피폭 25 R) 및 18세 이하 근로자의 제한 (앞의 제한의 10 분의 1) 도 명시되었다. 생식선 피폭은 실행 가능한 0.3 R/week 수준 이하로 유지할 것을 제안하였다. 또한 상대적 생물학적 효과 인자도 지정되었다(x, y, β에 대해 1; 양성자와 열중성자에 대해 5; 알파와 고속 중성자에 대해 10).

다음 회의는 내부 방사체를 다루고, 맨해튼 프로젝트에 참여한 K. 모건의 기준에 집중했다. 위해 장기의 섭취량, 신진대사, 선량에 대한 여러 가지 고려사항은 근로자의 안전을 보장하기 위해 검출되어야 하는 공기, 물, 생물학적 노폐물에서 방사성 핵종의 농도를 규정하도록 이끌었다.

1949년 7월, 캘리포니아 주에서는 일반적인 안전상의 주의에서 일련의 방사선 안전 표준 규격을 모든 산업에 제안했다. 이것은 미국 방사선 방호측정심의회(NCRP)에 의해 보여진 최초의 제안서였다. NCRP는 문서에서 일부 오역을 수정하기 위해 대응했다. 그러나 캘리포니아 활동의 실제 중요성은 NCRP가 중앙 안전성 표준 규격의 보급을 시작하기 위하여 원자력 위원회(AEC, Atomic Energy Commission)와 대화의 창을 열도록 한 것이다. 지금까지는 NCRP는 규정 골자를 이루는 권고안을 적극적으로 피했다, 왜냐하면 유연성이 없고 기술적으로 불량한 고려점을 포함시킨 두려움 때문이었다.

한 편, 1950년, ICRP(국제 방사선 방호 위원회)는 국가간의 권고안을 연구하기 위한 회의를 열었다. 권고안에서, 어떤 새로운 의견이 나왔다. 첫 번째로, 그들은 발암성과 유전 영향의 차이를 명확히 공표했다. 공기와 물의 방사성 핵종의 최대 허용 농도의 개념은 인정받았다. 뢴트겐이 방사선의 모든 유형을 측정하기 위한 적합한 단위가 아니었다는 사실 때문이었다. 또한, "가능한 최저 단계"를 제시하기 위해 피폭을 제한하는 개념이 명시되었다. 1953년 출판물에서 많은 개념과 NCRP에 의해 제안된 제한이 실렸다.

7.8 Period 8: 1953-1959

공식적으로 일관된 국제 기준을 공식적으로 전개하는 노력과 국가적인 규제는 계속되었다. 유전학자는 매우 낮은 피폭 제한에 대한 주장을 계속했다, 왜냐하면 낮은 수치의 효과가 누적되어 나타나는 리스크를 인식할 수 있기 때문이었다. 이 모든 것에서의 좋은 뉴스는 이 기간 동안, 효과에 관해서 방사선 방어 표준 규격을 관찰할 수 있는 일부 실제 데이터와 관련시키려고 했던 시도였다. 특히, 국립 과학 아카데미(NAS, National Academy of Sciences)에 의해 수명 단축에 관한 연구에 대한 의견이 공표되었는데, 누적 방사선 피폭이 이 단체에서 상당히 영향을 주기 시작했기 때문이었다.

1957년, NCRP는 주당 0.3 rem의 제한을 여전히 권고하고 있었다. 그러나 상한선량으로 13주에 3 rem과 5(N - 18) rem의 누적 제한을 권고하였다. 여기서 N은 년으로 사람의 연령이다. 단일의 연간 피폭은 한 개인이 15 rem 이상을 받는 결과가 되지 않도록 규정했다. 생식선이 위해 장기가 아니면, 내부 방사체에 대한 허용되는 수치는 이 제한에 적합했다. 이 경우, 제한은 3의 인자에 의해 감소되었다. 업무 외의 피폭은 0.5 rem/year보다 더 받는 사람이 나와서는 안 된다. 피부에서 받아들일 수 있는 투여량은 전신의 두 배로 되어있다. 또한 전신 25 rem의 응급 선량이 처방되었다. 이러한 제한은 특별히 의료 및 배경 피폭을 제외한다.

그 후 곧, 사람의 연간 투여량을 5 rem으로 제한하는 요구는 NCRP에 의해 야기되어 주 단위의 한도를 새로운 설비에 대해 0.1 R/week로 변경하게 되었다. 실제 요구는 누적 피폭을 30세까지 50으로 제한하고, 향후 십 년당 50 rem으로 피폭을 제한했다.

NAS 데이터를 기반으로 일반인을 위한 표준 규격을 가장 일찍 제안한 것은 30세까지 백만 인구 당 1400만 명이었으며, 삶의 각각의 향후 십 년 이내에 해당 총계의 3 분의 1로 한다고 제안했다.

가장 먼저 산업 보호를 위한 근거로 분기를 설정한 기관은 국제 방사선 방호 위원회였다. 주 단위의 제한에서 물러났다. 1960 년 보건 물리학 저널에 발표된 ICRP위원회 II의 보고서에서, 방사선 선량 제한 기준의 첫 번째 포괄적인 개념이 출현했다.

1. 직업성 피폭: 13 주 연속된 기간의 생식선 또는 전신에 투여량은 3 rems을 초과하지 않고, 집적 선량은 연령 N을 초과하지 않는다 5(N - 18). 13주 기간안에 뼈에 공급할 투여량은 0.1㎍ ^{226}Ra 지속성 내용으로부터 초과하지 않을 것이다. 단지 한 개의 장기에 투여량은 13주이내의 8 rem, 연간 30 rem을 받을 수 있는 피부와 갑상샘을 제외한, 13주이내의 4 rem 또는 연간 15 rem을 초과하지 않을 것이다. 0.3 rem/week to 0.1 rem/week부터 전체의 신체 투여량의 감소는 방사선으로부터 유도된 백혈병의 가능성을 줄였고, 또는 생식선량의 수명 단축과 감소가 미래의 세대에 잠재적 유해한 유전적 영향을 제한한다.

만일 어떠한 외부 피폭도 없으면, 방사성 핵종의 농도는 공기와 물을 13주 동안 계속 허용될 것이기 때문에 최대 허용 농도(MPC)값을 지정했다. 지속적인 피폭을 기반한 기간 동안 총 섭취량이 초과하게 되지 않는 한 그 기간 동안 총 섭취량으로 농도는 13 주 이상의 기간을 변경할 수 있다. (이 다음 문장을 참고). 외부 피폭이 있다면, MPC 값은 위의 기본적인 규칙을 정하는 한도 내에서 총 RBE 투입량을 가져오기 위해 낮게 설정하여야 한다.

2. 특별 그룹: 방사선 종사자를 제외한 가까운 관리 지역에서 일하는 성인은 1.5 rem/year 그리고 직업성 근로자에 내한 것의 삼분의 일과 같은 농도로 제한되었다. 일반 대중 회원은 0.5 rem/year, 공기와 물의 농도는 직업 값의 10 분의 1과 동일하게 제한해야 했다. 중요한 외부 피폭이 발생한 경우에는 다시 MPCs에 대한 낮은 제한으로 처방했다.

3. 인구 피폭: 인생의 처음 30 년 동안(0.5 rem from external and 1.5 rem from internal) 생식선에 평균 선량 당 량을 제한하는 게 필요하다. 이것이 가장 보수적인 대안이 제공되는 집단피폭에 대한 이전의 논의를 참고한다.

7.9 Period 9: 1960-1965

10CFR20 규정은 현재의 규제 구조에 대한 기반이 되었다. 갑상선은 분기마다 7.5 rem (30 rem/year)의 허용 한도에서 제외되었고, 손 · 발에 대해 분기마다 18.75 rem (75 rem/year)의 부가의 값은 직업성 피폭에 추가되었다. 개인은 한 분기에 선량 당 량이 3 rem과 누적 선량 당 량 5 (N - 18)를 초과하지 않는 한, 기본 구비 조건을 초과하는 것을 허용한다. 별도의 제목 아래, ICRP의 MPC 값에 해당하는 공기와 물

속에 방사성 물질의 농도에 대한 제한은 주어졌다. 주의 깊게 첫 번째 섹션의 언어를 읽는다면, 그것은 실제로 ICRP가 지정한 것을 의미한다, 즉, 방사선이나 방사성 물질 피폭으로부터 개인의 총 선량 당 량이 기본 한도를 초과하지 않는다. 그러나 실제로, 실시되었던 것은 two-part 시스템이었다. 거기서 사람의 외부 피폭은 기본 구비 조건에서 피검자였다. 게다가, 방사성물질에 대한 그의 내부 피폭은 MPC 개념에 의해 좌우되었다.

만 18 세 이하는 성인의 값과 일반 대중에 대해 지정된 MPCs의 10 %를 동등하게 선량 당 량으로 제한해야 했다. 일반인을 위한 제한은 다음과 같았다.

1. 7일 연속, 시간당 2 mrem 또는 100 mrem 보다 더 받을 수 없는 외부 방사선 수준.
2. 공기와 물의 농도는 별도로 지정되었다. 일반인은 2,200cm^{3}의 물과 24 시간 하루에 공기 2×10^7cm^{3}를 취한다. 직장에서 더 주된 활동으로 인하여, 그는 직장에서 이 값의 반인 8시간을 보내고 집에서 16 시간 동안 나머지 절반을 보낸다고 간주된다. 일반 대중에게 직업 MPCs을 추정하려면 다음 요소가 적용된다.

$$MPC_{GP} = MPC_0 \times 1/2 \times 5/7 \times 50/52 \times 1/10$$
$$MPC_{GP} = MPC_0 \times 1/30$$

2분의 1의 요인은 두 배나 많은 공기 또는 물의 소비로 인해, 주말에는 factors of 5/7 and 50/52 의 피폭의 원인이 된다. 2주의 휴가는 노동 인구에 대하여 간주되고, 그리고 일반 대중에 사용되는 일반적인 감소 factor of 1/10 차지한다. 그래서, 몇 가지 예외로, 일반 대중에 대한 MPCs는 노동자보다 factor of 30 더 낮다.

따라서 이 규정은 법칙의 힘이 되었고 관찰 생물 학적 영향에 대한 초기 결과에 따라 물리 및 생물학의 국제 사회의 생각을 나타낸다. 그들은 아마도 몇몇 핵 보유국 및 의료 업계의 사람들이 원하는 것보다 더 제한되었으며 많은 유전학자가 편안하게 느낀 것보다 덜 제한 되었으나, 그들은 대부분의 산업에서 공급된 그것보다 더한 안전 대책을 제공하려고 생각했었다.

이 기간 동안, 새로운 생물 학적 연구가 이루어졌고 그리고 다른 여러 가지 논쟁이 표면에 시작되었다. 눈 렌즈의 방사선 감수성은 이전에 인정을 받고 있던 태어나지 않은 아이의 방사선 감수성과 ICRP에 의해 인정되었고, 바로 여성의 권리 운동의 일부 분과 경합의 뼈대가 되었다.

7.10 Period 10: 1966-현재

1974년 테일러 박사의 10 과정은 끝났지만, 우리가 현재까지 알고 있는 것을 도입하기 위해 그것을 계속한다. 원자 방사선의 효과에 대한 NAS 및 유엔 과학위원회(UNSCEAR)에 의한 보고서는 인간의 방사선 유발 효과의 이해를 확대하고 정련했다. 하지만 큰 지식 간극은, 저선량과 저선량 비율로, 대부분의 규정이 우려되는 지역에 존재한다. 핵 기술의 확산은 주로 우리가 방사선에 심각한 몸 전체 또는 신체 일부 피폭에 대해 알고 있는 것을 확인하는 경향이 있는 소수의 개인을 포함한 심각한 여러 가지 방사선 사고를 초래했다. 미국의 TMI와 그리고 러시아 의 체르노빌에서 가동중인 발전소에서 2번의 중요한 사고는 작은 사고에 관한 정보와 더불어 핵 기술의 사용에 대하여 대중의 우려를 부각시켰다.

1977 년 ICRP는 1987 년 NCRP에 의해 승인된 방사선 보호의 새로운 시스템을 제안했다. 그것은 NRC에 의해 새로운 규정 집합으로 공식화하고 레이건 대통령에 의해 승인되었다. 그들은 1991년 초에 새로운 10CFR20으로서 연방 등록에 실렸다. 라이센스는 새로운 규정에 따라 3년 단계의 기간으로 했다.

새로운 시스템은 지정된 제한을 하거나 구현하는 데 사용되는 방법으로 하거나, 근본적으로는 다르지 않았다. 그것은 지식 기반에서 주로 세분화하고, 오래된 권고안의 오용을 수정하려고 하는 것을 나타낸다.

새로운 시스템은 제한 확률적 효과에 동시에 추구한다(확률이 있는 사람, 한계치 없는 투여량의 기능이다. 예를 들면 유전적 영향, 그리고 암)와 결정적 영향(심각성이 있는 사람, 아마 투여량의 한계치의 상태이다. 예를 들면 홍반). 총 개별 위험이 한정되어 있으므로 내부 및 외부 피폭이 요약되어야 한다고 더 강하게 말한다. 그리고 내부 선량 측정과 용량 허용량에 대한 하나의 매우 새로운 개념을 소개한다: 유효한 선량당량 개념, 그 전체 및 부분 - 신체 피폭이 위험에 근거하여 관련된 것을 허용하도록 한다. 전체 시스템의 기본 처리법은 결정적 효과를 제거하고 "허용" 수준으로 확률적 효과를 제한하는 것입니다.

비확률적 효과를 제거하기 위해 어떤 장기 (피부와 사지 포함)든 일년에 0.15 Sv 이상을 받아서는 안되는 눈의 렌즈를 제외하고, 0.5 Sv (50 rem 단위 시스템의 스위치를 참고)이상 받아서는 안 된다. 광범위한 데이터를 기반으로 하는 비확률적 영향에 대한 제한이 여러 장기 시스템의 관찰 효과에 대한 임계값에 관한 UNSCEAR 보고서에 발표했다.

확률적 한계는 다른 소위 "안전" 산업의 관찰된 위험 수치와 관련하여 방사선의 직업성 피폭에 대한 위험에 놓이려고 한다. 이러한 산업의 사망률이 대략 한 해에 100만명 당 110명의 근로자로 평균된다. 댜양한 암에 관한 암 발병률과 모든 연령대와 남녀에 대한 사망률 데이터의 광범위한 연구를 바탕으로, 16,500 sievert를 초과하는 암 사망의 위험 계수가 밝혀졌다. 경험적으로 평균 노동자가 연간 0.05 Sv 최대 선량당량을 설정하는 선량 제한 체계에 따라 연간 약 0.005 Sv를받는 것으로 나타났다. 0.005 SV의 평균 선량에 상응하여 위의 위험 계수의 증식은 다른 산업과 비교하여 연간 백만 노동자 당 약 80명의 예상되는 사망자의 총 위험을 산출한다.

유효 선량당량 개념은 개별 장기 방사선 감수성에 대한 지식을 구체화하고, 그 민감도에 비례하여 무한의 가중계수를 각 장기에 지정한다. 유효 선량당량은 숫자상으로는 받은 장기의 실제 선량당량의 생성물과 그리고 무한 가중계수의 합계가 같다:

◉ 예제 ◉

Organ	Actual Dose Equivalent Received(Sv)	Weighting Factor	Weighted Dose Equivalent(Sv)
Gonads	0.0010×	0.25	= 0.00025
Breast	0.0020×	0.15	= 0.00030
Lungs	0.0020×	0.12	= 0.00024
Red Marrow	0.0015×	0.12	= 0.00018
Thyroid	0.0005×	0.03	= 0.000015
Bone Surfaces	0.0020×	0.03	= 0.00006
Liver	0.0030×	0.06	= 0.00018
	Sum = Effective Dose Equivalent = 0.0012Sv		

가중 계수가 도출된 방법 때문에, 이 유효 선량당량은 일률적으로 몸 전체로 받은 경우 이런 다른 선량당량을 받는 장기에서 같은 위험을 초래할 선량당량이다.

방사성 물질의 흡입 또는 섭취에 대한 부 진동체와 유도 한계는 지정되었다. 만일 개인이 외부 피폭 없이 그 1개의 방사성 핵종에 피폭되는 경우에만 적용된다. 섭취량에 대한 연간 한도 (ALI)는 확률과 비확률적 영향을 다 고려하여 1 년 동안에 취할 수 있는 방사성 핵종의 양을 제한한다. 유도 공기 농도 (DAC)는 흡입에 의해 1 ALI의 섭취량을 초래할 공기의 핵종의 농도다.

$$\frac{H_{WB}}{0.05\ Sv}+\sum_{j}\frac{I_j}{ALI_j}<1$$

H_{WB}가 외부 몸 전체 선량당량, I_j는 핵종 j의 섭취량이다. 그리고 ALI_j는 핵종 j를 위한 Ali다. 하나는 또한 DAC-시간을 사용하고 있는 해당 표현을 평가할 수 있었다.

이 선량 허용량은 다음과 같이 As Low As is Reasonably Achievable (ALARA) 모든 선량한도를 지키려고 하는 개념이다. 일부는 규제에 ALARA를 공식화하고 그것을 실천하지 않는 산업을 처벌하려 했지만, 그러나 합리적인 감소를 구성하는 것의 문제는 해결하기가 쉬운일이 아니다. 새로운 10CFR20 규정은 "관리자는 실행 가능한 방사선 방호원칙을 기반으로 하는 처치와 엔지니어링 컨트롤을 사용하여야 한다. ALARA의 이 개념은 방사선 피폭의 수준을 합리적으로 달성 가능한 한 감소시킨다는 방호 철학으로 "As Low As Reasonably Achievable"의 첫 문자를 따온 것이다. ALARA 프로그램의 사용은 확대되고 있지만, 이 개념을 구현하는 방법에 대한 해석은 다양하다.

미성년자를 위한 제한은 이전의 것과 유사하다. 그러나, 일반 대중을 위한 제한은 1 mSv/년까지 축소되었다. 게다가, 일반인을 위한 DAC는 더 한층 축소된다. 성인을 위해 도출된 DAC가 다른 선량률과 방사선 감수성으로 많은 연령층의 사람들에게 적용된다.

$$DAC_{GP} = DAC_{OCC} \times 1/2 \times 5/7 \times 50/52 \times 1/10 \times 1/5 \times 1/2$$
$$DAC_{GP} = DAC_{OCC} \times 1/300.$$

NCRP와 기타는 아직 태어나지 않은 아이의 피폭의 허용량을 임신 기간당 0.005 Sv 미만으로 권고했다. 또한 임신기간 중 1개월에 0.0005 Sv를 넘지 않아야 한다. 이러한 제한에 대한 이론적 근거는 일반 대중의 구성원으로 태어나지 않은 아이를 보호하고 발전의 다양한 방사선 감수성 기간 동안 피폭을 제한하는 것이다. 새로운 규정은 자신의 임신을 선언하고자 하는 근로자는 매월 선량당량 상의, 몇 가지 변화와 함께, 이러한 제한을 적용하기 위한 조항을 포함한다. 그들이 임신을 선언하지 않는 한 1991 대법원 판결에서는 (미국 자동차 노동조합 v. 존슨 컨트롤), 독성 물질 작업에서 여성을 금지하는 것이 위헌이라고 판결했다. 선량 한도는 한 여성이 고용주에게 임신을 공식적으로 발표하면 적용하고 실시 가능하다.

7.11 Period 11: 미래

1990년 발표한 BEIR-V[2] 보고서는 노동자에 대한 방사선 제한이 4-3의 요소에 의해 감소해야 한다고 일부 주장했다. 이러한 감소는 국제 방사선 방호 위원회에 의해 승인되었으며, 개정되고 권고된 제한으로서 근로자(0.02 Sv/yr, 즉 20 mSv/yr 또는 2 rem/yr)의 피폭과 방사성물질의 섭취에 관해서 사실 수정된 권장 한계를 나타냈다. 전세계 다수 국가는 20 mSv/yr 제한을 채택하고, 이 한도에 따라 행동하고 있다. 미국 NRC는 이 제한에 따라 20 mSv/yr limit 또는 ICRP의 결과로서 생기는 새로운 권장 사항 (아래 참조) 중 하나를 채택하지 않기로 했다. 따라서, 현재의 규정상 구조는 국제 방사선 방호 위원회의 1979 권고안을 반영하고, 근로자를 위해 50 mSv/yr 선량 한도를 기반으로 한다.

BEIR위원회는 최근 새 보고서, BEIR - VII[3] (2005)를 발표했다. 그것은 기본적으로 선형에 대한 그들의 지원을 강조했고, 임계값 위험 모델이 없이 실질적으로 자신의 암 위험 모델을 변경하지 않았다. 미국 방사선 보호 규정의 어떤 실재적인 변화가 가까운 미래에 발생한다면 흥미로울 것이다. 2006년 ICRP에서 발행한 새 보고서는 새로운 조항이 있다: 환경 요소 (동식물)에 방사선 선량 계산. 지난 100 년 동안 방사선 보호 정책은 인간을 보호하는 경우, 선량측정 관점에서, 적절하게 환경을 보호할 것이다. 이 새로운 접근은 넓게 채택되지는 못했다. 많은 사람들은 이 견해를 아직 보류하고 있고, 이 새로운 모델링과 연산적인 접근이 현명한 사회 자원 사용의 견지로는 보증되지 않았다고 생각한다. 왜냐하면 환경의 원소에서 특이한 유해 종말점이 검증되지 않았기 때문이다.

원자력 산업, 핵분열과 핵융합의 미래는 매우 불확실하다. 핵분열 원자로에 대한 여론은 좋지 않았고 핵융합에 대해서는 약간 좋았다. 후자는 부분적으로 방사선 량과 원자로에 의해 생산되는 방사성물질에 관한 오해에서 기인한다. 에너지 부족에 대한 우려, 온실 가스의 방출, 원자로 설계 개선 (소위 "본질적 안전" 원자로) 및 원자로 설계 표준화는 원자력 산업이 다가오는 해에 확대할 것이라는 희망을 주었다. 어쨌든, 이 산업에 대한 우려는 확실히 기존의 원자로 및 폐기의 작업 중에 다음 20-50년 동안 계속될 것이다. 의료 및 기타 산업에서 방사선의 사용은 가까운 미래까지 이어질 것이다. 규정의 변화는 정치적 프로세스의 혼란한 자연과 낮은 수준의 방사선의 영향에 관한 발견이 아직 조성되는 것이 거의 확실하다. 우리는 이러한 변화를 공식화하는 사람의 무결성이 현재 상태로 과학을 발달시킨 사람들만큼 높을 것이라고 기대할 수 있다.

7.12 방사선 규정-Acronymonious History

7.12.1 서론

현대 사회의 주요 방사선 및 방사능원은 다음과 같다:[4]

- 원자로: (1) 전기 생산 (2) 배와 잠수함에 동력 제공 (3) 연구, 의료, 산업, 우주, 국방용 방사성동위원소 생산 (4) 핵공학 및 물리학의 연구 도구 등으로 사용
- 입자가속기: 방사성동위원소와 방사선을 생산하고 물질의 구조, 원자 연구에 사용
- 방사성 핵종: 핵의학, 생체 의학 연구와 내과적 치료에 사용
- X선과 γ선: 의학 분야의 진단 도구는 물론 산업 방사선 사진, 수하물 X 선 검사, 비 파괴 물질 시험과 같은 산업용으로 다양하게 사용
- 연기 탐지기, 야광 다이얼 손목시계, 야광 마커와 간판, 심박 조율기, 피뢰침, 공전 제거 장치, 용접봉, 가스등의 불꽃 덮개, 광학유리 와 같은 일반석인 소비사용 제품들

방사선 방호는 규정된 규제 단체들, 과학적인 권고를 하는 단체들, 이러한 과학 기술의 사용자들 간의 상호작용을 통해 관리된다. 과학적인 권고를 하는 단체들은 방사선 사용 역사의 초기에 형성되었고, 오늘날에도 계속해서 그 기능을 수행하고 있다. 일반적으로 그들은 어떠한 "공식"적인 지위도 가지지 않는다. 이들 중 일부는 모 단체에 의해 임명된다(e.g., 국제 원자력기관(IAEA)은 1957년 7월 국제연합에 의해 설립 되었다). 반면 어떤 단체들은 사람들이 존재할 필요성을 인식함에 따라 만들어졌다. 이러한 단체들은 기금 구성원이 있고 그들이 제공하는 데이터가 지속적으로 필요하다고 받아들여 지는 한 계속 존재한다. 시간이 흐름에 따라 어떤 단체들은 계속 남기도 하고, 사라지거나 다른 단체로 교체되기도 하였다. 과학적인 조언을 하는 단체들은 규정을 공포하거나 집행할 권한이 없다. 그러나 흔히 그들의 권고는 미국 및 대부분의 국가의 규제 당국이 채택하는 방사선 방호 규정의 토대가 된다.

7.12.2 과학적인 권고를 하는 단체들

국제 방사선 방호 협회(ICRP)와 미국 국가 방사선 방호 측정 위원회(NCRP)

1928년 스웨덴 스톡홀름에서 열린 제 2차 국제 방사선 의학회에서 처음으로 방사선 방호 위원회가 설립되었다. 이 조직은 국제 X선 및 라듐 방호 위원회(ICXRP)라고 명명되었다. 이 위원회는 방사선 방호에 관한 권고를 개발할 책임을 맡게 되었다. 1950년에 변화하는 세상에서 그들의 역할을 더욱 잘 반영하기 위해 위원회가 재편성되었고, 국제 방사선 방호 협회(ICRP)로 이름을 바꾸었다. ICRP는 오늘날에

도 매우 활동적인 단체이며, 많은 국가의 규제 과정에 영향을 주는 것을 목표로한 (또한 실제로 영향을 주고 있는) 방사선 방호에 관한 권고안들을 개발하는 선두 조직으로 여겨진다. 1929년, 미국 X선 및 라듐 방호 자문 위원회(ACXRP)가 형성되었다. 1964년, 위원회는 미 의회에서 미국 국가 방사선 방호 측정 위원회(NCRP)로 인가되었다. NCRP와 ICRP는 방사선 방호 과학의 특정 영역의 지식 상태를 논의하거나, 현업에 새로운 지식 또는 권고사항을 제안하는 과학적인 문서를 발행한다. ICRP의 여러 출판물은 미국에서 특정 규제사항들의 원칙이 되었다. 특히 ICRP 2(1959)와 ICRP 30(1979)은 아래에서 논의할 가장 중요한 중요한 방사선 규정인 10CFR20을 만드는데 직접적으로 사용되었다. ICRP 60(1991)은 전체 용량 한도를 50 mSv에서 20 mSv로 줄이자는 주장을 펴며 이 영역에 수정을 요청했다. 다른 많은 국가들이 벌써 이것을 채택했지만, 미국은 아직도 ICRP 30(1994년에 완전히 제공된 유일한 출판물)에 기반한 제도 하에 움직이고 있다.

국제 원자력기구(IAEA)

국제 원자력기구(IAEA)은 1957년 7월 자율적인 정부간 기관으로서 국제연합(UN)에 의해 설립되었다. IAEA는 유엔 회원국들에게 원자력 개발, 건강과 안전성 문제, 방사성 폐기물 관리, 산업계 및 정부에서 방사성물질과 원자력 사용에 연관된 기타 여러 영역들에 대해 조언과 기술 지원을 한다. 정부 조직이 ICRP와 NCRP의 권고를 반드시 채택할 필요가 없는 것과 마찬가지로, 유엔 회원국들이 반드시 IAEA 권고를 따를 필요는 없다. 그러나, 만일 IAEA 권고를 무시하기로 결정한다면, 원자력과 방사성물질의 안전한 사용에 관련된 국제 프로그램을 위한 기금이 보류될 수 있다. 그리고 특수 핵물질 보호에 관한 문제에 있어, 필요 시 정부, 심지어 군사력까지 동원해 합법적으로 U.N. 결의안을 실행할 수 있다. IAEA 권고 중 대부분은 방사선 방호 철학과 수치 기준에 있어 ICRP의 권고를 따른다. IAEA는 ICRP가 만든 결과에 거의 근접한 종사자와 일반 시민들을 위한 선량 값 표를 포함해, 많은 유용한 과학 문서를 출판했다. IAEA는 대부분 개발도상국들이 사용하는 기금을 통해 방사선 연구의 여러 영역에서 많은 국제 연구를 후원한다.

미국 국립 과학 아카데미(NAS)

미국 국립 과학 아카데미(NAS)는 과학과 공학 연구에 종사하는 뛰어난 학자들로 구성된 민간 비영리 영구 소속 가능 단체이다. 이 단체는 과학과 기술 촉진 및 이를 사용한 사회 전반적인 복지에 전념한다. 1863년 의회가 부여한 자격으로 아카데미는 연방의 정부에 과학 기술 문제에 관하여 충고할 권한을 가진다. 아카데미의 회원 및 외부 준회원은 독창적인 연구에서 달성한 뛰어나고 지속적인 업적을 평가해 선출한다. 아카데미에 당선되는 것은 과학자 또는 엔지니어가 가질 수 있는 가장 높은 명예 중 하나로 여긴다. 아카데미 구성원은 대략 1900명의 회원과 300명의 외부 준회원으로 구성된다. 이들 중 170명 이상이 노벨상을 받았다.

NAS는 여러 가지 주제에 관해 출판한다. 방사선 방호 분야에서 가장 영향력이 있는 연구는 NAS의 전리 방사선의 생체 효과에 관한 요약이다. 인간과 동물에서의 방사선 효과에 대한 완전한 지식에 기반한 BEIR I, BEIR III, BEIR V는 방사선 방호 규격 설정시 매우 큰 영향력을 준다. BEIR VII는 최근 발표되었으며 그 결론은 낮은 레벨 방사선과 건강상의 영향에 대한 최근 토론 때문에 비교적 논쟁의 여지가 있었다. 저자들은 저 선량 및 저 선량율에서 방사선성 암발생을 예측하기 위해 선형 무역치(LNT) 모델을 사용하도록 재 장려했다. 특정 모델 결과에 대해 히로시마와 나가사키 폭격에서 얻은 새로운 암 데이터와 선량 분석에 근거한 일부 수정 사항을 소개했지만 궁극적인 결론은 BEIR V에서 제시한 것과 기본적으로 일치한다. (Note: BEIR VI는 완전히 라돈의 선량/결과 관계에 대한 보고서이다.)

유엔 방사선영향 과학 위원회(UNSCEAR)

1955년 국제연합 총회는 인간 건강과 환경에 미치는 방사선의 영향에 대해 널리 퍼진 우려에 대응해 유엔 방사선영향 과학 위원회(UNSCEAR)를 설립했다. 그 시절에는 핵무기를 대기중에서 테스트했고, 그로 인해 방사성 잔해가 환경 전체에 흩어져 공기, 물, 음식 섭취를 통해 인간의 신체에 도달하고 있었다. 위원회는 모든 원천(자연적인 그리고 사람이 생산한)으로부터 정보를 수집, 정리하고, 전리 방사선 및 방사성 핵종 수준에서 정보를 평가할 것과 그것이 인간과 환경에 미칠 수 있는 영향에 대해 연구하도록 요청받았다. 위원회는 21개 회원국의 과학자들로 구성된다. 회원국은 다음과 같다: 아르헨티나, 오스트레일리아, 벨기에, 브라질, 캐나다, 중국, 이집트, 프랑스, 독일, 인도, 인도네시아, 일본, 멕시코, 페루, 폴란드, 러시아, 슬로바키아, 수단, 스웨덴, 영국, 미국. 연구 수행에 필요한 지원을 주는 UNSCEAR 사무국은 비엔나에 위치하고 있으며, 방사선 피폭과 결과 정보 데이터베이스를 구축할 때 전 세계 과학자들의 자문을 받는다. 위원회는 총회에 제출하는 상세한 보고서인 UNSCEAR Reports를 작성한다. 그 중 가장 영향력이 있는 것은 인간에게 피폭되는 전 세계의 자연 발생적, 직업적, 의료적 방사선원의 목록인 전리 방사선의 원천과 영향에 관한 보고서이다.

국제 방사선 단위 위원회(ICRU)

국제 방사선 단위 위원회(ICRU)는 1925년 국제 방사선 의학 회의에 의해 설립되었다. 설립 시부터, 이 단체는 다음 사안들에 대해 국제적으로 받아들일 수 있는 권고안 개발을 원칙 목표로 삼았다: (1) 방사선과 방사능의 수량과 단위 (2) 측정에 적합한 절차 및 이 수량을 진단 방사선학, 방사선치료, 방사선 생물학과 산업 운용에 적용하는 것. (3)보고에 통일성을 보증하는 절차 적용에 필요한 실질적인 데이터. ICRU는 방사선 측정과 선량 측정 문제와 관련된 최신 데이터와 정보를 수집, 평가하고, 일반적으로 활용할 수 있도록 발행물을 통해 최고 허용치와 기술을 추천하는데 노력을 기울인다. ICRU는 일련의 유용한 문서를 출판했다. 가장 중요하게는 방사량과 단위를 정의하지만, 또한 일반 방호 및 의학 분야의 다양한 방사선 활용에 있어서의 과학의 상태를 논의한다.

7.12.3 규제 단체

원자력 규제 위원회(NRC)

1954년의 원자력 에너지 법(AEA)[6]은 핵물질의 민간 및 군사 사용을 규제하는 미국의 기본 법률이다. 1954년의 원자력 에너지 법 하에, 단일 기관인 원자력 위원회는 핵무기 개발과 생산, 그리고 핵물질의 민간의 사용 개발과 안정 규정에 대한 책임을 가졌다. 민간의 입장에서, 이 단체는 "원자력의 개발, 사용, 제어를 감독함으로써 세계 평화를 촉진하고, 사회 전반적인 복지를 개선하고, 생활 수준을 높이고, 민간 기업의 자유 경쟁을 강화 한다."고 정책을 설명하면서, 미국에서 핵물질과 핵 시설을 사용하는 것에 대한 개발과 규제를 함께 제공한다. AEA는 민간에서 핵물질과 설비를 사용할 때 면허를 받도록 요구하며, "위원회가 건강과 안전을 보호하고 생명과 재산상의 위험을 최소화 하는데 필요하거나 권장할 만하다"라고 여기면, 규칙 또는 명령에 의해 이를 관리하기 위한 기준을 제정하고 강화할 수 있는 권한을 AEC에 주었다. 뒤에 보는 바와 같이 두 개의 기능(민간, 군사)는 후에 분리되었다. 그리고 민간의 부문은 오늘날에도 계속 활동하는 원자력 규제 위원회(NRC)를 구성하고 여기에 맡겨졌다.

저준위 방사성 폐기물 처리

저준위 방사성 폐기물이란? 다른 유형의 핵폐기물들에 대한 통용되는 정의는 다음과 같다. 폐기물은 일반적으로 현재 위험 수준이 아닌 원천에 따라 분류한다. 접촉 시 반드시 고선량을 배출하는 능력을 가진 고준위 ^{137}Cs 자원은, "저준위" 폐기물이 될 것이다.

방사성 폐기물의 분류	정의
고준위 방사성 폐기물(HLW)	1) 사용된 연료: 원자로 연료. 2) 재처리 폐기물: 재처리의 용매 추출 과정에서 나온 액체 폐기물. 또한 액체 폐기물이 변환된 것 수 있는 고체. 주: 미 에너지성은 HLW를 재처리 폐기물로만 정의하는 반면, 원자력 규제 위원회는 HLW를 사용된 연료 및 재처리 폐기물로 정의한다.
초우라늄 폐기물(TRU)	우라늄의 원자 번호 92보다 큰 원자 번호(양성자의 수)를 가진 원소(따라서 "초우라늄" 즉 "우라늄 위쪽"이라는 용어를 사용함)를 포함한 폐기물. TRU는 반감기가 20년 이상이고 농도가 그램당 100나노 퀴리 이상인 초우라늄 원소로만 구성된 폐기물을 포함한다. 만일 반감기의 농도가 한계 아래라면 폐기물이 초우라늄 원소를 포함해도 TRU 폐기물로 분류하지 않을 수 있다.
저준위 방사성 폐기물(LLW)	그 외 나머지를 의미한다. 우라늄 같이 고준위 방사성, 사용한 연료, 초우라늄, 부산물 등으로 분류되지 않는 방사성폐기물이다. LLW는 4개의 하위 분류를 가진다: A, B, C, C 등급 이상(GTCC). 아래에서 설명한다. 대략, A 등급은 가장 위험이 적은 것이며 GTCC가 가장 위험한 것이다.

10CFR20

10CFR20은 방사선 업무 종사자 피폭을 관리하는 입법안의 주 부분이다. 다른 규정은 환경 방출, 방사성물질의 수송 및 기타 주제들을 다루지만 가장 중요한 규약은 10CFR20이다. 일부 중요한 항목들은 다음과 같다(직접 공포된 법규에서 인용했다):

선량한도:

(a) 안전관리자는 §20.1206의 계획된 특별피폭을 제외한 성인 개인의 작업방사선량이 다음을 따르도록 통제해야 한다.

(1) 다음에 대한 더 큰 제한인 연간 한도

(i) 5 rems (50 mSv)의 총유효선량당량.

또는

(ii) 50 rems (500 mSv)의 안구 수정체를 제외한 개별 장기와 조직에 대한 심부선량당량 합과 예탁선량당량.

(2) 안구 수정체, 몸통의 피부, 사지의 피부에 대한 연간 한도

(i) 15 rems (100 mSv)의 수정체 선량당량. 그리고

(ii) 몸통과 사지의 피부에 대해 50 rem (500 mSv)의 표층선량당량.

(b) 사고, 비상 사태, 계획된 특별피폭 선량을 포함해 연간 한도를 초과한 피폭 선량은 개인이 당해년동안 받을 수 있는 계획된 특별피폭 한도에서 배제해야 한다.

(c) 할당된 심부선량당량은 가장 많이 피폭되고 있는 신체 부위에 대한 것이어야 한다.
할당된 표층선량당량은 가장 많이 피폭되고 있는 피부에 근접한 10 제곱 센티미터에 대한 평균치어야 한다.

(d) 유도공기중농도(DAC)와 연간섭취한도(ALI) 값은 제 20권 부록 B의 표 1까지 나타나있다. 이 표는 개인의 선량을 결정하고, 작업상 선량 한도를 준수함을 증명 할 때 사용할 수 있다.

(e) 연간 용량 한도에 더하여, 라이선스 취득자는 화학 독성을 고려하여 개인의 가용성 우라늄 섭취를 주당 10밀리그램으로 제한해야 한다.

(f) 안전관리자는 개인에게 허용된 당해년도 피폭 작업방사선량을 다른 사람에게 고용되어 있는 동안 피폭된 작업 방사선량 만큼 감하여야 한다. 라이센스 취득자는 외부와 내부 선량을 합계해 용량 한도를 준수함을 증명해야 한다.

미성년자의 연간 작업방사선량 한도는 성인의 근로자를 위해 지정된 연간 용량 한도의 10%다.

안전관리자는 신고한 임신부의 작업자피폭으로 인한 수정란/태아의 선량당량이 전체 임신 기간 동안

0.5 rem (5 mSv)를 초과하지 않도록 보증해야 한다.

자연방사선으로 인한 선량을 제외하고, 일반 대중 개인에 대해 허가된 수술 및 모든 내과적 투여로 인한 총유효선량당량은 연간 0.1 rem (1 mSv)를 초과해선 안 된다…

외부 근원으로부터 오는 비제한 구역의 모든 선량은 어느 때나 시간당 0.002 rem (0.02 mSv)을 초과해선 안 된다.

표지판 게시:

방사선 구역의 표시. 안전관리자는 각 방사선 구역을 방사선 표식과 "CAUTION, RADIATION AREA."라는 문장을 포함한 표지판을 사용해 표시해야 한다.

고방사선 구역 표시. 안전관리자는 각 고방사선 구역을 방사선 표식과 "CAUTION, HIGH RADIATION AREA" 또는 "DANGER, HIGH RADIATION AREA."라는 문장을 포함한 표지판을 사용해 표시해야 한다.

초고방사선 구역 표시. 안전관리자는 각 초고방사선 구역을 방사선 표식과 "GRAVE DANGER, VERY HIGH RADIATION AREA."라는 문장을 포함한 표지판을 사용해 표시해야 한다.

공중 방사능 구역의 표시. 안전관리자는 공기 중 방사능 구역을 방사선 표식과 "CAUTION, AIRBORNE RADIOACTIVITY AREA." 또는 "DANGER, AIRBORNE RADIOACTIVITY AREA." 라는 문장을 포함한 눈에 잘 띄는 표지판을 사용해 표시해야 한다.

허가를 받은 물질을 사용하거나 저장하는 구역 또는 방의 표시. 안전관리자는 허가를 받은 물질을 제20권 부록 C에 명시한 물질의 양의 10배 넘게 사용 혹은 저장하는 구역이나 방을 방사선 표식과 "CAUTION, RADIOACTIVE MATERIAL(S)" 또는 "DANGER, RADIOACTIVE MATERIAL(S)." 라는 문장을 포함한 눈에 잘 띄는 표지판을 사용해 표시해야 한다.

용기 개봉과 수취

안전관리자는 씻어낼 수 있는 방사능 표면오염이 일정 한도를 초과했거나 외부 방사선 수준이 일정 한도를 초과했을 때, 즉시 최종 배달원과 NRC 관제 센터에 전화로 통지해야 한다.

NRC의 통지

(a) 즉각적인 통지.

(1) 다음 정도로 피폭된 개인

(i) 25 rems (250 mSv) 이상 총유효선량당량.

또는

(ii) 75 rems (750 mSv) 이상 수정체 선량당량.

또는

(iii) 250 rads (2.5 Gy) 이상 피부 또는 사지 표층선량당량. 또는24시간 동안 제한 구역 내부 또는 외부에서의 방사성물질 방출로 인해 연간 섭취한도의 5배 이상 섭취했을 수 있는 개인

(b) 24시간 내 통지.

(1) 24시간 동안 다음 정도로 피폭된 개인

(i) 5 rems (50 mSv)를 초과한 총유효선량당량. 또는

(i) 15 rems (150 mSv)를 초과한 수정체 선량당량. 또는

(iii) 50 rems (500 mSv)를 초과한 피부 및 사지 표층선량당량. 또는

(2) 24시간 동안 사람이 참여한 제한 구역 내부 또는 외부에서의 방사성물질 방출로 인해 연간 작업상 섭취한도 이상 섭취했을 수 있는 개인

폐기물 방출

1. 허가 받은 수취인에게 이전 또는
2. 저장된 채로 붕괴 또는
3. 규정 제한 범위 내에서 방류수에 방출(방사성물질로 의료적 진단 또는 치료를 받고 있는 사람의 분비물은 이 제한의 대상이 되지 않는다.)

중요한 정의

공기중 방사능 구역은 부분적으로 허가된 물질로 구성된 공기중 방사성 물질이 제한한 농도 이상 농축된 상태로 존재하는 방이나 에워싸인 공간, 지역을 의미한다.

(1) 부록 B에 명기한 유도공기중농도(DAC)를 초과하는 농도, 또는

(2) 사람이 호흡방호장비 없이 1주일 중 이 구역에 머무는 시간 동안 연간 섭취한도(ALI)의 0.6퍼센트 또는 시간당 12 유도공기중농도(DAC)를 초과하는 농도

예탁선량당량(H_E,50)은 방사선 치료를 받는 각 신체 장기 또는 조직에 적용가능한 가중 인자 생성물의 합과 이러한 장기 또는 조직에 대한 예탁선량당량이다.

관리구역은 제한구역 외부에 있지만 현장 경계 안쪽에 있어 안전관리자가 어떤 이유에서든 접근을 제한할 수 있는 구역을 의미한다.

신고한 임산부는 안전관리자에게 자발적으로 임신 사실과 임신 추정 날짜를 서면으로 통지한 여성을 의미한다. 신고는 임산부가 신고를 서면으로 해지하거나, 더 이상 임신 상태가 아닌 때까지 유효하다.

전신 외부 피폭에 적용하는 심부선량당량(H_d)은 1cm(1000mg/cm^2) 심도 조직에서의 선량당량이다.

고방사선구역은 사람이 접근할 수 있으며, 신체 외부 방사선원의 방사선 준위가 방사선원 또는 모든 방사선 통과 가능 표면에서 30센치미터 거리에 있는 사람이 시간당 0.1 rem (1 mSv) 선량당량 이상 피폭될 수 있는 수준인 구역을 의미한다.

일반 대중은 작업종사자 이외의 모든 사람을 의미한다

미성년자는 18세 미만인 사람을 의미한다.

방사선구역은 사람이 접근할 수 있으며, 방사선 준위가 방사선원 또는 모든 방사선 통과 가능 표면에서 30센티미터 거리에 있는 사람이 시간당 0.005 rem (0.05 mSv) 선량당량 이상 피폭될 수 있는 수준인 구역을 의미한다.

제한구역은 안전관리자가 방사선 및 방사성물질에 피폭되는 과도한 위험으로부터 사람을 보호할 목적으로 접근 제한한 구역을 의미한다. 제한구역은 주거지를 포함하지 않는다. 그러나 주거용 건물 안에 있는 분리된 방은 제한구역으로 구분할 수 있다.

표층선량당량(H_s)은 몸통 전체 또는 사지 피부의 외부 피폭에 사용하며, 0.007cm(7mg/cm^2) 심도 조직에서 측정한 선량당량이다.

총유효선량당량(TEDE)은 심부선량당량(외부 피폭에 대한)과 예탁선량당량(내부 피폭에 대한)의 합을 의미한다.

초고방사선구역은 사람이 접근할 수 있으며, 신체 외부 방사선원의 방사선 준위가 방사선원 또는 모든 방사선 통과 가능 표면에서 1미터 거리에 있는 사람이 시간당 500 rads (5 grays) 선량당량 이상 피폭될 수 있는 수준인 구역을 의미한다.

규약 전문은 http://www.nrc.gov/reading-rm/doc-collections/cfr/part/020index.html을 참조한다.

신고한 임신부 근로자

1990년 대법원 판결 "International Union, United Automobile, Aerospace & Agricultural Implement Workers of America, UAW v. Johnson Controls, Inc."에 의해 생겨났다. 이 사건은 배터리 제조 관련 시설에서 발생되었다. 근로자들은 직업적으로 납에 피폭되었는데 이는 건강상 위험하고, 임신한 근로자의 경우 태아에게까지 위험이 미칠 수 있었다. Johnson Controls의 근로자 여덟 명이 임신을 했고, 이들의 혈중 납 수치가 직업 안전 위생 관리국(OSHA)이 "안전"으로 제안한 수준을 초과하자, Johnson Controls는 OSHA 지침을 초과한 납 피폭이 수반된 작업 환경에서 임신 중이 아니라고 밝힌 근로자를 제외하고 가임기 여성 전체를 근로에서 배제하였다. 성차별을 주장하는 집단 소송 청원이 지방법원에서 제기되었다. 법정은 Johnson Controls를 인정하는 약식 판결을 내렸고 고등법원이 판결을 확인했다. 고등법원은 청원자가 이 소송에서 "설득책임"을 다하는데 실패했다고 판결했지만 대법원의 의견은 달랐고, 다음과 같이 판결했다.

출산 능력이 있는 여성을 납에 피폭되는 직무에서 제외함으로써 피고의 정책은 성별에 의한 구별을 만들고, 명백히 여성을 차별한다.여성 직원에게 적용되는 것과 같이 남성 지원에게 적용되지 않으므로 이 정책은 중립적이지 않다.

따라서 이러한 상황이 발생한다면, 여성은 수정란/태아에게 유해할 가능성이 있는 재료나 약품을 다루는 모든 직무에 접근 할 수 있으며, 자신 및 태어날 아이에 대한 위험/이익을 결정할 권한이 있다. 고용주들이 아직 태어나지 않은 아이들(방사선 방호 목적을 위한 일반 대중으로 간주하여서)을 보호할 자신들의 책임과 직업 환경에서 피폭된 후 아이들이 기형으로 태어났을 경우 고소당하지 않도록 스스로를 방어하는 것에 대해 염려했기 때문에 이것을 실행하는 방법에 관한 논쟁은 격렬했다.

타협안은 여성에게 그들 자신과 태아에 대한 방사선 피폭의 위험을 알려야 하여, 그들이 원한다면 임신 사실을 신고할 수 있고, 이 시점에서 위에서 언급한 엄격한 방사선 제한의 대상이 된다는 것이었다. 만일 임신 사실을 신고(공식적으로, 서면으로)하지 않기로 결심하면, 그들은 다른 모든 방사선 업무 종사자와 동등하게 대우되어야 한다.

참고문헌

1. L S. Taylor, Organization for Radiation Protection: The Operations of tile ICRP and NCRP, 1928-1974 (Office of Technical Information, U.S. Department of Energy, Washington, DC 1974).
2. National Academy of Sciences. Health Effects of Exposure to Low Levels of Ionizing Radiation: BEIR V. Committee to Assess Health Risks from Exposure to Low Levels of Ionizing Radiation, National Research Council, Washington, DC, 1990.
3. National Academy of Sciences. Health Risks from Exposure to Low Levels of Ionizing Radiation: BEIR VII Phase 2. Committee to Assess Health Risks from Exposure to Low Levels of Ionizing Radiation, National Research Council, Washington, DC, 2006.
4. USEPA. History of radiation protection in the United States and current regulations. USEPA, in Public Health and Environmental Radiation Protection Standards for yucca Mountain, Nevada (Chapter 2, June 2001) EPA 402-R-01-005.
5. Federal Radiation Council, Radiation Protection Guidance for Federal Agencies, Federal Register, 25 FR 4402-4403 (May 18, 1960)
6. Atomic Energy Act, Public Law 83-703. as amended, 42 USC 2011 et seq. (1954).
7. The White House, President R. Nixon, Reorganization Plan No.3 of 1970, Federal Register, 35 FR 15623-15626 (October 6, 1970).
8. U.S. Environmental Protection Agency, Environmental Radiation Protection Standards for Nuclear Power Operations, 40 CFR Part 190, Federal Register, 42 FR 2858-2861 (January 13, 1977).
9. National Environmental Policy Act of 1970, Public Law 91-190 (January 1, 1970).
10. Safe Drinking Water Act, 42 U.S.C. s/s 300fet seq ., (1974).
11. U.S. Environmental Protection Agency, National Interim Primary Drinking Water Regulations, EPA 570/9-76-003 (1976).
12. U.S. Environmental Protection Agency, National Emission Standards for Hazardous Air Pollutants, ANPRM, Federal Register, 44 FR 46738 (December 27, 1979).
13. Nuclear Waste Policy Act of 1982, Public Law 97-425 (January 7, 1983).

8 보건 물리학 계측장비

방사선 보건 물리학

인간은 방사선이 아무리 강해도 인지할 수가 없다. 단 피폭률이 매우 높거나 산소 분자가 분해되어 오존이 생성되었다면 인지할 수 있다. 그러나 그런 상황에서 유기체의 생존은 불가능하기 때문에 장해의 검출은 도움이 되지 않는다. 방사선의 측정 시 우리는 대부분 방사선과 물질의 상호작용 유형을 활용해 발생하는 신호를 발견하고 정량화하도록 설계된 전자 계측기를 사용한다. 대부분의 과학 기술이 초기에 만들어졌기 때문에 기본적인 형태에서 사용할 수 있는 검출기는 수십 년간 거의 변하지 않았다. 중요한 일부 변화는 컴퓨터 관련 부속품의 정교함, 광역 위치 결정 과학 기술의 사용과 데이터 해석 컴퓨터 프로그램의 사용에 있어서 발생했다.

전리 방사선이 가지는 가장 중요한 반응은 이온화와 여기이다. 이 상호작용은 영향을 받는 물질에서 측정할 수 있는 변화를 만들어낸다.

- 열: 방사선과 물질의 상호작용은 에너지를 침전시키며 일부 에너지는 열로 분산된다.
- 화학적: 일부 핵종의 화학적 상태의 변화는 필름의 변화나 측정 가능한 화학 물질의 방출을 초래할 수 있다.
- 전기: 이온화는 수집 및 측정이 가능한 이온쌍을 만들어낸다.
- 빛: 특화된 일부 물질은 방사선의 자극을 받으면 빛을 방출한다(사실 거의 모든 물질이 이 특성을 보이지만 측정 가능한 수준의 신호를 만드는 물질은 일부뿐이다).
- 열발광: 열발광은 광 생산의 특별한 범주다.

8.1 열반응

극히 높은 방사선 수준만이 측정할 수 있을 만큼의 열 에너지를 만들어 낸다. 방사선 치료과정에서 폐쇄계의 미묘한 온도 변화를 측정하기 위해 Bomb 열량계가 사용되었다. 이것은 거의 사용되지 않는 기술이다.

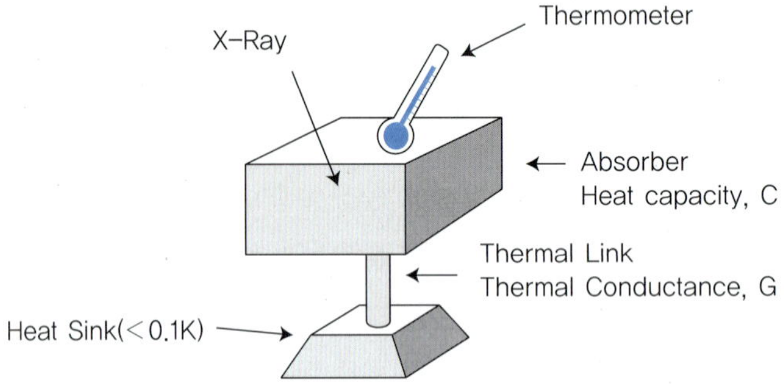

그림 8.1 | X 선 microcalorimeter(미소열량계)

물의 온도를 1℃ 올리기 위해 대략 5,000 Gy(500,000 rad)의 선량이 필요하다. 따라서 이 장치는 외부 빔 방사선 치료와 같이 매우 강도 높은 방사선 광선이 필요한 곳에만 사용한다. 이것은 또한 유용한 X 선 분광경 검사법으로 증명되었다 (그림 8.1[1]).

"1982년에, Moseley(외 기타)가 전하보다 열기의 측정에 의거하는 비 분산성 X 선 분광경 검사법의 새로운 접근법을 제안하였다(1984). 검출기, X 선 미소 열량계는 X 선 광자가 흡수되고 열운동을 할 때 생성하는 열기 펄스를 감지하여 작동한다. 온도 증가는 광자 에너지를 나타낸다. 이 발명은 높은 에너지 분해능으로 높은 검출 효율을 조합한다. 어떤 미소 열량계라도 발생한 X 선 광자를 흡수하기 위한 저 열용량 질량과 온도 상승에 필요한 열성 격리를 제공하는 저온 열 싱크의 연결, 그리고 온도 변화를 측정할 수 있는 온도계가 있어야 한다".[1]

8.2 화학 반응

프리케 선량계는 Fricke와 Hart의 1962[2]년 연구에 의거한 선량 측정기다. 이를 이용해 화학 용액의 광학 변화를 만들어내는 철원자의 산화 처리 상태 변화에 기반해서 침전된 추정 에너지와 선량을 정량화할 수 있다. 이 방법은 LET에 매우 의존적이기 때문에 현실적 응용을 제한했다. 보통의 용액은 황산철 혼합물이다: 0.8 N H_2SO_4에 섞인 1 mM $FeSO_4$. 전리 방사선은 Fe^{3+}에 Fe^{2+}를 산화시키며 이는 분광광도계로 정량화될 수 있는 용액을 푸른 색으로 만든다. 검출기는 방사능 치료 시 용량 분포의 3차원 자기공명 영상법을 계산할 때 사용하도록 되어 있지만, 수많은 생물학과 약제 분야에서 계속 응용되고 있다.[3]

또 다른 기구는 필름 선량계이다. 방사선의 발견(6장)은 사진 필름 노출로 잘 알려진 방사선 기능에 기반한다. 산화 처리 반응 대신에, 방사선은 막의 금속성 은의 입자에 할로겐화은의 감소를 초래한다. 좀더 상세한 필름 선량계에 대해 뒤에서 설명한다.

8.3 전기 기구

전기 기구에 대해 가장 길게 알아볼 것이다. 왜냐하면 전기 기구가 흔히 쓰이는 유효한 실용적인 검출기의 많은 부분을 차지하기 때문이다.

- 펄스 모드: 펄스 모드 시, 일정 기간 동안 전하(전하는 이온 쌍이 아닌 다른 종류를 가질 수도 있다)을 수집한다. 그리고 전하의 집적은 전자 회로 시스템으로 넘어가 단일체로 간주된다. 우리는 펄스의 크기에 흥미가 있든 없든 그것을 실체로 간주한다. 측정된 수량은 보통 전하(예를 들면, 쿨롱, C)다.
- 전류 모드: 전류 모드 시, 전하는 전하 수집 시스템을 통하여 계속 흘러 나오며 생성되는 전류는 조사 비율이나 검출 장치에 전달되는 선량과 연관된다. 따라서 측정된 수량은 일반적으로 전류(예를 들면, 암페어, C/s)다.

8.3.1 가스 봉입 검출기

수많은 검출기들이 가스의 이온쌍(전하 운반체) 수집 원리에 의해 작동한다. 방사선 피폭을 정량화하기 위한 초기의 방법 중 하나는 중간에 아무 것도 없이 평행하게 놓인 금속 플레이트들을 가로질러 전위를 적용하고, 공기를 전리 방사선에 피폭하고, 플레이트에서 형성된 전하를 수집하는 것이다. 그리고 나서 측정 회선으로 넘긴다 (그림 8.2). 전하는 가스를 포함하는 영역(일반적으로 중심에 전선이 있는 실린더를 말한다. 전선은 양극(양전위)이며 실린더는 음전위다)을 가로질러 전위를 적용함으로써 수집된다. 기본적으로, 전자는 양극으로, 과 양이온은 음극 쪽으로 끌릴 것이다.

수집된 전하는 분석 회로(그림에는 표시되어 있지 않음)으로 송신되어 처리된다. 회로망은 저항체와 축전기 소자를 포함할 것이고, 일반적으로 RC 회로망(그림 8.3)이라고 불린다. RC 회로망은 원시 이온화 입자가 만드는 이온을 모으기 위해 필요한 회선 시간 상수보다 작게 설계되었다. 그 다음 펄스는 회선에 의해 쉐이핑, 증폭과 계수 기구(그림 8.4[4])로 넘어간다.

다른 가스 봉입 검출기는 수집 챔버를 가로질러 다른 전압(전압차)에서 작동한다. 만일 챔버를 가로지르는 전압이 매우 낮으면, 형성된 이온 중의 대부분은 다시 한번 결합하여 계수되지 않을 수 있다. 전압이 증가함에 따라 기본적으로 모두 집전되고 처리될 때까지 더 많은 수의 형성된 이온이 집전된다.

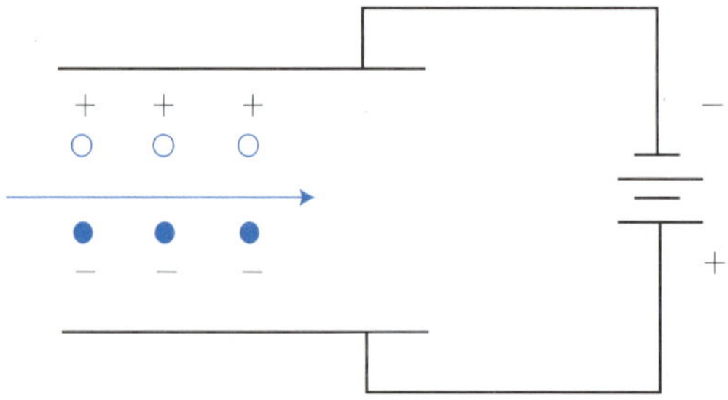

그림 8.2 | 가스 봉입 검출기를 단순화한 그림

만일 전압이 계속 더 증가하면 이온이 집전기 쪽으로 가속될 수도 있다(여기서 전자에 집중해 보자: 전자는 가볍기 때문에 쉽게 가속되고, 빨리 수집된다). 이 움직임이 빠른 전자는 스스로 이차 이온화를 만들 수도 있다.

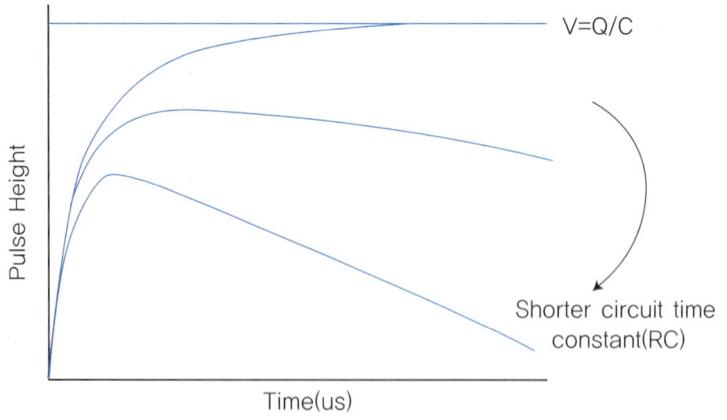

그림 8.3 | 검출기 시간 상수 대 펄스 형상 좌표

만일 전압이 한층 더 높아지면, 이차 전자는 많은 전자를 만들어 내는 더 많은 전자를 계속 만들어낼 수 있으며 입자의 대량 "사태(avalanche)"는 상호작용이 발생할 때마다 만들어내게 될지도 모른다.

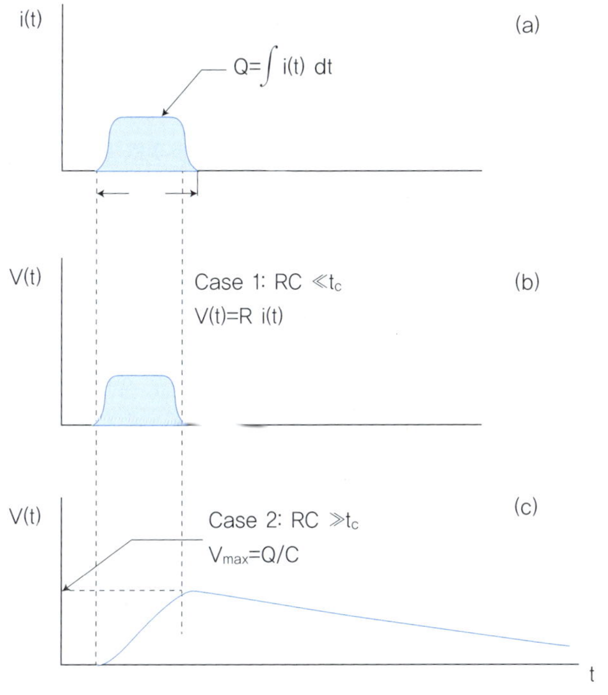

그림 8.4 | 긴 시간 상수와 짧은 시간 상수 비교 및 펄스 형상에 대한 효과

전압이 그 이상 증가하면 검출기 벽의 원자로부터 전자의 자발 방전을 초래할 것이다. 그리고 가성 펄스의 원인이 된다. 그림 8.5[4]는 인가 전압의 함수로서의 가스 봉입 검출기의 펄스 크기 좌표를 일반화시켜 보여준다. 가장 낮은 부위는 재결합(recombination) 부위라고 불린다. 이 이름은 인가 전압이 형성된 일부 이온의 재결합을 방지하기에 충분하지 않은 부분을 나타내므로 매우 직관적이다. 어떠한 유용한 검출기도 이 부위에서 조작될 수 없다. 우리가 형성된 이온을 100% 수집하기에 충분한 전압을 적용하면 우리는 이온화 챔버(또는 전리함)부위라고 불리는 곳에 들어간다.

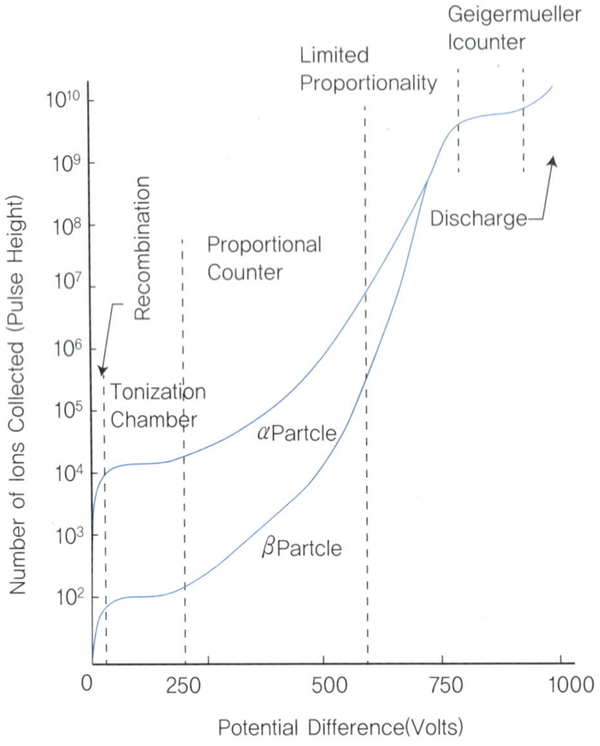

그림 8.5 | 일반화한 가스 검출기 곡선

이온화 챔버(ionization chamber)부위

이 검출기는 이온화 입자의 재결합을 방지하기에 충분히 적당한 전압에서 작동한다. 실전압은 검출기의 크기와 외형, 가스의 종류, 가스압 및 다른 변수에 의존한다. 다수 검출기는 단순히 대기압에 검출 매질로서 기중을 사용한다. 이것이 편리한 이유는 명백하다. 검출기를 사용하는 환경의 기온과 압력이 검출기가 조정된 곳과 다르면, 생산된 이온쌍의 개수가 방사선에 의해 접하게 되는 공기 분자(차례로 방의 공기 밀도에 의존함)의 수에 따라 변화할 것이기 때문에 문제가 생길 수 있다.

모든 다른 변수가 상수라면 높은 압력은 높은 농도를 초래하며, 높은 온도는 낮은 농도의 원인이 된다. 따라서 만일 챔버가 주위 온도로 조정되었는데, 고온 환경에서 사용하거나 고도가 높은 도시로 가져가게 되면 판독을 보정해야 한다.

보정은 단순한 선상의 비율이다. 보정을 위해 상대 온도(C 또는 F)가 아닌 절대 온도(k)를 사용하는 것을 잊지 말아야 한다. 측정장소(T_2, P_2)의 온도와 압력이 기준지역(T_1, P_1)과 완전히 다르다면 그 다음 보정 인자는 측정치에 적용되어야 한다.

$$\text{Correctioon Factor} = \left(\frac{P_1}{P_2}\right) \times \left(\frac{273.2 + T_2}{273.2 + T_1}\right)$$

이 표현식에서, 온도 T_1과 T_2는 섭씨 차수로 가정된다.

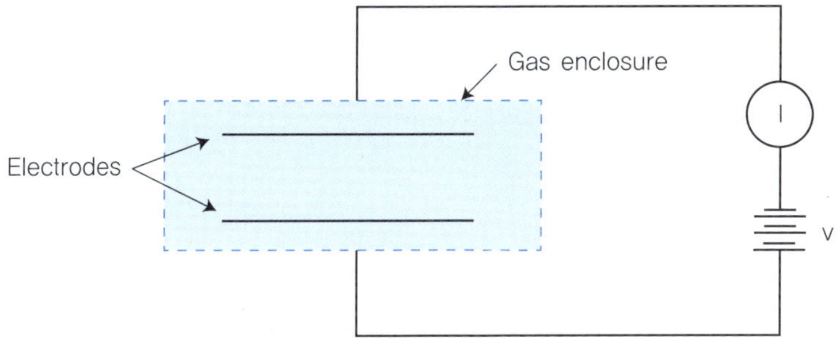

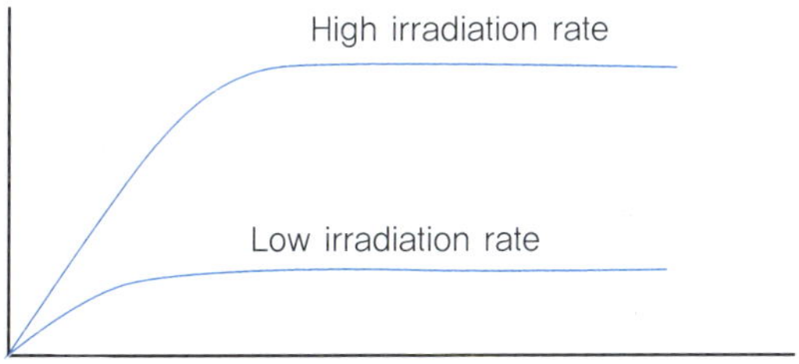

그림 8.6 | 높거나 낮은 방사선 조사 비율을 가진 이온화 챔버

이온화 챔버는 일반적으로 전류 모드에서 조작된다. 이는 이온화 비율을 지속적으로 판독할 수 있도록 펄스를 고정 시간 동안 집적하는 것을 의미한다. 그것은 정상 눈금 측정을 통해 쉽게 선량율로 바뀐다(그림 8.6[4]). 전리함은 "딸깍" 소리를 내지 않는다. 일부 방사능 측정계로부터 들리는 "딸깍" 소리는 개개의 펄스가 기록된 뒤 음향 신호로 나타나는 것이다. 가이거 카운터와 신틸레이션 측정기와 같이 펄스 모드에서 작동하는 일부 측정기 사용 시 딸깍 소리가 들릴 수 있다.

이온화 챔버는 일반적으로 넓은 에너지 범위에 걸쳐서 완전히 에너지 독립적이다(그림 8.7[4]). 방사능 측정계의 에너지 의존성은 중요한 고려 사항이다.

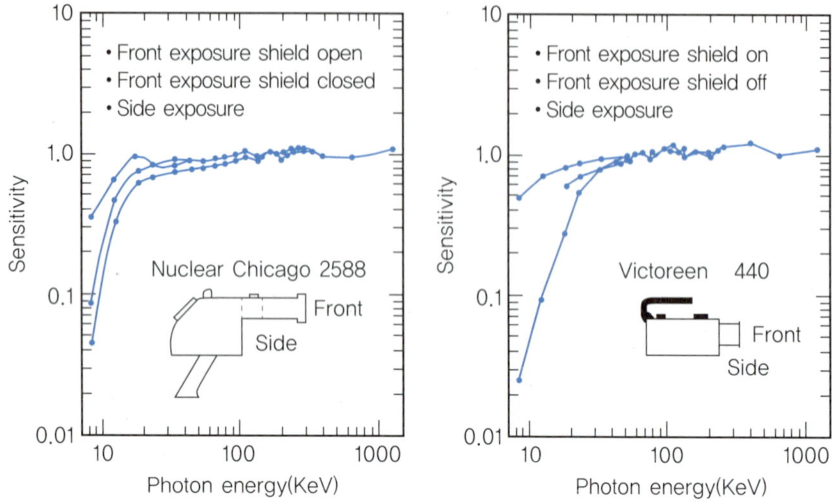

그림 8.7 | 이온화 상자의 상대 에너지-독립 행위(출처, Knoll[4]). 뒤쪽의 가이거 카운터(그림 8.14)와 대조해 보자

모든 방사능 측정계는 선택된 일부 방사선 선원으로 조정되어야만 한다. 가용성, 반감기 및 다른 고려사항 때문에 가장 많이 선택되는 선원은 ^{137}Cs이다. 이 핵종의 주요한 광자에너지는 중간 에너지인 0.662 MeV를 가진다, 하지만, 만일 발견된 선원이 이것과 전혀 다르다면(예를 들면, 0.14 MeV의 광자에너지를 가진 ^{99m}Tc), 계측기가 에너지 독립적인 반응을 가질 경우, 관찰된 판독을 정확한 값에 맞추기 위해 보정 인자가 필요할 수도 있다. 이온화 챔버(그림 8.8-8.10의 실례)와 더불어, 반응은 광 투과범위에 걸쳐 상당히 선형이다(그림 8.7). 낮은 에너지에 다다를 때까지 직접 계측기에서 판독은 선원의 모든 개개의 방사체나 혼합물에 유용할 것이다.

대부분 예전의 이온화 챔버는 측정 시 실용적으로 조작할 수 있도록 큰 "총"의 형태를 나타냈다. 민감한 챔버는 일반적으로 원통형이며 판독 장치는 사용자쪽으로 향하고 있다.

오래된 계측기는 측정된 선량율을 나타내는 바늘 표시와 함께 아날로그 표시 장치를 가질 것이다. 새로운 계측기도 아날로그 표시 장치를 사용할지도 모르며 어떤 것들은 디지털 해독 장치만 가지고 있을 수도 있다(그림 8.8~8. 10). 단 하나의 선량율의 가변성 때문에, 선량율은 일반적으로 측정이 만들어짐에 따라 다소 변화할 것이다. 이는 방사선 방출의 확률적 성질과 검출기 내의 상호작용에 의한 것이다.

이 발명자는 흔들리는 바늘을 통해 평균 변수를 시각적으로 추정하는 것이 디지털 표시기의 숫자들보다 더 쉽다는 것을 알아냈다. 도움이 될 수 있는 한 가지는 일부 계측기가 적분 시간을 느리거나 빠르게

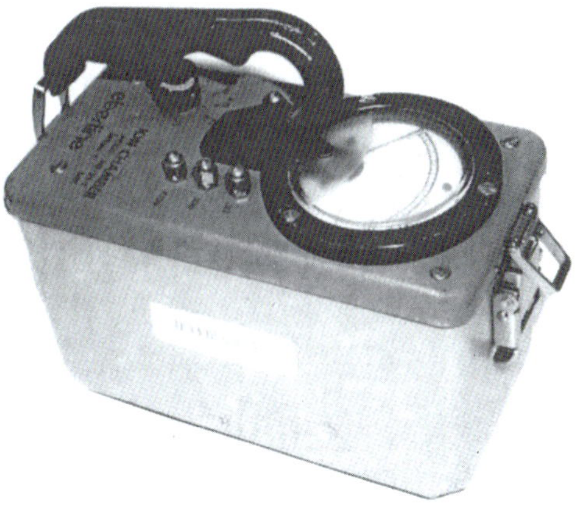

그림 8.8 | Eberline 휴대용 이온화 챔버

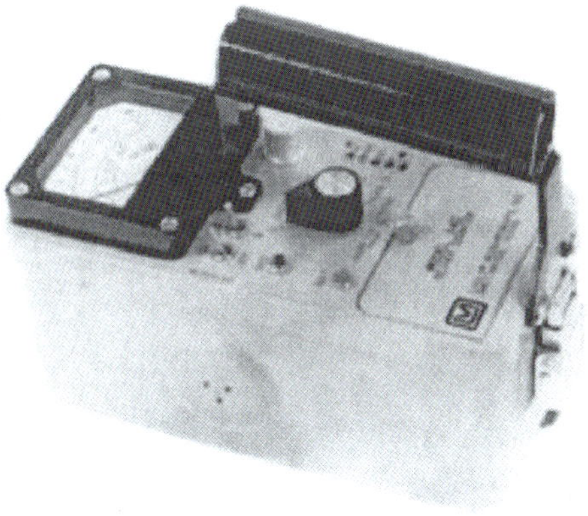

그림 8.9 | 화면 표시와 여러 가지 눈금(www.drct.com)을 나타내고 있는 방사선 검출기(www.drct.com/specials/eberline.htm)

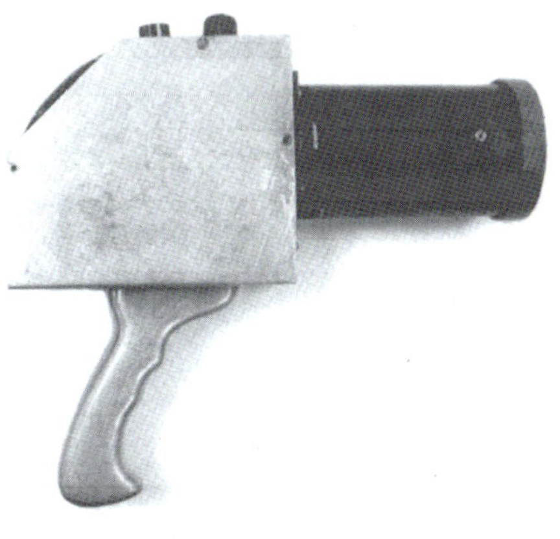

그림 8.10 | 오래된 "종 모양" 이온화 챔버, Hanford "Cutie Pie". (http://www.orau.org/ptp/collection/surveymeters/hanfordcutiepie.htm에서 발췌)

조정할 수 있는 스위치를 가진다는 것이다.

이 설정을 바꾸면 RC 회로에서 어떤 특이 저항체와 커패시턴스(capacitance) 설정을 사용할지에 영향을 미친다. 따라서 평균을 나타낼 신호 기간에도 영향을 미친다. 일반적인 점검 측정의 경우, 느린 적분 시간이 평균값을 표현하기 위해 더 많은 정보를 사용하기 때문에 더 낫다. 또한 판독이 그다지 변화하지 않는다. 단 잃어버린 선원을 알고 싶다면 선량율의 변이에 대해 감도가 높기 때문에 빠른 적분 설정을 사용하는 것이 더 나을 수 있다. 그렇지 않을 경우 선원을 지나치고, 선량율의 급격한 변화를 알아차리지 못하게 된다. 몇 개의 눈금은 일반적으로 제공된다(예를 들면, ×0.1, ×1, ×10). 눈금은 0~10이나 0~3 또는 다른 범위를 나타낼 수 있다. 따라서 감도는 이 방식으로도 바꿀 수 있다. 피폭률이 낮다면 판독의 가변성만을 나타내지 않고 판독 가능한 절대치를 주는 낮은 눈금이 적합하다. 피폭률이 높을 때 낮은 눈금을 사용하면 계측기가 멈춰 있을 것이므로 높은 눈금을 사용하여 모든 판독을 얻어야 한다.

표준 이온화 챔버는 보통 정도나 높은 피폭률 판독에 사용된다 (mR/hr ~ R/hr; 예: 환경 모니터링은 보통 1uR/hr 에서 낮은 mR/hr 범위). Geiger 챔버는 전리함을 사용하는 범위와 중첩된다(mR/hr ~ R/hr). 특화된 Geiger 검출기는 관찰된 최고 피폭률을 감시하고 (예: 원자로 구성요소의 근처, R/hr의 10s ~ 100s) 베타와 다른 입자 배출을 측정하기 위해 사용한다. 전리함은 작업 환경에서 광자의 일반적인 모니터링에 유용하다. 낮은 요오드화나트륨 섬광 검출기(앞에서 간단히 살펴본)는 낮은 영역부터 보통 피폭률을 측정한다. 따라서 적당한 작업장 피폭을 환경 모니터링할 때 사용된다.

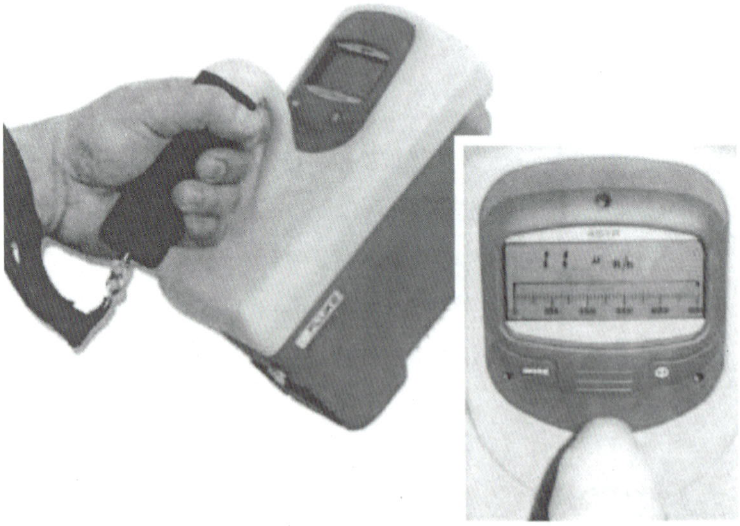

그림 8.11 | Victoreen 모델 451 휴대용 기압 조절된 전리함 (http://www.flukebiomedical.com/rms/productDataSheets/451B-ds.pdf, Fluke Biomedica제공)

하지만 기압 조절된 이온화 챔버를 사용하면 매우 낮은 선량율을 측정할 수 있다(그림 8.11). 큰 기압이 조절된 이온화 챔버는 수년간 주위 피폭의 수동적 모니터링이나 다른 방사능 측정계의 절대적인 눈금 측정을 위해 사용되었다. 최근, 작고 휴대 가능한 기압 조절된 이온화 챔버는 uR/hr 범위에 감도를 가지도록 디자인되었다.

기압 조절된 이온화 상자는 일반적으로 가스 검출 시 고압의 아르곤을 사용한다. 검출기에 더 많은 가스 분자가 있기 때문에 광자 상호작용을 위한 기회가 많아지며 낮은 선량율을 확실하게 측정할 수 있다. 주위 압력에 공기를 사용하는 전형적인 이온화 챔버의 이점은, 평형하며 주변 대기로 교환되기 때문에 이온화 가스가 소실될 수 없다라는 것이다.

비례 계수기

전압 영역의 "비례" 영역에서 전압은 스스로 이온화 입자가 되기에 충분한 에너지까지 가속되는 전자(가스 분자의 초기 이온화에 의해 만들어진)와 같다. 따라서 비례 계수기는 이차 전자 이온화의 유발을 허락하는 전압에서 조작된다. 얻어지는 신호는 아직 원래 신호의 세기에 비례하지만 최종적으로 수집된 이온쌍의 수는 원래 형성된 것보다 더 크다. 따라서 "기체 증폭률" > 1.0이라고 말한다. 이온화 챔버에서, 기체 증폭률은 정확하게 1.0이다. 즉 원시 이온은 100% 수집된다. 비례 계수기는 이온화 하는 가스로 공기를 사용하지 않는다. 공기(대부분은 산소 구성요소)는 중요한 "전자 부착 계수"를 가진다. 이는 자유전자가 가스 분자와 결부될 수 있고, 최종적인 수집에서 상실된다는 것을 의미한다.

비례 계수기는 펄스 모드에서 움직이고, 일반적으로 아르곤/메탄 혼합물(아르곤 90%, 메탄 10%)인 P10과 같은 이른바 비례 가스로 조작된다. 아르곤은 중요한 주요 이온화 가스다. 메탄은 특수 목적으로 공급되며 이는 Knoll이 집필한 방사 탐지와 측정[4]에서 다루고 있다. α입자의 높은 특이이온화 때문에, 그 펄스는 β입자와 구별된다. 초기의 이온 쌍이 챔버에서 형성되기 때문에 수집된 펄스는 베타 궤적보다 알파 궤적에 있어서 훨씬 더 크다. 계수율이 꽤 안정적인 범위인 "α플래토"와 "$\alpha+\beta$플래토"를 결정하기 위해서, 비례 계수기를 위한 전압 대 계수율 곡선을 혼합한 α/β선원으로 만들 수 있다:

비례 계수기는 방사능 측정계로써 자주 사용되지 않지만 α, β또는 혼합한 α/β선원의 실험실 계수에 유용하다 (그림 8.12). 표면 오염을 조사할 때 쓰이는 여과지를 계산할 때 자주 사용하거나("swipe" 또는 "도말" 표본), 일정 기간 동안 공기 시료를 모으기 위한 공기 시료 채취기에서 사용하다.

이 검출기는 얇은 입사창이나 입사창 없이 조작되어야 이 약한 투과성 입자가 계수실에서 기록될 수 있다. 마일러(Mylar)는 비례 합계 창을 개선하였다. 이 계수기의 외형은 대부분 음극과 양극 물질을 위해 사용되는 여러 가지 결합 구조를 가진 반구상이다.

알파와 베타 입자를 효율적으로 검출하려면 시료와 계수실 사이에 얇은 입사창을 사용해야 한다. 일

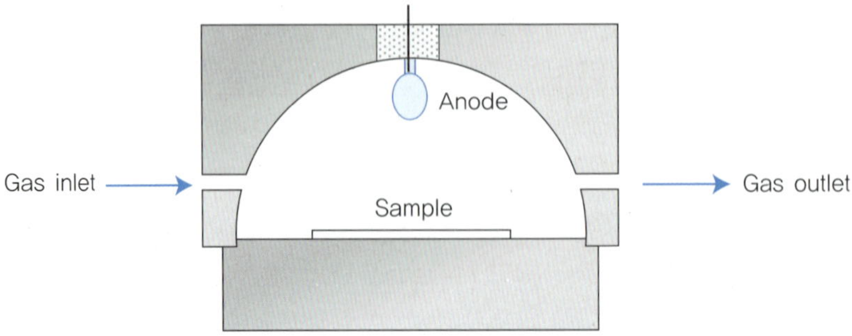

그림 8.12 | 2-π 비례 계수기의 도식

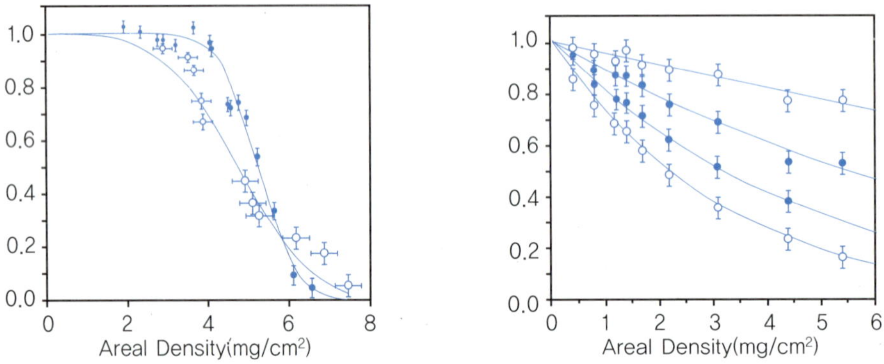

그림 8.13 | 알파와 베타 자기 흡수 곡선(Luetzelschwab 외). (보건 물리학 학회의 허가로 발췌.)

반적으로, 매우 얇은 마일러 창을 사용한다. 마일러 창은 상자의 가스압이 과도하거나 건드릴 경우 쉽게 찢어지거나 부서지므로 조심히 다뤄야 한다. 입자성 방사선의 비례 계수기 검출의 또 다른 중요한 고려 사항은 시료 자기 흡수다. 여과지에 여과된 물질이 적게 쌓이거나 많이 쌓일 수 있다. 비슷한 경우로, 예를 들어 시료가 지표수 또는 사설 소비 집수정의 물을 포함하고 있다면, 물 시료가 금속 화폐 판금 위에서 증발하여 화폐 판금에 잔유물이 전혀 없거나 조금밖에 없을 수 있다.

이런 경우에, 대부분의 입자는 계수챔버에 들어가기 전에 완전히 통과할 수 있다. 이 경우 시료 내에서 감소해 버려 관찰된 수치 결과에 영향을 미치기 때문에 고생할 수 있다. 정확한 결과를 얻으려면 많은 시료 물질을 통해 이전에 계산된 시료에 의거하여 보정을 해야만 한다(그림 8.13[5]).

비례 계수기의 또 다른 응용은 위치 감응 검출기에서 발견된다. 이 검출기에서는 신호를 검출하기 위해 다발성과 십자모양 양극선을 사용하며 사건이 발생한 위치가 해당 전선의 신호 강도에 의해 등록된다. 이 검출기는 인(P) 교화체의 방사성 추적자 실험실 분석에서 사용된다. 종 마다 교화체에서 서로 다른 이주 전위를 가지기 때문에 이 분석을 통해 추적자의 위치로 어느 종이었는지 알 수 있게 된다. 이 검출기를 방사성물질에 잠재적으로 오염되는 큰 영역의 특성화, 중성자 산란에 관한 연구 및 X선 망원경을 사용한 먼 은하의 X선 방사의 특성화에 응용할 수 있다.

가이거 영역

그림 8.5에서 다른 가스 탐지기 영역들을 나타내고 있다. 거기에 "제한된 비례 관계"의 영역이라고 불리는 가스 탐지기 곡선 영역이 있다.

이 영역에서는 어떠한 유용한 방사선 검출기도 작동할 수 없다. 가스 증폭은 여전히 발생하지만 예측과 통제가 불가능하기 때문에 발견된 신호는 원시 이온화 사건을 잘 표현하지 않는다. 하지만 검출기 전압을 계속 늘리면 모든 펄스가 양극의 길이를 따라 확장하는 사태를 초래하는 가이거 영역이라고 불리는 영역에 도달한다. 비례 검출기는 검출기 가스의 일정의 영역에서 다루기 쉬운 작은 전하 증식 사태를 만든다. 가이거 검출기에서, 각각의 작은 사태는 사태를 시작하는 또 다른 사태를 시작하며, 이 상황은 양극을 모으고 있는 전체를 포함하는 1개의 큰 펄스가 만들어질 때까지 계속된다. 따라서 가이거 카운터는 발견하는 방사선의 여러 가지 유형을 서로 구분할 수 없다. 모든 초기사건은 낮거나 높는 LET의 입자와 같은 크기의 거대한 사태를 초래한다.

가이거 카운터는 실험실에서 일부 응용을 위해 사용되지만 앞에서 말한 것 같이 중간에서 매우 높은 방사선량 측량 연구에서 더 많이 사용한다. Benchtop Geiger 관은 여과지나 수집된 시료를 계수하기 위해 실험실에서 사용할 수 있다. 대부분은 주위의 선량율 또는 표면오염을 측정하기 위한 휴대용 조사 검출기로 사용되도록 설계된다. 가이거 관은 개개의 피폭이 단일 계수로 등록되기 때문에 펄스 모드에서 동작한다. 따라서 가이거 카운터에 붙어 있는 눈금은 낮거나 높은 계수율을 등록할 수 있는 다양한 분당 계수 눈금을 제공할 수 있다. 그러나 개개의 피폭은 측정 회선을 통해 합계되고 시간에 따라 변하는 계수율(예를 들면 아날로그나 디지털 해독 장치에 mR/hr 단위로 보여주는 선량율)로 변환될 수 있다. 전리함과 다르게, 가이거 카운터는 일반적으로 광자영역 반응에 있어서 매우 에너지 독립적이다.

그림 8.14의 구성은 전형적인 일부 가이거 카운터 교정 곡선을 나타내며 적당한 에너지에서의 과응답과 낮은 에너지에서의 매우 결함이 있는 반응을 즉시 표시한다. 가이거 관은 보통 음압의 아르곤 가스를 사용하여 동작하기 때문에 (이유는 Knoll[4] 참조), 방사선 통로에 입사창이 있다면 비교적 두꺼워야 한다. 어떤 것들은 창이 없고, 광자영역을 조사하기 위해서만 사용된다. 검출기는 말단이나 측면(검출기는 일반적으로 원통형이다)에 비례 계수기보다 두꺼운 창이 있다. 두께는 mm 단위지만, 보통 선형 두께를 물질의 밀도로 곱한 밀도 두께(단위는 g/cm^{2}가 된다)로 표현된다.

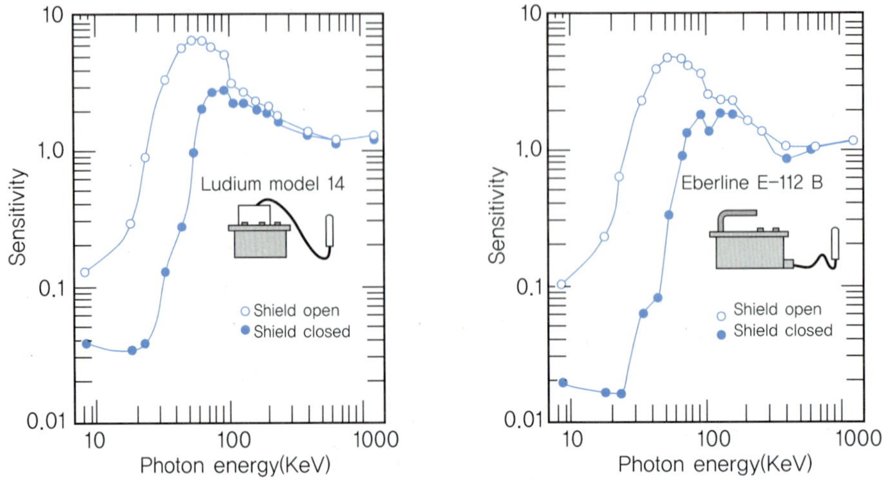

그림 8.14 | Geiger 계수기의 상대에너지-독립적 행동

밀도 두께는 창을 통과할 때 얼마나 많은 전자가 부딪쳐 감쇠가 얼마나 발생할지를 나타내는 척도다. 가이거 카운터 사용을 고려할 때 주의해야 할 점이 있다: 측정 하고 있는 방사선이 관 창을 통과하기에 충분한 에너지를 가지고 있지 않다면 (알파 또는 저 에너지의 전자), 측정은 결코 유용하지 않을 것이다. 창이 입자의 중요한 분획을 현저하게 감쇠시킨다면 이 피폭은 측정의 해석에서 고려되어야 한다.

오래된 Geiger 관들은, 높은 세기 광자 선원 주위에서 사용할 경우 특별히 위험했다. 검출기는 계수 비율이 매우 높으면 포화 상태가 되며, 매우 붕괴가 활발한 선원에 접근하면 계수 비율이 실제로 감소할 수 있다. 이것은 검출기 "불감 시간"(곧 다룰 것이다)의 축적과 계수 비율 증가로 인한 검출기의 우발적인 마비 때문이다. 따라서 붕괴가 활발한 선원 쪽으로 나아갈수록 기록된 계수율이나 피폭 비율이 계속 증가하다가 감소하기 시작하며 선원에서 멀어지고 있다고 생각하게 한다. 새로운 가이거 관은 이런 일이 발생하지 않도록 보정 회로를 가지고 있다.

Geiger 관 동작의 중요한 사항은 급냉이다: 양이온이 관의 벽을 치기 때문에, 뒤이은 자외선(UV) 방사선의 방사와 더불어 벽의 원자의 여기를 초래 할 수 있으며 이는 또 다른(분리) 사태를 시작할 수 있다. 이는 급냉하여 축소하거나 제거할 수 있다. 여기에는 2가지 방법이 있다.

- 전자성 급냉: 양이온을 모두 수집하기 위해 특수하게 설계된 배전 회로를 사용하여 펄스를 받은 뒤 짧은 기간 동안 양극 전압을 낮출 수 있다.

- 화학적 급냉: 일반적으로 자외선 방사와 상호작용하는 경향이 있는 기관의 증기를 도입할 수 있다. UV가 입사되면 이 가스는 검출기에 등록될 새로운 피폭을 일으키지 않는 방법으로 UV를 붙잡고, 에너지를 분산시킨다. 일반적으로, 에너지는 할로겐 분자의 실제 해리에 들어간다. 어떤 급냉 가스는 관 사용으로 천천히 소비되며 결국 관을 바꿔야 한다. 다른 것들은 해리 이후 다시 결합할 수 있는 분자로 설계되어 관의 생명을 연장한다.

불감 시간 평가

모든 방사선 검출기는 전자식 회로망을 통한 이온화 정보를 처리하기 위해 어느 정도의 시간을 필요로 한다. 이 처리가 계속되는 동안, 새로운 분리 펄스로부터의 새로운 정보가 처리될 수 없다. 검출기가 새로운 펄스를 처리할 수 없는 시간을 검출기 불감 시간이라고 한다(정확히 말하자면, "불감 시간" 과 명확히 분리될 수 있는 합계 시간은 분해 시간이라고 불린다. 상세한 내용은 Knoll의 저서[4]를 참고한다. "불감 시간" 이라는 용어를 더 일반적으로 사용한다.)

가이거 카운터는 불감 시간이 특히 길다. 마이크로 초를 길디고 생각하지 않을 수 있지만 똑같이 적당한 강도의 선원에서 많은 펄스가 검출기에 도달할 수 있다. 그리고 펄스가 우연히 같은 시간에 함께 발생하면 분명 다수의 펄스가 소실될 것이다. 특정 검출기를 위한 불감 시간을 다음 방법 중 하나로 직접 측정할 수 있다.

1. 선원 분할 방법: 이 방법을 정확하게 수행하려면 2개의 반을 가지는 특별한 선원을 설계하여야 한다. 각각은 같은 결합 구조를 가져야 하며, 양성의 1개는 방사능을 가지고 있지 않은 또 다른 "반 선원(half source)" 을 필요로 한다. 두 개의 반을 검출기 근처에 놓으면 계수율 $R_{1,2}$를 얻을 것이다. 1개의 반만을 사용하면, 비율 R_1을 얻게 된다 (같은 계수와 산란 결합 구조를 가져야 하므로 선원의 "모조(dummy)" 반은 R_1으로 계산되어야 한다). 그리고 마찬가지로 우리는 선원의 다른 반쪽을 다른 위치의 "모조" 선원으로 간주하고 R_2를 얻는다. 만일 검출기가 $R_{1,2}$를 계수할 때 불감 시간 손실을 겪지 않으면, $R_{1,2} = R_1 + R_2$다. 그러나 물론 우리는 손실이 있도록 선원을 설계한다. 검출기가 펄스를 처리 할 수 없는 시간은 다음 식으로 표현된다:

$$\tau = \frac{R_1 + R_2 - R_{1,2} - R_b}{R_{1,2}^2 - R_1^2 - R_2^2}$$

이 표현식에서 R_b는 주위 배경 계수율이다. 그 다음, 미지 선원 T를 위한 진계수율은 다음 표현식에 의해 관찰된 계수율 C와 관계가 있을 수도 있다:

$$T = \frac{C}{1-C\tau}$$

C가 별로 크지 않으면, 관찰된 계수율은 진계수율을 대표할 것이다.

2. 선원 방사 붕괴 방법: 이 방법에서는, 검출기가 불감 시간 손실된 초기 계수율이 계수된다. 그러나 시간이 지나면, 선원은 검출기를 압도하지 않는 비율에서 방사 붕괴한다. 어느 시간 동안 관찰된 계수율의 In 곡선을 그려보면, 곧은 감소 선을 예상할 수 있다. 검출기가 펄스를 처리할 수 있는 능력을 계수율이 초과하는 직선성에서 곡선이 시작될 것이다 (그림 8.15). 따라서 진계수율을 얻기 위해 높은 계수율 값에 적용될 수 있는 경험적인 보정을 얻을 수 있다

8.3.2 광 생산: 섬광 검출기

가스 봉입 검출기가 이온화 기체로부터 전하 종류를 모아 전자식 신호를 만들어낸다. 때문에 섬광 검출기는 이온화하고 있는 입자의 운동 에너지를 가시광선 광자(광전음극과의 상호작용을 통해 전기 펄스로 바뀐)로 변환한다. 이 섬광 검출기는 가시광선 광자와 상호작용하여 전자를 해체하는 장치다. 신틸레이션은 방사선에 의한 여기 후의 형광 물질에 의한 빛의 방사다. 암석들과 다른 물질의 형광은 잘 알려진 현상이다. 영국 과학자 George G. Stokes 경은 형광 무기질로 잘 알려진 형석을 따서 현상의 이름을 붙였다. Stoke는 형광이 일부 물질에서 자극작용 이후 자외선으로 유발된다는 것에 주목했다.

그는 형광의 파장이 반드시 여기 방사선의 파장보다 더 크다고 생각했지만 (Stoke의 법칙), 그의 법칙의 예외가 발견됐다. 여러 가지 유기물과 무기성 물질은 자극작용 이후 가시광선, 적외 방사선, X선, 전파, 음극선, 마찰, 열기, 압력 및 다른 외부 자극뿐만 아니라 자외선에 의해서도 형광을 발한다.

인광이 형광과 다른 점은 나중에 발생하며 자극작용의 외부 선원이 제거된 뒤에 계속된다는 것이다. 검출기가 상호작용에 관한 정보를 모으고 처리하고 인광보다 짧은 시간에 펄스를 만들어내야 하기 때문에 인광은 방사 탐지에 있어 유용한 현상이 아니다. 방사 탐지 시, 수집 회로가 정보를 처리하는데 필요한 시간보다 짧은 시간에 등광 신호기를 만들어내기 위해 많은 유기물과 무기성 물질의 형광성 특성을 이용한다. 대부분의 물질은 고정 선원에서 방사능을 측정하기 적합한 형태로 가공된 고체다 (일반적으로 원판 모양). 그러나 중요한 액체 신틸레이터시스템은 신틸레이터와 혼합된 액체 시료에서 방사능(대부분 베타와 알파)을 측정하기 위해 사용된다. 이는 계수에 있어 매우 높은(거의 100%)시료 효율을 달성한다.

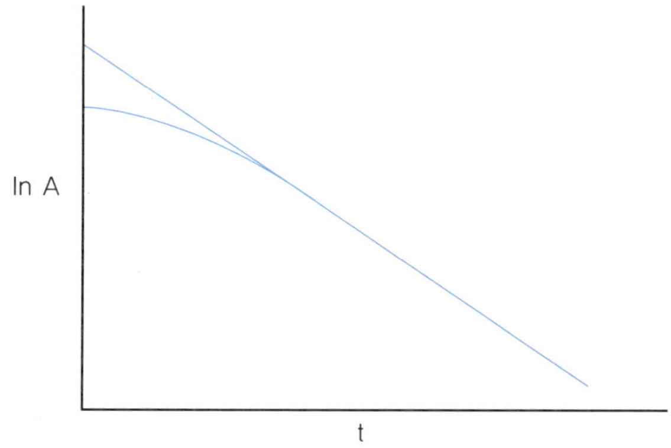

그림 8.15 | 불감 시간을 보여주기 위한 방사 붕괴하고 있는 선원 곡선

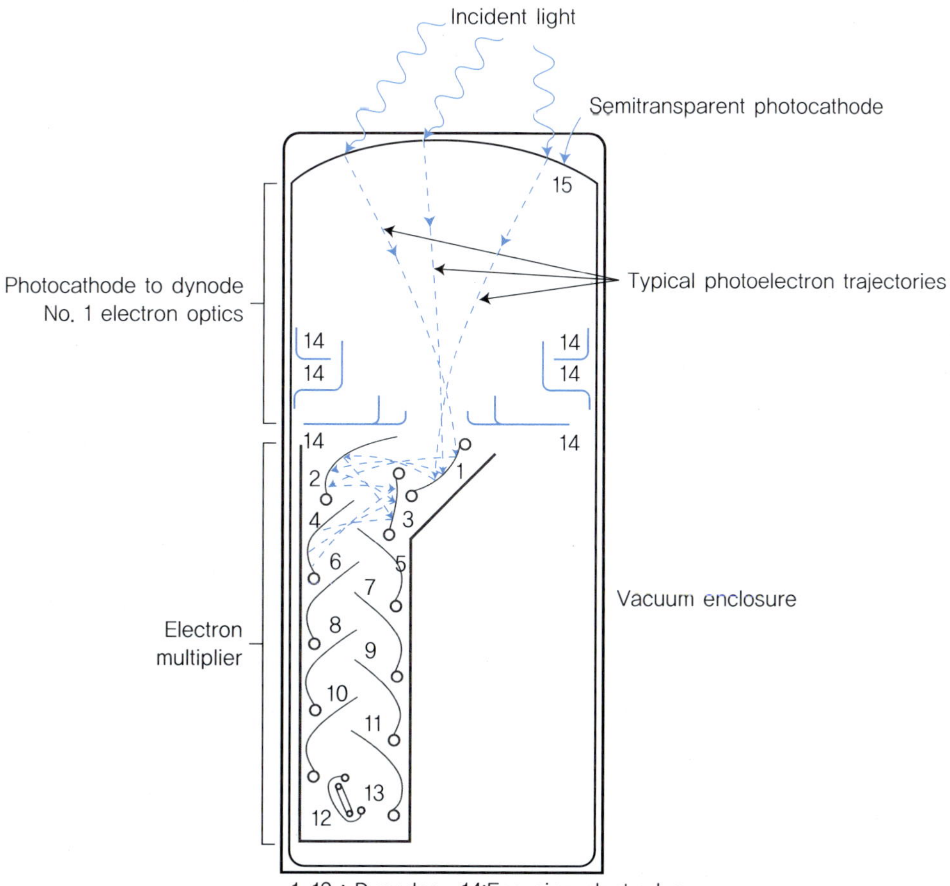

그림 8.16 | 불감 시간을 보여주기 위한 방사 붕괴하고 있는 선원 곡선

위와 같이, 선원의 방사선이 신틸레이터 물질을 타격하면 물질은 가시광선 영역에서 광자를 놓아준다. 광자는 광전음극으로 알려져 있는 물질과 상호 작용한다. 광전음극은 광자를 흡수하고, 광전자라고 불리는 많은 전자를 놓아준다. 그 다음 이 전자들은 다이노드쪽으로 가속된다. 다이노드는 광전음극과 상대적인 양성 전위를 유지하는 수집 장치다. 다이노드는 전자만 수집하는 것이 아니라, 수집한 개수에 비례해 더 높은 전자 수를 방출하도록 설계되었다. 따라서, 전자들이 더 증식하는 곳인 두 번째 다이노드쪽으로 가속되는 각 전자가 다이노드를 타격하면 전자가 몇 개 더 방출된다. 그리고 이 과정이 10 과정(최종 펄스가 수집되고 형성되고 증폭되는 곳) 이상 계속된다. 초기의 광전음극 신호의 이 연속 증식을 초래하는 장치는 광전배증관(PMT, 그림 8.16 참조)이라고 불린다. 각 다이노드는 일정의 합계 δ에 의해 신호의 증식을 일으키며 이는 다음과 같이 정의된다.

$$\delta = \frac{\text{munber of secondary electrons emitted}}{\text{primary incident electron}}$$

PMT는 양성 전위에 잇따른 일련의 다이노드를 포함한다. N 다이노드 후의 최종적인 증식은 다음과 같다:

$$\text{Gain} = \alpha \cdot \delta^N$$

여기에서 α는 수집된 모든 광전자의 분획이며 N은 PMT의 다이노드 과정 개수다.

신틸레이터: 고체 섬광기

광자를 수집할 때만 유용한 가장 일반적인 고체 섬광기(표 8.14[4] 참조)는 요오드화나트륨(NaI)의 결정이다. 이는 불순물인 탈륨(T_l)을 의도적으로 포함한다. 탈륨은 광자에너지를 빛으로 변환하는 데 매우 효율적이다. 이 검출기는 "탈륨-활성화된 요오드화나트륨" 결정 또는 "NaI(T_l)" 라고 불린다.

결정은 광학상 광전음극과 PMT에 연결된다. PMT 출력은 일반적으로 앰프인 펄스-쉐이핑 전치증폭기를 통과한다. 그리고 크기에 따라 펄스를 분류하는 장치를 통과하게 된다. 증폭 전 송신 펄스의 크기는 기록된 상호작용의 에너지에 비례항이다. 증폭은 단지 특정한 고정 양으로 펄스의 크기를 변경하므로 비례 관계가 보존된다. 결정에 더 많은 빛이 침전되는 것은 더 많은 빛이 만들어지는 것을 의미한다. 이는 더 많은 전자의 생산을 초래하며 따라서 더 큰 펄스가 만들어진다.

이것은 시료에서 방사성 핵종의 동일성을 조사하기 위해 펄스를 크기에 따라 분류하는 γ선 분광경검

표 8.1 일반적인 무기성 신틸레이터의 성질 (Knoll4이 개정함)

	비중	최대 방사의 파장	굴절률	붕괴 시간(μs)	Photons/MeV의 절대 빛 수율	Bialk, PM 관 사용시 상대적인 펄스 높이	기준
알칼리 할로젠화물							
NaI(Tl)	3.67	415	1.85	0.23	38000	1.00	
CsI(Tl)	4.51	540	1.80	0.68(64%), 3.34(36%)	65000	0.49	78, 90, 91
CsI(Na)	4.51	420	1.84	0.46, 4.18	39000	1.10	92
Li(Eu)	4.08	470	1.96	1.4	11000	0.23	
다른 감속 무기물							
BGO	7.13	480	2.15	0.30	8200	0.13	
$CdWO_4$	7.90	470	2.3	1.1(40%), 14.5(60%)	15000	0.4	98–100
ZnS(Ag)(polycrystalline)	4.09	450	2.36	0.2		1.3[a]	
CaF_2(Eu)	3.19	435	1.47	0.9	24000	0.5	
활성화되지 않은 고속 무기물							
BaF_2(fast component)	4.89	220		0.0006	1400	na	107–109
BaF_2(slow component)	4.89	310	1.56	0.63	9500	0.2	107–109
CsI(fast component)	4.51	305		0.002(35%), 0.02(65%)	2000	0.05	113–115
CsI(slow component)	4.51	450	1.80	multiple, up to several μs	varies	varies	114,115
CeF_3	6.16	310,340	1.68	0.005, 0.027	4400	0.04 to 0.05	76, 116, 117
세륨 활성화된 고속 무기물							
GSO	6.71	440	1.85	0.056(90%), 0.4(10%)	9000	0.2	119–121
YAP	5.37	370	1.95	0.027	18000	0.45	78,125
YAG	4.56	550	1.82	0.088(72%), 0.302(23%)	17000	0.5	78,127
LSO	7.4	420	1.82	0.047	25000	0.75	130,131
LuAP	8.4	365	1.94	0.017	17000	0.3	134,136,138
유리 신틸레이터							
Ce activated Li glass[b]	2.64	400	1.59	0.05 to 0.1	3500	0.09	77,145
Tb activated glass[b]	3.03	550	1.5	~3000 to 5000	~50000	na	145
전형적인 유기물의 신틸레이터(비교용):							
NE102A	1.03	423	1.58	0.002	10000	0.25	

[a]알파 입자를 위한. [b]성질은 정확한 제형에 따라 변화한다. 테이블 15.1 참조.(출처: 표시된 곳을 제외하고 주로 참고문헌 74와 75.)

사법의 주요 쟁점이다. 방사 탐지의 대부분의 경우에, 단순히 노출률(방사능 측정계 사용)이나 계수율(방사능 선원의 계수율)을 측정한다. 만일 우리가 광자를 방출하고 있는 물질(들)의 주체성을 모르면, 정보가 일부 있어도 분석을 끝내려면 더 필요할 수 있다. 분광경검사법을 사용하면, 계수 시스템의 적당한 눈금을 측정한 후에 시료에서 절대적인 농도뿐만 아니라 방사성 핵종(들)을 식별할 수 있다. 그 외 몇 개의 신틸레이터 물질과 성질은 표 8.1에 표기되어 있다. NaI는 아직까지 광자를 위해 가장 일반적인 신틸레이터다. β방사체를 계산하기 위한 고체 유기 신틸레이터가 존재하지만 널리 사용되지 않는다.

신틸레이터: 액체 신틸레이션

액체 신틸레이터 톨루엔의 사용은 저 에너지의 β방사체(H-3, C-14)를 발견하기 위한 매우 인기 있는 방식이다. 시료는 일부 종류의 용매 물질을 통해 액체에 용해된다. 용액도 액체의 시료에서 방사선에 맞으면 반짝이는 형광체를 포함한다. 이 둘은 친밀히 접촉해 있기 때문에 변환 효율이 거의 100%다. 섬광빛의 파장은 많은 PMT에 있어 항상 이상적이지는 않다. 따라서 때때로 시스템은 파장 이동에 사용되는 부가 물질을 포함한다.

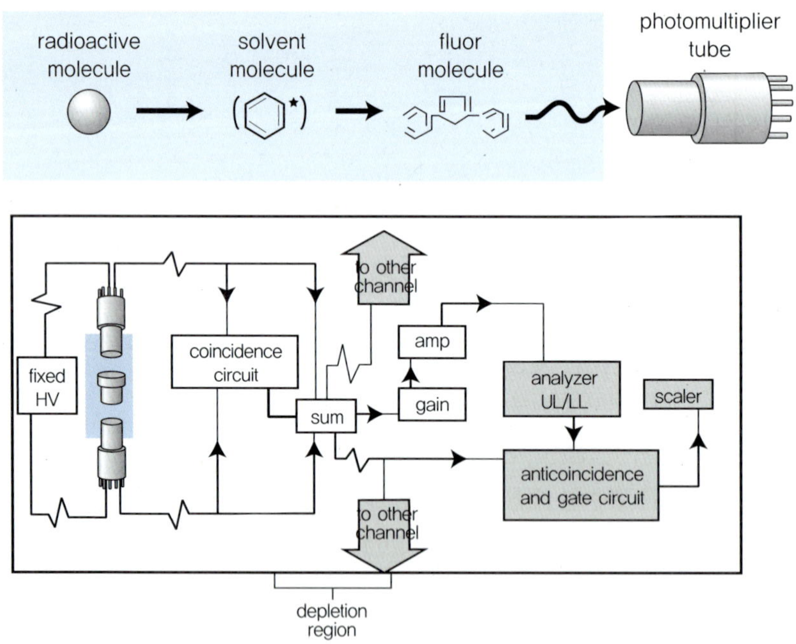

그림 8.17 | 액체 신틸레이션 검출기 개념 (출처, Sanjiv Sam Gambhir 박사, 스탠포드 대학)

시료는 2개의 PMT 사이에 놓인다(그림 8.17).

빛이 모든 방향에서 방출되기 때문에, 양쪽 검출기에 의해 동시에 발견된 펄스의 계수를 확실히 하기 위해 동시 회로를 사용될 수 있다. 액체 섬광 계수기(LSC)는 거의 모든 대학교, 국립 연구소, 소형 원자력 공장, 그 외 연구 및 산업 환경에서 접하게 된다,

8.3.3 반도체 검출기

반도체는 절연체 (유리, 세라믹, 고무 등과 같이 전기를 쉽게 전도할 수 없는 물질) 와 도체 (전기 전류를 운반할 수 있는 물질) 의 중간 속성을 가지도록 특별히 설계된 결정체 물질이다. 방사 탐지에서 사용되는 가장 대중적인 반도체 물질은 게르마늄(Ge)과 실리콘(Si)다. 이 물질은 원자가와 전도대의 독특한 구성을 갖고 있으며, 적절히 구성되면 유용한 전하 운반체를 만들 때 소량의 에너지(~1.1 eV)만 요구된다.

고전적인 가스 봉입 검출기와 같이 이온화하는 입자와 반도체의 상호작용을 통해 이온쌍이 생산되지 않는나. 내신 이온쌍이 이닌 전자 구멍 쌍을 생산한다. 구멍은 결정체 속 구조의 전자가 있어야 하는 빈 자리다. 이온쌍과 비슷하게, 인가 전압 아래에서, 전자는 양성 단자 쪽으로 이동하며 구멍은 음의 단자 쪽으로 이동할 것이다. 구멍은 스스로 이동하지 않지만 전자는 격자의 다른 위치에서 구멍을 메우기 위해 움직이며, 구멍의 위치가 반대 방향으로 움직인다.

원소의 순수한 형태는 공유결합에 의해 합류된 속 구조 내에 존재한다. 불순물(특히 제5족 원소)을 추가하면 결정에서 쉽게 돌아다닐 수 있는 여분의 전자가 등장하게 된다(이를 n형 반도체라고 함). 제3족 원소의 불순물을 첨가하면 결정 영역에 전자 결핍을 초래한다 (p형 반도체). 이 때, p형 반도체 영역이 a형 영역에 연결되면, $p-n$ 접합이 형성된다. $p-n$ 접합이 형성되면 전도대에 도달한 $u-$영역의 전자 일부는 접합부를 가로질러 흩어지고 구멍과 결합하여 공핍 영역을 형성할 수 있다 (그림 8.18).

바이어스가 적용되지 않은 검출기는 특별히 좋지는 않지만 방사선 검출기로 작동할 수 있다. 2개의 물질을 가로질러 바이어스를 적용하면, 결정계에서의 전자 이동 능력에 영향을 미칠 수 있다. 결정계를 "순방향 바이어스"로 만들면, 접합부와 양극을 가로지르는 전자의 자유 운동을 위해 수문을 근본적으로 연다. 복사 상호 작용의 발생 여부와 상관 없이 전류가 항상 흐르고 있기 때문에 이것 역시 유용한 방사선 검출기는 아니다. 그러나 검출기를 "역바이어스"하면 많은 목표를 달성하고 매우 감광성 높은 방사선 검출기를 만들어내게 된다.

- 먼저, 공핍 영역(depletion region)의 전하를 모두 소거한다.

- 전위의 방향으로 인해 공핍 영역의 크기가 실제로 확장된다. 응용 전위가 더 많으면, 시스템이 전기 절연 파괴가 되지 않을 때까지 검출기가 허용하는 만큼 공핍 영역의 크기를 계속 확장할 수 있다. 어떤 검출기들은 사실 완전히 감손되도록 설계된다. 완전히 감손된다는 것은 전체 검출기가 공핍 영역으로 이뤄지는 것을 의미한다.
- 전자의 흐름에 강한 저항을 설치하여 상호작용이 발생하지 않는 한 전하가 흐르지 못하도록 한다 (그림 8.18에서 전자가 올라야 하는 "언덕"으로 표현).
- 방사선이 공핍 영역과 상호 작용하면 다수의 전자-구멍 쌍을 만들게 되며, 이는 빠르게 수집 회로로 쓸려간다. 여러분은 직관적으로 왜 모든 방사선 검출기가 전하 운반체를 많이 가지는 것이 좋은지 확실히 이해할 것이다. 즉, 왜 이것이 유리한지, 감마 분광을 수행할 때, 왜 반도체 검출기가 NaI(T_l)섬광 검출기보다 더 높은 에너지 분해능을 가지는 지에 대해 양적으로 보여주었다.

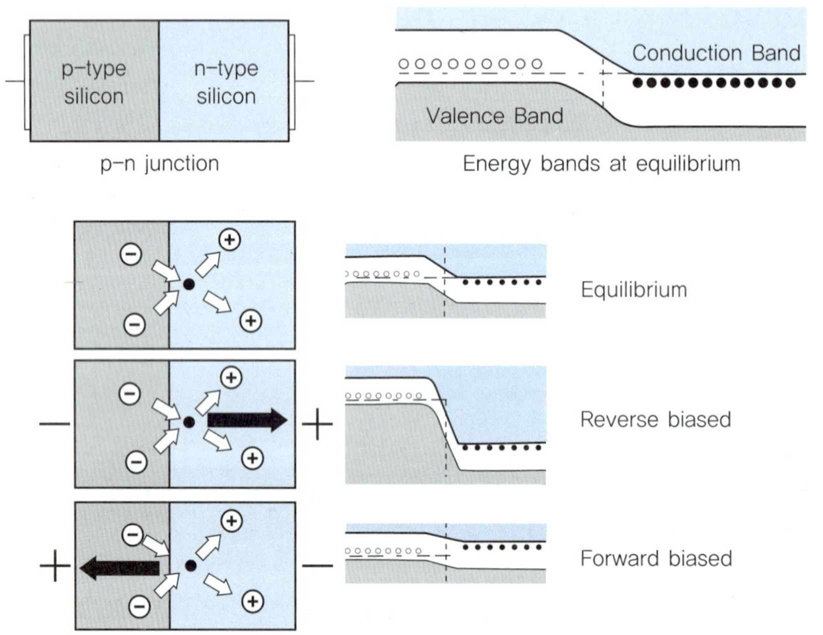

그림 8.18 | 반도체 검출기와 에너지 준위의 회로도 (http://hypcrphysics.phY-llstr.gsu.edu/hbase/solidslpnjun2.html#c2)

8.4 알파와 감마 분광경검사법/분광법

에너지로 방사선 검출기에 모으는 펄스를 분류하면, 입자의 에너지 및 검출기와 상호 작용하는 광자에 대해 많이 알 수 있다. 때로 우리가 알고 싶은 것은 단지 발생한 상호작용, 계수 그리고 시료에서 절대 활성도를 정량화하는 것뿐이다. 시료의 모든 방사성 핵종의 주제성을 알고 있거나 총 시료 방사능의 추정치만을 바란다면 이것도 좋다 (예: 공중 수도 시료에서, 각 알파 방사체의 주체성에 관계없이 단순히 총 알파 방사능의 합계를 알고 있고 싶은 경우). 그러나 시료에 절대방사능 및 특정 주체성을 알고 싶은 미지 종이 하나 이상 들어 있는 것은 매우 일반적인 일이다. 각 방사성 핵종을 식별하기 위한 한가지 접근법은, 경로를 따르는 원하는 종에 대해 어떤 류의 물리적 또는 화학적 분리를 수행하는 것이다. 그 다음 이 물질의 시료는 알파, 베타, 또는 감마 계수에 합해져야 한다. 물리적 경로의 예제는, 액체 신틸레이션 검출기에서 재 응결된 증기의 계속적인 계수와 더불어, ^3H를 $^3H_20$으로 포함한다고 믿는 물의 증발일 것이다.

이온 교환, 화학적 분리와 같은 방법을 통해 스트론튬, 라듐, 플루토늄, 아메리슘 및 그 외 원소를 다른 화학 약품으로부터 분리할 수 있다. 이 방법은 매우 확실하지만 비용과 시간이 많이 소비된다. 미지 방사체를 가진 시료의 신원을 알아낼 수 있는 효과적인 대안으로는, 시료로부터 에너지 방사의 스펙트럼을 연구하여 추측하는 핵종의 독특한 에너지를 알아내는 것이 될 수 있다. 에너지에 의해 개별적으로 모아지는 펄스를 분류하는 이 과정은 방사선 분광경검사법이라고 한다. 감마와 알파 분광학은 항상 유일한 비연속적인 에너지로 방출되기 때문에 수행하기 매우 쉽다. 베타가 에너지의 스펙트럼으로 방출되기 때문에 베타 분광경검사법은 복잡하다. 액체 신틸레이션 검출기는 약하거나 적당하거나 강한 에너지 β방사체로부터 획득하는 광 에너지 "창"을 가지고 있다. 시료에 방사체가 얼마 없으면 매우 성공적으로 식별하고 활동 수준을 정량화할 수 있다. 엄밀히 말해 분광법은 분광 분석으로부터 정보의 동일화와 정량을 의미하지만, "분광경검사법"은 모든 시료에서 다른 방사체의 동일화만을 나타낸다. 많은 전문가들은 일상에서 이 용어를 혼용해서 사용할 수 있다.

이상적인 세계에서, 시료를 측정하고 있는 감마 또는 알파 분광학 검출기는 방사성 핵종의 중요한 방사의 에너지에 분리성 델타 함수를 나타낼 것이다. 첫 번째로 이런 일은 발생하지 않는다. 왜냐하면 이온화에 의해 만들어진 전하 운반체 수는 항상 어느 정도 통계 가변성이 있기 때문이다. 따라서, 유한의 넓이의 광피크 에너지에, 최대치(일반적으로 Gaussian 모양)가 광피크 에너지 주위에 있을 것이다. 방사선 검출기에는 광자에너지의 전부를 모든 이온화 현상으로 발생되지는 않는다. 때로 전체 광자에너지가 광전자에 의해 흡수되고 이 광전자가 안정된 원자구조에서 자신의 에너지를 버림으로써 이온화 현상이 발생된다. 이 이온화 현상은 신호(섬광 결정체의 빛 또는 반도체의 전자-구멍 쌍)를 만들어 낸다.

일부의 경우, 콤프턴 효과에서, 초기의 광자에너지의 일부와, 결정을 산란 광자로 남겨둔 나머지 광자에너지만을 검출할 것이다. 원시 광자는 전혀 독특하지 않기 때문에 이것은 유익한 정보가 아니다 (거의 모든 낮은 에너지를 주기 위해 모든 광자에너지는 모든 각도에 흩뿌려질 수 있다). 우리는 결정에서 광전 효과에 뒤따르는 콤프턴 효과를 얻을 수 있으며 모든 에너지 정보는 보존된다. (이 사건은 마치 단일 광전 효과로 보일 정도로, 검출기 전자성의 분해 시간에 비해 빨리 발생한다.)

만일 초기의 광자에너지가 매우 높으면, 쌍생성 사건이 발생할 수 있다. 전자와 양전자의 에너지는 안정된 원자구조에서 버려질 것이다. 그러나 양전자가 소멸할 때 만들어진 2개의 0.511 MeV 광자는 획득될 수도 있고 아닐 수도 있다. 따라서 광피크나 광피크-0.511 MeV(1개의 소멸 광자는 결정을 벗어난다)인 에너지나 광피크-1.02 MeV(2개 모두 벗어난다)인 에너지에서 계수를 얻을 수 있다. 또한, 모든 방사선 검출기는 살고 있는 주위의 방사선 배경으로부터 일부 방사선을 측정할 것이다. 자연 선원에서 광피크와 산란 광자 이온화 현상이 검출기에 있을 것이다(예: ^{40}K는 자연 및 모든 인간에서 나타나며 1.46 MeV 광자를 방출한다). 시료는 일반적으로 하나 이상의 방출을 가지며, 대부분의 방사체는 1개 이상의 광자 방사를 가진다. 따라서 관찰된 스펙트럼이 이 여러 가지 특징에 의해 복잡해지며, 감마와 알파 스펙트럼을 해석하려면 상당한 수준의 기술과 훈련을 가져야 한다.

우리가 수집할 여러 가지 전자식 펄스는 아날로그 디지털 변환기(ADC)라는 장치에 의해 디지털 값으로 바뀐다. 그 다음 펄스는 다중 채널 분석기(MCA)라고 알려진 또 다른 장치에서 에너지 빈(bin)으로 분류된다. 결정에 들어오는 사건을 크기에 의해 분류하면, 에너지의 플롯에서 사건의 수와 대조하여 표시할 수있다. 따라서 측정하는 시료에 의해 방출하는 광자를 특징짓는다. 감마 분광을 고려하고 시료가 단 1개의 방사성 핵종을 가지고 단 1개의 중요한 γ선을 가진다고 가정해 보자. 잠시 뒤에, 많은 현상이 γ선의 에너지에 기록될 것이다. 또한 콤프턴 산란 사건에서 많은 계수가 낮은 에너지에 있을 것이다. 4장의 "후방 산란" 충돌, 즉 $\theta = 180°$에 발생하는 산란에 의한 전이를 위한 최대 에너지의 개념을 기억해 내자. 이 사건의 에너지와 광피크의 에너지 사이에, 이 광자로부터 사건이 발생할 수 없는 영역이 있다. 이 영역은 콤프턴간극이라고 불리며 후방 산란 사건이 발생하는 광자에너지는 이른바 콤프턴 가장자리를 정의한다. 이 사건과 영(zero) 에너지 사이에서, 콤프턴 연속체라고 알려져 있는 사건의 분포가 있을 것이다. 따라서 이 시료로부터의 감마 분광 플롯은 그림 8.19의 플롯처럼 보일 수 있다.

위에서 언급했듯이, 광전음극과 각 다이오드에서 만들어진 광전자의 개수에 통계적 변동이 있다. 그러므로, 1개의 단일 에너지 광자로부터의 에너지 펄스는 대표값 주위의 많은 에너지 빈에 나타날 것이다. 따라서 최대치는 실제로 가우스 곡선처럼 보인다. 광피크의 넓이는 검출기 시스템의 분해능을 결정한다. 최대치가 넓다면(낮은 분해능), 가까이 있는 광피크를 식별하는 것은 어려울 것이다. 시스템의 분해능을 지정하기 위해 사용되는 일반적인 수량은 최대치 절반에서의 전폭(FWHM)이라고 불린다. 이는 이름이 암시하듯이, 계수가 최대치의 절반인 지점의 최대치의 전체 너비를 말한다.

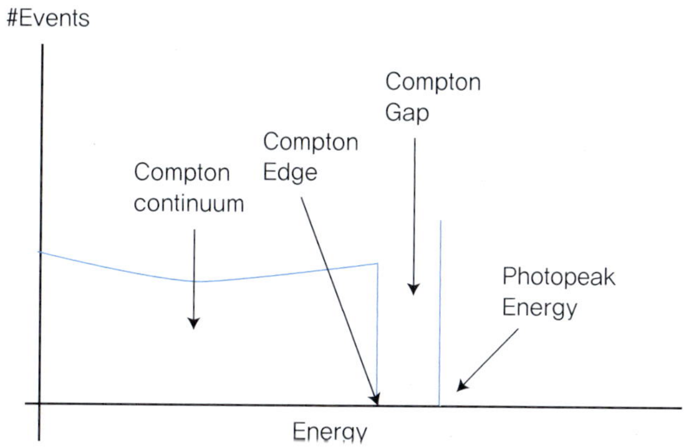

그림 8.19 | 감마 스펙트럼의 간략한 그림

최대치 10배에서의 전폭(FWTM)을 사용하기도 하지만 좀처럼 접하게 되지 않는다. FWHM은 에너지 함수에 비례해서 변화하므로 특정한 에너지 값으로 정의해야만 한다. 비율 분해능은 FWHM으로 정의되며 이는 에너지의 백분율이다. 비록 FWHM 그 자체는 에너지로 실용적인 검출기 시스템에서 증가하지만 에너지가 늘어남에 따라 비율 분해능은 감소한다.

많은 전하 운반체는 반도체 보다 반도체 결정에서 상호작용의 주어진 에너지를 위해 형성된다. 그러나 일반적으로 왜 많은 전하 운반체가 더 나은 분해능을 의미하는지 정확한 수학적 이유를 곧 알아볼 것이다. Ge 검출기의 분해능은 NaI 검출기보다 아주 뛰어나다 (약 1-2 keV 대 30-40 keV의 FWHM). Knoll 박사의 저서[4]의 전통적인 플롯(그림 8.20)은 분해능에서 게르마늄과 NaI 검출기 사이의 복잡한 광자 스펙트럼을 위해 계차를 나타낸다. 이는 그런 응용을 위한 게르마늄 반도체 검출기의 확실한 우월을 보여준다.

게르마늄은 NaI보다 상당히 비싸다. 시스템의 전자성 소음이 생산된 우수한 신호를 저하할 수 있기 때문에, 이 검출기는 매우 낮은(액체 질소) 온도에서 조작되어야 한다. 따라서 이 검출기는 액체 질소 컨테이너를 빈번히 보충하거나 검출기를 식힐 수 있는 전기 계통 등, 상당히 많은 "관리와 공급"을 필요로 한다. 요오드화나트륨 검출기는 유지하는데 있어 문제가 전혀 없지 않다. 이것은 에너지 눈금 측정에서 현저한 일일 변동이 있는 경향이 있고, 이 점에 대하여 많은 주의력을 필요로 한다. 일반적으로 어떤 이는 동작 온도에 대해 결코 걱정하지 않는다. 그리고 초기 구입 비용이 매우 저렴하며 대부분의 게르마늄 검출기보다 높은 효율을 가진다 (NaI 스펙트럼이 어떻게 주어진 채널에서 Ge 시스템보다 많은 계수를 가지는지 그림 8.20 참조). 따라서, 정말로 표본추출 프로그램에서 적은 수의 광자만 보려고 한다면 NaI(Tl) 검출기를 사용하는 것이 나을 수도 있다.

분광경검사법은 또한 알파선 방사의 선원을 위해 특화된 반도체 검출기로 수행될 수 있다. 검출기에는 반도체 물질의 박층이 이식되어 있거나 검출기 장치에 흩어져 있다. 시료 기질에서 방출된 알파의 감쇠를 축소하기 위해 연구할 시료는 얇아야 한다. 일반적으로, 광대한 방사선화학은 원소에서 개개의 원소나 등급을 분리하기 위해 수행된다. 이로 인해 검출기는 가능한 조금의 알파 에너지만을 평가하게 된다. 전형적인 스펙트럼은 그림 8.21[4]에 나타나 있다. ^{241}Am의 중요한 α방출은 에너지가 약간 다르더라도 확실히 구별된다.

8.5 개인용 모니터링

작업 영역이나 환경의 주변 방사선장 또는 오염 부위를 측정하기 위해서 방사선 검출기를 사용한다. 방사능 측정계는 대부분 전리함, 신틸레이션 감지기, 그리고 가이거 계수관이다. 반도체를 이용해서 검출 과정과 동시에 수집된 영역 또는 공기 샘플 중의 광자나 알파선 방사 측정에 특화된 검출기도 있다. 많은 종류의 물질 샘플에서 방사능을 측정하기 위해서는 다른 방사선 검출기를 사용한다.

그런 검출기는 일반적으로 고형과 액체 섬광 검출기, 비례 계수기, 가이거 계수관과 반도체 검출기 시스템이다. 이런 모든 모니터링의 목표는 결국 사람과 환경을 보호하는 것이다. 우리는 때때로 근로자 또는 심지어 일반 대중에 의해 피폭되는 방사선(사람에게 특수한 방사선 검출기를 배치하고 고정 기간 이후에 수집한 신호를 측정한다.)을 직접 측정하고 싶을지도 모른다. 이러한 곳에 사용되는 일부 기술들을 간략히 설명한다.

첫 번째로 설명할 기술은 휴대용 방사선량계 또는 휴대용 이온함(그림 8.22)이다. 이것은 수동적 접근방법을 사용해서 방사선을 발견하는 작고 영리한 기구다. 검출기는 폐쇄된 금속 상자로 구성되며, 일반적으로 공기로부터 차단된다. 상자는 중심 전선 양극과 금속으로 코팅한 섬유를 포함하고 있다. 전하는 전선 양극과 섬유 사이에서 분산되기 때문에 양극은 양성 전위에 책임을 져야 할 수도 있다. 정전기적 반발력은 섬유 부족을 초래한다.

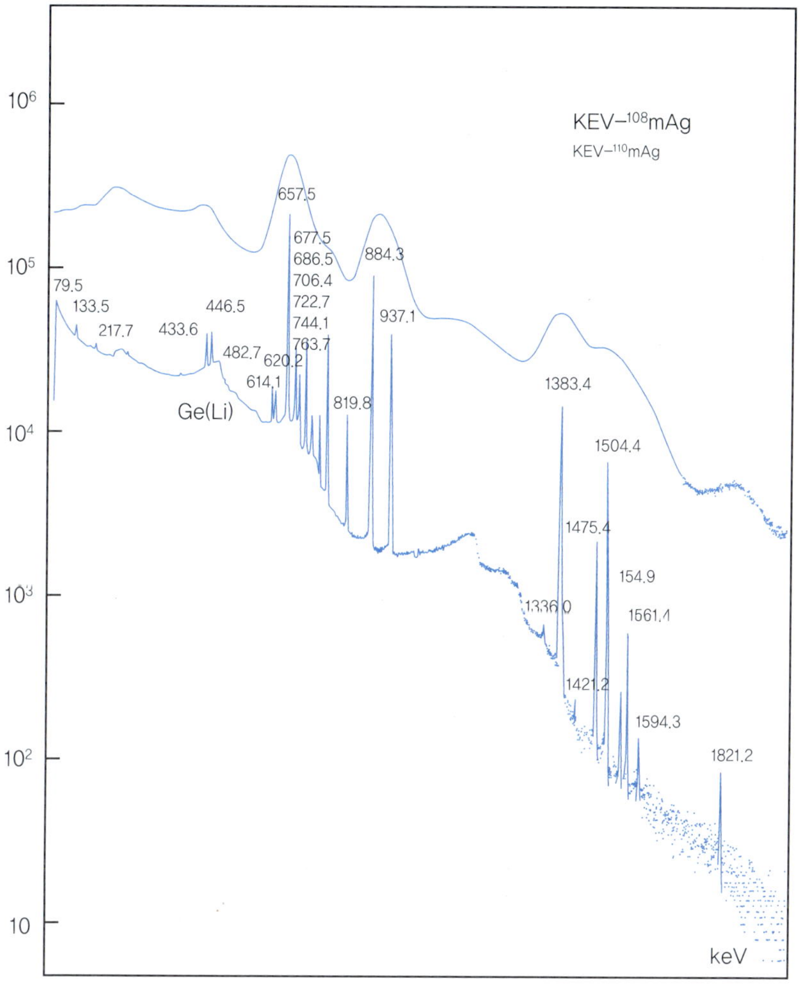

그림 8.20 | 게르마늄과 NaI spectoscopy 검출기의 에너지 분해능의 대조(출처: Knoll[3])

상자 안에서 방사선이 이온쌍을 생성할 때 생성된 전하는 섬유에 배치된 전하의 일부를 중성화해서 전하와 양극 간의 분리를 감소시킨다. 장치는 섬유가 교환된 거리가 직접적으로 챔버에 의해 측정된 방사선의 선량에 비례하도록 설계되었다. 자가판독 장치는 배럴을 통해서 보고 읽을 수 있다. 그 외의 장치는 전하 리더를 통해서 읽을수 있다. 또한 열중성자를 발견하기 위해서 장치를 붕소로 코팅하기도 한다. 다음 절에서는 중성자 검출과 붕소 라이닝의 이유에 대해서 설명한다.

수년간, 대부분의 개인용 모니터링은 이른바 필름 배지가 사용되었다. 이것은 단지 사진용 필름 조각이다. 알다시피, 방사선은 감광을 야기하면서 필름에서 할로겐화물을 감소시킨다. 그리고 감광량은 배지가 받은 방사선량에 관계될 수 있다.

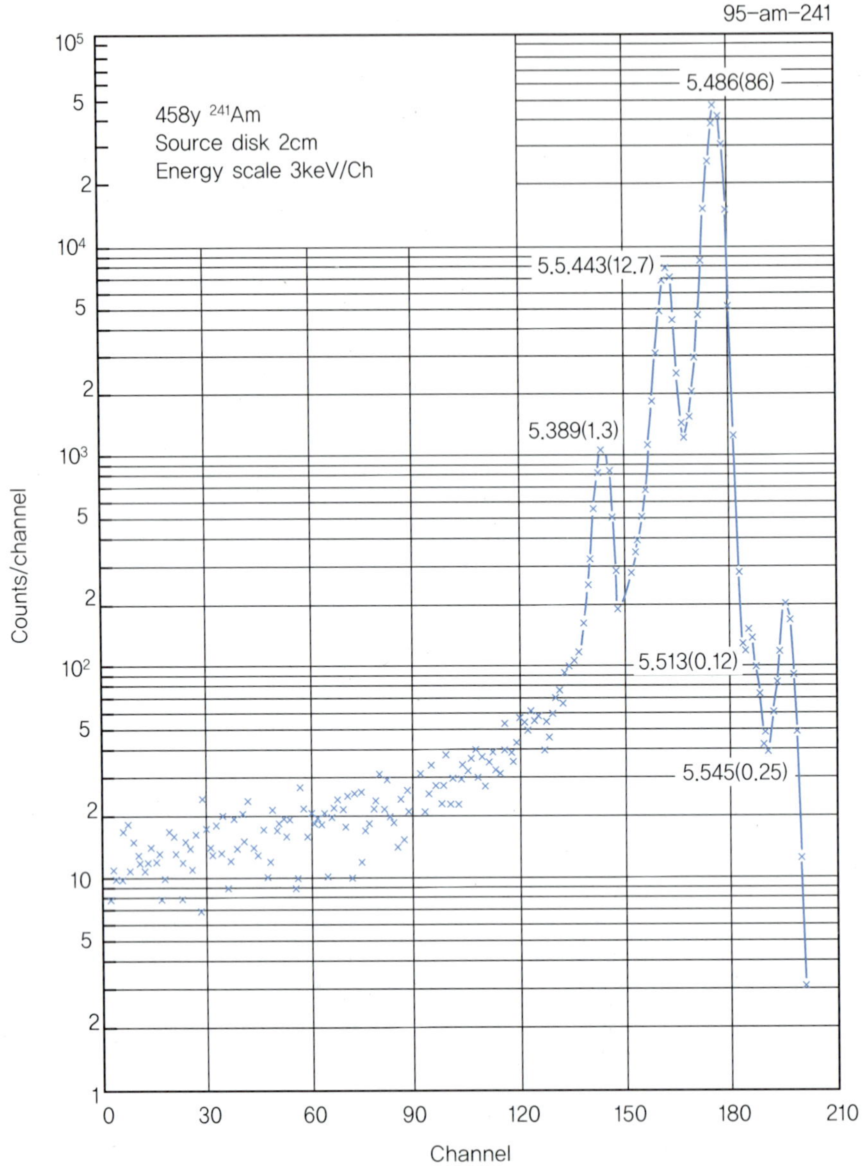

그림 8.21 | 알파 스펙트럼

일반적으로 이러한 뱃지는 가슴이나 허리에 달지만, 손에 강력한 방사능 선원에 피폭되는 일을 하는 사람의 경우, 손을 통해서 방사선양을 측정하기 위해서 특수한 뱃지(손가락 뱃지)를 디자인 하기도 한다. 여러 조각의 필름, 또는 커다란 필름 하나와 β입자를 막을 수 있게 만들어진 필터, 저 에너지 광자,

다른 방사선 타입으로 이루어진 신체 배지 홀더 또한 디자인되었다(그림 8.23). 필름의 여과되지 않은 부위는 입사된 전체 방사선량을 기록하고, 다른 여과된 부위는 다른 신호를 측정해서 함께 고려될 때 근로자가 피폭된 방사선 영역의 다른 구성요소를 설명한다. 필름 배지는 재사용할 수 없다.

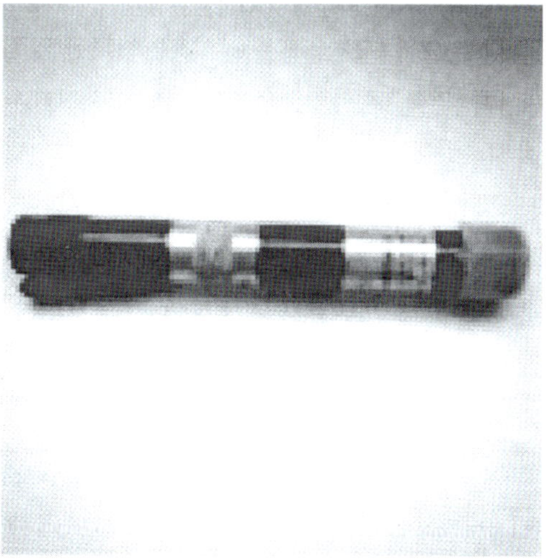

그림 8.22 | 휴대용 이온검출기 (출처: htp://www. hsa.gov.sg/html/business/crp_consultancy_instrument.html)

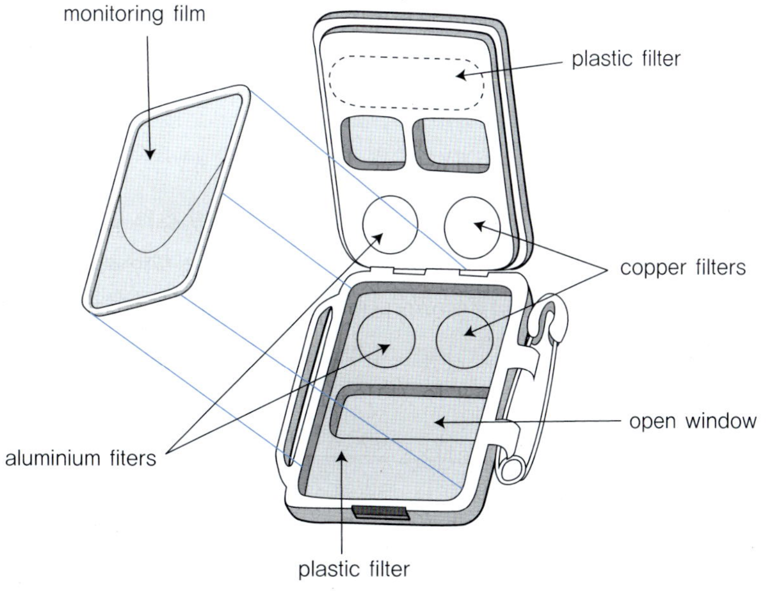

그림 8.23 | 샘플 필름 배지와 홀더 (출처: http://www.e-radiography.net/radtech/f/film-badge_holder.htm)

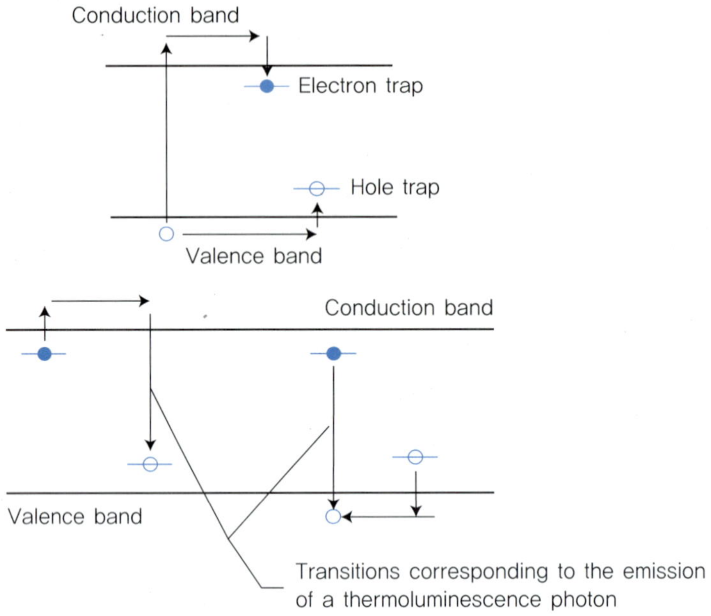

그림 8.24 | 열발광 검출기 원리(출처: Knoll4)

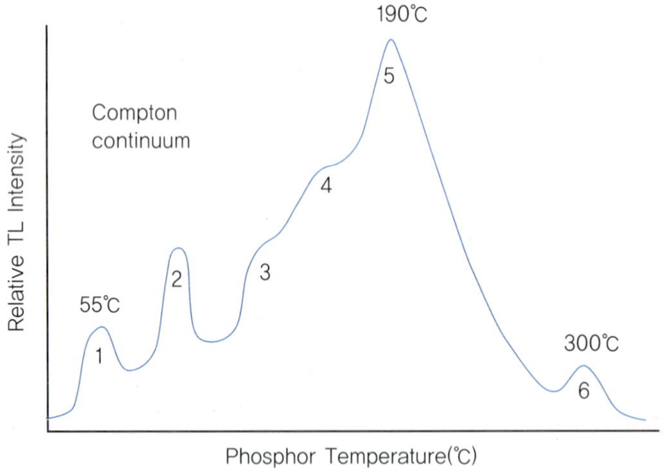

그림 8.25 | TLD 글로 곡선 (출처:htp://wwwnukeworkercomstudy/ hp/tlds/tlds.shtml)

새로운 필름으로 만든 새로운 뱃지를 근로자에게 주기적으로 지급해야 한다. 판독 과정에서 파괴되지는 않지만 검출 시 합리적인 수치를 유지하기 위해서는 매번 피폭되지 않은 새로운 필름을 사용해야만 한다. 이론적으로, 필름 선량계는 사고에서 발생한 방사선 장의 방향에 관한 정보를 제공한다.

작은 "칩", 긴 섬유, 유리되는 분말과 다른 형태를 포함하는 많은 구성에서 생산될 수 있는 특별한 light-producing 검출기가 필름 배지를 대신하고 있다. 이 열형광선량계(TLD)는 물질의 원자가띠(그림 8.24를 본다)에서 발생하는 독특한 현상을 사용해서 동작한다. 정상 섬광계수기와 같이, 전리 방사선으로부터 에너지를 흡수하는 것은 전자의 흥분을 초래한다. 원자가띠에서 가시광선을 방사하면 정상 위치로 빠르게 되돌아가는 대신, TLD 물질이나 크리스탈입자 자체에 도입된 활성제 분자 내에서 이 전자는 "덫(traps)"에 걸릴 수 있다(그림 8.24). 이 전자는, 가시광선의 방출과 함께 크리스탈이 가열돼서 전자를 덫에서 방출시키기 전까지 "덫"에 머무른다.

따라서, 어떤 방사선 피폭도 방출시킬 때까지 뱃지에 집적되어 있을 것이다. 가열 될 때, 방출된 가시광선은 광전배증관에 감지되며 TLD의 특별한 분광의 출력에 제대로 응답하도록 조정할 수 있다. 이것은 글로 곡선이라고 부른다 (그림 8.25).

또 다른 선량계는 레이저 빔을 비춰서 읽어 들이는데, Optically Stimulated Luminescence(OSL)라고 불린다. 다른 물질들도 유용하겠지만, 최근 사람을 통한 선량 측정에는 사용되는 TLD는 대부분 불화 리튬(LiF)이다. TL 물질은 일반적으로 에너지와 선량으로 선상의 빛 출력을 제공한다. 어떤 TL 물질도 저장된 신호의 일부가 약해지는 것은 피할 수 없다. 여러 가지 설비를 이용해서 월 또는 분기별로 수행하는 개인용 모니터링에서는 보통 이런 영향이 중요하지 않다. 보다 긴 기간 동안 주변 환경이나 작업장의 방사선량을 모니터 하기 위해서 어떤 장소에 TLD를 설치한 경우라면 신호가 약해지는 것이 좀 더 중요하다. 필름 배지와 같이, 다중 TLD 배지에 필터를 사용하면 방사능의 다른 형태와 에너지를 모니터할 수 있다.

8.6 중성자 검출

광자와 같은 중성자는 간접적으로 이온화하고 있다. 중성자는 많은 이온쌍을 스스로 생산하지는 않지만, 일차성 이온화입자를 생산하기 위해서 매질과 함께 화학 반응한다. 광자의 경우, 이것은 광자 상호작용 이후 대부분의 이온화를 생산하는 광전자 또는 콤프톤 산란 전자다. 중성자와 더불어, 여러 가지 반응이 가능하며, 유용한 방사선 검출기를 개발하기 위해 이용될 수 있다. 각 경우에, 우리가 바라는 종류의 반응을 조사하기 위해서 단면적이 높거나 확률이 있는 물질을 탐색한다.

1. (n, α)반응: 열중성자는 $^{10}B(n, \alpha)^7$ Li에 따라 반응할 것이다. 풍부한 붕소는 가스 봉입 검출기(BF_3) 또는 다른 곳에서 발견된 α들을 생산하는 내막으로서 사용된다.
2. (n, p)반응: High-energy 중성자는 low-Z 물질(특히 수소 핵(p))을 쉽게 확산시킨다.
   그 다음 p가 검출된다 (α입자와 유사한 성질을 가짐: 이것은 직선으로 이동하고, 밀집하여 이온화하고 있다.

3. (n, 핵분열) 반응: 열중성자는 여러 가지 방법에 의해 발견된 핵분열 조각과 함께 분열성 물질에 의해서 포획된다.
4. 중성자 활성화: 우리는 방사능 핵을 생산하기 위해서 중성자 활성화를 설명하는 관계에 대해서 공부했다. 방출 중의 하나에 의해 검출될 수 있는 방사능 입자종을 생산하면서, 따라서 중성자는 흡수될 수 있다.

이런 최신(n − 활성화)검출기는 사고가 난 경우처럼 높은 선량율을 측정할 때만 사용되며 반응을 위해 다른 문턱값을 가진 다른 타입의 흡수재가 사용된다. 그렇기 때문에 중성자 에너지 스펙트럼이 정의될 수 있다. 이 검출기는 문턱검출기라고 불린다.

이제, 원하는 반응을 생산하고 나면, 이 장에서 설명한 여러 가지 표준 방사선 검출기를 통해서 2차 입자를 발견할 수 있다. 따라서, 어떤 의미에서 우리는 중성자를 검출하도록 검출기를 "속이는(tricking)" 것이다 (또는 다른 종류의 입자를 측정하기 위해서 디자인된 검출기에 중성자가 검출되도록 중성자를 속이는 것이라고 할 수도 있다.)

BF3 검출기

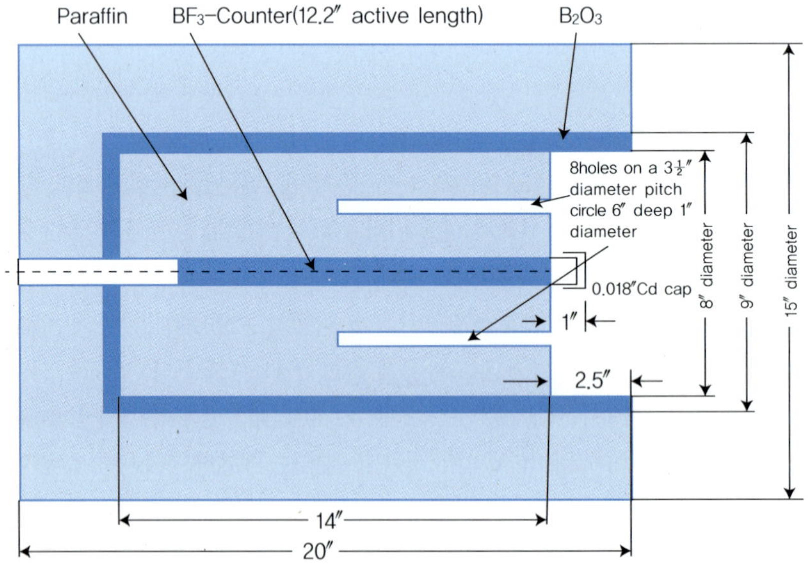

그림 8.26 | 롱 카운터(출처: Knoll[4])

가스 봉입 비례 계수기는 중성자 검출기의 중요한 범주이다. 만약 상자에 이온화 입자를 도입할 반응으로 높은 단면적을 가진 물질을 발견하면 매우 효율적인 검출기를 가질 수 있다. $^{10}B(n, \alpha)^{7}$ Li은 폭넓게 사용된 중요한 반응이다. 다음은 이 반응을 사용했을 때의 좋은 점이다:

- ^{10}B는 이 포획 반응에 대해 4010 b 단면적을 가진다.
- 2개의 이온화 입자는 반응에 의해 만들어진다: α과 ^{7}Li 되튐 입자(recoil particle)이다. 둘 다 밀집하여 이온화하고 있고, 환경 광자 배경으로부터 쉽게 구별된다. 대부분의 보건 물리학 사상에서는 되튐 원자에 대해 크게 걱정하지 않는다. 그러나 이 검출기에서 되튐 원자가 신호에 기여하는 것은 명백하다. 가스 봉입 비례 계수기에 의한 α입자의 표준 방사 탐지에서, 계수챔버에 반도원자가 나타나지 않는다.
- 이 장치는 열외중성자 선량당량 비율을 쉽게 보정한다. 40 hr 동안 680 n/cm^2-s 플럭스는 주 당 1 mSv(100 mrem)와 등량이다.

(n, α)반응에 작용하는 BF_3 검출기는 열중성자(thermal neutron)만을 본다. 검출기를 파라핀으로 둬벽(전형적으로 구형의 구성)안에 넣었다면, 위쪽 열에너지의 중성자는 파라핀에 의해 흩뿌려지고, 아마 열에너지까지 느려질 것이다. 다른 크기의 구형을 여러 개 사용하면, 낮음, 중간, 높음 에너지의 중성자를 열운동화 할 수 있다. BF_3 검출기로 열중성자를 검출한다. 그리고 다른 에너지에 중성자속의 규모를 추론한다. 여러 가지 크기의 thermalizing sphere를 사용해서 중성자를 검출하는 원리는 1969년 에 Bramblett, Ewing, Bonner에 의해 개발되었다.[6] 검출기는 일반적으로 Bonner sphere sets라고 불린다. BF_3 가스 봉입 비례 계수기 대신 LiI(Eu)섬광계수기에서 α입자가 발견될 수도 있다. ^{6}Li도 (n, α)반응에 높은 단면적을 가지기 때문에, ^{6}Li이 풍부한 리튬 아이오드화 검출기가 좋은 열중성자 검출기를 만든다. 또한 중성자 에너지 스펙트럼에 관한 연구에는 Bonner sphere sets을 사용한다.

롱 카운터

이 독특한 디자인의 BF_3 검출기 (그림 8.26)는 중성자 에너지의 광 투과범위에 충분한 에너지독립성 응답을 받울 수 있도록 디자인되었다. 알고 있는 것처럼 BF_3 검출기는 (n, α)반응에 동작하며, 오직 열중성자만을 본다. 이 검출기는 파라핀(Bonner spheres와 같은)에 둘러싸여 있기 때문에, 고속중성자를 열중성자화 시켜서 계산한다. 파라핀이 열중성자의 중요한 분획을 흡수하기 시작할 때까지 파라핀의 두께를 늘리면 검출기 계수율이 증가한다. 최적의 두께는 중성자 에너지에 따라 다르지만, 6cm 두께 정도일 때 검출기가 넓은 에너지 범위에 대해서 독립적인 응답을 가진다. 그래서 이 카운터의 이름이 "롱 카운터" 인 것이다.

양성자(Long Counter) 되튐 계수기(Proton Recoil Counter)

중성자가 피폭되었을 때 인간이 받는 최대 방사선량은 (n, p)반응에 의해 형성된 산란한 양성자(원래 수소 핵)에 기인한다. 중성자는 1개의 이온화 사건을 초래한다(광자에서 흔히 하듯이 이 때는 궤도전자가 아닌 핵을 제거한다). 그리고 양성자는 밀집하여 이온화하고 있는 입자이다. 양성자는 감속 중 궤도전자를 만나면 이온화와 흥분 사건을 통해서 이 에너지를 축적시킨다. 양성자는 물질간 상호작용에서 α 입자와 가장 유사하다: 이들은 밀집하여 이온화하고 있고, 높은 LET를 가지며, 곧은 경로로 이동한다. 양성자 되튐 계수기는 이 과정을 이용해서 중성자를 발견한다. 계수기는 수소, 메탄 또는 수소/아르곤 혼합물로부터 차단 될 수 있다.

트랙 에치 검출기(Track-Etch Detectors)

특별한 박은 잘 알려진 $^{10}B\ (n, \alpha)^{7}\ Li$ 반응에 의해 방출된 α입자에 의해 표시될 수 있다. 알파 궤적은 화학 요법(알칼리성 용액에 에칭)에 의해 강화될 수 있다. 결과로서 생기는 영상은 훈련된 시스템 분석자에 의해 실제로 시각화할 수 있다. 일반적으로, 영상은 이전에 주위 중성자 속에 조정하고 있던 궤적의 개수와 함께 디지털 방식으로 분석된다.

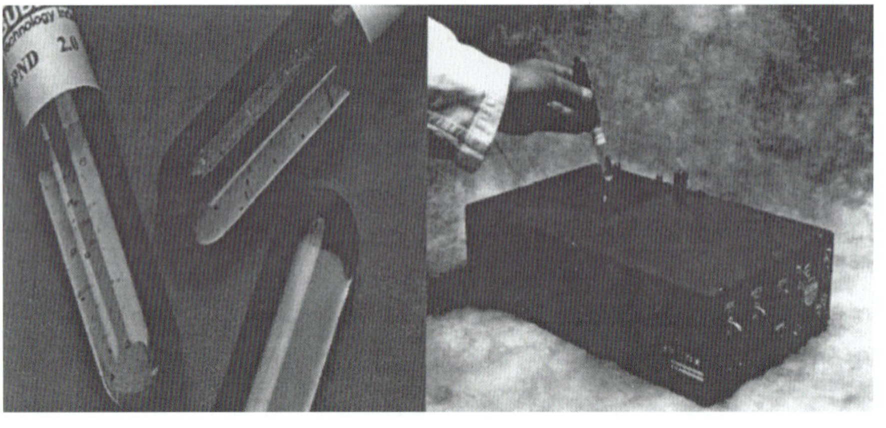

그림 8.27 | 개인용 기포 선량계(왼쪽)과 선량계 리더(오른쪽) (출처: http://www.bubbleteoh.ca)

반사계수 검출기(Albedo Detectors)

사람이 모니터를 할 때는 중성자를 발견하기 위해서 이상한 전략을 사용한다. 중성자는 신체와 상호작용하며 열운동화한다. 그리고 일부는 몸에 부착하고 있는 검출기로 후방 굴절한다. 따라서, 검출기는 인체를 감속체로 사용한다. 이 검출기는 조정하기 어렵다. 광자 기여를 위한 교정이 추가로 필요하다.

기포 선량계(Bubble Dosimeters)

우리가 이 장에서 공부한 대부분의 방사선 검출기는 기본적으로 방사선 방호 과학이 개발된 초기에 발견되고 개발되었다 (맨해튼 프로젝트: 7장 참조). 그 후, 검출기는 단순하고 더욱 간편하며 더욱 더 컴퓨터 기반으로 만들어 졌다. 획기적이지는 않지만 뜨거운 표면 대신 레이저를 사용해서 판독하도록 개선되었다. 정말 혁신적이고 새로운 아이디어는 중성자 검출을 위한 과열 액체적 검출기를 개발하는 쪽에 있다. 이 검출기에서, 교화체 또는 고분자에서 분배된 과열 액체의 방울은 중성자 상호작용에 의해 증발되고, 교화체에서 작은 폭발을 형성하며 선량계에 눈에 보이는 기포를 남긴다(그림 8.27). 이것은 고정형 검출기에서 사용되고, 일부 개인용 선량계에도 적용된다.

8.7 보정에 대한 고려

방사선 검출기는 검출기의 민감한 부분에서 오는 지속적인 입력이나 개개의 상호작용을 기초로 파동에 기반한 계수를 생성한 정상 전류로부터 디지털 또는 아날로그 신호를 준다. 관찰된 신호를 절대 수량에 관련시키려면, 이 신호는 선량을 알고있는 표준 선원과 비교하여 보정(Calibration)하여야 한다.

8.7.1 광자

위에서 배운 것처럼, 일부 광자 검출기(NaI 섬광 방사능 측정계, 이온함, 가이거(GM)계수기)들은 다른 검출기들과 달리, 고도의 에너지 의존성을 가진다. 양적 측정을 위해 사용되는 어떤 측정기라도 에너지 의존성을 알고 있는 것은 중요하다. 여러 가지 스케일의 측정기 보정은 각 스케일마다 적어도 한 번, 가급적이면 2번 이상 해야 한다. 점선원에서 얻은 실제 피폭률의 절대치는 잘 알려진 관계로 계산할 수 있다 (9.2.1에서 미분 참조):

$$\dot{X} = \frac{A\Gamma}{r^2}$$

여기에서 Γ는 관심(예: R-cm^2/mCi-h)의 방사성 핵종을 위한 특정 γ방사선 상수, A는 그 방사능(MCi), 그리고 r은 선원으로부터의 거리(cm)이다. 역제곱법은 각 스케일에 대한 적합한 측정치를 얻기 위해서 사용될 수 있다.

$$\frac{\dot{X}_2}{\dot{X}_1} = \frac{d_1^2}{d_2^2}$$

실제 점선원은 실제로 존재하지 않는다. 작은 선원은 저산란 기하학적 구조에서 사용되며 작은 선원은 검출기에 점 선원으로 나타날 것이다.

8.7.2 전자/베타

전자와 베타 방사선의 선원은 $\alpha+\beta$플래토, 단창형 또는 side window GM 검출기, 또는 이온전리함으로 동작하는 비례 계수기로 검출할 수 있을 것이다. 이 선원은 종종 실험실이나, 여과지, 물 샘플, 기중 또는 물 여과기 샘플 등으로 만들어진 다른 면으로부터 착탈식 방사능을 표시한다. 방사선 검출기 또는 방사능 측정계의 반응은 에너지와 기하학에 크게 의존한다. 물론 검출기 창은 전자가 들어갈 수 있을 만큼 충분히 얇아야 한다. 따라서 대부분의 전자/β선 측정은 정량이 아닌 검출을 위해 있다. 측정기의 측정값(예: in R/hr)과 rad or rem/hr단위의 전자 선량률을 연결시키는 것은 완전히 부적절하다. 만일 정량을 원한다면, 방사능 측정기 또는 연구실 검출기의 계수율이나 피폭률과 관계하여 절대적인 교정을 얻을 수 있다.

8.7.3 알파

베타 입자 선원 검출기는 대부분이 알파선 선원에 적용된다. 알파 검사 장치는 일반적으로 표면오염을 측정하기 위해 사용되기 때문에 계수율만 등록된다. 검출은 ZnS 섬광 계수기로 만들어진다. 검사 장치의 일상 점검을 위해서 전기 도금된 알파선 선원을 구입할 수 있다. 표면오염이 발견되면, wipe 샘플을 가지고, 기체 흐름 비례 계수기나 액체 신틸레이션 검출기 또는 알파선 분광기로 방사능을 정량화 한다.

8.7.4 중성자

중성자의 "선원"을 얻기는 쉽지 않다. 선원은 (α, n)((n, α)가 아닌 반응을 사용해서 만들어진다. 4장에서 논의한 것처럼, PuBe, RaBe와 PoBe 선원이 가장 이해하기 쉽다. 중성자속이 알려져 있으면, 측정에 관련 될 수 있으며, 보정에 사용될 수 있다.

8.8 계수 통계

다음은 방사선 과학에 대해서 고려해야 할 중요한 영역이다.

1. 방사능붕괴 그 자체. 이것은 샘플의 방사능 측정치에 대한 확정성에 영향을 미친다.
2. 방사선 검출기에서의 전하 운반체 생성. 이것은 검출기에 의해 측정된 파형의 크기에 대한 가변성에 영향을 미친다. 일반적인 경우에도 중요하지만 광자 또는 알파 분광학을 수행할 때 특히 주목할 만하다. 마찬가지로, 광전음극으로부터 방출되고, 다이노드에 광전자증배관(위에 설명)에서 곱해지는 전자의 개수는 통계학으로 전하 운반체 생성 과정 그대로 변화한다.

계수 통계에 의한 연구를 시작하기 위해서 이항 분포를 사용해서 다룰 수 있는 과정을 고려한다. 이 분포에 다음 규칙이 적용된다.

- 다음은 각 시험에서 가능한 두 가지의 결과이다: 성공과 실패(성공이 반드시 좋지는 않다. 사거리에서의 사망 사고나 근로자 인구의 암(cancer)계산 등의 경우가 있을 수 있다).
- 성공의 확률은 각 시험마다 똑같다.
- n 시험이 있다.
- n 시험은 독립적이다.

이제 성공 확률은 p로, 실패 확률은 q로 정의한다면, (모든 결과에 대한 전체 확률이 1개인 것과 같이, q는 $1 - p$와 같다) 이것은 n 시험의 x 성공의 확률을 나타내며[7], $P(x)$는 다음과 같아진다.

$$\frac{n!}{x!(n-x)!}p^{x}(1-p)^{n-x}$$

예를 들면, 각 자형이 어떤 시험에 나타날 확률은 1/6이다. 4번의 시도에서 6이 3번 나올 확률은 다음과 같다.

$$\frac{4!}{3!(4-3)!}0.1667^{3}(0.8333)^{4-3}=0.0154$$

따라서 확률은 대략 1000에 15 또는 1.5%정도이다. 따라서 만약 당신에게 생명이 남아있지 않고 죽음이 4배로 밀려오고 있다면 (6이 3번 나왔다면), 999번을 더 반복했을 때 실제로 그 실험 중 대략 15번 정도는 6을 3번 얻을 것이라고 예상할 수 있다는 것이다. 사실, 이것은 단지 기대치이다. 만약 금요일의 밤 20명의 사람들이 방에 둘러 앉아서 동시에 이 실험을 해도, 모든 사람이 정확히 15번 6이 3번 나오지 않는다. 이것은 장기적인 평균일 뿐이다. 그림 8.28은 최고 8번의 시험에 대해서 설명하는 이항 분포에 대한 방정식 풀이를 나타낸다.

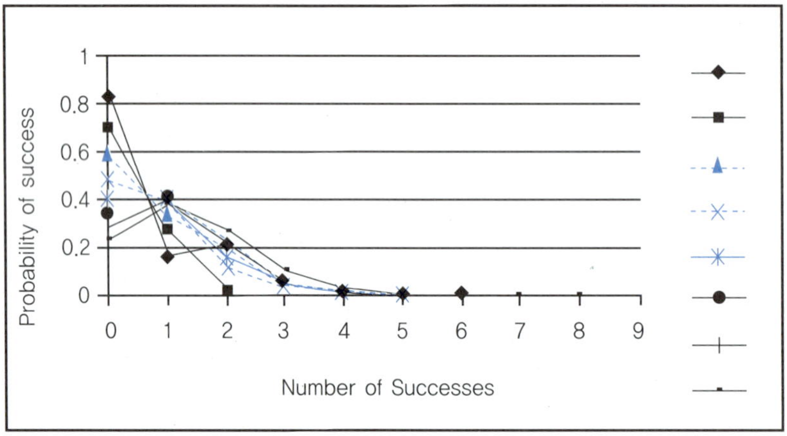

그림 8.28 | 다른 숫자로 한 시험과 성공에 대한 이항 분포 결과

8.8.1 가우스 분포

2개의 시험에 대해서, 하나의 시험에 6을 얻을 가능성은 1/6, 다른 숫자를 얻을 가능성은 5/6라는 것을 당연히 알고 있다. 다른 확률은 공식으로 쉽게 계산할 수 있고, 계산대로 4번의 시험에서 6이 나오는 경우를 3번 볼 수 있다. 시험 횟수가 늘어나는 것처럼 분포는, 소수의 성공 확률이 높은 숫자의 확률 보다 낮은 확률을 가지는 더욱 재미있는 모양이 되어가기 시작한다. 그 결국 확률의 분포가 첫 번째로 증가하고 최대에 도달한 다음, 감소한다. 만일 시험에서 숫자를 계속 늘리거나 n 증가 시키면, 이항 분포는 가우스 커브라고 알려진 종 모양의 형태에 가까워진다.

그림 8.29에서, μ은 평균값, σ는 표준 편차이다. 평균 μ는 분포의 평균을 준다. σ는 분포의 확산을 나타낸다: 누군가의 측정치에서 어느 정도의 불확실성이나 편위가 예상될 수다. 수학적으로, 임의변수의 일련의 측정치로부터 다음과 같이 말 할 수 있다:

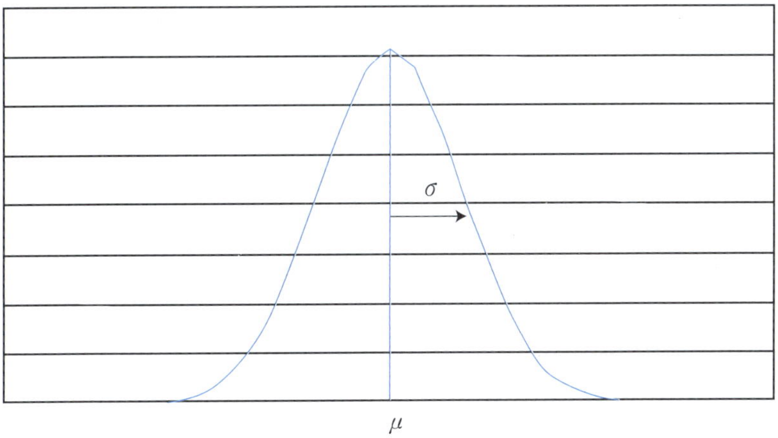

그림 8.29 | 가우스 분포

$$\mu = \frac{\sum_i y_i}{N}$$

$$\sigma = \sqrt{\frac{\sum_i (y_{i-\mu})^2}{N-1}}$$

임의변수의 분포를 위해 일반적으로 도출된 다른 정의는 다음과 같다:

- 평균치(μ) = 데이터의 산술 평균
- 중간값 = 데이터의 중심 값(값의 절반은 위에, 절반은 아래에)
- 모드 = 데이터에서 가장 일반적인 값(최빈수)
- 범위 = 데이터에서 높은 값과 낮은 값간의 차이
- 표준편차(σ) = 평균치에서 제곱 편차의 평균의 제곱근
- 분산(σ^2) = 표준 편차의 제곱

또한 다음 지표 (그림 8.30)로 일련의 측정치에 대한 개념을 정의할 수 있다.

- 정확도(Accuracy)는 측정값이 결과 "true" 에 얼마나 가까운지 나타낸다.
- 정밀도(Precision)는 데이터 그룹에 얼마나 많은 분산이 있는지 알려준다.
- 바이어스(Bias)는 편중된 오차정도를 알려준다.

그림 8.30에서 이 특징에 대한 몇 가지 경우를 요약한다. 원을 가리키는 화살표는 일련의 측정치를, 여러 겹의 원은 분포의 실제 평균을 나타낸다.

가우스 분포의 성질은 꽤 알려져 있다. 가우스 함수의 분석의 형태는 다음과 같다

$$P(x)=\frac{1}{\sigma\sqrt{2n}}\exp=\left(\frac{-(x-\mu)^2}{2\sigma^2}\right)$$

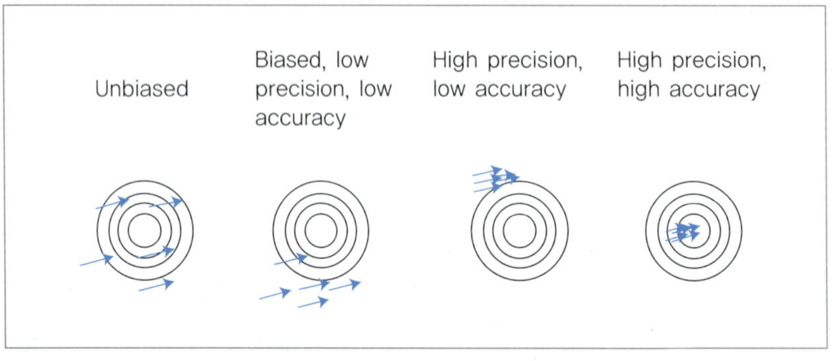

그림 8.30 | 샘플 그룹 특징

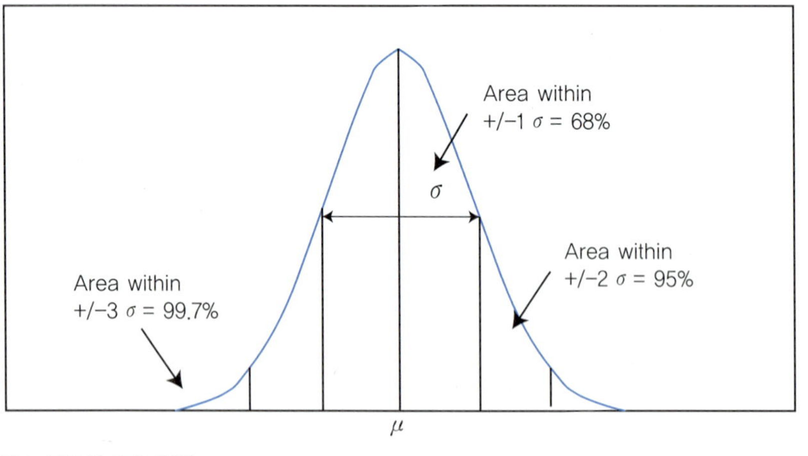

그림 8.31 | 가우스 분포의 중요 영역

$P(x)$는 평균 μ와 표준 편차 기호로 나타나는 분포에서 x값의 관찰에 대한 확률이다. 가우스 함수로 x의 두 값을 적분하면, 커브의 아래 부분은 이 영역 관찰 값의 확률을 나타낸다. 예를 들어, 평균치 위쪽의, 평균과 표준 편차 하나 사이의 영역은 곡선 아래에서 총면적의 34%를 포함한다.

그림 8.31은 가우스 곡선의 매우 중요한 세가지 성질을 나타낸다:

- 68%의 측정치는 평균치의 표준 편차 1에 있을 것이다.
- 95%의 측정치는 평균치의 표준 편차 2에 있을 것이다.
- 99.7%의 측정치는 평균치의 표준 편차 3에 있을 것이다.

따라서, 측정치 100을 평균치 50, 표준 편차 10인 임의변수로 두었을 때, 40에서 60 사이의 값을 가진 측정치 68, 30에서 70사이의 값 95, 20과 80 사이의 거의 모든 관측치가 나올 것을 예상할 수 있다. 이 범위가 아닌 홀수 값이 관찰되는 것은 통계적 기회의 성질이다. 예를 들어 7 값이 나오면 굉장히 놀랄 것이다. 측정기에 에러가 표시될 수도 있다. 또는 단지 우리가 공부하고 있는 현상의 실제 변동폭일 수도 있다. 이 개념은 방사선 검출기 품질보증 수단으로 종종 사용된다. 검출기의 평균 행동을 확립하고 난 후에, 일상 점검은 반복 가능한 측정치로 만들어지고 데이터는 진행중인 차트(그림 8.32)상에서 계획된다.

매일 측정한 값은 일반적으로 플러스/마이너스 t 표준편차 또는 평균 내에 들어야 하며, 반드시 3 표준 편차 내에 들어야 한다. 만일 측정치가 이 범위 밖이라면, 알려지지 않은 샘플을 측정하고 있는 기계

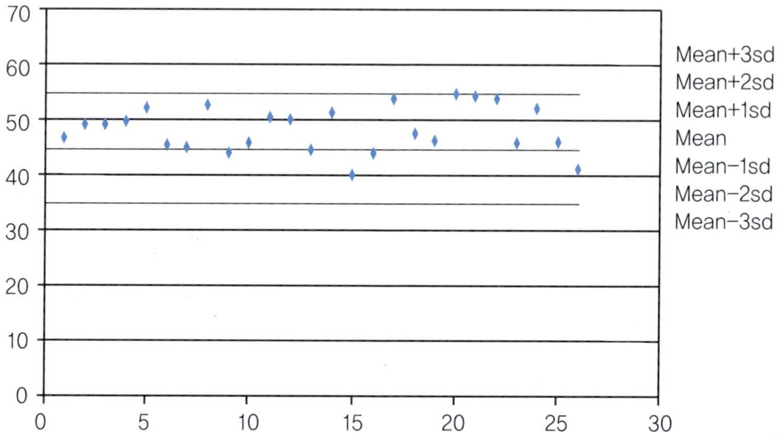

그림 8.32 | 전형적인 품질 제어 차트

를 믿기 전에 즉시 반복해야 한다. 만일 새로운 값이 예상한 모집단 내로 돌아왔다면 값을 저장하고 기계를 사용할 수 있다. 만약 두 번째 측정치가 받아들일 수 없는 범위라면, 검출기의 오작동 또는 편차이므로, 다른 샘플을 측정하기 전에 수정해야 한다. 이 차트는 시간 동안 변동한 계수의 위쪽이나 아래쪽과 같은 편차를 관찰할 때 또한 유용하다. 만약 선원이 플로트 주기 동안 계수한 감소를 관찰하기에 짧은 반감기를 가졌다면 아래쪽 편차는 합리적일 것이다. 그림 8.32의 도표에서 계수의 절반 이상인 것은 예상평균을 웃돈다는 점을 주의해야 한다. 전체적인 동작은 안정되어 보이고, 데이터가 확산될 것을 예상할 수 있다. 그러나 평균치는 약간 낮아 보인다. 새로운 평균치를 계산하고(아마도 마지막 10-20포인트에서부터), 플롯 제한을 조절해야 한다.

8.8.2 포아송 분포

시험 횟수가 많으면, 이항 분포의 특별한 경우가 발생하지만, 시험에 성공할 확률은 아주 적다 ($n \gg 1, p \ll 1$). 이것을 포아송 분포라고 불린다. x가 성공할 확률은 다음과 같다.

$$\frac{\lambda^x e^{-\lambda}}{x!} \qquad \lambda = n \cdot p$$

이 분포에 매우 도움이 되는 독특한 성질이 드러난다:

$$\mu = \lambda$$
$$\sigma^2 = \lambda$$
$$\sigma = \sqrt{\mu}$$

따라서, 분포의 평균을 알고 있기 때문에 자연히 표준 편차를 알 수 있다; 이것이 바로 평균치의 제곱근이다. 포아송 분포에서, 사건이 아주 적다면, 분포는 왼쪽으로 비뚤어진다. 만일 사건이 많으면, 분포는 마치 가우스와 같아 보인다. 그러나 위에서 본 관계로 인해 평균치를 알면 표준 편차를 바로 알 수 있다. 다음은 포아송 분포에 의해 기술되는 과정이다.

- 방사능 선원의 붕괴 속도
- 섬광 광자의 생성
- 섬광 광자의 광전자로의 변환
- 광전자증배관 다이노드에서의 이차 전자의 생성
- PM 관 양극에서의 전하 운반체의 생성

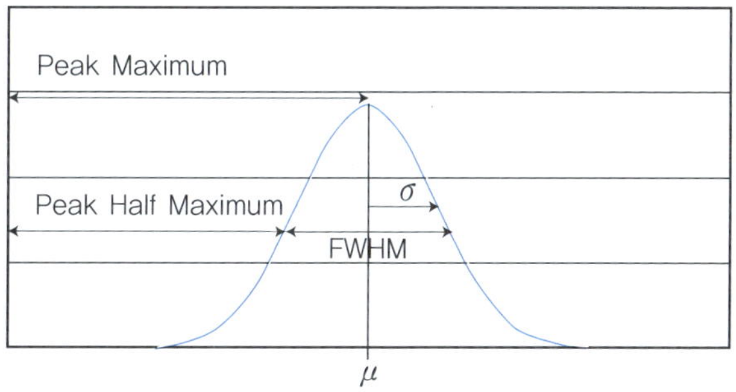

그림 8.33 | 최대치 절반에서의 전폭

특별한 에너지의 방사선이 방사선 검출기에서 펄스를 만들 때, 펄스는 수많은 개인 전하 운반체들로 구성된다. 개인 전하 운반체의 개수는 포아송 통계에 따라 다르다. 따라서, 펄스의 분포는 평균치와 분산을 가진다. 방사선 검출기 펄스의 중요한 지표는 최대치 절반에서의 전폭이다.

이름에서 알 수 있듯이, 이것은 최대 높이의 절반에서 분포의 넓이를 나타낸다(그림 8.33):

수학적으로, FWHM은 2.35σ에서 발생한다. 작은 FWHM은 비슷한 에너지의 펄스를 구별 할 수 있게 하기 때문에 좋다 (높은 에너지 펄스는 높은 피크 사이즈가 아닌, 높은 μ을 가진다). 그림 8.20(출처: Knoll4)은 게르마늄 반도체 검출기가 요오드화나트륨 섬광 계수기 보다 확실히 뛰어난 해상도를 가졌다는 것을 보여준다. 따라서 복잡한 붕괴 도식이나 알려지지 않은 선원으로 분광경검사를 할 때 게르마늄 검출기가 매력적이다. Poisson 변수의 절대치가 크면 당연히 표준 편차도 커지지만 상대 표준 편차는 낮아진다:

$$\frac{\sigma}{\mu} = \frac{\sqrt{\mu}}{\mu} = \frac{1}{\sqrt{\mu}}$$

따라서, 여러 개를 계산할 수록 측정치의 정확성은 높아지고 전하 운반체가 많을 수록 FWHM은 줄어든다.

◉ **예제** ◉ 100, 1000, 10,000 계수를 구성하는 시험 오차와 백분율 오차는 무엇인가?

$$\mu=100 \quad \sigma=\sqrt{100}=10_{\text{counts}}$$

$$\%\ \text{error}=\frac{\sigma}{\mu}=\frac{10}{100}=0.10=10\%$$

$$for\ \mu=1000_{\text{counts}},\ \%\ \text{error}=3.2\%$$

$$for\ \mu=10{,}000_{\text{counts}},\ \%\ \text{error}=1.0\%$$

100일 경우에는 다음을 예상할 수 있다:

관측치의 68%가 μ + 1σ = 100 + 10 = 90−110 사이에 있을 것이다.

관측치의 95%가 μ + 2σ = 100 + 20 = 80−120사이에 있을 것이다.

관측치의 99.7%가 μ + 3σ= 100 + 30 = 70−130 사이에 있을 것이다.

10,000일 경우에는 다음을 예상할 수 있다:

관측치의 68%가 μ + 1σ = 10000 + 100 = 9900−10100 사이에 있을 것이다.

관측치의 95%가 μ + 2σ = 10000 + 200 = 9800−10200사이에 있을 것이다.

관측치의 99.7%가 μ + 3σ = 10000 + 300 = 9700−10300 사이에 있을 것이다.

◉ **예제** ◉ 2%의 1σ 계수 오차를 얻으려면 몇 계수가 필요한가?

$$\frac{\sqrt{N}}{N}=0.02 \quad \frac{1}{\sqrt{N}}=0.02 \qquad N=2500\text{counts}$$

◉ **계수율** ◉ 만일 N계수가 시간 t동안 기록되면, 평균 계수율 R은 N/t이다. 계수율의 표준 편차는 다음과 같다.

$$\sigma_R=\frac{\sqrt{N}}{t}=\sqrt{\frac{N}{t^2}}=\sqrt{\frac{R}{t}}$$

10분 만에 10,000개의 계수를 수집한다면:

$$N=\sqrt{N}=10{,}000\ \pm\ 100\text{counts}$$

$$R\ \pm\sqrt{\frac{R}{t}}=1000\frac{\text{cts}}{\text{min}}\ \pm\ \sqrt{\frac{1000\frac{\text{cts}}{\text{min}}}{10\text{min}}}$$

$$=1000\frac{\text{cts}}{\text{min}}\ \pm\ 10\frac{\text{cts}}{\text{min}}(1\%\ \text{uncertainty})$$

선원을 1분으로 측정한다면:

$$N \pm \sqrt{N} = 10{,}000 \;\pm\; 32\text{counts}$$

$$R \;\pm \sqrt{\frac{R}{t}} = 1000\frac{\text{cts}}{\text{min}} \;\pm\; \sqrt{\frac{1000\,\frac{\text{cts}}{\text{min}}}{1\text{min}}}$$

$$= 1000\frac{\text{cts}}{\text{min}} \;\pm\; 32\frac{\text{cts}}{\text{min}}(3.2\%\ \text{uncertainty})$$

8.8.3 오차의 전파

변수에 대한 수치 연산을 수행 할 때, 각 연산은 각자 자신만의 불확실성을 가진다. 연산의 최종 결과는 방정식의 모든 값들로부터 온 기여를 포함하는 전체 불확실성을 갖는다. 원주율, 아보가드로의 숫자 등과 같은 상수는 어떤 불확실성과도 관계가 없다. 하지만 방정식의 모든 실제 변수의 최종 결과에는 불확실성이 있다. 일부 변수는 무시해도 좋을 정도의 불확실성일 수 있지만, 그 외에는 중대한 수준일 수도 있다. 예를 들면, 대부분의 경우 방사성 핵종으로부터의 특성 방사선에 대한 붕괴의 에너지는 매우 작은 불확실성 내에서에 측정된다. 반면, 연산에 방사능의 측정치를 사용할 때는 이 값(평균치의 제곱근)과 관련된 불확실성은 언제나 중요한 요소이다.

임의변수의 불확실성은 산법에 따라 더하거나, 빼거나, 곱하거나, 나누지 않는다. 대신 이 규칙에 따라 기여를 산입한다. 따라서 전체 불확실성은 언제나 어떤 고체 정수의 가장 큰 불확실성보다 크다.

1. 변수의 덧셈 또는 뺄셈:

$$\sigma(N_1+N_2) = \sqrt{(\sigma_1)^2+(\sigma_2)^2}$$

$$\sigma(N_1-N_2) = \sqrt{(\sigma_1)^2+(\sigma_2)^2}$$

$$\text{if } \sigma_1 = \sqrt{N_1} \text{ and } \sigma_2 = \sqrt{N_2}$$

$$\sigma(N_1-N_2) = \sqrt{N_1+N_2}$$

이 식은 배경을 수정한 후 방사능 샘플의 계수에서의 불확실성을 계산할 때 일반적으로 적용된다.

예제

선원을 10분 동안 측정해서 1600개의 계수가 관찰되었으며, 같은 측정 주기 동안, 900개의 백그라운드 계수가 관찰되었다. 순 계수의 값과 불확실성은 얼마인가?

$$N_{\text{net}} = N_{\text{gross}} - N_{\text{bkgd}} = 1600-900=700\text{counts}$$

$$\sigma_{\text{net}} = \sqrt{N_{\text{gross}}+N_{\text{bkgd}}} = \sqrt{1600+900} = \sqrt{2500} = 50\text{counts}$$

$$N_{\text{net}} \pm \sigma_{\text{net}} = 700 \pm 50\text{counts (7\% uncertainty)}$$

다음을 주의해야 한다:

Note that: $\frac{\sqrt{1600}}{1600} = 2.5\%\text{uncertainty}\ \frac{\sqrt{900}}{900} = 3.3\%\text{uncertainty}$

예제

4분 동안 측정해서, 6000개의 총 계수와 4000개의 백그라운드 계수가 관찰되었다. 순 계수율과 불확실성은 얼마인가?

$$R_{\text{net}} = R_{\text{gross}} - R_{\text{bkgd}} = 6000/4-4000/4=500\text{counts/min(cpm)}$$

$$\sigma_{\text{net}} = \sqrt{\frac{6000}{16}+\frac{4000}{16}} = 25\text{cpm}$$

2. 변수의 곱셈 또는 나눗셈:

제품의 표준 편차 또는 2개의 측정 지수는 상대 개별 표준 편차의 제곱의 합에 제곱근이다.

$u = x \times y$ 또는 $u=x/y$라면:

$$\left(\frac{\sigma_u}{u}\right)^2 = \left(\frac{\sigma_x}{x}\right)^2 + \left(\frac{\sigma_y}{y}\right)^2$$

예를 들어, 계수의 비율에 대해서, $R = N_1/N_2$

$$\left(\frac{\sigma_R}{R}\right)^2 = \left(\frac{\sigma N_1}{N_1}\right)^2 + \left(\frac{\sigma N_2}{N_2}\right)^2 = \frac{N_1}{N_1^2} = \frac{N_2}{N_2^2}$$

◉ 예제 ◉

$N_1 = 16,265 \qquad N_2 = 8192$

$R = N_1/N_2 = 1.985$

$(\sigma_R/R)^2 = (1/16,265) + (1/8192) = 0.0001835$

$\sigma_R/R = 0.0135$

$\sigma_R = 0.027$

$R \pm \sigma_R = 1.985 \pm 0.027$

상수로만 곱하거나 나눈다면 불확실성은 이 상수만으로 곱해지거나 나누어진다:

$u = A \times x \quad \text{or} \quad u = x/B$

$\sigma_u = A \times \sigma_x \quad \text{and} \quad \sigma_u = \sigma_x/B$

◉ 예제 ◉

$x = 1120 \text{ counts in } t = 5\text{sec}$

$\sigma_x = (1120)^{1/2} = 33.47$

$\sigma_R = 33.47/5 = 6.7\text{counts/sec}$

8.8.4 복수 독립 계수의 평균치

선원이 여러번 계수됐다면, $x_1, x_2, \ldots, x_N$:

$$\Sigma = x_1 + x_2 + \ldots, x_N$$

$$\sigma_\Sigma^2 = x_1 + x_2 + \ldots, x_N = \Sigma$$

$$\sigma_\Sigma = \sqrt{\Sigma}$$

$$\bar{x} = \frac{\Sigma}{u} \quad \sigma_{\bar{x}} = \frac{\sigma_\Sigma}{N} = \frac{\sqrt{\Sigma}}{N} = \frac{\sqrt{N\bar{x}}}{N} = \sqrt{\frac{\bar{x}}{N}}$$

예제

$$\sum = 54 \qquad \sqrt{54} = 7.35(13.6\%)$$

$$\bar{x} = 5.4 \qquad \sqrt{5.4} = 2.32(43\%)$$

$$\sigma_{\bar{x}} = \sqrt{\frac{5.4}{10}} = 0.735(13.6\%)$$

x	$\sqrt{x}$	%
5	2.24	44.7
7	2.65	37.8
4	2.00	50.0
5	2.24	44.7
5	2.24	44.7
6	2.45	40.8
4	2.00	50.0
7	2.65	37.8
5	2.24	44.7
6	2.45	40.8

8.8.5 최소 검출능

방사선 검출의 매우 중요한 개념은 최소 검출 방사능 (MDA)이다. MDA는 일상적으로 검출기가 경험하는 배경 계수율이 주어지고, 신뢰할 수 있도록 보고할 수 있는 방사능의 가장 적은 양이다. 언제든지 감지기를 켤 수 있고, 샘플이 있거나 없어도 측정 가능한 수를 관찰하고, 배경 방사선에 의해 감지기를 볼 수 있다. 모든 계산은 관련된 불확실성이 있을 것이다; 방사능 붕괴 과정의 고유한 다양성뿐만 아니라 배경 계수율 수치의 다양성 때문에 정확한 배경 계수율은 보이지 않을 것이다. 만일 배경 계수보다 훨씬 높은 방사능 수치를 지닌 표본을 계산하고 있다면, 계수를 신뢰하고, 우리가 양성 결과이다라고 말하는 데 어떠한 이의가 없다. 위에 본 바와 같이, 계산을 통해 배경 계수를 빼고 불확실성을 전달한 후, 관련된 불확실성을 결합한 결과를 보고할 수 있다. 그러나 많은 방사선 계수는 실제 방사능이 없거나 거의 없는 샘플 연구를 관련시킨다. 그래서 검출기의 계수는 간단한 배경 계수율 판독과 매우 유사한 것으로 나타날 수 있다. 배경의 변동에서 참의 결과를 구별할 수 있는 것이 중요하다. 이것이 적용되는 2 가지 중요한 상황은 다음과 같다:

- 환경 샘플 분석
- 근로자의 내부 피폭 (소변 샘플, 의심된 섭취에 대한 전신 계수)

결정을 내리기 위해 일반적으로 통계를 사용할 때, 변수를 정의한다:

$$\frac{\bar{x}-\mu}{\sigma/\sqrt{n}}$$

여기서 μ와 σ는 무작위로 분포된 변수의 참의 평균과 표준 편차이며, n은 측정에서 관찰된 평균이다. 이 변수는 정규 분포를 가지는 것으로 볼 수 있다. $(1-\alpha)$의 확률이 있다고 말할 수 있다:

$$-z_{\alpha/2}<\frac{\bar{x}-\mu}{\sigma/\sqrt{n}}<z_{\alpha/2}$$

$z_{\alpha/2}$의 오른쪽에 있는 정상 곡선 아래 영역은 $\alpha/2$이다. 룩업 테이블에는 관심있는 어떤 극한 사이의 가우스 곡선 아래 부분에 값이 있다. 특별히 명시된 가설을 테스트하기 위해, 일련의 측정을 수행하고, 평균 및 표준 편차를 계산하고, 이 측정 값이 참의 평균과 표준 편차를 표시하는 것으로 가정한다. 그리고 나서 테스트 기준을 궁리하고, 테스트 통계를 계산하고, 룩업 테이블로 가서, z 값 혹은 t 값을 찾는다. 마지막으로, 해답이 no라는 가능성에 관해서 질문을 평가한다, 곡선 아래 영역의 분수이다.

예제 제조업체는 전구가 2000시간의 평균 수명을 지닌다고 주장한다. 40 개의 샘플 전구에 대한 일련의 측정을 하였고 65 시간의 표준 편차와 함께 1970 시간의 평균 수명을 발견한다.

$\mu = 1970\text{h}$

$\sigma = 65\text{h}$

$n = 40$

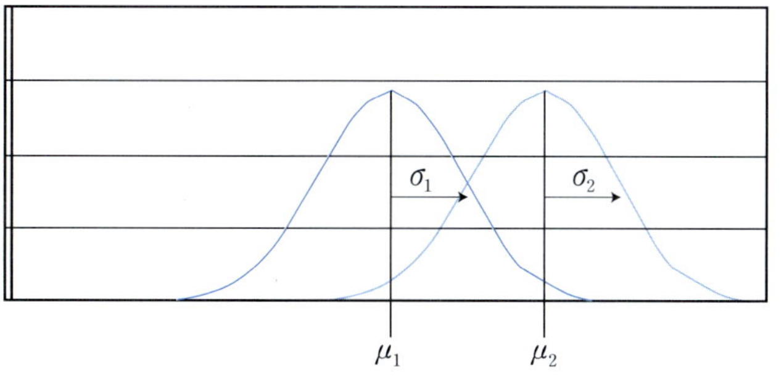

그림 8.34 | 두 가지 가우스 분포

$$-z=(2000-1970)/(65/\sqrt{40})=2.92$$

$$2.92 \text{ occurs for}(1-p)=0.996$$

그래서 4/1000(p = 0.004)의 유일한 기회이다. 실제로 평균은 높았다.

또한 두 인구를 측정하여 비교하고 서로 다른가를 기반으로 결정을 내릴 수 있다. (그림 8.34 참조). 이 테스트에 대한 통계량은 다음과 같다:

$$z=\frac{\bar{x}_1-\bar{x}_2}{\sqrt{\frac{\sigma_1^2}{n_1}+\frac{\sigma_2^2}{n_2}}}$$

그림 8.34에서, 첫 번째 분포는 검출기에 대한 배경 계수율이다. 두 번째 분포는 평균 수치와 관련된 불확실성과 더불어 방사능이 있는 표본이다. 만일 μ_2가 정말로 0 이라면, 측정된 값은 단순히 배경 분포에서 나온 값일 것이다. 만일 μ_2가 양이지만 아주 작은 경우, 그것은 측정 값이 실제 양의 결과인지 또는 배경 분포에서 단지 높은 값인지 여부를 확실하게 말하기 어려울 것이다.

이러한 추론 라인에 따라, Currie[8]는 낮은 검출 한계(LLD, Lower Limit of Detection)를 도출했다. LLD는 배경보다 높은 계수로 정의 될 수 있다. 이것은 배경의 변동이라 부르는 참 값으로 양의 계수(오류 Type I)이거나, 반대로 작은 것을 실수로 식별하면서 생긴 실수를 5%의 확률로 볼 수 있다. 그러나 실제로 배경의 변동을 판독한다(오류 Type II, 그림 8.35 참조). 수학적으로 Currie는 LLD $= 4.66\,\sigma + 3$ 이라고 증명했다. (실제로 파생 값이 2.71이지만, 일반적으로 3으로 반올림하여 표시된다.) 이것은 계수의 단위로 표시한다.

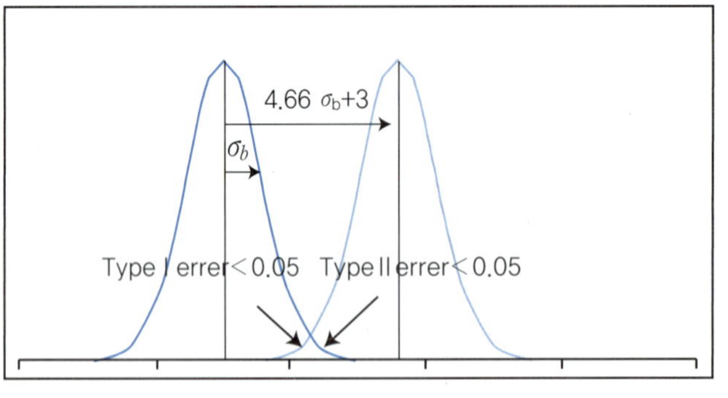

그림 8.35 | Currie의 검출 범위

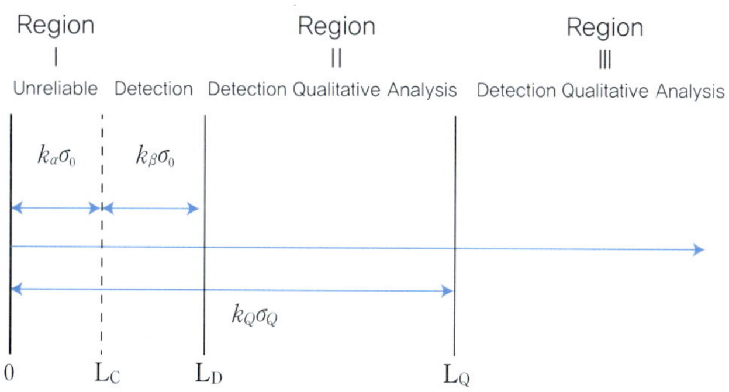

그림 8.36 | Curric의 검출 범위

최소 검출 방사능(MDA)은 계수 시간, 검출기 효율, 샘플 회복, 다른 변수에 의해 나눈 후 방사능 단위로 표현되는 낮은 검출 한계(LLD)이다.

$$\text{MDA} = \frac{4.66\sigma_b + 3}{K_t}$$

Currie는 분석자가 신뢰하여 정의할 수 있는 샘플 배경 주위에 몇 개의 부위를 정의했다. (그림 8.36 참조).

Currie는 다음 변수에 대해 수학적 값을 주었다.

- L_C (임계 수준): 방사능의 95% 신뢰도 = $2.33\sigma_b$로 0과 다르다.
- L_D = MDA는 검출할 수 있는 가장 작은 "참(true)" 기호이다. Type I과 Type II 오류는 5%를 유지한다.
- L_Q (결정 한도): 이것은 10 %의 상대 표준 편차가 있는 순 신호의 참 값이다.

$$L_Q = 50\left\{1+\left[1+\frac{\sigma_B}{12.5}\right]^{1/2}\right\}$$

실제로 대부분의 보건 물리학자는 MDA 위의 값을 보고 하고, MDA 아래의 값은 "검출보다 낮은 것"으로 인용한다. 하지만 그림 8.36에서 보는 바와 같이 Currie는 양적으로 L_Q 보다 큰 값 만을 보고하라고 권장했다는 점을 주의해야 한다. "미만" 값의 처리는 정확하게 하는 것이 중요하다. 가장 정확한 방법은 비교 표시된 MDA와 함께 모든 측정 값(및 관련 불확실성)을 표시하는 것이다. 이러한 "미만" 값을 보고하는 것에서 2가지 유혹은 (1) 모두 MDA값으로 처리하거나 (2) 모두 0 처리한다. 첫 번째 가설은 이 결과가 너무 높은 경향이 있고, 두 번째는 너무 낮은 경향이 있다. 이 값들이 양의 참 값으로 평균되면, 평균은 데이터가 모두 고정 값으로 설정된 경우 이런 방향으로 기울어질 것이다. 참 값을 사용하는 경우, 평균과 분포는 더 정확하게 표시된다. 배경 계수율을(변동도 마찬가지)를 뺄 때, 배경 계수율 근처에 모두 매우 낮은 결과가 나타난다면, 일부 양의 값과 일부 음의 값을 얻어야 한다. 물론 "마이너스" 방사능은 존재하지 않지만 샘플 갯수의 평균이 수행된 경우, 양의 값과 음의 값을 포함하고 있다. 샘플에 정말 아무런 방사능이 없는 경우, 평균은 제로 근처에 있어야 한다.

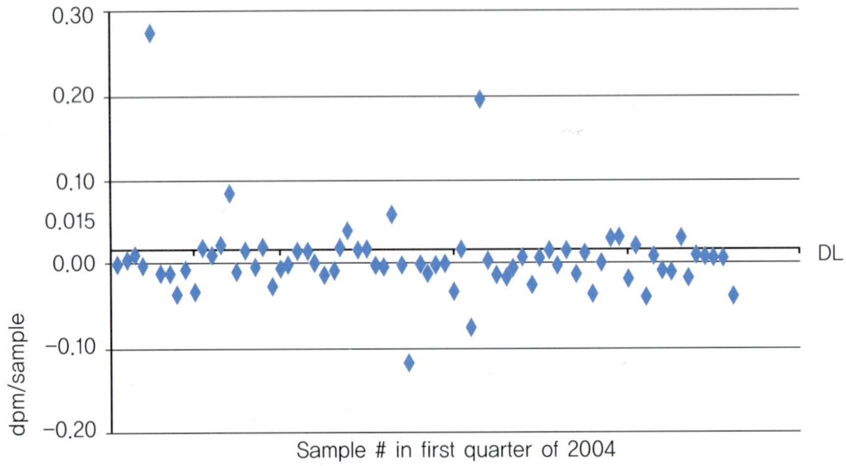

그림 8.37 | 검출 한계 가까이에 많은 값이 있음을 보여주는 샘플 도면

만일 소량의 방사능을 포함하고 있다면, 평균은 약간 양의 값이 될 수 있지만, 개별 샘플에 대해 값이 MDA보다 작다면 신뢰값은 가정될 수 없다. 특정 샘플링 기간 동안 작업종사자 배설물에서 관찰된 방사능 ^{239}pu와 ^{240}pu의 그림 8.37의 도면을 고려해보자.(http://www.shareppint.eqo.anl.gov/eshac/eshac_files/ Bioassay /QAQC2.pdf).

◉ **예제** ◉ Cs-137 물 샘플에 대해 MDA를 계산한다:

샘플 크기 = $1L$

샘플 시간 수 $t =$ 100 분

Blank: 100 분에 $169cts$

화학 수율 75%

계수 효율 25% (0.25)

85% (0.85)의 ^{137}Cs 붕괴 당 방출된 입자 수

$$\mathrm{MDA} = \frac{4.66\sqrt{169}+3}{0.75\times 0.25\,\frac{\mathrm{cts}}{\mathrm{particle}}\times 0.85\,\frac{\mathrm{particles}}{\mathrm{transition}}\times 60\,\frac{\mathrm{trans}}{\mathrm{min-Bq}}\times 1L\times 100\mathrm{min}}$$

$$\mathrm{MDA} = 6.65\times 10^{-2}\ Bq/L$$

MDA에 대한 위의 수식은 가장 일반적으로 사용되는 형태이다. 그러나 이것은 간단한 양식이며, 샘플 및 배경 계수에 대한 시간 계산이 동일하다고 가정한다. 이런 시간이 다른 경우, 다음과 같은 수식을 대신 사용해야 한다.

$$\mathrm{MDA}=\frac{3.29-\sqrt{r_b t_g\left(1+\frac{t_g}{t_b}\right)}+3}{Kt}$$

8.8.6 계수 시간의 최적화

표본 계수 시간이 길고, 많은 표본이 최종 기한 아래에서 계산되어야 한다면, 배경 계수와 샘플 계수 사이의 시간을 분할하여 사용한 전체 계수 시간을 최적화 할 수 있다.

다음 식을 알고 있다:

$$\sigma_n = \sqrt{\frac{r_g}{r_g}+\frac{r_b}{t_b}}$$

t에 관해 미분하고 $d\sigma_n=0$으로 설정하여 최소화하면 다음 식을 얻을 수 있다:

$$\frac{t_g}{t-t_g} = \frac{t_g}{t_b} = \sqrt{\frac{r_g}{r_b}}$$

참고문헌

1. http://en.wikipedia.org/wiki/Bomb_calorimeter#X -ray _microcalorimeter.
2. H.Fricke and E. J. Hart, Chemical do1simetry, in Radiation Dosimetry, edited by F. W. Attix, W. C. Roesch, and E. Tochilln (Academic Press, New York, 1966), Vol. 2, 2nd ed., pp.167-239.
3. G. Audet and L. 1. Schreiner, Multiple-site fast exchange model for spin-lattice relaxation in the Fricke-gelatin dosimeter, Medical Physics 24 (2, Feb.), 201-209 (1997).
4. G. Knoll, Radiation Detection and Measurement, 3rd ed. (Wiley, New York, 1999).
5. J. W. Luetzelschwab, C. Storey, K. Zraly, and D. Dussinger, Self absorption of alpha and beta particles in a fiberglass filter. Health Physics 79 (4), 425-430 (2000).
6. R. L. Bramblett, R. I. Ewing, and T. W Bonner, A new type of neutron spectrometer, Nuclear Instruments and Methods 9 (1) (1960).
7. The phrase "it can be shown" indicates either that the speaker doesn' t know how, or doesn' t want to take the time to show 90w, a particular relevant result is derived. This is actually a pretty easy derivation to show but going through the steps is not thought to be particularly helpful to the student in this context.
8. L. A. Currie, Limits for qualitative detection and quantitative determination. Application to radiochemistry, Analytical Chem. 40, 586-593 (1968).

외부 선량 평가 9

이제부터 두 장에 걸쳐 사람에 대한 방사선량 측정 또는 계산에 대해 설명한다. 외부 선량 평가 그리고 내부 선량 평가이다. 선량 평가(dose assessment)는 이 과정에 대한 정확한 공식 명칭이다.

그러나 일상적으로는 외부 선량측정(external dosimetry), 내부 선량측정(internal dosimetry) 이라고 부를 것이다. 이것은 최소한 1940년대 맨해튼 프로젝트 이후부터 사용해 온 고전적인 역사적 용어이다. "선량측정(dosimetry)" 이라는 용어는 물리량 측정을 의미하는 도량형(metrology)에 관련된 접미사 "metry" 를 포함하고 있다. 지난 장에서 직원들의 선량을 측정하는 장치의 문제점을 살펴 보았다. 외부 선량 평가의 많은 부분이 반드시 측정을 다루므로 "선량 측정(dosimetry)" 이라는 용어의 용이 적합하다. 그러나 이 장에서는, 외부 선량 평가에서 수행한 많은 작업들이 이론적인 선량 계산과 관련되어 있음을 보일 것이다. 일반적으로 이러한 계산은 서베이미터 또는 개인 모니터링 장치를 사용한 후 검증한다.

10장에서는 이론적인 계산과 모형에서 찾아내는 내부 선량 평가학을 공부한다. 이 분야는 일반적으로 외부 선량측정에 연관 지어, 내부 선량측정(internal dosimetry)이라고 부른다. 이러한 업무를 설명할 때 "선량 측정" 이라는 용어를 사용하는 것은 크게 잘못된 것이 아니며, 단지 약간 부정확한 것일 뿐이다. 일상적인 보건 물리학에서, 다른 사람들과 이 작업에 관해 논의하기 위해서는 아마도 이 용어를 사용할 것이다. 그러나 이 장에서는 정확한 용어 "선량 평가(dose assessment)" 를 사용한다.

외부 선량은 광자, 베타 또는 중성자 선원으로부터 받을 수 있다. 보건 물리학자가 잘 알고 있어야만 하는 여러 가지 유형의 중요한 방사선원(혹은 방사선 선원, radiation source)들이 있다. 의료 센터에는 진단용 X-선 장치, 방사선치료 장치, 근접치료에 사용하는 분리된 선원(방사선원을 종양 조직에 직접 또는 가까운 곳에 두는) 및 기타 선원이 있을 것이다. 원자력 발전소에는 상당히 많은 중성자와 감마 방사선을 위한 대량, 대규모 선원이 있을 것이다. 작고 강력한 방사선원은 산업 방사선 사진 촬영에 사용한다. 병원, 연구소, 대학 등의 입자 가속은 광자, 전자, 기타 입자로 구성된 강력한 광선을 생산해 낼 것이고, 중성자는 종종 구조적 그리고 다른 물질과의 2차 반응으로 인해 생산된다.

방사선원 분석 과정의 첫 번째 단계는, 관련된 방사성 핵종과 그것의 세기를 확인하는 것이다. 그 다음, 거리와 중간 물질로 인한 강도의 변화, 그리고 관련 방사선에 대한 인체 조직의 흡수 특성 사이의 관계에 따라 선량율을 확인한다.

선량율의 시간 패턴(다양한 기하학적 구조에서 피폭된 시간)을 이해하면 궁극적으로 서로 다른 신체 주요 조직 별 집적선량을 계산 할 수 있다.

9.1 불연속 선원으로 부터의 선량

Bragg-Gray 원리

방사선 검출기는 전형적으로 기기 내부에 있는 방 안에서 가스 이온화로 인해 발생한 전류를 측정한다. 8장에서 논의한 것처럼, 이것을 유용하게 하려면, 계량기의 측정값을 절대값으로 캘리브레이션에 시행하여야 한다. 가장 흔히 측정치를 노출율 관점으로 표현한다. 그러나, 신중히 설계하면 흡수선량 그 자체의 측정을 생성해 낼 수 있다. 고체 매질 안에 있는 가스로 채워진 구멍을 생각해 보자. 매질의 두께는 벽 안쪽에서의 전자 생성률이 구멍 안에서 생성된 전자가 벽 안으로 달아나는 것과 같은 비율로 이차 전자를 구멍으로 전달할 정도이다. 이 조건을 전자평형이라고 한다. 이 상황에서, 벽 안쪽 선량은 가스에서 측정한 선량과 다음 방정식을 사용해 직접적으로 연관지을 수 있다:

$$D_W = D_G \frac{S_W}{S_G} = \frac{S_W}{S_G} wJ$$

여기에서, D는 벽(W) 또는 가스(G)의 선량, S는 벽 또는 가스의 질량 저지능, w는 가스에 이온쌍을 형성하기 위해 필요한 에너지, 그리고 J는 가스의 단위 질량 당 생산된 이온쌍 수이다. 이것이 정확하게 작동하려면, 검출기 벽의 두께는 최소한 형성된 2차 대전입자의 최대 범위만큼 두꺼워야 하지만 측정된 입자의 영향을 현저히 감소시킬 만큼 두꺼워서는 안 된다. 구멍의 크기 또한 주 방사선 장과 구멍 벽면 물질의 상호작용에 의해 생산된 2차 대전입자 스펙트럼을 변경할 정도가 되어서는 안 된다.

"조직당량" 검출기는 원한다면 등가선량의 단위로 표현할 수 있는 판독을 실제로 생산하기 위해 Bragg-Gray 원리를 이용한다.

외부 선량 수량 기호의 연구에서, 특별한 수량 기호를 때때로 사용한다. 이 수량 기호는 실제로 약어이다: Kerma(커마)는 Kinetic Energy Released in MAtter(물질에 방출된 운동 에너지)이다.

커마는 흡수 선량 (예를 들면, J/kg, Gy)과 동일한 단위를 가지지만, 흡수된 에너지가 아닌 방출된 에너지를 측정한다. 방사선 치료에서, 치료 대상은 내부 구조체(종양)를 치료하는 외부 방사선 빔에 노출된다. 그림 9.1은 흡수 선량이 빔이 만들어낸 2차 입자(전자)의 투과 범위와 일치하는 깊이에서 어떻게 최대 수준까지 구성되는지 보여준다.[1] 체표면의 바로 아래 부위에서, 대전 입자 평형은 유지되지 않으며, 흡수 선량은 충돌 커마 보다 매우 작다. 인체 내부로 깊이 들어갈수록, 대전 입자 평형은 $Z = Z_{max}$에 도달할 것이다. 여기에서 Z는 대략 2차 대전 입자의 범위와 같다.

여기에서 흡수 선량은 커마와 유사하다. 광자 감쇠로 인해 Z_{max}를 넘으면 선량과 커마 모두 감소한다.

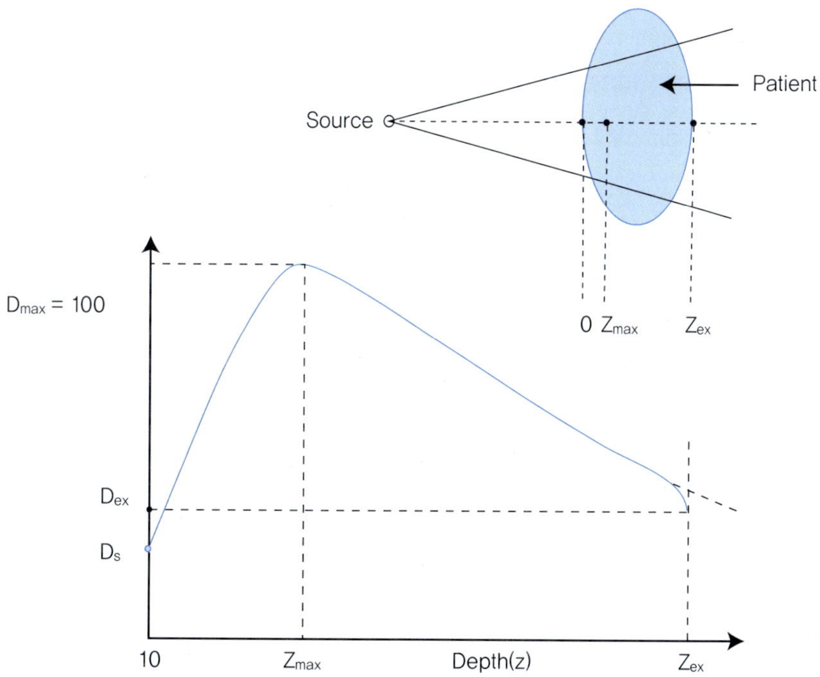

그림 9.1 | 메가볼티지 광자 빔의 선량(http://www-naweb.iaea.org/ nahu/dmrp/pdf_files/Chapter6.pdf, 국제 원자력기구의 허가로 발췌)

9.2 특정한 γ(감마)선 방출 인자

9.2.1 점선원(Point Source)

외부 선량 평가에 사용되는 중요한 요소는 단위 선원 방사능에 의해 광자를 방출하고 있는 점선원의 강도를 선원으로부터 모든 거리에 대해 구하는 것이다. 이 양은 때때로 특정한 γ선 방출 인자라고 한다. (특정 γ선 방사 상수, 감마 상수 등과 같이 여러 가지 다른 이름이 있다.) 주어진 핵종에 대해 이 양을 유도하기 위해, 우리는 γ선 방사체의 점선원을 고려하고, 선원이 모든 방향에서 균일하게 γ선을 방출하고 있다고 가정한다(등방성 선원, isotropic source). 만일 방사선원을 Bq단위(붕괴/초)로 알고 있고, 방출된 광자의 특성 및 그것의 상대 존재비를 알 수 있다면 (즉, 모든 방사성 핵종 붕괴 데이터에 접근할 수 있다면) 광자 에너지가 방출되고 있는 속도를 계산할 수 있다:

$$\frac{\text{dis}}{s}\ \frac{\text{MeV}}{\gamma}\ \frac{\gamma}{\text{dis}} = \frac{\text{MeV}}{s} \text{ 방출된다.}$$

선원에서 r만큼 떨어진 거리에서, 에너지 플루언스율은 이 값을 반경 r인 구의 표면적($4\pi^2$)으로 나눈 값이다. 에너지 플루언스율의 단위들은, 예를 들면 MeV cm^{-2} s^{-1}일 것이다. 이것은 에너지가 방출되고 있는 속도이며, 이 지점에서 매질에 의한 에너지 흡수 속도는, 플루언스율 곱하기 그 에너지의 광자를 위한 매질(대개 공기)의 선형 흡수 계수(μ_a)이다. 따라서 노출율은 다음과 같다:

$$\dot{X} = \frac{A\left(\frac{\text{dis}}{s}\right) E\left(\frac{\text{MeV}}{\gamma}\right) f\left(\frac{\gamma}{\text{dis}}\right) \mu_a(m^{-1})}{4\pi r^2} \times \text{ unit conversions}$$

주어진 핵종에 대한 E, f, μ(대부분의 핵종은 다수의 E와 f 값을 가진다) 값을 알고 있다. 그리고 물론 각각에 대해 정확한 μ값을 적용해야 한다. 그 다음 공헌의 합계를 구한다.

$$\dot{X} = \frac{A\left(\frac{\text{dis}}{s}\right) \sum_i E_i\left(\frac{\text{MeV}}{\gamma}\right) f_i\left(\frac{\gamma}{\text{dis}}\right) \mu_i(m^{-1})}{4\pi r^2} \times \text{ unit conversions}$$

끝으로, 특정 γ선 방사 상수 Γ를 다음과 같이 정의할 수 있다.

$$\boxed{\dot{X} = \frac{A\Gamma}{r^2}}$$

Radiation to Health Physics

전통적으로, Γ(감마)의 단위는 R-cm²/mCi-hr이었다. 이제 SI 단위는 (C/kg)-m²/MBq-h와 같다. 환산 계수 Γ는 다음임이 분명해야 한다.

$$\Gamma = \frac{\sum_i E_i\left(\frac{\text{MeV}}{\gamma}\right) f_i\left(\frac{\gamma}{\text{dis}}\right)\mu_i(m^{-1})}{4\pi} \times \text{ unit conversions}$$

단위 변환을 계산하는 방법을 전개하지 않았다. 이것은 예제를 통해 잘 설명한다.

◉ 예제 ◉ ^{60}Co의 특정 γ선 방사 상수를 계산하라. 이 때 1.17 MeV와 1.33 MeV 광자 방출을 고려한다. ^{60}Co는 흥미로운 붕괴 과정을 가지고 있다. 1.17 MeV과 1.33 MeV의 광자는 둘 다 100% 존재비 정도에서 하나씩 뒤따라 단계적으로 방출된다. 여러 핵종에서, 다양한 방출은 최대 100% 까지 더하는 부분적인 존재비를 가진다. 하지만 이 예제에서는 두 광자 모두 시간의 100%를 가진다. 이 에너지에 대한 선형 흡수 계수들은 다음과 같다 (http://physics.nist.gov) :

1.17 MeV: $3.5 \times 10^{-5}\text{cm}^{-1}$

1.33 MeV: $3.4 \times 10^{-5}\text{cm}^{-1}$

$$\Gamma = \left\{\left(1.17\frac{\text{MeV}}{\gamma}\right)\left(1.0\frac{\gamma}{\text{dis}}\right)(0.0035m^{-1}) + \left(1.33\frac{\text{MeV}}{\gamma}\right)\left(1.0\frac{\gamma}{\text{dis}}\right)\right.$$

$$\left.\times(0.0034m^{-1})\right\}\frac{1}{4\pi}\,\frac{1.6\times10^{-13}\text{J}}{\text{MeV}}\,\frac{i.p.}{34\text{eV}}\,\frac{\text{eV}}{1.6\times10^{-19}\text{J}}\,\frac{1.6\times10^{-19}\text{C}}{i.p.}$$

$$\times\frac{m^3}{1.293\text{kg}}\,\frac{10^6\text{dis}}{s-\text{MBq}} = 2.5\times10^{-12}\frac{(\text{c/kg})\text{m}^2}{\text{MBq}s}$$

$$2.5\times10^{-12}\frac{(\text{C/kg})\text{m}^2}{\text{MBq}s}\,\frac{37\text{MBq}}{\text{mCi}}\,\frac{3600\text{s}}{\text{h}}\,\frac{R}{2.58\times10^{-4}\text{C/kg}}\,\frac{10^4\text{cm}^2}{\text{m}^2}$$

$$= 12.9\times\frac{R\ \text{cm}^2}{\text{mCih}}$$

강도 0.7 Ci의 작은 원통형 ^{60}Co 선원으로부터 1.7 m 떨어진 위치에 서 있는 사람의 노출율을 계산하라. 선원의 직경은 1 cm이고 길이는 3 cm이다.

딱딱한 부분은 Γ 상수를 얻고 있다. 그것을 알고 있으면, 이 계산은 아주 쉽다.

$$\dot{X} = \frac{700\text{mCi} \times 12.9R\text{cm}^2}{(170\text{cm})^2\text{mCih}} = 0.312\frac{R}{h} = 312\frac{mR}{h}$$

유속과 선량 계산에서의 일반적인 경험적 규칙은, 대상이 선원의 가장 긴 치수의 10배 이상 거리에 있으면, 선원은 점선원처럼 행동한다는 것이다. 확장된(특정할 수 없는) γ선원으로부터 선량을 계산해 내는 방법에 대한 식을 간략하게 전개한다. 이 경우, 선원의 최대 치수는 3cm이고 사람은 30cm 이상 거리에 있다. 따라서 선원을 점으로 다루는 것이 합리적이다.

1m 에서 Ci, R/hr 당 노출률 $= 0.5 \times E \times f$ (E는 MeV 단위)

1ft 에서 Ci, R/hr 당 노출률 $= 6 \times E \times f$

오래된 단위 Ci와 R을 사용할 때, 한 선량이 사용 가능한 실제 Γ값을 가지지 않은 경우, 노출율을 추정하기 위해 두 가지 수학적인 경험 규칙을 사용한다:

예를 들면, 0.7 Ci의 ^{60}Co 선원에 대한 노출율은 1 미터 거리에서 $0.17 \times 0.5 \times 2.5 = 0.875$ R/hr 이고, 1피트 거리에서 $0.7 \times 6 \times 2.5 = 10.5$ R/hr 라고 제안한다. 실제 Γ값으로 계산하면 다음을 얻을 수 있다.

$$\dot{X}_{1m} = \frac{700\text{mCi} \times 12.9R\text{cm}^2}{(100\text{cm})^2\text{mCih}} = 0.903\frac{R}{h} = 903\frac{mR}{h}$$

$$\dot{X}_{1ft} = \frac{700\text{mCi} \times 12.9R\text{cm}^2}{(30.54\text{cm})^2\text{mCih}} = 9.68\frac{R}{h} = 9680\frac{mR}{h}$$

이 경우에서 경험 규칙에 따른 근사치는 lm에서 매우 좋고, 1피트에 적당히 정확하다. 물론, 다음 사항을 주의해야 한다.

$$\frac{100^2}{30.54^2} = 10.7 \ \ but \ \ \frac{6}{0.5} = 12$$

그래서, 모든 경험적 규칙은 가정된 것이므로 규칙 그 자체는 단지 근사치이다.

9.2.2 선 선원(Line Source)

모든 문제를 점선원 기하학으로 처리하도록 바꿀 수는 없다. 복잡하지만 다음 단계는 유한 길이의 1차원 광선원에 대한 것이다. 이 기하학적 구조를 사용해 합리적으로 다룰 수 있는 상황의 예는 파이프 또는 광자 방출 방사성 핵종 봉원 안을 흐르는 방사성 액체의 흐름이다. 만일 관심 지점까지의 거리가 원주 형태 선원의 직경에 비해 훨씬 멀면, 선원을 선 선원으로 잘 다룰 수 있다. 이 상황을 평가하는데 10× 라는 일반적인 규칙을 사용할 수 있다(즉, 거리가 10× 선원 직경 이상이라면). 만일 거리 또한 선원 길이의 10배 이상이라면, 선원을 다시 점 선원으로서 잘 다룰 수 있을 지 모른다는 사실에 주의한다

만일 한 가지가 10× 선원 직경보다 가까우면, 선원을 부피 선원으로 취급할 수 있을지 모른다. 감마 방사선 선 선원에 대한 선량율 표현식은, 강도 C_l MBq/m), 길이 L(서브 길이 l_1, l_2 로 분할됨)인 선원으로부터 거리 h 만큼 떨어진 위치에서 다음과 같다(그림 참조).

$$\dot{X} = \frac{\Gamma C_l}{h}\left(\tan^{-1}\frac{l_1}{h} + \tan^{-1}\frac{l_2}{h}\right)$$

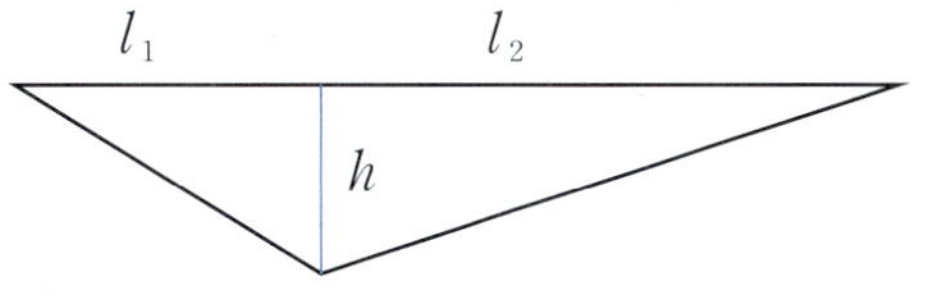

이 장의 다른 식들과 마찬가지로, 이 공식에서도 선원의 자체 차폐 및 선원과 감수체(곧 자세히 다룸) 사이의 감쇠는 무시한다.

◉ 예제 ◉ 액체 ^{131}I 선원을 위층 연구소에 있는 싱크에 버렸다. 일층에서, 500 MBq/m의 수준인 방사능은 또 다른 연구소 천장 근처에 있는 직경 5cm 파이프를 흐른다. 파이프의 길이는 6m이며, 파이프의 중심에서 평균 3m 떨어진 땅에 사람이 서 있다. 선원이 존재하는 동안 이 사람에 대한 노출율을 계산하라. $\Gamma^{131}\text{I} = 1.53 \times 10^{-9}$ C-m^2/kg-hr-MBq.

$$\dot{X} = \frac{1.53\times10^{-9}\times500}{3}2\times\left(\tan^{-1}\left(\frac{3}{3}\right)\right)$$

$$\dot{X} = 1.02\times10^{-7}\times\frac{\pi}{4} = 8.0\times10^{-8}\frac{C}{\text{kg } h}$$

9.2.3 평면선원(Plane Source)

우리가 논리적으로 만날 수 있는 다음 단계의 복잡함은 얇은 2차원 선원이다. 분석적으로 취급하기 가장 쉬운 경우는 평면선원이다. 이 사례를 만나는 것은 드물지 않다. 표면 위에 엎지른 액체 물질은 정말 원형 패턴에 매우 가깝게 퍼져나갈 것이고, 이 기하학을 사용해 잘 다룰 수 있다.

반경 r미터의 얇은 선원에 대한 노출율은, 감마 상수 Γ을 가진 표면 농도 C_a MBq/m^2, 선원 중심으로부터의 거리 h일 때, 다음과 같이 구한다.

$$\dot{X} = \pi \times \Gamma \times C_a \times \ln\left(\frac{r^2+h^2}{h^2}\right)\frac{C}{\text{kg } h}$$

위의 ^{60}Co의 Γ를 유도하는 식에서, 공기 중 광자의 관계가 다음과 같음에 주목했을 것이다:

$$\frac{i.p.}{34\text{eV}}\frac{\text{eV}}{1.6\times10^{-19}\text{J}}\frac{1.6\times10^{-19}\text{C}}{i.p.} = \frac{C}{34\text{ J}} = \frac{C/kg}{34\text{ J/kg}}$$

또한 등가선량율을 다음과 같이 기술할 수 있다.

$$\dot{H} = 34\pi \times \Gamma \times C_a \times \ln\left(\frac{r^2+h^2}{h^2}\right)\frac{S_v}{h}$$

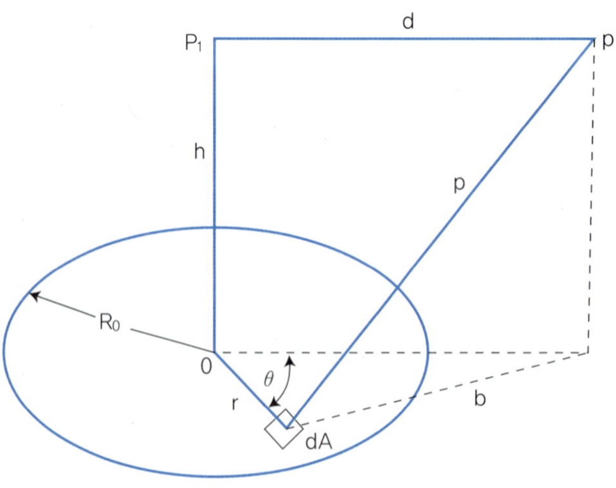

그림 9.2 | 평면선원 위쪽에 있는 일반화된 점의 기하학적 구조[2].

선원 위쪽의 모든 위치에서 일반적인 점 P에 대해(그림 9.2), Fitzgerald2는 다음과 같은 노출율 공식을 제공한다.

$$\dot{X}=\pi\Gamma C_a \ \ln\left[\frac{(R_0^2+h^2-d^2)+[(R_0^2+h^2-d^2)^2+4d^2h^2]^{1/2}}{2h^2}\right]$$

9.2.4 부피 선원 (Volume Source)

몇몇 상황은 3차원으로 다뤄야 한다. 부피 선원으로부터의 노출율을 추정할 때 사용 할 수 있는 한가지 방법은, 감쇠를 설명함으로써 부피 선원을 평면 선원으로 축소하는 것이다. 그 다음 평면선원에 적합한 공식을 적용한다. 예를 들어 두께 t 미터, 농도 C_v MBq/m³인 균일하게 분포된 방사능을 생각해 보자. 물질의 선형 흡수 계수가 μm⁻¹이라면, 실질 부피 농도 C_a(MBq/m²)에 해당하는 등가 면적 농도 C_v (MBq/m³)는 다음과 같다:

$$d(C_a)=C_v\cdot dx\cdot e^{-\mu x}$$

$$C_a=\int_0^t C_v e^{-\mu x}dx=\frac{C_v}{\mu}(1-e^{-\mu x})$$

이것을 사용하여, 이제 이 원통형 선원으로부터의 노출율 및 등가 선량율을 다음과 같이 계산할 수 있다.

$$\dot{X}=\pi\Gamma\frac{C_v}{\mu}(1-e^{-\mu t})\ln\ \frac{r^2+h^2}{h^2}\ \frac{C}{\text{kg}\ h}$$

$$\dot{H}=34\pi\Gamma\frac{C_v}{\mu}(1-e^{-\mu t})\ln\ \frac{r^2+h^2}{h^2}\ \frac{S_v}{h}$$

구, 원주, 원뿔과 같은 표준적인 부피 선원들을 명시적으로 다루기 위한 이론적 공식을 개발할 수 있다. 역시, Fitzgerald2는 그런 공식들을 가지고 있는 훌륭한 출처이다. 농도 C인 방사성 핵종을 포함하고 있는 반경 r인 구에 대한 표현식은 다음과 같다:

$$\dot{X}\ =\ \frac{C\Gamma}{2}\ \frac{4\pi}{\mu}(1-e^{-\mu t})$$

끝을 자른 원추(그림 9.3)의 중심 위쪽에 대한 노출율은 다음과 같다.

$$\dot{X} = \Gamma C_v (2\pi t)[-\ln(\cos\ \theta_1)]$$

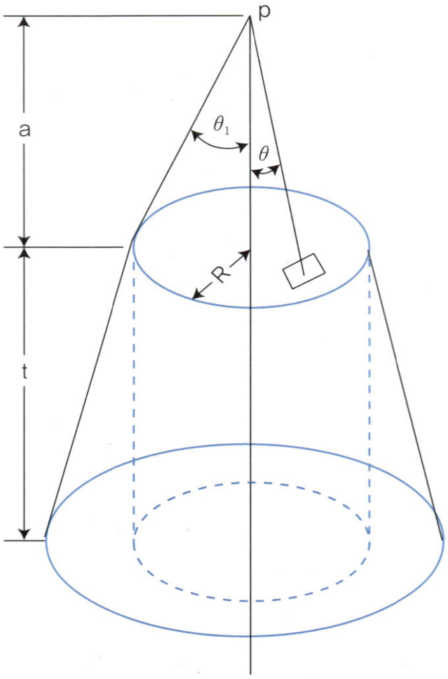

그림 9.3 | 끝을 잘라낸 원뿔형 선원의 기하학적 구조.[2]

명백하게 이론적인 공식은 복잡한 기하학적 구조를 다룰 때 이 정도 까지만 효과가 있다. 심지어 위에 보인 것과 같이 아주 잘 정의된 기하학적 구조에서 조차, 노출과 선량율을 계산하는 것은 아주 지루하다. 이 기하학적 구조는 방사선 산란의 중요한 원인이 될 수 있는 선원 그리고 혹은 표적 근처에 있는 다른 물체의 존재에 대해 다루지 않는다. 사실 이론적인 공식은 그런 복잡함을 다룰 수 없다. 장의 뒷부분에서 보일 것과 같이, 이와 같은 문제를 다룰 때 방사선 시뮬레이션 코드를 사용하는 것이 인기가 있다. 그런 접근법들은 작업장에 있는 복잡한 기하학적 구조를 다룰 때 사용한다. 또한 오염된 지역 위에서 있거나, 오염 물질 먼지 속에 빠져 있거나, 오염된 물 안에서 수영하고 있는 사람들에 대한 선원의 선량 환산 계수를 계산하기 위해 사용한다.

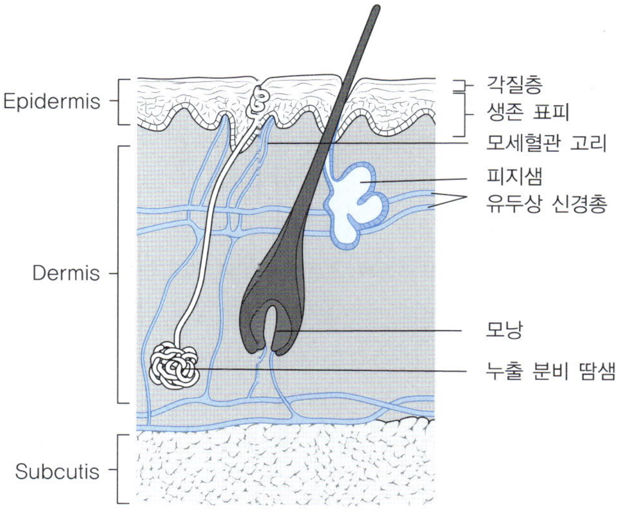

그림 9.4 | 여러 가지 피부 층의 개요도, ICRP 출판 89에서 발췌.

9.3 불연속 전자선원으로부터의 선량

신체에 유효한 선량을 주는 외부 전자선원(electron source)의 조건은, 전자가 피부 외부의 "죽어있는 층"(정식 명칭은 각질층)을 통과할 만큼의 충분한 에너지를 가지고 있는 것이다(그림 9.43). 불활성 세포의 이 층은 평균적으로 약 70 μm이다 (0.007g/cm² = 7mg/cm²). 손바닥과 발바닥의 표피층은 상당히 두껍고(최대 40 mg/cm²), 간선과 두부의 표피층은 더 얇다(약 5 mg/cm²). 만일 전자가 각질 층을 통과하고 분할한 세포에 선량을 침전할 수 있으면, 잠재적 방사선 안전 우려가 나타난다.

전자 선량 측정은 측정이나 계산 모형을 사용하여 접근될 수 있다. 측정은 베타선량을 측정하기 위해 설계된 전문 개인용 선량계로 이루어진다. 8장에서 언급한 것처럼, 모니터링 배지는 저 에너지의 광자, 전자를 막기 위한 여과기와 함께 붙을 수 있으며, 다중 선량계를 가지기 때문에 다른 요소를 결정하는데 결과를 사용할 수 있다. 근로자들이 작고 격렬한 방사선원(예컨대 핵의학 주사기와 같은)을 다루거나, 높은 세기 선원이 나타날지도 모르는 위치에서 손으로 작업한다면, 다른 선량계는 반지처럼 착용할 수도 있다.

이론적인 계산도 수행 될 수 있다. 표면오염의 피부선량과 피부의 오염, 방사능 운(radioactive cloud)

에 빠짐, 부피 선원에서의 선량을 계산하기 위한 모형이 존재한다. 그러나 후방 산란 방사선의 양, 방사능 선원의 분포 각도, 조직 감쇠와 그 외의 변수에 대한 불확실성 때문에 정확하게 적용하기 다소 어렵다. 선량률은 표로 만들어진 일부 선원[4,5]과 Varskin과 같은 컴퓨터 프로그램에서 중요한 핵종에 이용할 수 있다.[6]

참조용 테이블은 컴퓨터 프로그램을 사용하여 생성되었다.

표 9.1 물에서 ^{32}P의 평면 선원 또는 점 선원에 대한 전자 선량, Cross 외 기타. [5]에서 발췌

R(cm)	$R^2J(R)$	Plane Source
0.0000	108.2	–
.0060	105.4	2496
.0120	105.6	2054
.0180	106.1	1788
.0240	106.6	1597
.0300	107.0	1448
.0600	107.3	999
.0900	105.0	732
.1200	100.3	548
.1500	93.7	412
.1800	85.7	310
.2100	76.9	231
.2400	67.7	171
.2700	58.4	124
.3000	49.3	88
.3300	40.6	62
.3600	32.4	42
.3900	25.0	27
.4200	18.6	17
.4500	13.2	10
.4800	8.8	6
.5100	5.5	3
.5400	3.1	1
.5700	1.6	1
.6000	.7	
.6300	.2	
.6600	.1	

평면 선원

표 9.1은 참조 5에서 발췌하였으며, 물(연조직을 위한 좋은 대용품)에서 ^{32}P의 점 선원이나 평면 선원에 대해 mGy - cm^2/MBq - h 로 전자 선량을 나타낸다. 첫 번째 열은 선원으로부터 거리를 센티미터로 나타낸다. 두 번째 열은 점 선원에서 떨어진 이 거리에서의 정규화한 선량을 나타내며, 세 번째 열은 선량을 방사능의 평면 선원으로부터 거리 함수르 나타낸다. 층 아래의 선량을 계산하기 위해, 0.006과 0.012cm 사이의 값을 선형이나 로그형으로 기입해야 할 것이다. 점 선원 경우에서는, 105.5 mGy-cm^2/MBq-h 안팎의 값을 쉽게 어림짐작할 수 있을 것이다. 이 값을 구체화하기 위해 광범위 보간법은 적합 하지 않다. 따라서, 피부의 표면 위의 1 MBq 점 선원을 위한 선량률은 다음과 같이 될 것이다.

$$105.5\ \frac{\mathrm{mGy-cm^2}}{\mathrm{MBq-h}} \times \frac{\mathrm{1MBq}}{(\mathrm{0.007cm})^2} = 2.15\times 10^6\,\frac{\mathrm{mGy}}{\mathrm{h}}$$

^{32}P의 평면 선원의 경우, MBq/cm^{2}로 명시된 방사능에 대해, 선량은 열의 값에서 직접 얻어진다.[3] 이 값을 구하려면, 정확한 보간법이 필요하고, 빠르게 변하는 선량 값 때문에, 대수 함수적인 보간법을 적용하는 것이 제일 좋다:

$$\ln(D) = \ln(2496) - \frac{0.007-0.006}{0.012-0.006}(\ln(2496)-\ln(2054)) = 7.79$$

$$D = 2420\,\frac{\mathrm{mGy-cm^2}}{\mathrm{MBq-h}}$$

비교를 위해, Kocher과 Eckerman[4]는 2400 mGy-cm^2/MBq-h의 값을 주며, 선원 강도가 1μCi/cm^{2}로 주어지며, Varskin code[6]은 0.007 cm 심도에 8.24 rad/h 선량을 준다:

$$\frac{8.24\ \mathrm{rad-cm^2}}{\mu\mathrm{Ci-h}}\ \frac{\mathrm{10mGy}}{\mathrm{rad}}\ \frac{\mu\mathrm{Ci}}{\mathrm{0.037MBq}} = 2230\,\frac{\mathrm{mGy-cm^2}}{\mathrm{MBq-h}}$$

9.4 고방사능 입자(Hot Particles)

1980년대 중반에 새로운 문제는 방사선 방호에서 갑자기 나왔다. 몇 명의 원자로 근무자에게 방사성물질의 1개의 고방사능 입자를 수반하는 오염 입사로부터 과잉일 수 있는 피부 피폭을 보고했다. 고 방사능입자는 매우 높은 특이 활성도를 가진 방사성물질의 작은 입자(대체로 미시적)로 알려졌다. 이 입자는 물질에 다른 금속을 입히고 있는 원자로(금속적인)의 작은 파편일지도 모른다. 이 파편들은 중성자, 원자로 연료의 파편 또는 고 비 방사능의 극도로 작은 다른 입자를 포획하여 방사능을 가지게 된 것이다. 따라서 종래의 피부 또는 물체 주사 방법으로 발견하기 어렵다.

또한, 입자는 정전하를 전달하는 경향이 있고, 무게가 가볍기 때문에 굉장히 이동성이 있다. 그들은 사람들의 피부, 전원 설비에서의 세탁된 옷, 무너진 체르노빌 원자로 주변(임계성에 대해 뒷장을 참조하라)에서 대량 발견된다. 뿐만 아니라 방사선량을 계산하기 어렵게 만든다. 입자로부터 방출된 전자의 선량이 매우 작은 영역에서 매우 높을 수 있으며 재빨리 감소할 수 있기 때문이다 (그림 9.5의 예제는 작은 ^{60}Co 고방사능 입자의 위치 x와 y의 작용으로써 선량의 3차원 그래프를 보여주고 있다).

여기의 문제는 피부선량이 전통적으로 NRC의 정의에 따라 피부의 1 cm^2 위에서 얻은 평균치라는 것이다. 이 유형의 선원의 최고 선량률(peak dose rate)은 1 cm^2 부위 위의 평균 선량보다 높은 크기의 정도일 수 있다. 또한, 방사선생물학적 효과는 피부의 큰 부위에 전달된 일정한 선량에 의해 생산된 것들과 매우 다를 것이다. 최고 선량이 매우 높게 추정되어도 생체 효과는 나타나지 않을 수 있으며, 반면 적은 수의 피부 세포가 치사량을 받을 수도 있다. 그래서 "사건의 정확한 장해를 평가하고 결과를 보고하기 위해 어떻게 선량의 평균을 정확하게 낼 것인가?" 에 대한 질문은 많은 연구와 NCRP의 정보 제공에 의해 NRC[7]는 다음과 같이 결정했다:

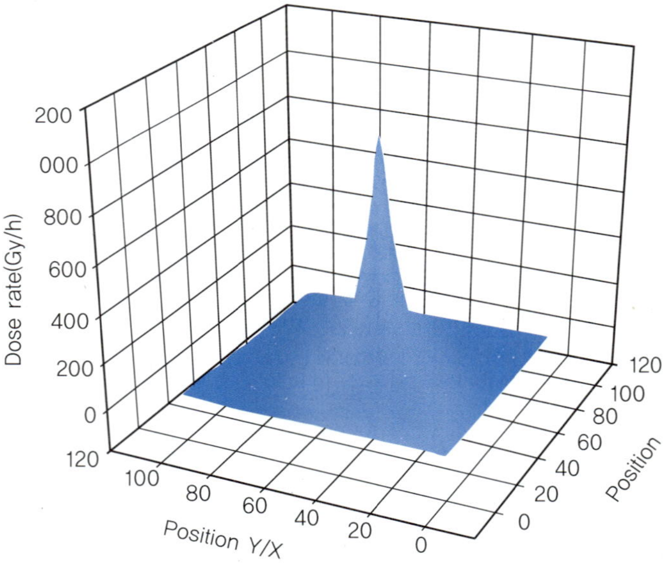

그림 9.5 | Co-60 "고방사능 입자" 근처의 선량률 그래프(http://www.ph.bham.ac.uk/researdh/radiation/dosimetry.htm에서 발췌.)

최종적인 규정에 따라, 피부의 선량은 $1cm^2$ 대신, 일반적으로 요구되는 가장 많이 피폭된 $10cm^2$ 의 미터의 피부에서 평균을 얻는다. 이 변경은, 피부의 작은 영역의 선량의 위험이 큰 영역보다 더 낮다는 것을 증명하는 과학적 연구에 의거한다".

또한, Xu[8]은 서로 다른 74군데의 신체 표면에 있다고 가정되는 고방사능 입자로부터 유효 선량을 계산했다. 신체의 장기에서 광자 선량만을 계산하고 그 다음 유효 선량을 추정한다. 용액은 불연속 광자 에너지에 주어졌다. 따라서 모든 광자 방사체에 적용될 수 있다. 그리고 표본용액은 ^{60}Co 입자에 주어졌다.

9.5 불연속 중성자 선원으로부터의 선량

중성자 선원에 대한 선량 계산은 고속 및 저속 중성자 2 부류에 대해 가장 잘 고려된다. 전자의 유산자 반응은 산란 입자의 특징을 더 보이는 반면, 후자는 더 많은 흡수 반응을 수반한다.

약 20 MeV까지의 고속 중성자는 "최초 충돌 선량" 아래와 같이 계산한다.

$$\dot{D}_n(E)=\phi(E)E\sum_i N_i\sigma_i f$$

여기에서:

$\phi(E)$는 에너지 군 E의 중성자를 위한 중성자 플루언스율(n cm^{-2} s^{-1})다. E는 군의 평균 중성자 에너지다(MeV).

표 2.3 인체 조직에서 최초충돌(first collision)에 필요한 선량

	N(atoms/kg)	f	σ(b)	$N\sigma f$ (cm^2 kg^{-1})
수소	5.98×10^{25}	0.500	1.5	44.85
탄소	6.41×10^{24}	0.142	1.65	1.502
질소	1.49×10^{24}	0.124	1.0	0.185
산소	2.69×10^{25}	0.111	1.55	4.628
나트륨	3.93×10^{22}	0.080	2.3	0.00723
염소	1.70×10^{22}	0.053	2.8	0.00252

N_i는 i 번째 원소의 atoms/kg다
σi는 원소 i를 위한 산란 단면이다(cm^2 atom^{-1})

f는 산란 원자에 전달된 중성자 에너지의 평균 분율이다. 질량 M 확산의 입자에 의해 질량 m의 입자로 전달될 수 있는 최대 에너지를 생각해낸다.

$$E_{\max}\ \frac{4Mm}{(M+m)^2}$$

전달된 평균 에너지는 다음과 같다:

$$E_{\text{avg}}\ \frac{2Mm}{(M+m)^2}=\frac{2M}{(M+1)^2}$$

작은 입자가 질량 1 amu의 중성자라면. 계산을 완료하는데 필요한 인간 조직의 산란 단면적은 테이블 9.2에 표시되어 있다.

예제

5 MeV 중성자의 2700cm cm^{-2} s^{-1} 빔의 필드부터 연조직까지 선량률을 계산한다.

표 9.2의 우측 열 값의 합계는 51.17 cm^2/kg이다.

$$\dot{D}=\frac{2700n}{\text{cm}^2 s}\ \frac{5\text{MeV}}{n}\ \frac{1.6\times10^{-13}\text{J}}{\text{MeV}}\ \frac{51.17\text{cm}^2}{\text{kg}}\ \frac{\text{kg}-Gy}{\text{J}}=1.11\times10^{-7}\frac{Gy}{s}$$

열중성자에 대해, 두 가지 중요한 반응의 영향을 추가해야 한다: $^{14}N(n, p)^{14}C$ 반응에 의해 전달된 선량과 $^{1}H(n, \gamma)^{2}H$ 반응에서 전달된 선량. 이 반응의 선량을 계산하기 위한 두 개의 방정식은 다음과 같다.

$$\dot{D}_{N-14}=\phi N_N\,\sigma_N\,Q$$

이 방정식에서,
$N_N=$ atoms/kg 질소의 수
$\sigma_N=$ 열중성자를 위한 질소 흡수 단면적
$Q=$ 반응 당 방출 에너지 (0.63 Me V)

$$\dot{D}_H=\phi N_N\,\sigma_N\quad \varphi\Delta$$

여기에서:

ϕ = 신체에 흡수된 2.23 MeV γ에너지 비율(다음 단원의 참조용 테이블)

Δ = 단위 방사능 농도에서의 무한히 큰 매질의 선량률

첫 번째 반응에서, 방출된 입자는 신체 조직에 완전히 흡수될 양성자이다. 두 번째 반응에서, γ선이 방출된다. γ선 에너지는 일부만 인체에 흡수되고 일부는 이탈할 것이다. 다음 장에서 내부 선량 계산을 공부할 때 용어 Δ의 의미를 조사한다. 현재, 정의는 매우 명백해야 한다. 감마 에너지가 연조직으로 만든 상당히 큰 매질로 방출되고 있다고 가정한다. γ선의 에너지에 의거하여, γ선에 대한 선형 및 질량 흡수 계수를 조직에서 찾아보고, 방출하는 광자에 의해 전달되는 선량률을 계산할 수 있었다. 이것은 매질에 방사능 선원이 있는 것과 같다는 점을 유의한다: 속(flux) × 원자수 × 단면적은 시간 단위 당 생성된 광자의 수가 된다. 광자 속을 곱하면 흡수 계수는 흡수되는 에너지의 비율을 줄 것이다. 질량으로 나누면 흡수선량률이 나온다. 단 무한 매질에 한정된다. 유한의 매질에서는, 방출된 에너지의 일부만 흡수될 것이다. 그리고 이 비율은 인자 ϕ에 주어진다.

9.6 확장 발생원(Extended Source)에서의 선량

선량 연산의 또 다른 범주는 방사선의 커다란 선원과 관련이 있다. 이런 방사선원의 경우, 선원 근처에 있는 사람의 선량에 대해 기하학적 관계에 고정하여 특징을 나타낼 수 없다. 예를 들면, 방사성 물질에 오염된 공기나 물 같은 유동체에 침수되어 있을 수 있다. 방사성 물질이 고정 선원으로부터 방출될 때, 선원에서 바람 부는 쪽으로 이동할 것이다. 이동 중, 물질은 농도가 높은 구역에서 낮은 구역으로 확산될 것이다. 바람 부는 방향의 모든 지점에서 위치와 이 과정의 모델링에 기반한 농도를 계산할 수 있다. 이 상황을 뒷 장에서 수학적으로 처리한다 현재, 방사성물질 구름(cloud) 같은 곳에 서있는 사람에 대해 선량 관점으로 생각할 수 있다.

원자력 시설의 근로자도 기체중 방사성 물질에 노출될 수 있다. 그런 핵종의 섭취와 결과적인 내부 선량을 고려할 필요가 있지만(다음 장에서 다룸), 광자 및 전자선원의 공기 부유 물질로 인한 피폭으로 피부와 수정체에 얼마나 많은 선량을 받았는지도 생각해야 한다. 또한 광자로 인한 모든 내장의 선량에 대해서도 생각해야 한다. 비슷하게, 사람들은 오염된 호수나 강물과 같은 방사능 액체에 침수되어 있을 때, 신체의 일부 또는 전체가 전자나 광자에 노출될 수 있다. 또는 다이버가 원자로 근처의 소비된 연료

저장소에 들어가야 할 때도 마찬가지다. 중요한 확장 발생원의 또 다른 예제는 방사성 핵종으로 균일하게 오염되는 기초 표면에 근거한다.

방사선 선량의 선원은 다음 특징을 포함한다:

1. 구름(cloud)에서의 투과성 및 비 투과성 방사선에 의한 피부와 신체 외측표면(예: 눈의 수정체)의 체외 방사선 조사
2. 구름에서의 투과성 및 비 투과성 방사선에 의한 체표면 근처에 있는 신체 내부 장기(예: 고환, 유방, 갑상선)의 체외 방사선 조사
3. 구름에서의 투과성 방사선에 의한 인체의 "깊은" 내장의 체외 방사선 조사
4. 폐 내 공기의 투과성 및 비투과성 방사선에 의한 가스를 포함하는 폐의 체외 방사선 조사
5. 신체 조직에 흡수되는 방사능과 투과성 방사능에 의한 폐 공간의 방사능으로부터 신체 내장의 방사선 조사
6. 방사능 붕괴산물의 생산과 모든 상기 경로를 통한 방사선 조사

이론적으로, 침수 선량의 계산은 아주 어렵지 않다. 외부 방사선 선량율은 핵종의 농도 및 방출의 에너지에 정비례 한다. 더 어려운 작업은 대부분 확산 모델화 기법을 통한 농도의 추정일 것이다 농도가 알려져 있으면, 외부 체표면의 방사선 조사를 위한 방정식은 다음과 같다:

$$H = \frac{\mathrm{Cskg}}{\rho}$$

H = 외부 조직에 대한 선량당량 비율(Sv/hr)
C = 방사선핵종의 농도(Bq/m^3)
s = 1 Bq/g 농도에 균일하게 오염된 경우, 매질의 작은 원소의 선량 등량 속도(Sv-g/Bq-hr)
k = 매질의 저지능 위의 조직의 저지능의 비율
g = 표적에 흡수되는 방출된 방사선의 분율을 설명하는 어떤 기하학적 계수
p = 매질의 농도(g/m^3)

인자 g의 값이 0이면 α입자와 ^{3}H의 베타 입자(또는 피부의 각질층을 통과할 수 없는 모든 저에너지 베타), 0.5면 그 외의 베타 또는 저에너지의 광자, 그리고 0보다 크지만 1.0보다 작은 값은 고에너지 광자다.

폐의 방사선 조사를 위한 방정식은 다음과 같다.

여기에서:

$$H = \frac{CVsg}{m}$$

H = 폐에 대한 선량당량 비율(Sv/hr)

C = 방사선핵종의 농도(Bq/m^3)

V = 폐용적(m^3)

s = 1 Bq/g 농도에 균일하게 오염된 경우, 폐의 선량당량 비율(Sv-g/Bq-hr)

g = 표적에 흡수되는 방출된 방사선의 분율을 설명하는 어떤 기하학적 계수

m = 폐의 질량 (g)

여기서 알파, 베타, 저 에너지의 광자에 대해 기하학적 계수는 1.0이고, 다른 광자에 대해서는 0부터 1.0 사이의 값이다.

단순한 예제를 고려해보자. 비투과성 방출만을 고려하는 안구 수정체에서 단위 농도당 선량당량률은 ^{81}Kr로 추정한다. 다음의 데이터를 가정해 보자.

전자 에너지	분율/붕괴
0.0014	1.1
0.0102	0.31

저지능 비율 조직/공기 = 1.14.

공기 밀도 = 1293g/m³.

$$\left(1.1\frac{\text{dis}}{\text{Bq }s}\right)\left(0.0014\frac{\text{MeV}}{\text{dis}}\right)+\left(0.31\frac{\text{dis}}{\text{Bq }s}\right)\left(0.0102\frac{\text{MeV}}{\text{dis}}\right)=0.0047\frac{\text{MeV}}{\text{dis}}$$

$$s=0.0047\frac{\text{MeV}}{\text{Bq }s}\left(1.6\times10^{-13}\frac{\text{J}}{\text{MeV}}\right)\left(1000\frac{\text{g}}{\text{kg}}\right)\left(1\frac{\text{kgGy}}{\text{J}}\right)\left(1\frac{\text{Sv}}{\text{Gy}}\right)$$

$$\times\left(3600\frac{s}{h}\right)=2.71\times10^{-9}\left(1\frac{\text{Sv g}}{\text{Bq h}}\right)$$

$$\frac{H}{C}=\frac{\text{sk g}}{\rho}=\frac{2.71\times10-^{9}\frac{\text{Sv g}}{\text{Bq h}}1.14\times0.5}{1293\frac{\text{g}}{\text{m}^3}}=1.19\times10^{-12}\frac{\text{Sv m}^3}{\text{Bq h}}$$

따라서, Bq/m³로 주어진 정상 상태인 방의 농도를, Sv/h 단위의 등가 선량율로 계산할 수 있다. 또는, Sv로 예탁 선량을 얻기 위해 통합 농도(Bq-h/m³)를 사용할 수 있다.

비록 이 예제가 잠김피폭 선량계산이 기초가 되는 기본 원리를 보여주지만, 광자 선량은 고려하지 않으며, 전자 선량 측정을 지나치게 단순화시켰다. 표적장기에 도착하기 전에 구름에서 방출된 광자와 전자가 매질과 상호 작용할 수 있기 때문에, 잠김피폭 선량 환경을 위한 평균 에너지와 평균 흡수율(또는 기하학적 계수)을 사용하는 것은 실제로 적절하지 않다. 따라서 에너지가 저하된다. 마찬가지로, 만약 방사선핵종이 β방사체라면, 가장 먼저 에너지의 스펙트럼상에 베타를 방사할 것이다. 또한, 대부분 에너지의 광자 흡수분율을 추정하기 위해 사용되는 분석 방법은 실제로 없다.

그러므로, 합리적으로 정확하게 선량 측정을 하기 위해서는 컴퓨터 모의 실험의 도움을 받아야 한다. 신체에서 발생하고 있는 방사선에 대한 흡수율을 추정하기 위해서 몬테카를로 기술이 사용된 것 처럼, 이것은 방사성구름에 있을 때 MIRD 팬텀의 여러 가지 장기에 방출당 방사선량을 추정하기 위해 사용되었다. Dillman은 단일 에너지 광자 방사체의 균일 분포를 포함한 무한한 구름으로부터 산란 에너지 스펙트럼을 시뮬레이션했다.[9] Poston과 Snyder[10]는 방사성구름에 있을 때 MIRD 팬텀의 여러 가지 장기에 대해서 방출 당 방사선량을 추정하기 위해서 Dillman의 결과와 함께 몬테카를로 기술을 사용했다. 이 값은 몇 개의 불연속 광자에너지에 대해 도출되었지만, 보간법에 의해 비 광자에너지로 쉽게 사용될 수 있다. Poston과 Synder는 uCi/m³당 rad/photon와 rad/day 두 가지 결과를 발표했다.

표에 의해서, 만일 무한한 방사능운 선원이 균일한 농도의 1.0 MeV 광자 방사체를 지닌다면, 1μCi/m³ 농도에 침수된 콩팥의 선량은 0.014 rad/day일 것이다.

그러나 통상 적용된 가정의 단순화 때문에 베타와 전자로부터 선량을 계산하는 것은 종종 광자에 대한 계산보다 쉽다고 생각된다. 전자는 조직에서 대략 지수 양상으로 감쇠되며, 선량은 공기/조직 또는 물/조직 인터페이스로부터의 거리에 매우 종속적이다. 위에 언급한 것처럼, 환경을 엄격히 다루기 위해서는 전자 에너지의 연속체를 설명해야 한다.

Martin Berger는 전자 선량 측정에 대해 수년간 공부했으며 이 분야에 크게 공헌했다. 1974년에, 그는 핵연료 순환에 중요한 여러 가지 방사성 핵종에 대해서 방사선물질에 의해 오염된 공기 중 방사선 구름에 잠겨있는 조직 속 심부 선량을 정의한 논문[11]을 출판했다. Kocher과 Eckerman[12]는 방사능 공기 매질이나 물 매질의 잠김 피폭에 의한 피부 또는 오염된 표면에 있는 것에서 전자 선량의 추정치를 제공하기 위해 이 작업을 확장했다. 오크 리지 국립 연구소의 DavidKocher은 오염된 공기와 물 속 수침을 위한 선량률 환산 계수에 관한 논문을 출판했다. 이 논문은 핵무기 연료 사이클에 중요한 240 방사성 핵종을 위한 오염된 지면을 기초로 했다. 이런 핵종으로 오염된 매질내 침수로부터 피부와 내장에 광자 선량을 주기 위해서 Poston과 Snyder가 밝힌 값 사이에 삽입했다. 또한 그는 베타, 전자 그리고 이 인쇄물 첫 번째 방정식에서 설명된 관계를 사용하는 광자로부터 체표면의 선량률을 계산했다. 그는 조직 내 흡수된 에너지의 비율은 최대 에너지에 대해 10%의 니성을 넘지 않는 전자 에너지에 독립적이라는 가정을 가진 베타에 대해 단일 평균 에너지를 사용했다.

ICRP Publication30은 방사능 구름의 피폭을 위한 포괄적인 선량 측정 모형을 제공하기 위해서 위에 설명한 작업들로부터 가장 좋은 데이터를 도아서 방사선 피폭에 관한 미국 연방 규정집(Code of Federal Regulations)의 개정을 위한 기초로 사용했다. ICRP는 Kocher과 마찬가지로 피부와 수정체의 장기 선량과 평균 선량(피부와 수정체는 같다고 가정됨)을 얻기 위해서 Poston과 Snyder의 광자 연구 결과를 채택했다. 전자와 베타에 대해, Berger의 일반적인 일부 결과를 사용하는 조직의 전자 감쇠의 엄격한 치료가 피부와 수정체에 대해 도출되었다. 체표면으로부터 각각 0.007과 0.3 μm깊이를 적용한다. 직업성 피폭에 적용될 것이 예정되었기 때문에, 광자 선량당량 비율에서 그 이상의 보정은 넓이가 제한된 방 내에 방사선 구름이 있는 환경에 적용되었다. 이 보정을 만들기 위해서 다음 식을 고려해야 한다. 중심으로부터 거리 r에 위치하는 두께 dr의 구각으로부터 방사하고 있는 광자로 인한 반경 R인 구의 중심에서 비충돌 플럭스는 다음과 같다.[14]

$$d\phi = S(4\pi\ r^2)dr\frac{e^{-\mu r}}{4\pi\ r^2}$$

여기에서 S는 발생원 강도(광자/cm^3-s), μ는 매질 감쇠계수(cm^{-1})이다. 0부터 R까지의 r 값에 대해 이 식을 적분하면, 다음을 얻게 된다:

$$\phi = \left(\frac{S}{\mu}\right)(1 - e^{-\mu R})$$

구의 중심에서 표적을 향해, 부피 내에서 발생하는 방사선의 경우, 반경 R인 구의 흡수율은 $(1-e^{-\mu R})$ 항이다. 방사선 구름에서 발생하는 방사선의 최대 범위보다 크기가 작은 방 안에 있는 방사선 구름에 대해 표준 방정식 보정이 만들어졌다. R은 "당량 구(equivalent sphere)" 의 반경 즉, 문제의 방과 같은 크기를 가진 구를 의미한다.

ICRP 30은 반무한 고체 증례와 100, 500, 그리고 1000m^3 크기의 방에 대해 방사능 불활성 가스와 기초 트리튬의 선량 당량률을 준다. 선량당량 제한의 ICRP 시스템을 사용하면 다음 기준을 기반으로 이런 환

표 9.3 오염된 공기에 담궈진 피부에 대한 전자 선량률 인자(출처 Kocher와 Eckerman[12])*

핵종	반감기	70 um 심도의 값	진피 평균치
^{3}H	12.28 Y	0.0	0.0
^{14}C	5.73E3 Y	5.9E-03	1.1E-03
^{85}Kr	10.72 Y	4.1E-01	1.1E-01
^{85}mKr	4.48 H	4.2E-01	1.2E-01
^{88}Kr	2.84 H	6.6E-01	3.7E-01
^{88}Kr	17.8 M	4.6E 00	3.8E 00
^{90}Sr	28.6 Y	2.9E-01	6.2E-02
^{90}Y	64.1 H	2.0E 00	1.3E 00
^{95}Zr	64.02 D	1.1E-01	2.4E-02
^{95}Nb	35.06 D	6.9E-03	2.8E-03
^{99}Tc	2.13E5 Y	5.4E-02	1.8E-02
^{106}Ru	368.2 D	0.0	0.0
^{106}Rh	29.92 S	3.1E 00	2.3E 00
^{129}I	1.57E7 Y	3.5E-03	6.6E-04
^{131}I	8.040 D	2.6E-01	5.8E-02
^{133}I	20.8 H	7.6E-01	3.2E-01
^{131m}Xe	11.84 D	1.1E-01	1.5E-02
^{133}Xe	5.245 D	8.2E-02	2.6E-02
^{133m}Xe	2.19 D	2.5E-01	5.3E-02
^{135}Xe	9.1 H	5.4E-01	1.7E-01
^{134}Cs	2.062 Y	2.3E-01	5.7E-02
^{137}Cs	30.17 Y	2.3E-01	5.5E-02
^{137m}Ba	2.552 M	1.3E-01	5.6E-02
^{154}Eu	8.8	3.7E-01	1.5E-01
^{210}Pb	22.26 Y	0.0	0.0
^{214}Pb	26.8 M	4.2E-01	1.0E-01
^{210}Bi	5.013 D	7.1E-01	2.8E-01
^{214}Bi	19.9 M	1.3E 00	7.5E-01
^{210}Po	138.378 D	0.0	0.0
^{222}Rn	3.8235 D	0.0	0.0
^{226}Ra	1600 Y	3.2E-03	4.9E-04
^{230}Th	7.7E4 Y	0.0	2.2E-07
^{231}Th	25.52 H	4.6E-02	1.6E-02
^{234}Th	24.10 D	7.9E-03	1.9E-03
^{234m}Pa	1.17 M	1.7E 00	1.1E 00
^{234}U	2.445E5 Y	3.4E-05	2.6E-06
^{235}U	7.038E8 Y	5.0E-03	1.0E-03
^{236}U	2.3415E7 Y	1.9E-05	1.5E-06
^{238}U	4.468E9 Y	1.3E-05	1.1E-06
^{238}Pu	87.75 Y	0.0	0.0
^{240}Pu	6537 Y	0.0	0.0
^{241}Pu	14.4 Y	0.0	0.0
^{241}Am	432.2 Y	1.5E-05	1.8E-06

*값은 Bq/cm^{3}당 Sv/yr의 단위이다

경에 대한 유도공기중농도(DAC, Derived Air Concentration)도 알 수 있다.

$$\sum_T w_T \dot{H}_T \int C(t)dt \le 0.05 \text{ Sv}$$

$$\sum_T \dot{H}_T \int C(t)dt \le 0.5 \text{ Sv}$$

$$\sum_T \dot{H}_{\text{lens}} \int C(t)dt \le 0.15 \text{ Sv}$$

DAC는 일년 내내 일정한 조건(용어의 정의는 ICRP 30, P. 50 참조)을 기반으로 한다. (1) 조건이 균일하고 (2) 피폭의 다른 중요한 선원이 없다면 언제나 DAC가 적용된다. MPC와 같이, 단기 피폭인 경우 DAC가 초과 될 수 있다.

9.7 트리튬과 불활성 가스

ICRP 30은 삼중수의 흡수로부터 내부 피폭의 중요성에 대해서 삼중수($^3H_20$) 및 트리튬 가스($^3H_2$)의 방사선 구름 내 내부피폭을 설명하고, 농도 제한이 매우 낮고 트리튬 가스의 농도가 삼중수에 비해 중요하다는 것이 발견된 극히 일부 환경의 경우 대부분 삼중수 피폭이 가장 중요하다고 강조한다. 다른 방사능 종을 포함하고 있는 방사선 구름의 내부피폰에 대해 내부 선량 측정의 중요성이 지배적일 것이다. 하지만 내부피폭으로부터 기여를 추정할 필요가 있다면 위쪽의 문서들을 고려해야 할 수도 있다. 다음 인용문[15]에서 NRC 시스템을 설명한다.

"공기 농도가 내부피폭 선량에 의해 제한될 때, 2,000시간의 피폭에 대해서, 특별한 방사성 핵종을 위한 DAC는 공기 중의 그 방사성 핵종의 최대 농도이다. 결과는 각각의 적용 가능한 제한과 같거나 작은 선량이다. (유효 선량당량 5mSv, 눈 선량당량 150mSv, 다른 장기와 조직 선량당량 500mSv, 피부 500mSv의 선량당량). 즉, 적용 가능한 선량 제한에 의해 결정되는 특별한 방사성 핵종를 위한 DAC는 특별한 방사선핵종의 농도에 관해서 가장 제한적이다.

DAC를 계산하기 위해 사용된 대사 모형은, 공기에 의한 방사와 감쇠를 통한 광자 스펙트럼의 분해와 가로 놓인 조직에 의한 장기를 차폐하는 것을 고려한다. β입자의 선량은 피부에 대해 7mg/cm^{2}의 깊이로, 눈 수정체에 대해 3mm의 깊이로 평가된다. 근로자는 순수한 모핵 방사성 핵종을 취급하고 있다고 가정하지만, 공기로 운반되는 자핵 방사선은 고려하지 않는다. 대부분, 내부피폭에 대한 농도 한도는 인체의 체외 조사를 기반으로 한다. 이는 신체 내의 흡수된 가스 또는 방사성 손상 제품의 흡입을 고려하지 않는다. 흡입된 방사능에 의한 폐의 직접적인 피폭은 (확률적으로) 공기 중 농도를 제한하기 때문에 이전의 계산에서 제외된 것은 Ar-37이다. 피부선량은 Ar-39, Kr-85와 Xe-131m을 제한한다. 시각 선량은 Kr-83m을 제한한다."

오염된 표면에 기초하는 선량

Kocher과 Eckerman는 1981년도 논문[12]에서 방사선 운의 수침을 위한 전자 선량 환산 계수와 방사성 물질로 균일하게 오염된 지면 표면에 근거하는 전자 선량 환산 계수(nGy kg Bq^{-1} h^{-1})를 모두 포함했다. Kocher과 Sjoreen은 광자원 노출에 관한 유사한 논문을 출판했다.[12] Clouvas 외 기타[17]는 몇 가지 몬테카를로 코드를 사용해서 토양 속 광자 방사체를 위한 유사한 선량 환산 계수에 관해 설명하였다. 그리고 Kocher와 Sjorean과 같은 몇몇 다른 저자들과 작업을 비교했다. 이것은 오염된 토양(낙진으로부터, 토양 기질에 처하게 된 곳으로부터의 유출 등)이나 다른 오염된 확장 물질을 포함하는 환경에 적용될 것이다.

핵의학 치료 후 방사능 환자로부터의 선량

방사선 약물 치료법을 받는 환자는 가족, 병원에서 집으로 돌아가는 길에 스치는 일반 대중들에게 있어서 잠재적으로 중요한 방사선 선원이다. 수십년 간, 이런 환자들의 퇴원 판정기준은 무엇보다 방사능에 기반했다. 갑상선기능항진증(그레이브스병)또는 갑상선암에 사용되는 중요 감마 구성요소를 가진 방사성물질을 포함하는 대부분의 방사선치료가 ^{131}I 요오드화나트륨이기 때문에 퇴원 제한(처음에 어떻게 정해졌는지 아무도 모르는)은 환자의 방사선 수치가 1100Mbq(30mCi)이거나, 환자로부터 1m에서 선량률이 50μSv/hr(5mrem/hr)일 때 가능했다.

1997년에 발행된 10CFR35.75의 새로운 버전에서, NRC는 보다 객관적으로 선량만을 기반하도록, 그리고 사용 중인 방사성 약물 치료법을 더 많이 포함시키도록 시스템을 변경했다.

환자가 퇴원한 후의 모든 시간을 통틀어서 퇴원한 환자에게 피폭된 사람의 방사선량이 5 mSv (0.5 rem) 미만일 수 있다면, 안전관리 책임자는 이제 얼마나 많은 부여 방사능을 받았는지에 관계 없이 환자를 퇴원시킬 수 있다. 규정은 이렇게 진술하고 있다. "라이센스 취득자는 퇴원한 개인 또는 개인의 부모나 보호자에게 합리적으로 성취할 수 있는 한 최소의 선량을 유지하기 위한 활동을 권고하는 지시를 서면 지시와 함께 제공해야 한다." NRC는 지시로 환자 순응을 강요할 의도가 아니며, 그렇게 하는 것은 안전관리 책임자의 책임도 아니다. 그러나 병원은 기록을 보관할 필요가 있다. 이는 최대로 피폭된 개인의 선량이 규정된 선량 한도인 5 mSv를 넘을 가망이 없다는 것을 확인했다는 것을 보여주기 위한 기록이다.

NRC는 "Regulatory Guide", NRC Regulatory Guide 8.39을 출판했다.

첫 번째로, 환자는 외부 피폭률의 계산에서 검 선원으로 간주된다. 이 장 앞 부분의 방정식을 풀어 알 수 있는 것처럼, 낮은 선량은 점 선원이 아닌 선로 또는 방사성 구역으로부터 전달될 것이다.

환자는 신체 전체에 걸쳐 분산된 방사능을 가지고 자기-감쇠가 발생할 수 있다. 때문에 점선원의 사용은 상당히 보수적이다. 그 다음, 방사능의 붕괴는 방사성 핵종의 물리적 붕괴로만 가정되었다. 환자의 생물학적 배설(다음 장에서 명시적으로 다룸)은 고려되지 않았다. 집단에 의한 환자의 가족 구성원의 실측은, 사람들에 의해 수신된 실제 선량이 Regulatory Guide.[18]의 계산법에 의해 가정된 것보다 상당히 적다고 나타나고 있다.

사용된 방정식은 다음과 같다:

$$D(\infty) = \frac{34.6 \Gamma Q_0 T_p OF}{r^2}$$

여기에서, D(∞)는 모든 시간에 걸친 선량, Γ은 방사성 핵종 비 감마 상수, Q_0은 퇴원한 시간의 환자 방사능, T_p는 방사성 핵종 반감기, OF는 가정된 점유인자, 그리고 r은 방사선 조사 시간 동안 가정된 피검자로부터의 평균 거리다. 단수명 핵종($T_p \leq 1$ d)의 경우, OF 값으로 1.0이 사용되며, 그 외에는 0.25가 사용된다. 피검자로부터의 기본 평균 거리는 1 m로 가정되었다. NRC는 방사능 준위와 만족시킬 선량 기준이라고 간주하는 여러 가지 방사성 핵종을 위한 선량률의 기본 테이블을 제공했다. 표 9.4는 그 테이블의 시료 일부를 나타낸다.

9.8 외부 선량 평가의 컴퓨터 모델링

교과서에서 컴퓨터 관련 자료를 충분히 문서화 하는 것은 매우 어렵다. 필자의 경험과 특정 영역의 자원들에 대한 최근 접근의 한계로 인해 가용 자원에 대한 지식은 제한적이다. 또한 자원의 가용성과 성능이 자주 변화하므로, 특정 시점에 인쇄한 것은 독자가 자료를 공부할 때 즈음 현장에서 진행되고 있는 것을 완전히 대표하지 않을지도 모른다. 이 책을 인쇄하는 시점의 최신 기술들에 대한 종합적인 안내로서, 널리 사용되고 있는 일부 자원들의 짧은 개요를 제공한다. 심지어 이 책이 인쇄기를 떠나 독자에게 도착할 시간 동안에도 상황이 상당히 변화할지 모른다. 따라서 이 목록이 특별히 정확하거나 적절하다는 보증은 없다. 널리 사용되고 있는 광범위하게 지원받는 다목적 방사선 전달 코드가 여러 가지 있다. 이 코드들은 일반적으로 매우 가파른 학습 곡선을 가진다. 많은 특징과 응용을 포함하기 때문이다. 사용자는 문제 기하구조의 설명, 문제의 원천과 대상 영역 묘사, 데이터 입력 형식 그리고 출력 해석에 매우 주의를 기울여야 한다. 그러나 코드를 배우고 나면, 견고성과 수명이 크게 변화하는 특정 사람 또는 단체가 개발한 개개의 작은 코드들에 반해, 기술적인 기초가 일관된 팀의 노력으로 유지된다는 점에서 큰 혜택이 생긴다. 세가지 중요한 코드는 현재 다음과 같다.

전자 감마 소나기 코드 시리즈

전자 감마 소나기(EGS, electron gamma shower)4 코드 시리즈는, 수 KeV부터 최대 수 TeV까지의 에너지를 가진 입자들을 위한 많은 기하구조에서, 전자와 광자를 결합 전달하기 위한 다목적 몬테칼로 시

표 9.4 환자 퇴원을 승인하기 위한 방사능과 선량률

	환자를 퇴원시킬 수 있는 방사선의 최대 크기		환자를 퇴원시킬 수 있는 1미터 이내에서의 방사선율	
방사성 핵종	(GBq)	(mCi)	(mSv/hr)	(mrem/hr)
^{111}Ag	19	520	0.08	8
^{198}Au	3.5	93	0.21	21
^{51}Cr	4.8	130	0.02	2
^{64}Cu	8.4	230	0.27	27
^{97}Cu	14	390	0.22	22
^{67}Ga	8.7	240	0.18	18
^{123}I	6.0	160	0.26	26
^{125}I	0.25	7	0.01	1
^{125}I implant	0.33	9	0.01	1
^{131}I	1.2	33	0.07	7
^{111}In	2.4	64	0.2	20
^{192}tr implant	0.074	2	0.008	0.8
^{32}P	**	**	**	**
^{103}Pd implant	1.5	40	0.03	3
^{186}Re	28	770	0.15	15
^{188}Re	29	790	0.20	20
^{47}Sc	11	310	0.17	17
^{75}Se	0.089	2	0.005	0.5
^{153}Sm	26	700	0.3	30
^{117m}Sn	1.1	29	0.04	4
^{89}Sr	**	**	**	**
^{99m}Tc	28	760	0.58	58
^{201}Ti	16	430	0.19	19
^{90}Y	**	**	**	**
^{169}Yu	0.37	10	0.02	2

뮬레이션 패키지이다. 이 코드 시리즈는 캘리포니아의 스탠포드 대학에 저작권이 있으며, 첫 번째 운용[19] 이래 각종 기관의 전문가들로 구성된 다양한 팀에 의해 지속적으로 개선되고 있다. 이것은 원래 방사선 빔을 모델링하고 임상 방사선 요법의 선량을 계산하는 데 중점을 두고 설계되었다. 그러나 이것은 내, 외부 선량을 계산하는 다양한 응용 프로그램, 검출기 모델링, 그 외 기타 응용 프로그램에서 다양하게 사용된다.

몬테카를로 N-입자 전달(MCNP)코드 시리즈[20]

로스앨러모스 국립 연구소에서 개발된 다목적 코드를 복잡한 3차원 기하구조 안에서 중성자, 광자, 전자 또는 결합된 중성자, 광자, 전자 전달에 사용할 수 있다. 이 코드는 로스앨러모스 국립 실험실(뉴멕시코)에 있는 대규모 단체가 소유하고 유지하고 있었다. MCNP는 원래 주로 원자로 시스템 환경에서의 중성자와 광자 전달을 연구하기 위해 설계되었다. 강력한 전자 전달 기능, 모형 반복 능력, 표준 기하구조, EGS 같은 기타 기능들로 인해, 이 코드는 내 외부 선량 측정, 검출기 모델링, 그리고 많은 일반적인 방사선 전송 및 선량 문제를 해결하는 응용 프로그램에 널리 이용되었다.

GEANT[21]

GEANT는 넓은 에너지 범위(250 eV부터 TeV 까지의 에너지 범위)에서 물질을 통과하는 여러 가지 종류의 입자 통로를 시뮬레이션하는 툴킷이다. 또한 이것은, 복잡한 기하구조를 모델화하고, 많은 다른 응용프로그램에 사용하도록 채택될 수 있다.

ICRP 출판물 74[22]는 여러 가지 외부 방사선원 의 선량 계수를 제공한다. 그리고 이용할 수 있는(1997년에) 그 외 몇몇 컴퓨터 코드의 개요를 보여준다.

- DEEP[23]은 6.2 KeV~12 MeV 에너지 범위를 가진 광자들의 개량된 MIRD 성인 인체 모형의 60개 조직에 대한 유효선량과 등량선량을 계산하기 위해 몬테카를로 코드 MORSE-CG[24]를 통합한 컴퓨터 코드이다.
- ETRAN(전자 전달)은 "축소된 역사" 유형 몬테카를로 코드다. ETRAN은 전자-광자 전송을 GeV 영역부터 1 KeV 씩 에너지를 낮춰가며 계단식으로 다룬다.
- FANEUT[25]는 슬래브와 구 기하구조를 다루는 일차원 기하학을 사용해, 중성자와 2차 광자 및 등가 물질로부터의 조직의 흡수선량 특성을 연산하기 위해 특별히 개발된 몬테카를로 코드이다.
- Gesellschaft fiir Strahlenforschung (GSF)코드[26,27]는 오크리지 국립 연구소 코드 ALGAM[28]을 개작한 것이다. ALGAM은 서로 다른 재질 인체 모형의 다양한 단면들에서 내 외부 선원의 광자로 인해 침전된 선량을 계산한다. 인체 모형은 MIRD 유형, 복셀 유형 또는 간단한 구나 판이 될 수 있다.

- HADRON은 복합 수소 매질에서의 강입자 캐스케이드 전송을 계산하기 위해 설계된 몬테카를로 코드이다.[29] HADRON은 비탄성 핵 상호작용의 캐스케이드 액시톤 모델을 기반으로한다.
- HL-PH는 중성자와 광자를 다루는 몬테카를로 중성자 전달 code[30]다. HL-PH은 조합 기하학 방법을 사용하여 몬테카를로 표준법을 사용한다.
- LAHET는 중성자, 광자, 최대 ^{4}He 까지의 가벼운 핵종을 전달하는 로스앨러모스 고 에너지 전달 (Los Alamos High-Energy Transport) 코드이다.
- MORSE-CG 코드. MORSE 코드[24]는 조합 기하학 능력을 사용해 중성자/광자 전송을 수행하는 점에 있어 MCNP와 비슷하다.

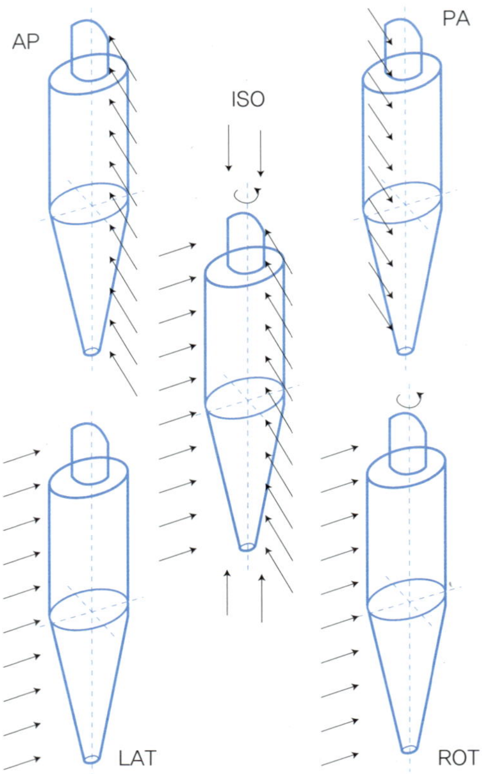

그림 9.6 | ICRP 74에서 사용한 방사선 조사의 기하구조, 참고문헌 22, Elsevier의 허가로 발췌

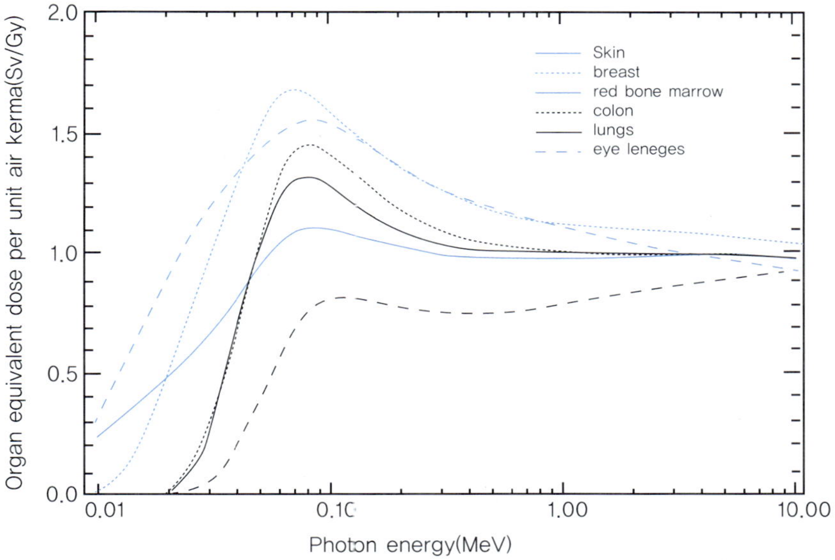

그림 9.7 | ICRP 74에서 가져온 다양한 에너지의 광자로 인한 AP 방사선 조사의 장기 등가 선량, 참고문헌 22, Elsevier의 허가로 발췌

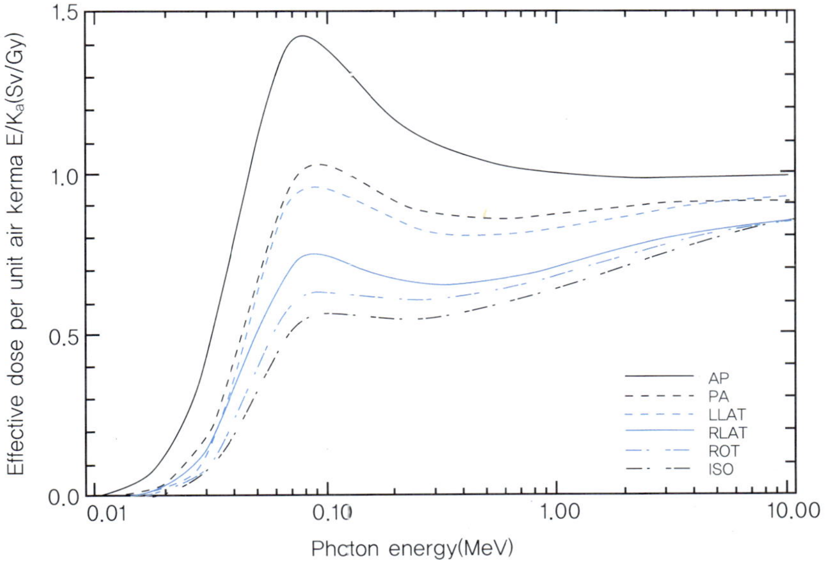

그림 9.8 | 광자에 의한 다양한 방사선 기하구조에 대한 유효 선량, 참고문헌 22, Elsevier의 허가로 발췌

9.9 외부 선량 평가에 관한 참조문헌

이 개념들에 대해 좀 더 심도 있게 연구하도록 이 과정을 확장하고자 한다면, Fitzgerald의 책, 베타 피부선량에 대한 참고 문헌, 환자 퇴원에 관한 NRC Regulatory Guide, ICRP 74 와 같이 많은 좋은 참조 자료들을 위에 논의하였다. ICRP 74는 제목이 나타내듯이, 양식화된 표준 인체 모형에 대해, 여러 빔 기하구조 안에서 다양한 시작 에너지를 가진 광자 및 중성자의 방사선 조사에 대한 선량 환산 계수를 제공한다. 이 책이 다루는 빔 기하구조에는 전후 방향(antero-posterior, AP), 후전 방향(Postero-anterior, PA), 왼쪽측면(left lateral, LLAT), 오른쪽 측면(right lateral, RLAT), 회전(rotational, ROT) 방향, 등방성(isotropic, ISO) 방향 등이 있다. 선량은 인체 모형의 개별 장기들에 대해 산출되고, 그 다음 유효 선량으로 표현된다.

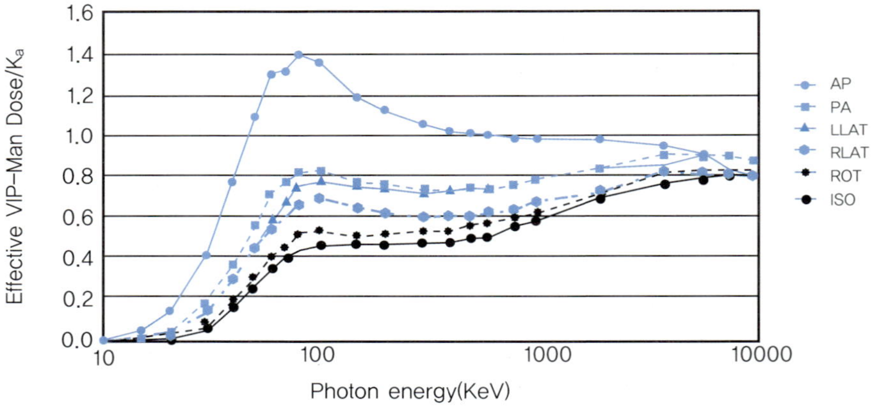

그림 9.9 | 외부 광자에 조사되고 있는 현실적인 인체 모형을 위한 Kerman 전환 계수(참고 문헌 31Health Physics Society의 허가로 발췌)

그림 9.6~9.8는 여기에서 발췌한 그림의 예이다.

Rennselaer Polytechnic Institute의 동료가, 광자, 중성자, 양성자, 전자를 사용한 인체 모형의 외부 조사에 관한 이와 유사 자료를 개발하였다.[31-32] 그림 9.9는 그 결과(참고 문헌 31)의 예시이다.

참고문헌

1. E. B. Podgorsak, External photon I earns: Physical aspects. Chapter 6, http:// www.naweb.iaea.org/nahu/dmrp/pdf_files/Chapter6.pdf.
2. J. J. Fitzgerald, Applied Radiation 1rotection and Control (Gordon and Breach, New York, 1970) pp. 822, 838.
3. International Commission on Radiological Protection. ICRP Publication 89: Basic Anatomical and Physiological Data for Use in Radiological Protection: Reference Values. (Elsevier, St. Louis, MO, 2003).
4. D. C. Kocher and K. F. Eckerman, Electron dose-rate conversion factors for external exposure of the skin from uniformly deposited activity on the bocy surface. Health Physics 53(2, August): 135-141 (1987),
5. w. G. Cross, G. Williams, H. Ing, N. O. Freedman, and J. Mainville, Tables of beta ray dose distributions in water, air d other media (Atomic Energy cf Canada, AECL-7617, 1982).
6. J. S. Durham, W. D. Reece, and S. E. Merwin, Modelling three-dimensional beta sources for skin dose calculations using VARSKIN Mod 2, Radiat. Prot. Dosim. 37(2),89-94 (1991).
7. http://www. nrc.gov /reading ? rm/doc-collections/news/2002/02-039. html.
8. X. G. Xu, The effective dose equivalent and effective dose for hot particles on the skin. Health Physics 89(1, July), 53-70 (2005).
9. L. Dillman, Scattered energy spectrum for monoenergetic gamma emitter uniformly distributed in an infinite cloud (ORNL 4584, Health Physics Division Annual Progress Report for Period Ending July 1970, October 1980).
10. J. Poston and W. Synder, Model for exposure to a semiinfinite cloud of a photon emitter, Health Physics 26, 287-293 (1974).
11. M. Berger, Beta-ray dose in a tissue-equivalent material immersed in a radioactive cloud, Health Physics 26, 1-12 (1974).
12. D. Kocher and K. Eckerman, Electron dose-rate conversion factors for external exposure of the skin, Health Physics 40, 467-475 (1981).
13. D. Kocher, Dose-rate conversion factors for external exposure to photon and electron radiation from radionuclides occurring in routine releases from fuel cycle facilities, Health Physics 38,543-621 (1980).
14. K. Morgan and J. Turner, Principles of Radiation Protection (Wiley, New York, 1967), p. 285.
15. http://www.nrc.gov/what-we-do/radia ion/hppos/qa426.html.
16. D. Kocher and A. L. Sjoreen, Dose-rate conversion factors for external exposure to photon emitters in soil, Health Physic148, 193-205 (1985).
17. A. Clouvas, S. Xanthos, M. Antonopoulos-Domis, and J. Silva, Monte Carlo calculation of dose rate conversion factors for external exposure to photon emitters in soil. Health Physics 78(3), 295-302 (2000).
18. F. J. Rutar, S. C. Augustine, D. Colcher, et al., Outpatient treatment with 1311-anti-B1 antibody: radiation exposure to family members, 1. Nucl. Med. 42,907-915 (2001).
19. R. L. Ford and W. R. Nelson, The EGS code system: Computer programmes for the Monte Carlo simulation of el electromagnetic cascade showers. Report No.
SLAC-21O, Version 3 (Stanford Linear Accelerator Center, Stanford University, Stanford, CA, 1978).
20. J. Briesmeister, MCNP - A general Monte Carlo n-particle transport code, version 4B. Los Alamos

National Laboratory, report LA-12625-M (1997).

21. S. Agostinelliae, J. Allisonas, K. Amako, et a!., Geant4-A simulation toolkit, Nuclear Instruments Methods Physics Research A 506,250-303 (2003).
22. International Commission on Radiological Protection, ICRP Publication 74: Conversion Coefficiehts For Use In Radiological Protection Against External Radiation, 74 (Elsevier, St. Louis, MO, 1997).
23. Y. Yamaguchi, IDEEP code to calculate dose eyuivulents in human phantom for external photon exposure by Monte Carlo method. Report No. JAERI-M 90-235 (Japan Atomic Energy Research Institute, Tokai-mura, Ibaraki- Ken, 1991).
24. M. B. Emmett, The MORSE Monte Carlo radiation transport system. Report No. ORNL-4972 (Oak Ridge National Laboratory, Oak Ridge, TN, 1975).
25. I. Kurochkin, Institute for High Energy Physics, Serpukhov, private communication to the ICRP (1994).
26. R. Kramer, Ermittlung von Konversionsjaktoren zwischen Korperdosen und relevanten Struhlungskenngriissen bei externer Riintgen- und Gammabestrahlung, GSF-Bericht S-556. Gesellschaft fiir Strahlen- und Umweltforschung mbH, Munich (1979).
27. R. Veit, M. Zankl, N. Petoussi, E. Mannweiler, G. Williams, and G. Drexler, Tomographic anthropomorphic models. Part I: Construction technique and description of models of an S-week-old baby and a 7-year-old child, GFS-Bericht No. 3/89. Gesellschaft fir Strahlen und Umweltforschung mbH, Munich (1989).
28. G. G. Warner and A. M. Craig, Jr., ALGAM, a computer program for estimating internal dose for gamma-ruy sources in a human phantom. Report No. ORNL-TM-2250 (Oak Ridge National Laboratory, Oak Ridge, TN, 1968).
29. V T. Golovachik, V. N. Kustrarjov, E. N. Savitskaya, and A. V. Sannikov, Absorbed dose and dose equivalent depth distributions for protons with energies from 2 to 600 MeV Rudiut. Prot Dosim. 28, 189-199 (1989).
30. R. A. Hollnagel, Effective dose equivalent and organ doses for neutrons from thermal to 14 MeV Radiat. Prot. Dosim. 30,149-159 (1990).
31. Chao TC, Bozkurt A, Xu XG. Conversion coefficients based on the VIP-Man anatomical model and EGS4 Code for external monoenergetic photons from 10 keV to 10 MeV .. Health Phys. 2001 Aug; 81(2): 163-83
32. Bozkurt A, Chao TC, Xu XG. Fluence-to-dose conversion coefficients based on the VIP-Man anatomical model and MCNPX code for monoenergetic neutrons above 20 MeV Health Phys. 2001 Aug; 81(2): 184-202.

내부 선량 평가 10

방사선 보건 물리학

10.1 내부 선량 계산의 기본 개념

내부 선량 개념은 많은 섭취가 이루어지는 핵의학과나 작업장 환경에서 방사성 물질에 의해 오염된 음식을 먹거나, 물을 마실 경우와 같이 어떤 경로를 통해 신체에 들어가는 경우 적용된다.

작업장에서 섭취의 가장 일반적인 유형은 다음과 같다.

- 흡입 (Inhalation, 물질이 먼지, 가스, 또는 증기 등으로 호흡한다.)
- 섭취 (Ingestion, 물질이 음식이나 액체를 들이킨다.)
- 주사 (Injection, 물질이 직접 피부벽, 또는 기타 수단을 통해 흡수되거나, 찔린 상처에 의해 혈류로 들어간다.)

위 유형은 작업 설정의 가능성 순서이다. 하지만 핵의학과에서는 보통 반대의 순서가 된다. 주사가 가장 일반적이며, 그리고 드물게 폐기능 검사할 때 가스로 흡입되거나, 위 배출시간검사를 위해 방사능 표지가 된 식사를 통해 섭취하게 된다. 신체에 들어가는 방사성물질은 이동성이 높은 반면 일반적으로 외부 선원 대부분은 고정되어있고 특징되어지기 쉽다.

폐 또는 위장관으로 들어가는 방사능 물질은 이들 부위 내에서 이동하여, 혈액에 흡수되고 신체 곳곳에 방사성물질은 운반된다. 그 뒤 다른 부위에서 축적되고 이 때부터 서로 다른 비율로 배설 경로를 통해 사라진다. 장기에 선량 측정장치를 삽입하려고 할 때 대부분의 사람들은 거부하는 경향이 있어 측정할 수 없기 때문에, 내부 선량은 수학적 모형을 사용하여 대신 계산된다. 방사능 선원의 이동 특성은 처리되는 상황에서 또 다른 복잡한 특징을 가져온다. 이 단원에서는 모델의 개요 및 내부 선량 평가에 대한 방법과 모형을 제공할 것이다.

모든 중요한 조직에 흡수 선량을 추정하기 위해, 각 조직에 대해 단위 질량 당 흡수된 에너지의 량을 결정한다. 이것은 적절한 단위로 표현하면, 흡수선량을 산출하고, 원할 경우 선량당량의 계산까지 확장할 수 있다. 어떤 수량이 다음 두 가지 핵심 매개변수, 에너지와 질량을 계산하는 데 필요한가이다.

이 분석을 용이하게 하기 위해, 방사성물질로 균일하게 오염된 물체를 상상해보자. 방사선 핵종의 유사성에 의존하여, 특성 에너지를 지닌 입자나 광선의 존재비(abundance)는 현재 방사능 양에 따른 비로 발산된다. 물체는 어떤 질량이 반드시 가지고 있고 붕괴 당 에너지 및 붕괴 당 수, 방사능, 표적 부위의 질량. 또 다른 필요한 인자는 표적 내에서 흡수된 방출된 에너지의 비율 등 거의 등식에 필요한 모든 수량이 있다. 이 수량은 대개 흡수 분율(absorbed fraction)이라고 하며 ϕ로 표시된다.

광자(γ선 및 X-선)에서 방출된 에너지는 내부 선량 측정과 관련된 대부분 연조직 장기로 대략 cm 직경의 혼합물과 크기가 있는 물체를 지나갈 것이다. 전자와 β입자용의 대부분의 에너지는 보통 흡수되는 것으로 간주하여 흡수 분율을 보통 1.0으로 설정한다. 전자, β입자, 등은 '비투과성 방출(nonpenetrating emissions)' 이라고 불리는 방사선 종류로 분류된다. 이에 반하여, X-선과 γ선은 '투과성 방사선(penetrating radiations)' 이라고 부른다. 개체로의 흡수 선량율에 대한 일반적인 등식을 표시할 수 있다.

$$\dot{D} = \frac{kA \sum_i n_i E_i \phi_i}{m}$$

D = 흡수 선량율(rad/hr 또는 Gy/sec)

A = 방사능(uCi 또는 MBq)

n =핵 전이 당 방출된 에너지 E를 지닌 방사선의 개수

E =방사선 당 에너지 (MeV)

ϕ = 표적에서 흡수된 방출 에너지 분율.

m = 표적 부위의 질량(g 또는 kg)

k = 비례 상수 (rad-g/uCi-hr-MeV 또는 Gy-kg/MBq-sec-MeV)

비례 상수가 올바르게 계산되고 적용되는 것은 상당히 중요하다. 등식 내부 단위가 일관되지 않고, 원하는 수량을 정확하게 표현하지 않으면, 계산 결과는 쓸모 없을 것이다. 이 등식에서 등가선량율을 계

산하기 위한 방사선 가중 계수의 적용은 사소한 일이며 이 단원 전반에 걸쳐 토론의 목적으로 오직 흡수 선량을 고려한다.

연구자는 일반적으로 흡수선량율에 대해 관심 갖지 않는다. 그 이유는 투여로부터 흡수선량 합계를 추정하는 것은 어렵기 때문이다. 위의 등식에서 방사능의 양은 시간 의존성을 지니는 등식의 결과가 된다. 누적 선량을 계산하기 위해, 선량 등식의 시간 적분이 계산되어야 한다. 대부분의 경우, 시간 의존성을 갖는 유일한 용어는 방사능이기 때문에 적븐은 위 등식에서 모든 인자의 생성물이고, time-activity 곡선의 적분이다.

time-activity 곡선의 외형에 관계없이, 얻어진 적분은 핵 전이(nuclear transition)의 수의 단위를 가질 것이다. (방사능, 단위 시간 당 전이, 시간 곱합; 그림 10.1 참조) 그러므로, 누적 선량의 등식은 다음과 같이 될 것이다.

$$\dot{D} = \frac{k\tilde{A}\sum_i n_i E_i \phi_i}{m}$$

여기서 D는 흡수선량(rad 또는 Gy)이고, $\tilde{A}$ 는 누적된 방사능(uCi-hr 또는 MBq-s)이다.
세부 사항과 이 등식의 사용 예제는 나중 단원에서 진행된다.

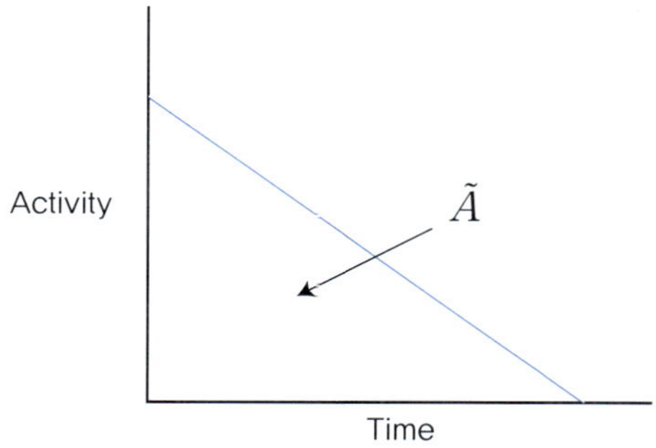

그림 10.1 | 일반화된 내부 선원의 time–activity 곡선

10.2 유효 반감기

방사성 물질은 일차 운동역학(first order kinetics)에 따라 방사 붕괴한다는 것을 알고 있다. 즉, 나머지 방사능의 어떤 분획은 특정 시간 간격 동안 제거된다:

$$\frac{dN}{dt} = -\lambda N$$

이 등식에서 잘 알려진 풀이는 다음과 같다

$$N = N_0\ e^{-\lambda t} \qquad A = A_0\ e^{-\lambda t}$$

이 등식에서 N은 원자 수이고, N_0는 원자의 초기 번호, A는 방사능 수이며, A_0는 초기 방사능 ($A=\lambda N$)이다. 또한 다수 물질은 신체 또는 특정 장기에서 일차 소실 과정(first-order processes)에 따라 제거된다.

만일 방사능을 띠지 않는 물질의 양에서 일차 소실 과정으로 감소하는 방정식을 개발하면, 위에서 보는 방정식과 거의 같게 보일 것이다:

$$X(t) = X_0\ e^{-\lambda_b t}$$

$x(t)$ = 시간 t에서의 물질의 양
X_0 = 물질의 초기 양
λ_b = 생물학적 소멸 상수 = $0.693/T_b$
T_b = 소멸되는 생물 학적 반감기

소멸하는 생물학적 반감기는 정확하게 방사능 반감기(또는 물리적 반감기)와 유사하다. 즉, 이것은 나머지 물질의 절반이 소멸되는 시간이다.

일차 소실 과정에 의해 신체에서 소멸되는 방사성 물질의 특정 양을 고려하는 경우, 방사능 붕괴와 생물학적 소멸이 신체의 방사능 제거 이 두 과정과 관련된다.

붕괴 상수가 기본적으로 단위 시간 당 소멸 확률이기 때문에, 두 과정에서 소멸 상수에 "유효 소멸 상수(effective disappearance constant)"가 추가될 수 있다.

$$\lambda_e = \lambda_b + \lambda_p$$

λ_e = 유효 소멸 상수
λ_p = 방사능 (물리적) 붕괴 상수
λ_b = 생물학적 소멸 상수

또한 "유효 반감기"를 $0.693/\lambda_e$와 같다고 정의할 수 있다. 이것은 신체 또는 장기에서 방사능이 절반으로 소멸된 실제 시간이다. 유효 반감기는 관련식에서 다른 두 반감기와 관계가 있다:

$$T_e = \frac{T_b \times T_p}{T_b + T_p}$$

이러한 유형의 관계식으로 표현할 수 있는 물질에 대해, time-activity 곡선의 적분은 쉽게 평가될 수 있다:

$$\tilde{A} = \int_0^\infty A(t)dt = \int_0^\infty (f\ A_0)e^{-\lambda_e t}\ dt = \frac{(f\ A_0)}{\lambda_e} = 1.443\ f\ A_0\ T_e$$

A_0는 투약된 방사능이며, f는 시간 제로에서 투여된 방사능의 분율(fraction)이다. 따라서, 유효 반감기는 누적 방사능과 누적 선량의 결정에서 중요한 매개변수다.

화합물의 유효 반감기는 항상 생물학적 또는 방사선학적 반감기와 같거나 짧다는 것에 주의한다.
두 과정이 원소의 소멸에 기여하므로, 두 작용이 함께 작용하는 것은 단독 작용보다 좀 더 빨라야 한다. 또한 유효 반감기에 대한 등식을 풀기 위해 생물학적과 물리적 반감기의 단위는 같아야 한다는 점에 주의한다.

예제

T_b=7days T_p=10days $\quad T_{eff} = \frac{10 \times 7}{10+7} = 4.12$ days

T_b=7days T_p=7days $\quad T_{eff} = \frac{7 \times 7}{7+7} = 3.5$ days

(주의: 이것은 일치하지 않는다. 생물학적, 물리적 반감기의 모든 시간은 같다. 유효 반감기는 정확하게 각 값의 절반이다. 왜냐하면 식이 $(x \cdot x)/2x = x/2$ 이기 때문이다)

T_b=7days T_p=100days $\quad T_{eff} = \frac{100 \times 7}{100+7} = 6.54$ days

T_b=7days T_p=10^6days $\quad T_{eff} = \frac{10^6 \times 7}{10^6+7} = 7.00$ days

따라서, 하나의 반감기가 상대적으로 다른 것보다
아주 길면, 유효 반감기는 둘의 반감기보다 짧게 도달된다.

$$D=\int \dot{D}dt = \frac{k\sum_i n_i E_i \phi_i}{m}\int A\ dt$$

$$\int A\ dt = \int f\ A_0\ e^{-\lambda_e t}\ dt = \frac{f\ A_0}{\lambda_e} = (1-e^{-\lambda_e t})$$

만일 0부터 ∞ 까지 적분하면, 간단히 $A_0/\lambda e$로 된다.

$$D=\frac{k f\ A\ dt \sum_i n_i E_i \phi_i}{m}$$

$$D=\frac{k f\ \tilde{A} \sum_i n_i E_i \phi_i}{m}$$

$$D=\frac{k\,1.443\ f\ \ A_0\ T_e \sum_i n_i E_i \phi_i}{m}$$

지금 방사선 물질로 오염된 두 대상이 있고, 이들은 서로 방사선을 조사할 수 있다고 간주해보자.

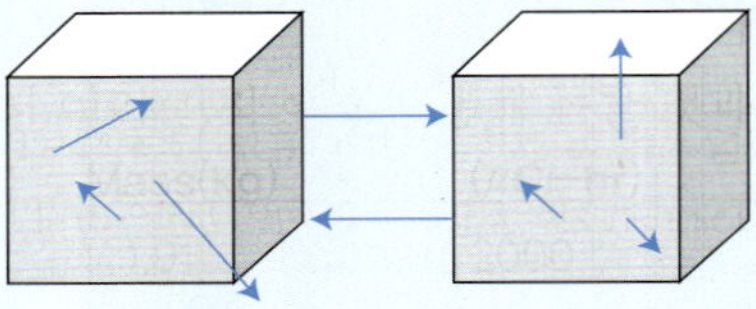

$$D_1=\frac{k\tilde{A}_1 \sum_i n_i E_i \phi_i\ (1\leftarrow 1)}{m_1}+\frac{k\tilde{A}_2 \sum_i n_i E_i \phi_i\ (1\leftarrow 2)}{m_1}+\cdots$$

$$D_2=\frac{k\tilde{A}_1 \sum_i n_i E_i \phi_i\ (2\leftarrow 1)}{m_2}+\frac{k\tilde{A}_2 \sum_i n_i E_i \phi_i\ (2\leftarrow 2)}{m_2}+\cdots$$

10.3 선량계 시스템

위 식은 일반의 집적 선량 등식이다. 많은 저자들이 어떤 형태든 다른 상황에 적용되는 이 식을 개발했다. 보통 등식의 인자 중의 대부분, 특히 방사선핵종은 복합 방출 스펙트럼으로써 계산을 단순화하기 위해 정리된다. 흡수 분율과 질량등 물리량의 일부는 또한 단일값에 결합될 수 있다.

그러나 이러한 수량들은 정리되어지거나 숨겨지며 또는 다른 시스템에서 이동된다. 이것 모두가 이러한 등식의 개념을 포함하며 이 모든 것은 같은 원리를 기반으로 한다. 동일한 입력 데이터와 가정을 감안할 때, 동일한 결과를 얻을 수 있다. 때때로, 사용자는 시스템과 복잡하게 보이는 등식 사이의 명백한 차이로 혼돈할 수 있고, 주어진 문제에 둘을 일치시키려다 포기할 수 있다. 이러한 그룹화 인자를 식별하기 위해 신중한 조사는 명백한 차이를 해결하는 데 도움이 될 수 있다. 각각의 시스템을 이해하고, 그것이 어떻게 동등한 지 알아 보자.

10.3.1 Marinelli-Quimby 방식

Marinelli et al. and Quimby and Feitelberg[1,2] 의 출판물에서는 조직에서 완전히 붕괴한 β방출체의 선량을 주었다.

$$D_\beta = 73.8\ CE_\beta T$$

여기서 D_β은 rad 단위의 선량이고, C는 그램 당 μCi단위의 핵종의 농도이며, E_β은 핵종 붕괴 당 방출된 평균의 에너지이다. 그리고 T는 조직에 있는 핵종의 반감기이다. 누적 방사능은 1.443×반감기×조직에서의 초기 방사능이라는 점을 보아왔다. 등식에서 다른 항은 다음과 같다. $K=(73.8/1.443)=51.1$; C는 질량 당 방사능이다. 그리고 β방출체를 위해, ϕ가 1.0 있다고 가정한다. γ방출체를 위해, ϕ의 값이 고정 크기의 구면과 실린더에 대한 Hine와 Brownell의 기하학적 요소[3]에서 평가되었다. 선량율은 점 선원에 가까운 γ방출체 선원 부피를 적분한 선량을 기반으로 표현하였다.

$$D_\gamma = 10^{-3}\Gamma C \int_v \frac{e^{-\mu r}}{r^2} dV \quad \frac{\text{rad}}{h}$$

이 등식을 일반식 형태에 맞추는 방법을 찾기는 어렵지만 그러나 맞출 수는 있다. C는 여전히 단위 질량 당 방사능이며 비감마상수 Γ는 점 선원으로부터 무한 매체로, 붕괴 당 피폭률은 필수적으로 주어진다. (일반 등식 $k\times\sum n_i \times E_i$와 같다) 끝으로 $[\int \exp(-\mu r/r^2\ dV]$는 흡수 분율로 작용한다($\mu$는 흡수 계수와 $1/r^2$는 기본적으로 기하학적인 흡수 분율이다). 이 표현식의 적분을 분석으로 단지 간단한 기하학은 얻을 수 있다.

여러 가지 표준 규격 객체(구, 원주 등)을 위한 해법은 기하학적 인자를 Hine과 Brownell의 text에서 제공되었다.

10.3.2 방사능 보호에 관한 국제위원회

ICRP는 직업 환경(주로 핵연료 순환)에서 사용하려고 계획된 2개의 포괄적인 내부 선량측정 시스템을 개발했다. ICRP 간행물 II[4]는 완전한 방사선 보호 규정의 첫 번째 체제 (연방 규정 코드 (CFR), 제목 10, 장 20, 또는 10 CFR 20)의 기초의 일부가 되었다. 이 규정은 유일하게 1994년에 교체되었다. 10개의 CFR 20의 개정이 ICRP 30개의 series.[5]의 새로운 절차와 결과를 통합했을 때, 이 2개의 시스템은 유사한 유형으로 출반되어도 외관이 완전히 다른 것처럼 보인다.

이미 그것이 개념은 완전히 일치하고 특정 내부 조건에서만 다르다는 것을 언급했다. 직업성 피폭을 다루면서 이 시스템의 양쪽 모두가 단지 흡수선량 대신에 선량당량을 계산하기 위해 사용되었다. ICRP II 시스템에서, 선량당량 비율은 주어진다.

$$H = \frac{51.2\ A\xi}{m}$$

이것은 선량당량으로 전환된 원래 등식처럼 보인다. 그러나 몇 가지는 빠진 것 같다.
빠진 구성 요소는 인자 ξ에 포함된다:

$$\xi = \sum_i n_i E_i \phi_i Q_i$$

51.2는 k이다. k는 방사능을 μCi로, 질량을 g으로, 에너지 MeV로 하루 당 rem의 단위로 이 식에놓는다. (그리고 ICRP는 선질 계수 Q를 포함한다 등가선량에서 결과 나타내기 위해 것을 주의한다.) ICRP는 이 등식과 작업자를 위해 공기와 물로 방사선핵종의 운동역학적 움직임에 대한 농도 허용량의 시스템을 개발했다. 이것은 잘 알려진 최대 허용 농도(MPC)였다. 작업자는 지속적 기준에 농도에 노출될 수 있었다. 그리고 이른바 결정장기가 설정된 제한을 초과할 수 있는 연간 선량률은 받지 않아야 한다.

ICRP 30 시스템에서, 누적 선량당량은 주어진다.

$$H_{50,T} = 1.6 \times 10^{-10} \sum_S U_S\, SEE(T \leftarrow S)$$

이 식에서, T는 표적 부위를 표시한다. 그리고 S는 선원 부위를 표시한다. 이 등식은 완전히 새롭게 보인다. 아무것도 훨씬 이전 등식과 유사하지 않다. 그러나 이것은 간단히 새롭게 변형되어 있는 똑같은 오래된 등식이다 SEE는 단지 다음과 같다.

$$SEE = \frac{\sum_i n_i E_i \phi_i (T \leftarrow S) Q_i}{m_T}$$

U_s 는 누적 방사능에 대한 또 다른 기호이다. 그리고 k는 1.6×10^{-10}이다.

Q(선질 계수)가 ICRP 30에서 나타난 것처럼 현재의 표기법 W (방사선가중인자) 대신에 보여진다.

이 시스템에서 (국제 단위시스템을 기반으로), k값은 방사능은 B_q, 질량은 g, 에너지는 MeV으로 누적선량당량을 S_v로 만들었다. ICRP II와 같이, 이 등식은 근로자를 위해 선량 한도 시스템을 개발하기 위해 사용되었다. 그러나 ICRP II 시스템과 달리, 한 해 동안 방사능 섭취량에 제한을 두었고, 누적 선량(지속성 선량률이 아니라)이 확정된 제한을 초과하지 못하도록 막았다. 방사능의 이 양을 연간 섭취 한도(ALIs)라고 불렀다. 유도공기중농도, 이것은 공기에 대한 MPC와 전적으로 유사하고, ALIs에서 계산된다. ICRP 30시스템의 실제 혁신은 이른바 유효등가선량(He 혹은 EDE: Effective Dose Equivalent)이다. 7장에서 정의한대로, 어떤 장기나 기관계는 무한한 가중 계수가 할당되었다. 가중 계수는 치명적인 암이나 유전자 결함이 나타난 것으로 가정된 상대적 방사선 감수성 함수이다.

가상 방사선 감수성은 방사선에 피폭된 다양한 인구에서 나타난 효과의 관찰된 비율로 얻어진다. 장기의 선량당량에 할당된 가중 계수를 곱하면 가중 선량당량이 나온다. 주어진 방사선 피폭에 대한 가중 선량당량의 합은 유효등가선량이다. 선량당량은, 전신에 균일하게 받은 경우, 실제로 비균일한 방사선 피폭으로 발생된 위험 합계와 동일하다. 몸 전체에 SEE의 값을 사용하여 계산된 전신 선량당량과는 전적으로 다르다. 전신 선량은 내부 선량 환경에서 균일하지 않고 국한된 에너지 침전이 전신 무게(70kg)에 평균치가 되기 때문에 종종 의미가 없다

ICRP II 시스템과 ICRP 30 (와 MIRD) 시스켐으로 계산된 선량 사이에 존재하는 단 하나의 차이는 ICRP II의 개발자들이 흡수 분율을 평가하기 위해 매우 단순화한 인체 모형을 사용했다는 것이다.

모든 신체 장기와 전신은 균일한 구성의 구로 표시되었다. 게다가, 장기는 다른 장기가 아닌 그 장기 자체 만을 조사받을 수 있다. 따라서, 비록 모든 방출을 고려하더라도, 방사능을 포함한다면 장기는 방사능 선량만을 받을 것이다. 그리고 광자에 대한 흡수 분율은 ICRP 30과 MIRD(다음 기술됨)에 의해 사용되는 증진된 인체 모형으로 계산된 것과는 달랐다.

10.3.3 MIRD 시스템 (Medical Internal Radiation Dose)

MIRD system[6]의 흡수선량에 대한 등식은 간단하다:

$$D_{rk} = \sum_h \tilde{A}_h \, S(r_k \leftarrow r_h)$$

이 등식에서, r는 표적 부위를 표시하고 n는 선원 부위를 표시한다. 여기에 누적된 방사능이 있다; 모든 다른 항은 한 덩어리로 S를 만든다. 그래서 식은 다음과 같다:

$$S(r_k \leftarrow r_h) = \frac{k \sum_i n_i \, E_i \, \phi_i \, (r_k \leftarrow r_h)}{m_{rk}}$$

MIRD 등식에서, 인자 k는 2.13이다. 그리고 선량은 rad로, 방사능은 μCi로, 질량은 g으로, 에너지는 MeV로, 단위가 붙는다. MIRD 시스템은 작업자를 위한 시스템이나 선량 제한에 적용될 목적은 아니라 주로 방사선 투여시 환자가 받는 방사선량을 추정하는데 사용하기 위해 개발되었다. MIRD 시스템에서, 때때로 Δ_i를 사용하는 것을 볼 수 있다. $\Delta_i = k \times n_i \times E_i$에 방사성 핵종 방출이 주어지면 다음과 같은 등식이 된다.

$$S(r_k \leftarrow r_h) = \frac{\sum_i \Delta_i \, \phi_i \, (r_k \leftarrow r_h)}{m_{rk}}$$

$$D_{rk} = \sum_h \tilde{A}_h \, S(r_k \leftarrow r_h) = \sum_h \tilde{A}_h \, \frac{\sum_i \Delta_i \, \phi_i \, (r_k \leftarrow r_h)}{m_{rk}}$$

10.3.4 RADAR (The Radiation Dose Assessment Resource)

21세기 초기, 중요한 선량과 데이터에 대한 전자적 자원은 인터넷을 통해 빠른 속도로 세계로 퍼져 나갔다. 방사선량 평가 자원은 www.doseinfo-radar.com에서의 웹사이트를 확립하고, 시스템에서 사용되는 데이터와 방법에 관한 많은 간행물을 제공했다. RADAR 시스템에는 가장 간단한 선량 방정식이 있다.[7]

$$D = N \times DF$$

여기서 N은 장기 선원에서 발생하는 붕괴 수이며, DF는 다음과 같다

$$DF = \frac{k \sum_i n_i \, E_i \, \phi_i}{m}$$

DF는 수학적으로 MIRD 시스템에 정의된 'S 값'과 같다. 붕괴 수는 선원 부위에 대해 time-activity 곡선의 적분이다. RADAR 회원들은 선량변환계수와 방사선 근로자와 핵의학과 환자를 위한 표준화된 선량 모형으로 붕괴자료 개요서를 작성하였다. 또한 널리 사용되고 있는 컴퓨터 소프트웨어 OLINDA/EXM를 만들었다. RADAR 사이트에서 자료를 입력하거나 여기에 보여진 식을 사용할 수 있다.

10.4 방사선 작업자를 위한 내부 선량 계산

방사선 작업자는 내부 선량 계산을 수행하는 매우 중요한 그룹이다. 방사능에 오염된 작업장은 몸 안으로 끌어들여 많은 신체 조직에 에너지 침착이 될 수 있다. 대다수의 작업장 환경에서, 설계 목표는 방사성 물질의 모든 흡입을 피하는 것이다. 일반적으로 이런 흡입은 봉쇄와 감시를 위한 시스템이 없거나 기능 상실이 있는 경우, 또는, 우발성 상황, 다른 피할 수 있는 시나리오를 나타낸다.

우라늄과 토륨 광업, 제분같은 일부 산업에서는 공중에 방사능 먼지가 있고 낮은 수치의 방사성 물질의 섭취가 예상된다. 첫 번째 사례에서, 일반적으로 방사성 물질의 모니터링은 대부분의 시간에 거의 음성 결과로 표시된다. (즉, MDA 검출 시스템보다 낮은 결과이다. 8장 참조) 두 번째 사례에서, 차이를 특징지어 표현하기는 어렵지만 환경 속의 방사능 원소는 자연 수치 이상이며, 낮은 수치의 체내 잔류나 배출이 예상된다. 섭취한 수치가 받아들일 수 있는 범위인지 확인하기 위해 모니터링이 수행된다.

섭취 유형

단원 시작 부분에 언급된 바와 같이, 직업상 환경에서 가장 일반적인 섭취 유형은 흡입이고 그 다음은 섭취, 주사 순이다.

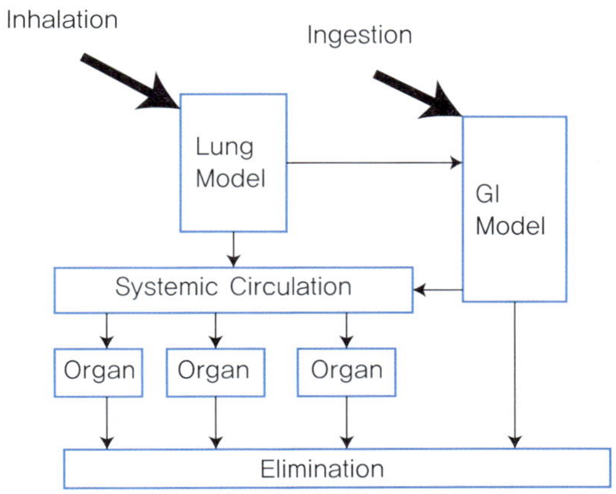

그림 10.2 | 일반화된 내부 정체 모형

공중 방사능 오염 물질은 분무제, 먼지, 증기 형태로 있다.

특별히, ^{131}I, ^{125}I 같은 요오드는 휘발성이므로 용액과 작용한 수용액은 항상 휘발성 방사능 흡입의 장해가 있다. 이동성이 있는 ^{3}H는 대부분 습한 환경에서 $^{3}H_2O$ 증기로 존재할 것이며 섭취는 드물고, 아마 우발성 섭취(오염된 손으로 직접 입을 만지거나, 입에 놓인 음식이나 다른 물질을 취급하면서), 얼굴에 튀긴 물질, 구강 호흡 시 인후에 침적된 물질을 말한다.

주사로 인한 사건은 아주 드물고 대개 우발성이다. 방사성물질을 주사하기 위해 주사기를 다루는 사람들은 보호 장갑을 꼈다고 해도 항상 주사 바늘에 찔리는 사고 위험이 따른다. 액체 방사성 물질의 용기나 유리 비커를 조작하는 것은 깨짐, 유리의 날카로운 조각이 보호장갑을 빠져 나가 피부에 상처를 입게 한다. 예를 들면, 특수한 목적을 위해 기계로 만드는데 사용되는 톱니 같은 방사성 금속 조각은 혈류 속으로 방사성물질의 직접 주입을 초래할 수 있다. 섭취를 처리하기 위한 대부분의 상황과 가장 수학적 모형은 흡입 또는 섭취에서 존재했다고 가정한다. 이 두 가지 중요한 기관계에서 방사성 물질의 운동을 시뮬레이션 하기 위해 운동역학 모형을 개발하는데 많은 작업이 행해졌다. 체순환과 다른 신체 장기로의 위치 이동(흡입의 경우, 호흡기, 기도, 폐, 폐의 림프절과 소화의 경우 위와 소장)과 방사성 물질의 침전에 관련된 장기는 방사선량을 알고 싶은 장기들이다. 일반적인 전신 모형은 그림 10.2와 같이 나타날 수 있다.

소화기 계통에 대한 운동역학 모형

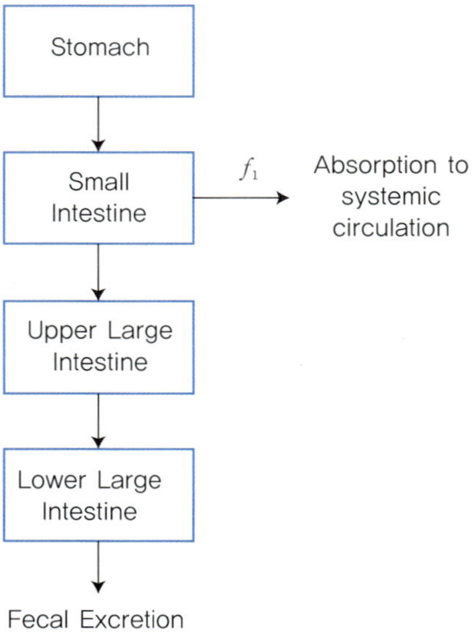

그림 10.3 | ICRP 30 소화관 모형

ICRP 30(국제 방사선 방호 위원회)에 의한 소화관 선량 측정 모형(그림 10.3)은 매우 간단하고 직설적이며 4 부분으로 나뉘어져 있다.[10] 4 부분은 위(stomach), 소장(small intestine), 상부 대장(upper large intestine), 하부 대장(lower large intestine)으로 흔히 쓰는 약어는 각각 ST, SI, ULI와 LLI 이다. 입으로 물질을 삼키기 것을 통하든, 또는 폐 기관의 다양한 부위부터 인후와 삼키는 과정으로 이동하든, 섭취는 방사성 물질이 신체 내부로 들어가는 일반적인 수단이다. 소화관 구분은 ICRP 30 선량 측정 시스템의 권고에 따라 분리된 표적 조직으로 처리된다. 소화관은 특정 가중 인자가 할당되지 않는다. 그러나 " 잔량(remainder)" 에 대해 어떤 중요한 예탁선량당량(committed dose equivalent)이 적용되는 것으로 가정한다.

한 구획에서 다음으로의 전좌(translocation)는 일차 운동역학(지수 함수 제거)에 의해 지배된다고 가정한다. 물질이 소화기계를 떠날 수 있는 유일한 방법은 하부 대장(LLI)에서 배설을 통하거나 또는 소장에서 흡수되는 것이다. 이동 구획에서 소실 역시 1차 소실 과정으로 가정한다. 문헌에서 인용된 대부분은 섭취 후 안정된 물질 분획이 체액에 도착하는 것으로 f_1로 나타낸다. 소장에서 전이 구획에 대한 전달 계수는 λ_B라 부르고 수학적으로 다음과 같이 정의된다

$$\lambda_B = \frac{f_1 \ \lambda_{SI}}{1-f_1}$$

전달 속도는 물질의 화학 형태에 관계없이 다양한 구획에 대해 고정된 것으로 가정한다. 화학형태에 의해 영향을 받는 유일한 매개변수는 f_1 값이다 (따라서 λ_B). f_1 값은 원소의 몇 가지 화학형태에 대해 주어질 것이며 f_1이 매우 작을 때, 대부분의 방사능은 소화관을 통과하고, 분변으로 배설된다. 따라서, 중요한 방사선량은 소화관 분절에 있을 것이다. f_1이 클 때, 섭취된 대부분의 방사능은 체순환으로 옮겨질 것이고, 거의 소장이후 소화관은 통과하지 않을 것이다. f_1이 1.0 (즉 100%)일 때 방사능은 체순환으로 들어간다고 가정한다. 전달은 매우 빠르게 발생하고 소화관은 전혀 관련이 없는 것으로 가정한다. 본질적으로 모형은 물질이 직접 위부터 순환으로 통과한다고 가정한다. 마치 물질이 실제로 시간 0(zero)에서 혈액으로 주사된 것과 같다.

f_1의 중간 값의 사용을 볼 때, 전신 장기와 소화기계는 중요한 방사선량을 받을 수 있다. 표시된 f_1 값은 표 10.1에 나타난다. (주의: 다수 사례에서, 원소의 1개 이상의 화학적 분류는 알려져 있고, ICRP 모형에서 정의되었다. 그래서 다른 흡입 분류에 대한 1개 이상의 f_1 값 있다. 다음에 정의되어 있다. 표는 때때로 자주 접하는 관련된 원소 종류의 일반적인 값이다.)

표 10.1 선택된 f_1 값

Element	f_1
Hydrogen	1.0
Cesium	1.0
Iodine	1.0
Cobalt	0.3
Iron	0.1
Gallium	0.001
Uranium	0.05
Plutonium	0.001

만일 λ값에 s^{-1}을 사용하면, 1 B_q의 방사능 섭취 이후 위에서 발생하는 변환의 수에 대한 식이 된다. 식은 다음과 같다.

$$\tilde{A}_{ST}=\frac{1}{\lambda_{ST}+\lambda_R}$$

$\lambda_{ST}=$ 위에서 소장까지 안정 물질의 손실률 상수 ($24\text{day}^{1}=1\ hr^{-1}=0.00028\ s^{-1}$)
$\lambda_R=$ 방사성 핵종에 대한 방사성 붕괴 상수 (s^{-1}).

1 B_q의 방사능 섭취 후 소장에서의 변환의 수를 식으로 나타내면 다음과 같다.

$$\tilde{A}_{SI}=\frac{\lambda_{ST}}{(\lambda_{ST}+\lambda_R)(\lambda_{SI}+\lambda_B+\lambda_R)}$$

$\lambda_{SI}=$ 소장부터 상위 대장까지 안정 물질의 손실률 상수 ($6.0\text{day}^{-1}=0.25hr^{-1}=6.9\times10^{-5}\ s^{-1}$)
$\lambda_B=$ 소장부터 상위 대장까지 구획 이동에 따른 안정 물질의 손실률 상수, 앞에서 s^{-1}로 정의했었다.

1 B_q의 방사능 섭취 후 상위 대장에서의 변환의 수를 식으로 나타내면 다음과 같다

$$\tilde{A}_{ULI}=\frac{\lambda_{ST}\ \lambda_{SI}}{(\lambda_{ST}+\lambda_R)(\lambda_{SI}+\lambda_B+\lambda_R)(\lambda_{ULI}+\lambda_R)}$$

$\lambda_{ULI}=$ 상부 대장부터 대장까지 안정 물질의 손실률 상수 ($1.8\text{day}^{1}=0.075hr^{-1}=2.1\times10^{-5}\ s^{-1}$)

1 B_q의 방사능 섭취 후 하위 대장에서의 변환의 수를 식으로 나타내면 다음과 같다

$$\tilde{A}_{LLI} = \frac{\lambda_{ST}\ \lambda_{SI}\ \lambda_{LLI}}{(\lambda_{ST}+\lambda_R)(\lambda_{SI}+\lambda_B+\lambda_R)(\lambda_{ULI}+\lambda_R)(\lambda_{LLI}+\lambda_R)}$$

여기서 $\lambda_{LLI}=$ 하위 대장부터 대장까지 안정 물질의 손실률 상수 $(1.0\text{day}^{1}=0.0417hr^{-1}=1.16\times10^{-5}\ s^{-1})$

만일 개발된 식을 면밀히 살펴보면, 한 구획의 변환의 수는 이전 구획의 수에 의해 예측할 수 있는 패턴으로 개발되었다는 사실을 알아차릴 수 있다:

$$\tilde{A}_i = \frac{\tilde{A}_{i-1}\ \lambda_{i-1}}{\lambda_i+\lambda_R}$$

방사능 자손(Radioactive Progeny)
소화관내에서 방사선 딸핵종의 생성에 관한 수식은 똑같이 간단하다. 식은 다음과 같다:

$$\tilde{A}_{ST-\text{progeny}} = \frac{\tilde{A}_{ST-\text{parent}}\ \lambda_{R-\text{progeny}}}{\lambda_{ST}+\lambda_{R-\text{progeny}}}$$

$$\tilde{A}_{ST-\text{progeny}} = \frac{\tilde{A}_{ST-\text{parent}}\ \lambda_{R-\text{progeny}}\ \lambda_{ST}}{(\lambda_{ST}+\lambda_{R-\text{progeny}})(\lambda_{SI}+\lambda_B+\lambda_{R-\text{progeny}})}$$

$$= \frac{\tilde{A}_{ST-\text{parent}}\ \lambda_{R-\text{progeny}}}{\lambda_{SI}+\lambda_B+\lambda_{R-\text{progeny}}}$$

$$\tilde{A}_{ULI-\text{progeny}} = \frac{\tilde{A}_{ST-\text{parent}}\ \lambda_{R-\text{progeny}}\ \lambda_{ST}\lambda_{SI}}{(\lambda_{ST}+\lambda_{R-\text{progeny}})(\lambda_{SI}+\lambda_B+\lambda_{R-\text{progeny}})(\lambda_{ULI}+\lambda_{R-\text{progeny}})}$$

$$+ \frac{\tilde{A}_{SI-\text{parent}}\ \lambda_{R-\text{progeny}}\ \lambda_{SI}}{(\lambda_{SI}+\lambda_B+\lambda_{R-\text{progeny}})(\lambda_{ULI}+\lambda_{R-\text{progeny}})}$$

$$+ \frac{\tilde{A}_{ULI-\text{parent}}\ \lambda_{R-\text{progeny}}}{\lambda_{ULI}+\lambda_{R-\text{progeny}}}$$

$$\tilde{A}_{LLI-\text{progeny}}$$

$$= \frac{\tilde{A}_{ST-\text{parent}}\ \lambda_{R-\text{progeny}}\ \lambda_{ST}\lambda_{SI}\lambda_{ULI}}{(\lambda_{ST}+\lambda_{R-\text{progeny}})(\lambda_{SI}+\lambda_B+\lambda_{R-\text{progeny}})(\lambda_{ULI}+\lambda_{R-\text{progeny}})(\lambda_{LLI}+\lambda_{R-\text{progeny}})}$$

$$= \frac{\tilde{A}_{SI-\text{parent}}\ \lambda_{R-\text{progeny}}\ \lambda_{SI}\lambda_{ULI}}{(\lambda_{SI}+\lambda_B+\lambda_{R-\text{progeny}})(\lambda_{ULI}+\lambda_{R-\text{progeny}})(\lambda_{LLI}+\lambda_{R-\text{progeny}})}$$

$$= \frac{\tilde{A}_{ULI-\text{parent}}\ \lambda_{R-\text{progeny}}\ \lambda_{ULI}}{(\lambda_{ULI}+\lambda_{R-\text{progeny}})(\lambda_{LLI}+\lambda_{R-\text{progeny}})} + \frac{\tilde{A}_{LLI-\text{parent}}\ \lambda_{R-\text{progeny}}}{\lambda_{LLI}+\lambda_{R-\text{progeny}}}$$

선량률-흡수 분율

광자에 대한 흡수 분율은 Fisher-Snyder 인체 모형을 사용하는 Monte Carlo법에 의해 계산된다. 이에 대해 곧 기술할 것이다. β입자는 분절 벽면의 표면에 대한 선량율은 함량의 반이라는 가정이 만들어지며 보통의 이론적 식에 의해 계산된다. α입자와 분열 조각에 대해, 이 절반 값은 함량내 자체흡수를 설명하기 위해 0.01로 곱하여 변경되었다. 반도 원자(recoil atom)는 위장관벽을 방사선 조사하지 않는 것으로 가정한다.

폐에 대한 운동역학 모형

폐는 소화관 보다 모형이 훨씬 복잡하다. 소화관 모형과는 달리, 폐 모형은 1966[10]년 만든 후 변하지 않았고 더욱 더 복잡한 형태로 계속 발전되었다. 가장 초기 형태인 ICRP II[4] (1960)에서 모형은 단지 2개의 주요한 구획, "상기도(upper respiratory tract)" 와 "하기도(lower respiratory tract)"이 있었다. (그림 10.4) 하기도에서 반감기는 "가용성(soluble)" 물질에 대해 1일 이하이고, "비가용성(insoluble)" 물질에 대해 플루토늄은 365일, 토륨은 1460일이다.

ICRP 30 폐 모형5은 8개의 구획을 가지고 있었다. (만일 림프절 구획을 포함한다면 10개 구획; 그림 10.5)흡입된 연무제 형태에 따라 소멸되는 반감기가 다양한 것으로 가정했었다. (생물학적 이동 정도를 가진 물질과 관련하여 일, 주, 년의 순서로 소멸 시간에 대응하여 Class D, W, Y 으로 분류함.) 상기도나 하기도에서 축적된 물질은 혈류 속으로, 점막 모양체의 운반으로 식도로, 소화관 속으로 이동한다. 지루하지만 이 모형은 수기로 또는 간단한 컴퓨터 프로그램이나 spreadsheet로 풀 수 있었다. 모형 구조는 그림 10.5 도식에 나타나 있다. 침전 모형은 입자크기에 기반되었다.

그림은 침전 모형을 보여준다. 이것은 AMAD (Aerosol Median Aerodynamic Diameter, 공기 역학적 중간 직경)로 알려진 매개변수 기능으로 침전 확률이다. 작업장에서 관련된 분무제는 종종 균일한 직경이 아니고 입자 크기는 큰 범위 값(다분산된 분무제)을 포함시킬 수 있다. 이런 분무제는 전형적으로 입자크기의 대수 정규 분포를 가질 것이고 분포를 특징짓기 위한 최고의 매개변수는 중간 직경이며 이 직경은 입자 질량, 방사능 또는 다른 판단 조건에 따라 특징지어질 수 있다. 만일 방사능을 사용하면, AMAD를 정의한다. ICRP 30 에서 발췌한 그림 10.6은 0.2 μm와 10 μm 사이의 입자가 기관지 부위(TB)

의 침전이 거의 같은 약 0.08(또는 흡입된 입자의 8%)인 것이 나타나고, 침전은 입자 크기가 커지면서 비강인두(NP) 부위에서 극적으로 증가하게 되나 입자 크기가 커지면서 폐(P), 깊은 폐에서는 감소한다.

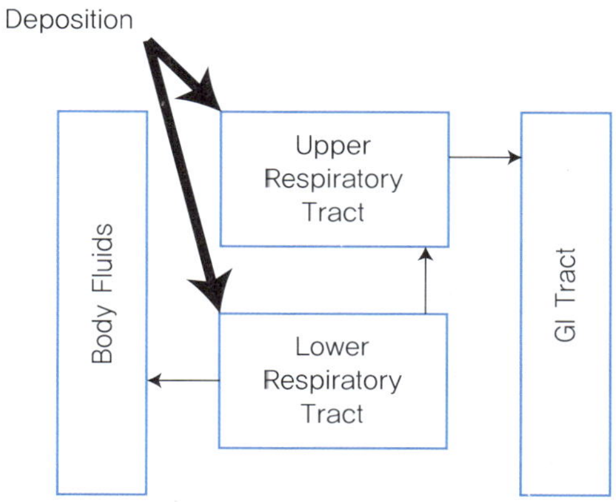

그림 10.4 | ICRP II 폐 모형

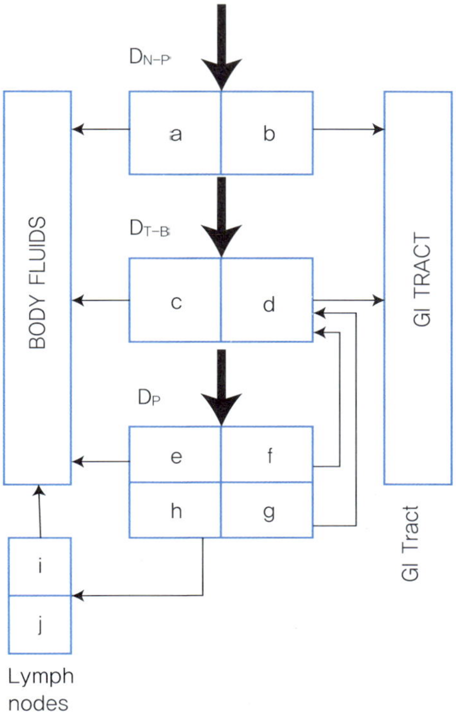

그림 10.5 | ICRP 30 폐 모형

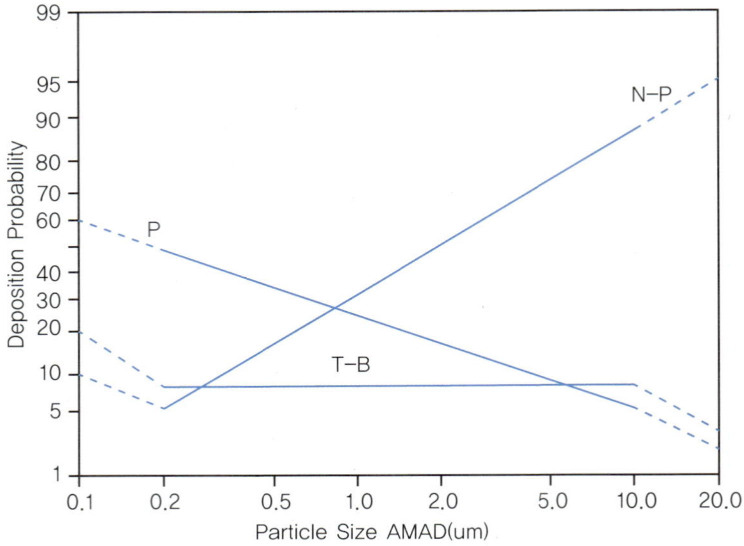

그림 3.6 | ICRP 30 폐 모형의 분무제 침전 모형

표 10.2 ICRP 30 폐 모형에 대한 분율과 소실 반감기(d)

Region		Class D		Class W		Class Y	
		Fraction	$T_{1/2}$	Fraction	$T_{1/2}$	Fraction	$T_{1/2}$
NP	a	0.5	0.01	0.1	0.01	0.01	0.01
	b	0.5	0.01	0.9	0.40	0.99	0.40
TB	c	0.95	0.01	0.5	0.01	0.01	0.01
	d	0.05	0.2	0.5	0.20	0.99	0.20
P	e	0.8	0.5	0.15	50	0.05	500
	f	n/a	n/a	0.4	1.0	0.4	1.0
	g	n/a	n/a	0.4	50	0.4	500
	h	0.2	0.5	0.05	50	0.15	500
L	i	1.0	0.5	1.0	50	0.9	1000
	j	n/a	n/a	n/a	n/a	0.1	∞

따라서 큰 입자일수록 상기도에서, 미세한 입자일수록 하기도에서 침전되는 경향이 있다.

일단 침전이 발생하면, 앞에서 언급한 구획 각각에서, 지수모형을 사용하며, 모형은 소실을 예측했다. 표 10.2는 모형을 요약하였다.

Class D 물질은 며칠(day), 혹은 더 짧은 반감기로 소실되고, Class W와 Y 물질은 천천히 소실된다. Class Y 물질에 대해, 물질의 분획이 무한히 긴 정체로 폐의 림프절에서 끝난다. (즉, $T_b = \infty$, $T_{eff} = T_{\text{physical}}$). 이것은 아주 지루할 수 있으나, 폐에서 침전과 정체되는 구성물질 모두를 더하고, 개별 $\tilde{A}$값을 계산하고, 결과를 합계 내어 붕괴 수를 계산할 수 있다.

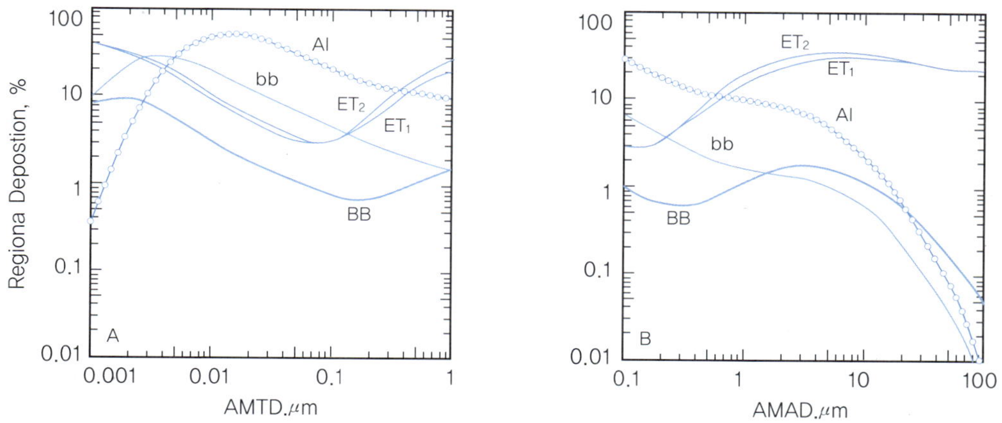

그림 10.7 | ICRP 66 폐 모형의 분무제 침전 모형

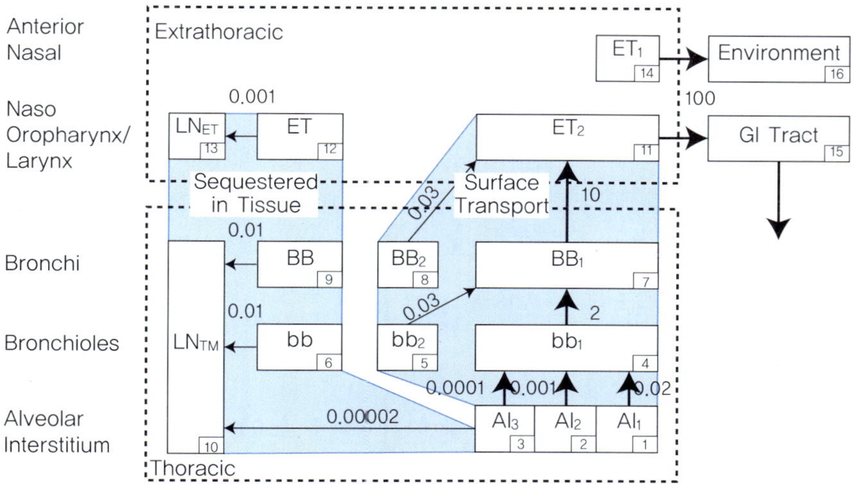

그림 10.8 | ICRP 66 폐 모형

ICRP 66 폐 모형11은 14개의 구획을 가지고 있으며, 분무제뿐만 아니라 기체와 증기도 처리한다. 그리고 물질은 여러 방향에서 많은 기계적, 생화학적 과정을 사용하여 위치 변경되었다. 모형은 상당히 복합적인 컴퓨터 프로그램으로 풀고 사용할 수 있다. 침전 모형은 좀 더 복합적이다. (이 도면은 다른 부위에서 방사능 중앙값 공기 역학적 직경(activity median aerodynamic diameter)과 방사능 중앙값 열역학적 직경(activity median thermodynamic diameter)을 보여준다.) (그림 10.7).

정체 모형에는 더 많은 구획이 있다. (그림 10.8) 앞에서 언급한 바와 같이, 이 모형은 매우 복합적인 전좌 운동역학(translocation kinetics)을 가지고 있을 뿐만 아니라 컴퓨터 프로그램을 사용하여 풀 수 있다.

개별 원소에 대한 전신 모형

물질이 폐 또는 소화관을 통하여 신체에 들어간 후, 이 모형의 구획에 에너지가 침적할 수 있으며, 장기는 방사선 피폭 위험에 처하게 된다. 또한 물질은 체순환에 흡수되고, 신체의 다양한 장기에 침적되고 나중에 소실된다. 따라서 배설기관뿐만 아니라 방사능이 침적된 장기는 입자방사선으로부터 방사선량으로 피폭될 것이다. 그리고 방사능이 농축된 장기(폐, 위장, 방사성 핵종 섭취의 다른 중요 장기)에서 발생하는 광자로부터 유효한 정도로 피폭될 것이다. 어떤 기관 내에서 운동역학의 특성 평가는 생물학적 반감기라는 양으로 종종 만들어진다. 신체의 장기로부터 물질의 소멸은 마치 방사능 붕괴와 같이 1차 소실 과정 경향이 있으므로, 지수모형으로 처리 가능하다. 일차 생물학적 소멸 (생물학적 반감기)이 방사성 핵종의 방사능 붕괴(물리적 반감기)와 결합될 때, 유효 반감기(위에 정의된 것에 따라)를 얻는다.

원소에 대한 생물학적 모형

직업성 선량 평가와 관련된 다른 원소에 대한 생물학적 모형은 동물 실험이나 인간의 측정에서 발견된 유효한 문헌에 기반하여 도출된다. 가장 간단한 일부 모형은 전신에 균일하게 배포되어 있는 원소와

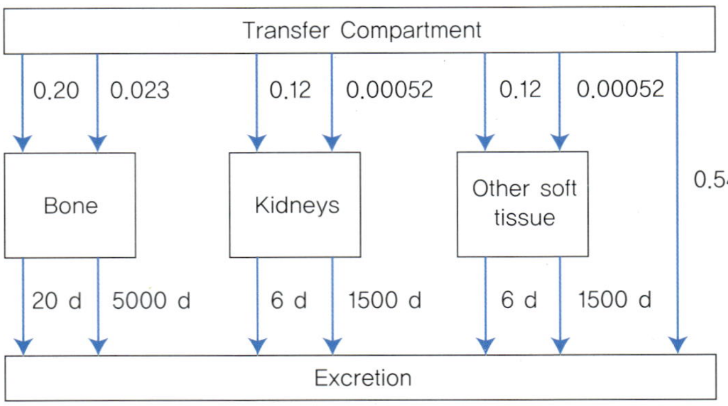

그림 10.9 | 우라늄에 대한 ICRP 30의 전신 모형

관련이 있고, 하나 이상의 지수 항으로 소멸되는 원소와 관련이 있다. 예를 들면, 삼중수소(^{3}H, tritium)는 수 년 동안 1차 지수의 성분 소멸과 10일의 생물학적(또한 유효)반감기로 균일한 전신 분포가 특징이었다.

최근, OBT(Organically Bound Tritium, 유기적으로 결합된 삼중 수소)라는 좀 더 길게 생존하는 성분은 더 긴 반감기가 나타났다.

세슘에 대한 모형은 2개의 유효 반감기를 지닌 균일한 전신 모형으로 다루어진다. 물질의 10%는 2일의 생물학적 반감기로 소멸되고, 90%는 110일 생물학적 반감기를 가진다. 전신 또는 장기에서 1개 이상의 반감기로 물질이 소멸되는 것은 드물지 않다. 이에 대해 때때로 합리적이고 이해할 수 있는 이유가 있다. 예를 들면, 일부 물질은 체순환 과정에 의해 소멸되고, 다른 물질로 세포에 의한 섭취와 방출 이후 장기 내에서 소멸 과정으로 소멸된다. 다른 사례에서, 여러 소멸 단계가 있다는 이유로 완전히 소멸되지 않을 수 있으며, 이것은 간단히 생물활동학적 데이터의 수집 동안 관찰된다.

ICRP 30의 대부분의 생물동학적 모형은 물질이 "구획 전이(transfer compartment)" (기본적으로, 체순환)에서 다른 장기까지 이동하는 형태이다. 기관에서 하나 이상의 생물학적 반감기로 소멸된다. ICRP 30의 이 모형들은 방사성 핵종의 섭취로부터 근로자를 보호하기 위한 최근 미국 규제 조직의 기반을 형성한다. 예를 들면, 그림 10.9는 ICRP 30 우라늄 모형을 보여준다. 이 모형에서, 순환에 도착한 방사능의 54%는 빠르게 배설되며 (ICRP 30 모형은 0.25일의 생물학적 반감기를 사용한다), 그 다음 대략 22%는 뼈로 간다. 여기서 20%는 생물학적 20일의 반감기로 배설되고, 나머지는 5000일의 생물학적 반감기로 배설된다.

신장과 다른 조직은 방사능의 12% 이상을 받고, 6일의 생물학적 반감기로 배출하고, 잔존하는 작은 일부는 1500일 반감기로 배출된다.

선량 계산에서 이 작은 일부를 무시하고 싶은 유혹이 일어날 수 있지만, 붕괴 수가 부위와 유효 반감기에서 초기 방사능의 생성물에 의해 주어진다는 것을 상기하기 바란다. 예를 들면, $0.12 \times 6 = 0.72$ 과 $0.00052 \times 1500 = 0.78$, 이 두 성분은 거의 동등하게 이 부위에서 발생하는 붕괴의 전체 수에 공헌할 것이다. 또한 이런 종류의 모형은 "once through" 이라고 불리는 모형인데, 비록 중요한 선원 부위 각각에서 발생하는 붕괴 수의 합리적인 추정치를 주지만 현실적이지는 않다.

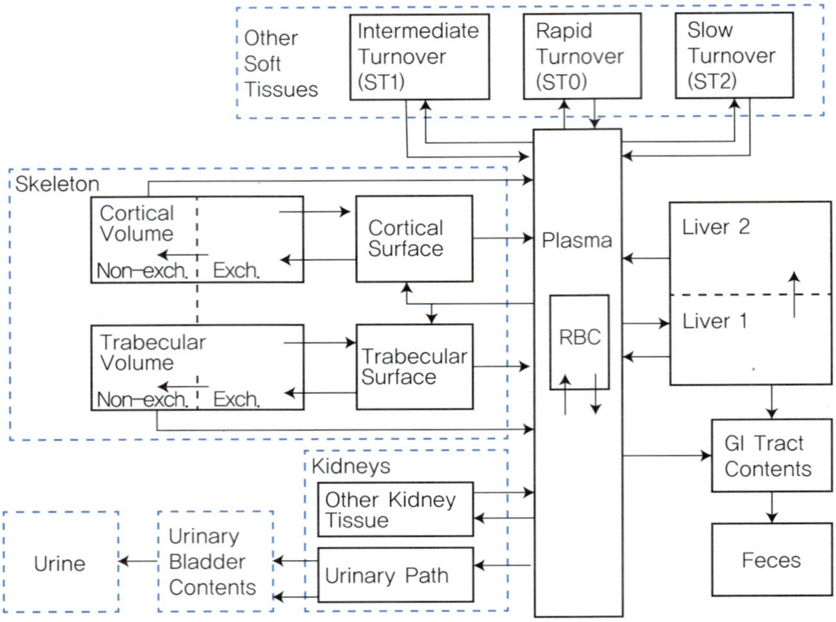

그림 10.10 | 우라늄에 대한 ICRP 69 의 전신 모드

최근에 많이 복잡한 사례에 대한 이런 종류의 모형은, 물질 재순환이 발생하는 좀 더 현실적인 모형으로 교체하고 있으며, 다음 예제와 같다. 우라늄에 대한 ICRP 69[12] (그림 10.10).

장기선량 계산

원소의 생물활동학적 모델(성분 섭취, 폐, 위장의 운동을 포함하여)을 완전히 특징지었다면, 중요한 선원 부위 모두에 대해 Us 값을 가진다. 그리고 앞에 나타난 바와 같이 적합한 선량 환산계수(SEE)를 곱해야 한다. SEE를 계산하기 위해, 광자에 대한 붕괴 데이터, 표준 장기 질량 상의 데이터, "흡수 분율"이 필요하다. 붕괴 데이터는 발견하기 어렵지 않다. 전자에 대해, 흡수 분율은 방사선 치료하고 있는 장기 자체에 대해 1.0이며, 다른 장기의 방사선 치료에 대해 0.0이라고 가정한다. 전자는 장기 치수에 상대적으로 인간 조직에서 짧은 투과범위를 가진다. 반면에, 광자는 신체의 모든 조직을 통해 이동하고 산란할 것이다. 그리고 일부 광자에너지는 완전히 신체를 벗어날 것이다. 광자에 대한 흡수 분율은 인체와 유사한 모형에서 Monte Carlo 방사선 전달 시뮬레이션 수단, 즉 인체의 수학적 원리 표현을 사용하여 계산된다.

장기 크기는 표준 사람 기준에 대해 ICRP의 주어진 값에 의거한다. 그래서 지금 SEE 값을 계산하기 위해 필요한 조각 모두가 있다. 성인 기준을 표시하는 인체 모형의 첫번째 설명은 MIRD 팜플렛 5와 수정

판 5에 있었다.[13,14] (그림 10.11). MIRD 팜플렛 No.11에서 S 값뿐만 아니라 ICRP 305S에서 SEE 값을 개발하기 위해 이러한 흡수 분율이 사용되었다.[15] (다음에 MIRD 시스템을 공부한다).

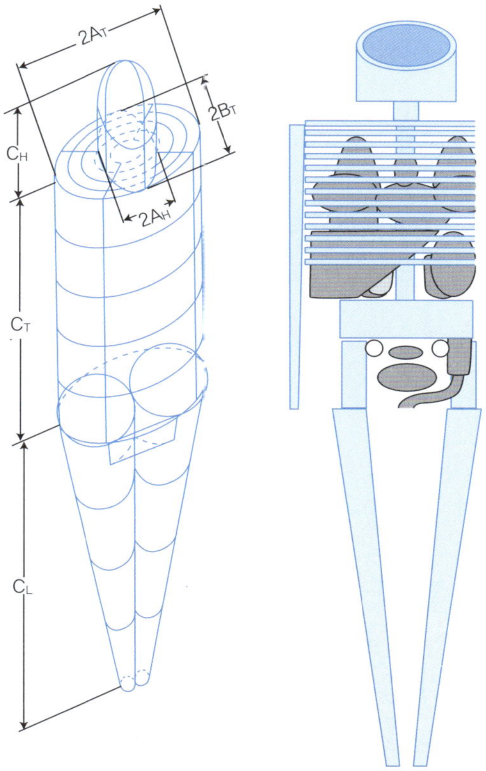

그림 10.11 | (a) 외부 모습 (b) 골격과 내부 장기를 보여주는 성인 남성의 Fisher-Snyder 모형

약간 다른 성인 인체 모형과 다른 연령대(신생아, 1세, 5세, 10세, 15세)의 소아를 표시하는 5 명의 개인에 대한 개선된 흡수 분율 세트는 1987년 Cristy와 Eckerman에 의해 출판되었다.[16] 그 다음, 1995년, 여자 성인을 나타내는 4개의 인체 모형은 임신하지 않은 여성과 임신 3 단계를 표시하는데, Stabin 등에 의해 출판되었다.[17] 1995년 이전, Cristy와 Eckerman은 15세의 인체 모형은 성인 여자를 표시하기 위해 종종 사용되었다. Stabin등은 성인 여자 인체 므형은 다소 Cristy-Eckerman 모형과 약간 다르다. 다른 것들은 뇌[18,19], 눈[20], 복강[21], 전립선[22], 기타를 포함하는 일부 장기의 상세한 모형을 제안했다.

예제 OBT를 무시하고, 10일의 생물학적 정체 반감기를 지닌, 균일한 전신 분포의 표준 모형을 사용하여, 1 Bq의 ^{3}H를 섭취하여 발생하는 변환의 수를 계산할 수 있다.
^{3}H의 물리적 반감기가 12.3년이므로, 생물학적 반감기는 유효 반감기와 같다.

따라서, 변환의 수는 다음과 같이 쉽게 계산된다.

$$U_{\text{whole body}} = \frac{1\,\frac{\text{transformation}}{s}}{\left[\frac{0.693}{10d \times 86400\frac{s}{d}}\right]} = 1.2 \times 10^{6} \text{ transformations}$$

전신에서 ^{3}H 에 대한 SEE는 9×10^{-8} MeV/g-transf로 밝혀졌다.
따라서, 1 Bq 섭취로 인한 예탁 선량(committed dose)은 다음과 같다.

$$H_{50} = 1.6 \times 10^{-10} \frac{\text{Sv g}}{\text{MeV}} 1.2 \times 10^{6}\text{transf } 9 \times 10^{-8} \frac{\text{MeV}}{\text{g transf}} = 1.7 \times 10^{-11}\text{Sv}$$

따라서 ^{3}H의 섭취에 대한 선량 계수는 1.7×10^{-11} Sv/Bq intake이다. 1 kBq의 섭취가 주어지면, 1.7개의 $\times 10^{-8}$ Sv의 예상 예탁 선량을 즉시 계산할 수 있었다.

^{137}Cs에 대해, 앞에서 언급하였듯이, 잔류곡선에 2개의 성분이 있다. 신체에서 10%의 ^{137}Cs이 2일의 생물학적 반감기로 소멸되고 나머지는 110일 생물학적 반감기로 소멸된다. ^{137}Cs 1 Bq을 섭취하여 초래되는 붕괴 수를 계산하려면, 유효 반감기를 계산하고, 분포를 위해 2개의 분률을 적용해야 한다:

$$T_{eff-1} = \frac{2 \times 10960}{2 + 10960} \approx 2d \quad T_{eff-2} = \frac{110 \times 10960}{110 + 10960} \approx 109d$$

$$\lambda_{eff-1} = \frac{0.693}{2d} \approx 0.346d^{-1} \qquad \lambda_{eff-2} = \frac{0.693}{109d} \approx 0.0064d^{-1}$$

$$U_{\text{whole body}} = \frac{0.1}{0.346d^{-1}} = \frac{0.9}{0.0064d^{-1}} = 0.29 + 141$$

$$= 141Bq - d = 1.22 \times 10^{7} \text{ transformations}$$

$$U_{\text{whole body}} = 1.443\ [0.1 \times 2d + 0.9 \times 109d] = 0.29 + 141 = 141Bq - d$$

$$= 1.22 \times 10^{7} \text{ transformations}$$

허용 섭취 한도의 계산

ICRP 시스템에서, 단순히 개인의 용량을 계산하는 것으로 만족하지 않는다. 이 시스템에서, 한 단계를 더 계산하여 주어진 핵종에 대한 선량변환계수로부터 어떤 선량(허용 연간 선량)을 주는 방사능의 양을 계산하고 싶어한다. 선량 변환계수는 보통 Bq 섭취 당 50년 예탁 선량(Sv)으로 계산된다. Sv로 연간 선량 한도를 알고 있으면, 1년의 작업 동안 허용 섭취량을 Bq 수로 계산할 수 있다. 유일한 문제는 동시에 만족시켜야 하는 2개의 선량 한도를 가진다는 것이다. 확률 한도(전신 효과에 대해 50 mSv)와 비확률적 한도(어떤 장기에 대해 500 mSv). 두 한도를 만족시킬 방사능의 허용량을 계산하고 한도를 통제하면서 두 값 중 작은 값을 선택하는 방법으로 해결할 수 있다.

예제 Class D ^{32}P의 흡입에 대해 ALI와 DAC를 계산한다.

붕괴의 수에 대한 생물동학 모형 풀이는 다양한 선원 1 Bq을 섭취한 장기에 대해 다음 값을 준다.

Lungs:	1.8×10^4
ULI contents:	1.4×10^3
LLI contents:	2.5×10^3
Cortical bone:	1.5×10^5
Trabecular bone:	1.5×10^5
Other tissues:	2.5×10^5

ICRP 30에서 선량 변환 계수(SEE)를 찾을 수 있고, H^{50} 값에 대해 다음과 같이 풀 수 있다.

$$H_{50,\text{gonads}}=1.6\times10^{-10}\frac{\text{Sv g}}{\text{MeV}}\times2.8\times10^5\frac{\text{transf}}{\text{Bq intake}}\times9.9\times10^{-6}\frac{\text{MeV}}{\text{g transf}}$$

$$=4.4\times10^{-10}\frac{\text{Sv}}{\text{Bq}}$$

$$H_{50,\text{breasts}}=1.6\times10^{-10}\frac{\text{Sv g}}{\text{MeV}}\times2.8\times10^5\frac{\text{transf}}{\text{Bq intake}}\times9.9\times10^{-6}\frac{\text{MeV}}{\text{g transf}}$$

$$=4.4\times10^{-10}\frac{\text{Sv}}{\text{Bq}}$$

$$H_{50,\text{marrow}}=1.6\times10^{-10}\frac{\text{Sv g}}{\text{MeV}}\times2.8\times10^5\frac{\text{transf}}{\text{Bq intake}}\times9.9\times10^{-6}\frac{\text{MeV}}{\text{g transf}}$$

$$+1.6\times10^{-10}\frac{\text{Sv g}}{\text{MeV}}\times1.5\times10^5\frac{\text{transf}}{\text{Bq intake}}\times2.3\times10^{-4}\frac{\text{MeV}}{\text{g transf}}$$

$$=6.0\times10^{-9}\frac{\text{Sv}}{\text{Bq}}$$

$$H_{50,\text{lungs}} = 1.6 \times 10^{-10}\frac{\text{Sv g}}{\text{MeV}} \times 2.8 \times 10^{5}\frac{\text{transf}}{\text{Bq intake}} \times 9.9 \times 10^{-6}\frac{\text{MeV}}{\text{g transf}}$$
$$+1.6 \times x10^{-10}\frac{\text{Sv g}}{\text{MeV}} \times 1.8 \times 10^{4}\frac{\text{transf}}{\text{Bq intake}} \times 6.9 \times 10^{-4}\frac{\text{MeV}}{\text{g transf}}$$
$$= 2.4 \times 10^{-9}\frac{\text{Sv}}{\text{Bq}}$$

$$H_{50,ULI} = 1.6 \times 10^{-10}\frac{\text{Sv g}}{\text{MeV}} \times 2.8 \times 10^{5}\frac{\text{transf}}{\text{Bq intake}} \times 9.9 \times 10^{-6}\frac{\text{MeV}}{\text{g transf}}$$
$$+1.6 \times 10^{-10}\frac{\text{Sv g}}{\text{MeV}} \times 1.4 \times 10^{3}\frac{\text{transf}}{\text{Bq intake}} \times 1.6 \times 10^{-3}\frac{\text{MeV}}{\text{g transf}}$$
$$= 8.0 \times 10^{-10}\frac{\text{Sv}}{\text{Bq}}$$

$$H_{50,LLI} = 1.6 \times 10^{-10}\frac{\text{Sv g}}{\text{MeV}} \times 2.8 \times 10^{5}\frac{\text{transf}}{\text{Bq intake}} \times 9.9 \times 10^{-6}\frac{\text{MeV}}{\text{g transf}}$$
$$+1.6 \times 10^{-10}\frac{\text{Sv g}}{\text{MeV}} \times 2.5 \times 10^{3}\frac{\text{transf}}{\text{Bq intake}} \times 2.6 \times 10^{-3}\frac{\text{MeV}}{\text{g transf}}$$
$$= 1.5 \times 10^{-9}\frac{\text{Sv}}{\text{Bq}}$$

$$H_{50,bone\ surfaces} = 1.6 \times 10^{-10}\frac{\text{Sv g}}{\text{MeV}} \times 2.8 \times 10^{5}\frac{\text{transf}}{\text{Bq intake}} \times 9.9 \times 10^{-6}\frac{\text{MeV}}{\text{g transf}}$$
$$+1.6 \times 10^{-10}\frac{\text{Sv g}}{\text{MeV}} \times 1.5 \times 10^{5}\frac{\text{transf}}{\text{Bq intake}} \times 8.7 \times 10^{-5}\frac{\text{MeV}}{\text{g transf}}$$
$$+1.6 \times 10^{-10}\frac{\text{Sv g}}{\text{MeV}} \times 1.5 \times 10^{5}\frac{\text{transf}}{\text{Bq intake}} \times 1.4 \times 10^{-4}\frac{\text{MeV}}{\text{g transf}}$$
$$= 5.9 \times 10^{-9}\frac{\text{Sv}}{\text{Bq}}$$

Organ	H_{50}	w_T	$w_T H_{50,T}$
Gonads	4.4×10^{-10}	0.25	1.1×10^{-10} Sv/Bq
Breast	4.4×10^{-10}	0.15	6.6×10^{-11} Sv/Bq
Red Marrow	6.0×10^{-9}	0.12	7.2×10^{-10} Sv/Bq
Lungs	2.4×10^{-9}	0.12	2.9×10^{-10} Sv/Bq
Bone surface cells	5.9×10^{-9}	0.03	1.8×10^{-10} Sv/Bq
Ull	8.0×10^{-10}	0.06	4.8×10^{-11} Sv/Bq
LLI	1.5×10^{-9}	0.06	9.0×10^{-11} Sv/Bq
			$\Sigma = 1.5 \times 10^{-9}$ Sv/Bq

개별 H50 값이 있으므로, 각 장기에 대한 적합한 조직 가중 인자를 선택할 수 있고 또한 실효 선량 당량을 계산할 수 있다:

지금 우리는 2개의 가능한 섭추 값(연간 섭취 한도 또는 ALI = Annual Limits on Intake)을 계산할 필요가 있다. 확률적 ALI에 대해 확률적 선량 한도를 유효선량(오른쪽 열의 합계)으로 나눈다.

비확률적 ALI에 대해, 비확률적 한도를 개별 장기에 대한 가장 높은 선량/섭취 값으로 나눈다:

$$ALI_{\text{stochastic}}=\frac{0.05\frac{\text{sv}}{\text{y}}}{1.5\times10^{-9}\frac{\text{sv}}{\text{Bq}}}=3.3\times10^{7}\frac{\text{Bq}}{\text{y}}$$

$$ALI_{\text{non-stochastic}}=\frac{0.5\frac{\text{sv}}{\text{y}}}{6.0\times10^{-9}\frac{\text{sv}}{\text{Bq}}}=8.3\times10^{7}\frac{\text{Bq}}{\text{y}}$$

확률 한도는 비확률적 한도보다 적으므로, 이것은 한도 값이 되고, 실제 연간 섭취 한도 (3.3개의 $\times10^7$ Bq)이다.

공기 중 허용 농도의 계산

1년 내내 선량 한도를 초과하지 않고 숨쉴 수 있는 공기 중 농도를 계산하기 위해, 선택된 ALI(연간 섭취 한도)를 한 해에 호흡한 공기의 양으로 나눈다(240 m³, 0.02 m³/min의 호흡 속도에 기반한다):

$$DAC=\frac{3.3\times10^{7}\text{Bq}}{2400\text{m}^{3}}=1.4\times10^{4}\frac{\text{Bq}}{\text{m}^{3}}$$

중요한 주의 사항:

만일 정확하게 어떤 핵종의 1 ALI를 섭취했다면, 정확하게 선량 한도에 피폭된 것이고, 그 해 동안 피폭의 다른 선원에 피폭은 없는 것이다. 따라서, 참의 순응도 방정식은 다음과 같다:

$$\Sigma\frac{\text{Intake}_i}{ALI_i}+\frac{\text{H}_{\text{ext}}}{50\text{mSv}}\leq1.0$$

DAC는 계속 작업한 1년 전체에(2000 hr) 나타날 수 있는 농도이다. 따라서, 공기 농도의 참의 한도는 DAC-hours 관계에 의거한다: 만일 한 해에 2000 DAC-hours에 피폭되면, 흡입에 의해 정확하게 1 ALI을 섭취한 것이고, 따라서 정확하게 선량 한도에 노출된다. 순응도 방정식의 또 다른 형태는 다음과 같다:

$$\sum \frac{Intake_i}{ALI_i} + \sum \frac{DAC-hours}{2000} + \frac{H_{ext}}{50mSv} \leq 1.0$$

따라서 1시간 동안 2000 DAC의 수치에 피폭될 수 있고, 아직 허용 선량 한도 이내에 있는 것이다.

이것은 다시, 개인이 한 해 동안 어떤 다른 외부 방사선 피폭 없이, 한 해 동안 섭취나 흡입에 의한 섭취라고 가정한다.

10.5 핵의학 환자를 위한 내부 선량 계산

방사선 근로자를 위해, 핵의학 환자를 위한 방사선량을 계산하기 위해, 동물이나 인간 연구와 선량 변환 계수에 기반하여 만들어진 운동역학 모형이 필요하다. 운동역학 데이터는 동물이나 인간 연구에서 얻었고 방사선 근로자에 대해서도 그러하다. 그러나, 핵의학의 방사성 핵종은 매우 넓은 다양한 화합물과의 결부되어 있다. 그리고 분리의 운동역학 모형은 각 화합물을 위해 개발되어야 한다. FDA의 승인을 얻기 위해, 새로운 방사선 약물을 배포하는 회사는 약이 안전하고 유효하다는 것을 보여주어야 한다. 안전에 대한 배려가 포함되어야 하지만 방사성의약품에 의해 환자가 받는 예상되는 방사선량은 제한되지 않는다. 선량 변환 계수는 모든 표준 모형을 이용할 수 있으며, 방사선 근로자에 대해서도 그러하다. 사실상, 같은 인체 모형이 사용된다. 각각의 새로운 화합물에 대해 운동역학 모형이 유도되어야 하고, 운동역학 모형을 형성하기 위한 필수 데이터를 얻기 위해, 새로운 화합물은 동물이나 인간 실험의 계획과 실행에 관련이 있어야 한다.

운동역학적 데이터

운동역학 연구를 계획하고 실행하기 위해서, 정확한 데이터, 충분한 데이터를 수집하여 올바른 단위로 데이터를 표현할 수 있어야 한다. 필요한 기초 데이터는 중요한 선원 장기와 노폐물 샘플의 투약된 방사능 분율(또는 퍼센트)이다. 동물 또는 인간 연구에서 데이터를 어떻게 수집하는지는 이후에 논의한다. 어떤 연구이건 방사선 약물의 분포와 정체를 특징짓기 위해 연구 과정에서 충분한 샘플을 채취하는 것은 매우 중요하다.

다음 기준은 필수이다.

- 초기 피크 섭취와 빠른 유실 단계를 파악한다.
- 최소 방사선 약물 3개의 유효 반감기를 파악한다
- 적어도 소멸단계 당 두 시점에서 파악한다.

- 항상 100%의 방사능에 대해 밝힌다.
- 주요 배출 경로(소변, 분변, 호흡, 등)를 밝힌다.

좋은 연구 계획을 위해 의약품의 기대 운동역학에 대한 약간의 지식이 필요하다. 예를 들어, 180분에 신체에서 95%가 소멸된다는 라벨이 붙은 신장 제제 ^{99m}Tc, 또는 첫 날에 약 80%가 소멸되고 나머지 20%는 다음 2주 후 소멸된다고 라벨 붙은 항체 ^{131}I 를 연구한다면, 측정의 간격과 측정 초기 시간은 상당히 다를 것이다. 연구원이 간과할 수 있는 요점은 배출의 특성 평가이다. 흔히, 배설기관(장, 방광)은 가장 높은 흡수선량을 받는 장기이며 결국 100%의 방사능(마이너스 붕괴)은 다른 비율로 한쪽 또는 양쪽 경로를 통과할 것이다. 만일 배설이 정량화되지 않으면, 모형 연구자는 화합물이 신체에 잔존하고, 단지 방사능 붕괴에 의해서만 소멸된다고 가정해야 한다. 매우 짧은 수명의 방사성 핵종에 대해서, 이런 점은 문제가 되지 않고, 사실상 아주 정확할 것이다. 중간 정도의 긴 핵종에 대해서, 이런 점은 신체 장기 대부분에 대한 선량의 과대 평가와 배설 기관 선량의 과소 평가를 초래할 수 있다.

운동역학 데이터의 발전

운동역학 연구에 대한 데이터는 일반적으로 둘중 하나의 선원에서 비롯된다:

- 동물 연구: 이른바 시험용 신약(IND, Investigational New Drug)의 사용을 위해 FDA 승인용 적용으로 보통 동물 연구가 수행된다.
- 인간 연구: 신약 신청서(NDA, New Drug Application) 승인의 1, 2, 3 단계에서 보통 인간을 대상으로 연구가 수행된다.

동물 연구

동물 연구에서, 많은 동물에 방사선 약물이 주사되고 있으며 희생 후 장기에서 방사능이 계수된다. 동물 데이터를 인간에게 추정하는 외삽법은 정확한 과학은 아니다. 동물 데이터의 외삽법 중 하나는 % kg/g 이다.[23] 이 방법에서 동물 장기 데이터는 전신 무게와 조직의 g당 주사된 방사능을 %로 보고해야 한다. 그 다음 인간에게 적용되는 외삽법은 다음과 같이 인간 장기와 전신 체중을 사용한다.

$$\left[\left(\frac{\%}{g_{organ}}\right)_{animal} \times (kg_{TB\ weight})_{animal}\right] \times \left(\frac{g_{organ}}{kg_{TB\ weight}}\right)_{human} = \left(\frac{\%}{organ}\right)_{human}$$

인간 연구

인간 연구에서, 데이터는 핵의학용 감마 카메라로 수집된다. 이 카메라로 모아진 데이터는 수량화가 수반된다. 감마카메라, 또한 Anger카메라라고 불리는 감마 카메라는 발명자 Hal Anger의 디자인과 기초 원리에 따른다.[24] 간략하게 말하면, 카메라는 섬광 물질로 된 단일의 큰 시트를 사용한다. 환자와 신틸레이터(scintillator) 사이의 collimator와 더불어 일단의 광전증배관(PMT)그룹으로 연결된다.

collimator는 전형적으로 측면에 약 4~5cm 두께의 20×40cm의 사각형 납으로 만들어 졌다. collimator에는 수 천개의 사각형 혹은 원, 육각형 평행 구멍이 있으며, 이 구멍은 γ선의 통과는 허용하고, 카메라까지 평행 이외의 각도로 오는 광자는 감쇠된다(그러나 이것은 엄밀하게 참이 아니다. 감마 카메라 이미지에서 잡음을 내는 중요한 선원은 격벽 투과(septal penetration) 이다. 다른 시스템에서 저, 중, 고의 핵종 에너지를 처리하기 위한 많은 디자인의 collimator가 있다.

일부 고체 감마카메라가 개발 중이나, 오늘날 사용중인 대다수는 섬광기술을 사용한다. PMT는 요구되는 최종 이미지 해상도와 비교하여 크기 때문에, 섬광기에서 실제 상호 작용 위치를 추정하기 위해 적어도 여러 PMT에 signal-weighted 평균이 사용된다. 수 천 또는 수 백만의 크리스탈이 부딪치는 event가 발생하고 처리된 후 연구되는 물체(환자 내부 장기)의 투영 이미지가 현상된다. 이것은 투영 이미지이므로, 환자 내부 물체의 실제 심도는 알려지지 않는다. 또한, 이미지는 광 피크 에너지보다는 콤프톤 산란 광자, 다른 에너지의 광자, 가능한 다른 간섭에 의해 초래된 event을 포함한다.

FOV(영상범위, Field Of View)의 개개의 점을 계수한 수는 감마카메라 컴퓨터에 의해 직접 제공된다. FOV는 보통 128×128, 256×256 화소(pixel) 크기의 사각형이다. 얼마나 많은 방사능이 장기에 있는가를 추정하기 위해, 내부 장기나 조직을 인식할 수 있는 물체 주위에 ROI(관심구역, Regions Of Interest)를 그릴 수 있다. 그러나, 얼마나 많은 방사능이 장기에 있는지를 계산하기 위해, ROI 계수는 직접 사용할 수 없다. 이 물체에서 방사능의 신뢰성 추정치를 얻기 위해 관찰된 계수에 많은 교정이 필요하다.[25]

깊이 의존(Depth Degendence)

물체의 깊이에 대한 불확실성을 제거하기 위해, 보통 이미지는 환자 앞과 뒤에서 얻는다. 그리고 2개의 값의 기하평균을 잡는다. 이 기하평균은 이해 관계가 있는 대부분의 방사성 핵종에 대하여 비교적 독립된 깊이를 보여준다. 따라서 이 양은 정량 사용을 위해 가장 신뢰성이 있는 것으로 생각된다.

감쇠(Attenuation)

물체를 떠나 검출기에 부딪치는 광자는 어느 정도까지 감쇠될 것이다. 각 설정은 카메라 그 자체에 따라, 사용된 collimator와 이해 관계의 핵종에 따라 약간 다른 특성을 가질 것이다. 각 결합에 대한 감쇠계수를 확립하기 위한 연구는 데이터를 수집하기 전에 행해진다. 방사능이 정량화된 환부 두께는 같은 설치 환경에서 핵종의 감쇠 특징에 대한 지식을 지니고, 시트, 특별한 핵종(종종 ^{57}Co)의 선원을 사용하여 추정된다.

산란(Scatter)

감마 카메라는 사용자 정의된 에너지 창에서 화소 수를 구성할 수 있다. 일반적으로 20%의 광 피크 에너지에 ±15%를 설정한다 (예를 들면, 140 keV ± 28 keV). 만일 광 피크가 방사성 핵종의 방출 스펙트럼에서 가장 높은 에너지라면 (^{99m}Tc에 대해 참이고 ^{131}I에 대해서는 그렇지 않다), 광 피크 창에서 산란 event는 소각 산란(small angle scattering)에 의한 것이다. 이것은 광피크 영역 아래에 같은 폭의 창에서 계수를 제거하면 대략 정정될 수 있다.

만일 광 피크 계수에 기여하는 고에너지의 event가 있다면, 이 event를 정정하기 위해 광피크 창 위에 다른 창이 필요하다. 이중 또는 삼중 에너지 창 기법에 추가하여 다른 수학적 기법(합성 기반)이 제안되어 왔다 (예를 들면, Floyd et a1[26]). 다른 저자는 다른 크기의 물체에 대해 깊이-의존적 증강 인자를 평가함으로써 산란을 정정하는 수단을 개발했다. 산란 교정이 적용된 후, ROI 내의 선원 방사능은 다음과 같다.

$$A_{ROI}=\sqrt{\frac{I_A I_P}{e^{-\mu_e t}}}\frac{f_j}{C}$$

여기서 I_A와 I_P가 부위에서 앞과 뒤 계수이고 μe는 유효감쇠계수이다. t는 ROI 상의 평균 환자 두께이고, f_j는 선원 자체감쇠계수이다. ([(μ_et/2)/sinh(μ_et/2)] 이것은 좀처럼 계산에 많은 영향이 없어서 보통 무시된다) C는 선원 측정 계수(Bq 당 cts/s)이고, 공기에서 알려진 자연방사능 선원을 계산하여 얻어진다.

따라서, 신체에서 정의 가능한 부위의 방사능은 간, 비장, 신장 등과 같은 개개의 시간에 결정될 수 있다. 또한 신체에서 화합물의 정체와 배출을 추적하기 위해 ROI는 전신에 그려질 수 있다.

또한 배설물 샘플은 배출 경로 연구를 위해 채취될 수 있다. 단일의 배출 경로가 중요하면, 배설을 설명하기 위해 전신 소멸에 대한 지식이 사용될 수 있다.

단층촬영법(Tomography)

앞에 주어진 주어진 미분 연산에서, 앞과 뒤의 카메라 헤드에서 모아지고, 그 다음 처리된 영상 데이터와 더불어, 감마 카메라는 환자에 대해 고정 위치에 있다고 가정한다. 따라서 얻어진 투영 이미지는 2차원(2D) 또는 평탄한, 환자 이미지이다. 이것은 완전히 필요한 진단 정보를 모으기 위해 또는 선량 추정치를 계산하기 위해 적절할 수 있다. 카메라 헤드를 신체 주위에 회전시켜, 신체 주위에 배수 각도로 잡히는 투영 이미지를 이용한다면, 다른 형식(예컨대 CT)에서 일반적인 기법인 단층촬영 영상을 사용하여, 이러한 여러 이미지로부터 3D 이미지 정보가 재구성될 수 있다.

따라서 이 3D 정보는 slice 혹은 3D rendering으로 보여준다. 방사능 분포에 대한 상세한 이해를 줄 수 있다.

SPECT(Single Photon Emission Computed Tomography, 단일광자방출 전산화 단층촬영)는 대부분의 방사성핵종에 적용된다. 이에 반하여, PET(Positron Emission Tomography, 양전자 방출 단층촬영)는 양전자 방출 핵종에 적용된다. 투영 이미지는 신체 주위의 360도에서 3도 혹은 6도마다 획득한다. 그 다음 각 투영은 전체 범위를 역 투영한다; 신체의 각각의 "slice"는 다른 투사로 인해 영역이 교차하므로, 물체의 slice로 2D 이미지를 준다. (그림 10.12) 직접 역투영은 artifact들이 재구성이미지에 들어간다. 그래서 역투영은 일반적으로 데이터 필터를 사용하여 역투영을 시행한다.

공간 도메인에서 주파수 도메인으로 정보를 전환하기 위해, 이 계산과 관련된 데이터의 양을 다루는데 있어서 Fourier변환을 적용하는 것이 편리하다.

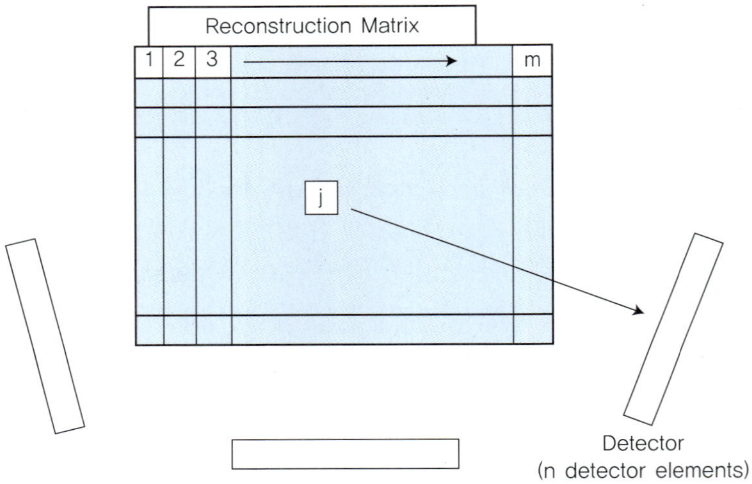

그림 10.12 | 단층촬영법에서 영상 데이터의 재구성

공간 도메인의 작은 물체는 주파수 영역의 고주파와 부합한다. 물체로부터의 참의 정보를 제거하지 않고, 가능한 이미지로부터 많은 잡음과 배후방사선을 제거하기 위해 데이터 파일러가 사용된다. 많은 타입의 필터가 개발되었고, 대부분은 진단이나 방사능 정량화에서 가능한 최선의 3D 이미지 추정치를 얻기 위해 매개변수를 조정하여 사용하게 되어 있다.

여과되어 재구성된 이미지는 아직 감쇠를 정정하지 않았다. 주어진 slice의 모든 "voxel" (2D "pixel"

의 3D 상관물)은 원시 투영 이미지 화소에서 조직의 다른 양(연조직 또는 뼈, 폐를 포함한 가변의 감쇠 특성)을 통해 역 투사된다. 신체에 대해 대략 균일한 감쇠 영역을 가정할 수 있다. 또는 가능하다면, SPECT 영상 이전에 같은 환자의 CT 이미지를 사용하여 감쇠 "맵(map)"을 정의할 수 있다. 다수의 투영을 사용하고, 환자의 반대편에서 검출기로 발견된 방사선을 연구하여, 재구성된 이미지 영역에서 각 voxel의 감쇠 특성을 정의할 수 있다. 그런 다음, 연속 반복 근사법에 의해, 감쇠를 정정하여 최적화된 3D 이미지를 얻는 시도를 할 수 있다. 산란은 앞에서 평면 접근법에서 사용한 것과 유사한 방법에 의해 제거될 수 있다. 이것은 MLEM(Maximum Likelihood Expectation Maximization, 최대 가능성 기대 극대화)이나 OSEM(Ordered Sets Expectation Maximization, 순서화된 세트 기대 극대화) 재구성 알고리즘을 사용한 접근법이다.[27] 이런 알고리즘을 이용한 것이 바로 결합 SPECT/CT카메라 시스템이다. 모든 필요한 데이터는 환자를 이동하지 않고, 영상 위치결정을 논쟁하지 않고 얻을 수 있다.

그림 10.12는 감쇠 교정을 위한 반복적인 재구성 알고리즘을 사용하는 아이디어를 설명한다.
재구성 행렬($m \times m$)에서 모든 voxel j는, 요소 수, 투영에서의 각 원소의 단면적과 각 원소의 물질 구성에 의존하여, 주어진 투사각과 검출기 원소(1에서 n까지)에 대한 감쇠인자를 가진다.

그러나, 최상의 이미지라 해도 물체 이미지의 가장자리는 실제 물체의 가장자리와 완전히 부합하지는 않을 것이다. 감마 카메라 시스템의 고유한 해상도 한도 때문이다. 현재 대부분의 핵종과 collimator에 대해 일반적으로 mm의 10 배수로 되어 있다.

물체 크기와 실제로 예상된 방사능 대조 값((source - bkgd)/source)의 범위에 대한 부피와 방사능 회복 계수를 평가하기 위해, 배후 방사능이 있거나 없는 scattering media, 알려진 질량과 방사능 물체의 연구를 시작해야 한다. 환자 움직임 역시 이미지 데이터의 품질을 방해할 수 있다.

운동역학 데이터(Kinetic Data)의 분석

정체와 배출을 표시하는 일련의 측정을 모아왔다고 가정해 본다. 우리 과제는 이러한 측정을, 시스템에서 각각 중요한 선원에 대한 $\tilde{A}$를 추정하기 위해 사용될 수 있는 실행 가능한 운동역학적 모형을 유도하는 방법으로 해석하는 것이다. 일반적으로, 분석을 취할 수 있는 복잡한 3 단계가 있다.

직접 적분법

실제 측정치를 방법 수로 직접 적분할 수 있다. 이것은 시스템에 대해 많은 정보를 주지는 않는다. 그러나 τ을 약간 쉽게 계산할 수 있다. 사용되는 가장 일반적인 방법은 간단히 일련의 사다리꼴로 영역에 접근하는 사다리꼴 방법이다.

최소 제곱(Least Squares) 분석

데이터를 주먹구구식으로 적분하는 다른 대안은 데이터에 주어진 곡선 형태를 맞추는 것이다. 곡선은 직접 적분될 수 있는 식으로 표시된다. 가장 일반적인 접근법은 일련의 지수 항에 의해 일련의 데이터를 특징지으려는 시도이다. 다수 시스템이 이런 형태에 의해 잘 표시되고 지수 항은 적분하기 쉽기 때문이다. 일반적으로, 접근법은 맞춰진 곡선으로부터 데이터 포인트의 거리 제곱의 합계를 최소화하는 것이다. 곡선은 다음과 같은 형태를 가질 것이다:

$$A(t)=a_1e^{-b_1t}+a_2e^{-b_2t}+\cdots$$

방법대로 각 점 사이의 제곱 차이와 그 점에서 맞추어진 곡선의 풀이를 살펴보고, 미지수 a_i와 b_i 각각에 대하여 이 식을 편 미분하고, 그것을 제로와 같게 설정함으로써 이 양을 최소화한다. a_i와 b_i의 이상적인 추정치가 얻어지면, 0부터 무한대로 $A(t)$의 적분은 단순하다.

$$\int_0^\infty A(t)dt=\frac{a_1}{b_1}=\frac{a_2}{b_2}+\cdots$$

만일 계수 a_i에 방사능의 단위가 있다면, 이 적분은 누적된 방사능을 표시한다(b_i의 단위는 $time^{-1}$ 이다).

구획 모델(Compartmental Model)

연구 중인 생물계에 대하여 잘 알고 있거나, 또는 어떻게 시스템이 작동하고 있는지를 좀 더 상세히 알고 싶거나 간에, 이 상황은 자주 일어난다. 이 경우, 일단의 구획이 전이율 계수를 통하여 연결된 것으로 시스템을 기술할 수 있다. 다양한 구획 중 A에 대한 풀이는, 시스템에서의 방출과 구획 사이에 추적자의 전이를 기술하는 결합 미분 방정식 시스템을 푸는 것을 포함한다.

각 구획에 대한 시간 방사능 곡선 풀이는 보통 지수 함수의 합이 된다. 그러나 각 구획을 별도로 맞추는 최소 제곱법에 의해 얻어지는 것이 아니고, 데이터가 모델에 의해 잘 맞춰질 때까지 구획 사이의 전이율 계수를 다양화함으로써 푸는 것이다.

선량 계산

MIRD 시스템의 선량 계산은 ICRP 30 시스템에 있는 것과 완전히 일치한다, 우리는 단지 다른 기호를 사용한다:

$$Us \Rightarrow \tilde{A}$$

$$SEE \Rightarrow S$$

$$D_1 = \tilde{A}_1 S(1 \leftarrow 1) + \tilde{A}_2 S(1 \leftarrow 2)$$

$$D_2 = \tilde{A}_1 S(2 \leftarrow 1) + \tilde{A}_2 S(2 \leftarrow 2)$$

$$D_3 = \tilde{A}_1 S(3 \leftarrow 1) + \tilde{A}_2 S(3 \leftarrow 2)$$

표에서 이 값을 찾는 것은 내부 선량 계산에서 별로 힘들지 않은 연습 문제가 될 것이다. 소프트웨어 프로그램은 과정을 한층 더 빠르게 해준다.

예제 첫 번째 원리

ICRP 보고서는 표준 사람은 140그램의 칼륨을 포함하는 것으로 기술한다.
전신에 대해 rad/week로 평균 β선량율을 추정하고, 다음 정보가 주어져 있다.

사람 표준(Reference Man)	70,000g
칼륨에 있는 ^{40}K	0.012%
^{40}K의 β붕괴 확률	90%
^{40}K의 최대β에너지	1.3 MeV
^{40}K의 반감기	1.2×10^9년
아보가드로 수	6.025×10^{23}
에너지 전환	1.6021×10^{-6}erg/MeV
선량 변환	100 erg/g=1 rad

이 선량율을 평가하기 위해 특정한 시스템을 사용하지 않는다. 단지 흡수선량이 단위 질량 당 흡수된 에너지라는 원리를 사용한다. 70,000g의 물질에 고른 분포의 방사능이 있고, 단지 β선량율을 추정하고 싶다. 첫 번째로 얼마나 많은 방사능을 가지고 있는지를 밝혀낼 필요가 있다. 이것은 그램 수로 계산되고, 잘 알려진 다음의 관계식에서 구할 수 있다.

$$A = \lambda N$$

이 문제에서

$$A=\left(\frac{0.693}{1.2\times10^{9}\text{yr}}\right)\left(\frac{1\text{yr}}{\pi\times10^{7}\text{sec}}\right)(140\text{gK})\left(\frac{1.2\times10^{-4}\text{gK}-40}{\text{gK}}\right)$$

$$\times\left(\frac{\text{mol K}-40}{40\text{g K}-40}\right)\left(\frac{6.025\times10^{23}\text{atoms}}{\text{mol}}\right)$$

$$A=4.65\times10^{3}\ \text{atoms/sec}=4.65\times10^{3}\ \text{dis/sec}$$

방사능을 알고 있는 때문에, 이제 70,000 g의 물체에서 선량율을 직접 계산할 수 있다. 선량율은 질량으로 나누어진 방사능, 붕괴의 평균 에너지, 붕괴의 과다, 흡수 분율과 인자 k(단지 단위를 전환)의 결과물이다. 이 문제에 작은 속임수가 있다. ^{40}K 에 대해 최대 β에너지를 주었다는 점이다; 평균 선량율을 얻기 위해 평균 에너지를 사용해야 한다. 만일 이것을 감쇠 데이터 자료집에서 찾을 수 있으면 더 좋을 것이다; 여기에서 단지 평균 β에너지는 최대의 삼분의 일이라는 thumb법을 사용한다.

$$A=\left(\frac{4.65\times10^{3}\ \text{dis}}{\text{sec}}\right)\left(\frac{6.048\times10^{5}\ \text{sec}}{\text{week}}\right)\left(\frac{1.3\ \text{MeV}}{3\beta}\right)\left(\frac{0.9\beta}{\text{dis}}\right)$$

$$\times\left(\frac{1.602\times10^{-6}\ \text{erg}}{\text{MeV}}\right)\left(\frac{\text{g}-\text{rad}}{100\ \text{erg}}\right)\left(\frac{1}{70000\text{g}}\right)$$

$$D=2.5\text{x}10^{-4}\text{rad/week}$$

이 문제에서, k는 1 주일의 초 수이고, 인자 100 erg/g-rad 위에 erg/MeV 이다. 선량율 방정식의 처음 항은 우리가 계산한 방사능이다. 세 번째 항은 붕괴(1.3/3) 당 평균 에너지이다. 그리고 다음 항은(0.9)는 존재비이다. 흡수 분율은 1.0이고, 질량(70,000g)과 같은 항에 주어진다. 이것은 신체에서 매 주 천연 40K에서 얻는 β선량율의 상당히 정밀한 해석이다. 물론 신체에 약간 적거나 많은 방사능이 있을 수 있고, 몸무게가 70kg 이상이거나 이하일 수 있다. 그리고 만일 선량율 합계를 원하면, 감마 요소를 평가할 필요가 있다. 또한 다른 예제에서 방법을 보기로 한다.

◉ **예제** ◉ 장기 선량에 기여도

간, 비장, 폐에서의 ^{90}Y 방사능 선량을 아래와 같이 계산한다. 어떤 장기에 대한 전체 선량의 기여를 이해하기 위해, 개별적으로 고려한다:

1. 비투과성 방사선의 선량 (비투과성 자기-선량, nonpenetrating self-dose)
2. 선원 장기와 표적 장기가 같은 장기일 때 투과성 방사선의 선량 (투과성 자기-선량, penetrating self-dose)
3. 선원 장기와 표적 장기가 -다른 장기일 때 투과성 방사선의 선량 (교차 방사선 조사 선량, cross-irradiation dose)

Organ	Mass(kg)	$\tilde{A}$ (μCi-hr)
Liver	1.91	2000
Spleen	0.183	2000
Lungs	1.00	0

^{90}Y에 대하여:

$\Delta_p = 0.000$g-rad/μCi-hr

$\Delta_{np} = 1.99$g-rad/μCi-hr

(p=penetrating, np=nonpenetrating)

	$\phi(r_T \leftarrow$Liver)		$\phi(r_T \leftarrow$Speen)	
Target(r_T)	p	np	p	np
Liver	NA	1	NA	0
Spleen	NA	0	NA	1
Lungs	NA	0	NA	0

^{90}Y에는 투과성 구성요소가 없다. 비투과성 방출에 대한 어떤 장기의 흡수 분율은 1이고, 다른 장기는 0이다. 장기 선량은 rad로 다음과 같다.

	Source Organ				
	Liver		Spleen		
Target Organ	p	np	p	np	Total
Liver	NA	2.1	NA	0	2.1
Spleen	NA	0	NA	22	22
Lungs	NA	0	NA	0	0.0

간 선량은 $(2000\ \mu Ci.hr \times 1.99 g\text{-}rad/\mu Ci.hr)1910g = 2.1$ rad 이다.
비장 선량은 $(2000\ \mu Ci.hr \times 1.99 g\text{-}rad/\mu Ci.hr)183g = 22$ rad 이다.
폐에는 할당된 방사능이 없으므로 폐 선량은 물론 0이다. 그리고 간과 비장의 방사능을 보면 폐는 방사선 치료하지 않은 것으로 가정된다.

요점 간과 비장은 같은 누적된 방사능을 지닌다. 비장이 약 10 배씩 작아지면 선량은 10 배씩 높아지기 때문이다. (정확히 β방사체에 대해 참이면, 결과는 감마 방사체에 대해 다양하다. 그러나 경향은 같을 것이다.)
단위, 질량은 kg으로 주어졌다; 이것을 g로 변환할 필요가 있었다. 만일 변환하지 않으면, 해답이 1000의 비율로 차이가 있다. 그리고 계산은 환자가 상당히 높은 선량을 받은 것으로 잘못 표시될 것이다.

예제 장기 선량에 기여도
지금, ^{99m}Tc에 대해 같은 문제가 반복된다. 선량을 계산하기 위해 아래 데이터 테이블을 완료시킨다. 140 keV가 유일한 투과성 붕괴 에너지가 된다는 점을 고려하자.

Organ	Mass(kg)	$\tilde{A}$ (μCi–hr)
Liver	1.91	2000
Spleen	0.183	2000
Lungs	1.00	0

^{99m}Tc에 대하여:

$$\Delta_p = 0.267 g\text{-}rad/\mu Ci - hr$$

$$\Delta_{np} = 0.0342 g\text{-}rad/\mu Ci - hr$$

$(p = \text{penetrating},\ np = \text{nonpenetrating})$

	Absorbed Fractions*			
	$\phi(r_T \leftarrow \text{Liver})$		$\phi(r_T \leftarrow \text{Speen})$	
Target Organ	p	np	p	np
Liver	0.162	1	0.0071	0
Spleen	0.0062	0	0.072	1
Lungs	0.0098	0	0.0085	0

* 기준 9로부터의 흡수 분율

	Source Organ				
	Liver		Spleen		
Target Organ	p	np	p	np	Total
Liver	0.045	0.036	0.002	0	0.083
Spleen	0.0018	0	0.21	0.37	0.59
Lungs	0.0052	0	0.0045	0	0.0097

요점 간과 비장에서 같은 누적된 방사능과 더불어, 질량 차이로 인해, 대략 선량의 10 배 차이가 난다.

이제 폐는 할당된 방사능이 없더라도 선량을 얻는다. 이것은 간과 비장으로부터 투과성 선량으로 인한 것이다. 즉, 이 장기에서 시작된 광자가 폐에 선량을 퇴적한 것이다.

예제 평균 장기 선량에 대한 S-값 계산

적합한 붕괴 데이터를 계산된 흡수 분율과 결합함으로써, ^{99m}Tc로부터 간의 자체 조사(self-irradiation)에 대한 $S-$값을 계산할 수 있다. 표 10.3은 ^{99m}Tc 붕괴 도식을 표시한다.(RADAR 웹 사이트[28])

첫 번째로, 언뜻 보면 상당한 수의 고려할 만한 방출이 있는 것처럼 보인다. 그러나, 목적을 위해, ^{99m}Tc는 단지 5개의 방출을 가진다라고 간주할 수 있다: 1개의 γ방사선, 세 개의 X-선, 비투과성 방출 그룹. 같은 흡수 분율(1.0)을 모두 곱하기 때문에, 비투과성 방출을 다 함께 그룹지울 수 있다. 합계 $\sum n_iE_i\ \phi_i$ 에서 n_iE_i를 합계 내고, 전체 합계에 $\phi=1.0$을 곱할 수 있다. 그 자체를 방사선 치료하고 있는 간에 대해 S-값을 계산하기 위해, 그 다음, 투과성 방출8에 대한 적합한 흡수 분율과 모든 방출 상에 합계를 찾아야 한다:

Emission	n	E	$k\sum n_iE_i$	ϕ	$k\sum n_iE_i\,\phi_i$
γ2:	0.891	0.1405	0.267	0.162	0.0432
Kα1 x–ray	0.04	0.0184	0.0016	0.82	0.0013
Kα2 x–ray	0.021	0.0182	0.0008	0.82	0.00066
Kα1 x–ray	0.0068	0.0206	0.0003	0.78	0.00023
Nonpenetrating	–	–	0.0343	1.0	0.0343
			TOTAL = 0.080		

표 10.3 99m-Tc-43 붕괴 유형 : IT 반감기: 6.01 H

Emission Type	Mean Energy(MeV)	Frequency
ce-M e_	0.0016	0.7460
Auger-L e_	0.0022	0.1020
Auger-K e_	0.0155	0.0207
ce-K e_	0.1195	0.0880
ce-K e_	0.1216	0.0055
ce-L e_	0.1375	0.0107
ce-L e_	0.1396	0.0017
ce-M e_	0.1400	0.0019
ce-N+ e_	0.1404	0.0004
ce-M e_	0.1421	0.0003
L X-ray	0.0024	0.0048
Kα1 X-ray	0.0183	0.0210
Kα2 X-ray	0.0184	0.0402
Kα3 X-ray	0.0206	0.0120
γ	0.1405	0.8906
γ	0.1426	0.0002

k를 2.13과 같게 설정했다. 이것은 세 번째와 네 번째 열에서의 단위를 g-rad/μCi-hr가 되게끔 초래하고, 에너지는 MeV로 주어진다. $S-$값은 간단히 간의 질량, 1800g으로 나누어진 다섯 번째 열의 값의 합계이다:

$$S(\text{liver} \leftarrow \text{liver}) = 0.080/1800\text{g} = 4.4 \times 10^{-5}\text{rad}/\mu\text{Ci-hr}$$

◉ **예제** ◉ 한 장기에 대한 선량

동물 연구로부터 외삽하게 되는 데이터는 ^{99m}Tc와 표지된 새로운 화합물에 대해 다음과 같은 매개변수를 산출해 놓았다.

Liver	$f_1=0.3$	$T_{e1}=0.5$ hours
	$f_2=0.1$	$T_{e2}=5.5$ hours
Kidneys	$f_1=0.2$	$T_e=1.2$ hours

여기서 f는 주사된 방사능의 분율이다. 주사된 방사능의 단지 60% 만이 이 두 장기를 고려하는 것으로 설명된다. 간에 대한 선량을 계산하자. 만일 이것이 정말 문제라면, 간, 신장, 생식선, 적색골수와 아마 다른 약간의 장기에 대한 선량을 계산할 것이다. 다음 S-값을 MIRD 11에서 찾는다.[15]

$$S(\text{liver} \leftarrow \text{liver}) = 4.6 \times 10^{-5} \text{ rad}/\mu\text{Ci-hr}$$
$$S(\text{liver} \leftarrow \text{kidneys}) = 3.9 \times 10^{-6} \text{ rad}/\mu\text{Ci-hr}$$

간 대 간의 S-값은 계산한 것과는 약간 다르다. MIRD 11은 약간 다른 붕괴 데이터를 사용했다. A_0 = 1 mCi = 1000μCi 라 고 가정하자. 그러면 다음과 같다.

$$\tilde{A}(\text{liver}) = 1.443 \cdot 1000\mu\text{Ci}(0.3 \cdot 0.5\text{hr} + 0.1 \cdot 0.5\text{hr}) = 1010\mu\text{Ci-hr}$$
$$\tilde{A}(\text{kidneys}) = 1.443 \cdot 1000\mu\text{Ci} \cdot 0.2 \cdot 1.2\text{hr} = 350\mu\text{Ci-hr}$$
$$D(\text{liver}) = 1010\mu\text{Ci-hr} \cdot 4.6 \times 10^{-5} \text{ rad}/\mu\text{Ci-hr} + 350\mu\text{Ci-hr} \cdot 3.9 \times 10^{-6} \text{ rad}/\mu\text{Ci-hr}$$
$$D(\text{liver}) = 0.0465\text{rad} + 0.0014 \text{ rad} = 0.048\text{rad}$$

간이 그 전량의 97%에 기여한다라는 점에 주의한다. 주사된 방사능으로 나누어, 이 가정된 입력값을 주면, 선량은 0.048 rad/mCi 이다. 따라서, 만일 3 mCi를 사용하기 위해 연구를 재설계하면, 간의 흡수선량은 3 mCi $\times$ 0.048rad/mCi = 0.14rad가 될 것이다.

예제 1 MBq의 ^{99m}Tc 를 환자에게 주면:40%는 간으로 가고, 생물학적 반감기는 10 hr 이다; 다른 60%는 비장으로 가고, 무한한 생물학적 반감기(완전히 소멸되지 않음)를 가진다.

$$A_{\text{liver}} = 4 \times 10^5\text{Bq} \times 1.443 \times \frac{6 \times 10h}{6+10} \times \frac{3600s}{h}$$
$$A_{\text{liver}} = 7.79 \times 10^9\text{Bq-}s$$
$$A_{\text{spleen}} = 6 \times 10^5\text{Bq} \times 1.443 \times 6h \times \frac{3600s}{h}$$
$$A_{\text{spleen}} = 1.87 \times 10^9\text{Bq-}s$$
$$S_{\text{liver}\leftarrow\text{liver}} = 4.1 \times 10^{-5}\text{rad}/\mu\text{Ci-hr} = 3.08 \times 10^{-6}\text{mGy/MBq-}s$$
$$S_{\text{liver}\leftarrow\text{liver}} = 3.1 \times 10^{-4}\text{rad}/\mu\text{Ci-hr} = 2.33 \times 10^{-5}\text{mGy/MBq-}s$$
$$S_{\text{liver}\leftarrow\text{liver}} = 9.6 \times 10^{-7}\text{rad}/\mu\text{Ci-hr} = 7.2 \times 10^{-8}\text{mGy/MBq-}s$$
$$S_{\text{liver}\leftarrow\text{liver}} = 9.6 \times 10^{-5}\text{rad}/\mu\text{Ci-hr} = 7.2 \times 10^{-8}\text{mGy/MBq-}s$$

$$D_{\text{liver}} = 7.9 \times 10^{3}\ \text{MBq-}s \times 3.08 \times 10^{-6}\text{mGy/MBq-}s + 1.87 \times 10^{4}\text{MBq-}s \times 7.2 \times 10^{-8}\text{mGy/MBq-}s = 0.025\ \text{mGy}$$

$$D_{\text{spleen}} = 7.79 \times 10^{3}\ \text{MBq-}s \times 7.2 \times 10^{-8}\text{mGy/MBq-}s + 1.87 \times 10^{4}\text{MBq-}s \times 2.33 \times 10^{-5}\text{mGy/MBq-}s = 0.43\ \text{mGy}$$

예제 태아에 대한 선량

MIRD Dose Estimate Report No. 13[29]에는 ^{99m}Tc-MDP의 정맥내 주사에 대해 계속되는 붕괴 수를 보고하고 있다.

Cortical bone	1.36μCi-hr/μCi administered
Cancellous bone	1.36μCi-hr/μCi administered
Kidneys	0.148μCi-hr/μCi administered
Urinary bladder	0.782μCi-hr/μCi administered
Remainder of body	1.64μCi-hr/μCi administered

만일 17 mCi의 ^{99m}Tc-MDP를 임신 2주의 여성에게 주었다면, 태아에게 있음직한 흡수 선량은 무엇인가? 임신 초기에, 불임 자궁의 선량은 합리적으로 태아 선량의 양호한 추정치가 된다. 다른 장기와 관련이 있는 자궁의 크기와 형태가 본질적으로 변하지 않기 때문이다. 그러므로, 방사선 치료하고 있는 자궁을 이러한 선원 장기로 $S-$값을 사용할 수 있다:

$$S(\text{Uterus} \leftarrow \text{Cortical bone}) = 5.7 \times 10^{-7}\text{rad}/\mu\text{Ci-hr}$$
$$S(\text{Uterus} \leftarrow \text{Kidneys}) = 9.4 \times 10^{-7}\text{rad}/\mu\text{Ci-hr}$$
$$S(\text{Uterus} \leftarrow \text{Urinary bladder}) = 1.6 \times 10^{-5}\text{rad}/\mu\text{Ci-hr}$$
$$S(\text{Uterus} \leftarrow \text{Total body}) = 2.6 \times 10^{-6}\text{rad}/\mu\text{Ci-hr}$$

마지막 $S-$값은 반드시 필요한 것은 아니다. 이것은 전신(즉, 뼈, 신장, 등을 포함하여)에 균일하게 분산된 방사능에 의해 방사선 치료받는 장기의 $S-$값이다. 다른 선원 장기의 주어진 구성에 대해 신체 나머지 부분의 $S-$값을 계산하는 공식은 다음과 같다.[30]

$$S(r_k \leftarrow RB) = S(r_k \leftarrow TB)\left(\frac{m_{TB}}{m_{RB}}\right) - \sum_h S(r_k \leftarrow r_h)\left(\frac{m_h}{m_{RB}}\right)$$

여기서:

$S(r_k \leftarrow RB)$는 방사선 치료 받는 표적 부위 r_k에 대해 나머지의 S값이다

$S(r_k \leftarrow TB)$는 방사선 치료 받는 표적 부위 r_k에 대해 전신(total body)의 S값이다

$S(r_k \leftarrow r_h)$는 방사선 치료 받는 표적 부위 r_k에 대해 선원 부위 h의 S값이다

m_{TB}는 전신의 질량이다

m_{RB}는 신체 나머지 부분의 질량, 즉 전신에서, 이 문제에서 사용되는 모든 다른 선원 장기를 뺀 질량이다.

m_h는 선원 부위 h의 질량이다

이 문제에서, 자궁에 대한 신체 나머지의 S값은 2.7×10^{-6}rad/μCi-hr이다(전신에 대한 S값보다 4% 더 높다). 자궁에 대한 전체 선량은 다음과 같이 계산된다.

1.36μCi-hr/μCi administered $\times 5.7 \times 10^{-7}$rad/$\mu$Ci-hr $= 7.8 \times 10^{-7}$rad/μCi
1.36μCi-hr/μCi administered $\times 5.7 \times 10^{-7}$rad/$\mu$Ci-hr $= 7.8 \times 10^{-7}$rad/μCi
0.148μCi-hr/μCi administered $\times 9.4 \times 10^{-7}$rad/$\mu$Ci-hr $= 1.4 \times 10^{-7}$rad/μCi
0.782μCi-hr/μCi administered $\times 1.6 \times 10^{-5}$rad/$\mu$Ci-hr $= 1.2 \times 10^{-5}$rad/μCi
1.64μCi-hr/μCi administered $\times 2.7 \times 10^{-6}$rad/$\mu$Ci-hr $= 4.4 \times 10^{-6}$rad/μCi
합계 $= 1.8 \times 10^{-5}$rad/μCi

일어난 사건에서의 선량 합계 $= 1.8 \times 10^{-5}$rad/μCi $\times$ 17,000μCi $=$ 0.30rad

이 추정치를 계산하기 위해 70kg 성인 남자 모형 대신에 57kg의 성인 여성 모형11을 사용하는 것은 아마 더 정확할 것이다. 성인 여성의 S값을 사용하면, 2.310^{-5}rad/μCi 의 선량이 추정되고, 0.39 rad의 선량 합계 추정치를 끌어낸다.

예제 몇몇 장기에 대한 선량

MIRD Dose Estimate Report No. 12[31]에서 ^{99m}Tc-DTPA의 정맥내 투여에 대한 다음과 같은 체류 시간을 찾아 볼 수 있다.

신장 0.092 μCi-hr/μCi 투여됨

방광 0.84 μCi-hr/μCi 투여됨. (2.4 hr 배뇨 간격)

1.72 μCi-hr/μCi 투여됨. (4.8 hr 배뇨 간격)

신체 나머지 2.84 μCi-hr/μCi 투여됨

이 장기와 난소, 고환, 적색골수에 대한 흡수선량을 계산하자. 그 다음, 각 표적 장기에 대해, 세 가지 선원 장기의 S값 모두가 필요할 것이다: 또한 문제에 두 상황이 있다: 방광에 대해 2.4 시간과 4.8시간의 배뇨 간격있다. 이전 예제와 같이, 누적 방사능 값의 각 그룹에 대해 각 표적 장기의 선량 합계에 세가지 기여를 했다.

간단한 문제에 대해, 약간 실질적인 수학적 양으로 입증한 것을 표시하는 손쉬운 방법은, 행렬의 사용이다. 원하는 선량 추정치 세트가 2×6 의 행렬이라면 (6개의 표적 장기에 의한 두 세트의 선량 추정치: 신장, 방광, 난소, 고환, 적색골수, 전신), 이것은 누적 방사능 값은 2×3 행렬로, S값은 3×6 행렬로 되며, 두 행렬을 곱하여 결과를 얻는다:

$$D=\tau S$$

$$D=\begin{bmatrix} \tilde{A}_{kid1} & \tilde{A}_{blad1} & \tilde{A}_{RB1} \\ \tilde{A}_{kid2} & \tilde{A}_{blad2} & \tilde{A}_{RB2} \end{bmatrix}$$

$$\times\begin{bmatrix} S(kid\leftarrow kid) & S(ov\leftarrow kid) & S(mar\leftarrow kid) & S(test\leftarrow kid) & S(blad\leftarrow kid) & S(TB\leftarrow kid) \\ S(kid\leftarrow blad) & S(ov\leftarrow blad) & S(mar\leftarrow blad) & S(test\leftarrow blad) & S(blad\leftarrow blad) & S(TB\leftarrow blad) \\ S(kid\leftarrow RB) & S(ov\leftarrow RB) & S(mar\leftarrow RB) & S(test\leftarrow RB) & S(blad\leftarrow RB) & S(TB\leftarrow RB) \end{bmatrix}$$

$$D=\begin{bmatrix} 0.092 & 0.842 & 2.84 \\ 0.092 & 1.72 & 2.84 \end{bmatrix}$$

$$\times\begin{bmatrix} 1.5x10^{-4} & 1.1x10^{-6} & 3.8x10^{-6} & 8.8x10^{-8} & 2.8x10^{-7} & 2.1x10^{-6} \\ 2.6x10^{-7} & 7.3x10^{-6} & 1.6x10^{-6} & 4.7x10^{-6} & 1.6x10^{-4} & 1.9x10^{-6} \\ 1.4x10^{-6} & 2.4x10^{-6} & 2.9x10^{-6} & 1.7x10^{-6} & 1.9x10^{-6} & 2.0x10^{-6} \end{bmatrix}$$

$$D=\begin{bmatrix} D_{kid1} & D_{ov1} & D_{mar1} & D_{test1} & D_{blad1} & D_{TB1} \\ D_{kid2} & D_{ov2} & D_{mar2} & D_{test2} & D_{blad2} & D_{TB2} \end{bmatrix}$$

$$\times\begin{bmatrix} 2.2x10^{-5} & 1.3x10^{-5} & 1.0x10^{-5} & 8.8x10^{-6} & 1.4x10^{-4} & 7.5x10^{-6} \\ 2.2x10^{-5} & 1.9x10^{-5} & 1.2x10^{-5} & 1.3x10^{-5} & 2.8x10^{-4} & 9.1x10^{-6} \end{bmatrix}$$

(단위 : rad/mCi)

방광뿐만 아니라 생식선에 대한 흡수선량에서도 증가 결과를 보였고, 방광에서 발생하는 붕괴의 수에서 증가에 대해 주의한다.

참고문헌

1. Marinelli L, Quimby E, Hine G. (1948) Dosage determination with radioactive isotopes II, practical considerations in therapy and protection, Am J Roent Radium Ther 59:260-280.
2. Quimby E and Feitelberg S (1963) Radioactive isotopes in medicine and biology, Philadelphia, Lea and Febiger.
3. Hine G, Brownell G. (1956) Radiation dosimetry, New York, Academic Press.
4. International Commission on Radiological Protection. (1960) Report of committee II on permissible dose for internal radiation, Health Phys. vol 3.
5. International Commission on Radiological Protection. (1979) Limits for Intakes of Radionuclides by Workers. ICRP Publication 30, Pergamon Press, New York.
6. Loevinger R, Budinger T, Watson E; MIRD Primer for Absorbed Dose Calculations, Society of Nuclear Medicine, 1988.
7. M.G. Stabin and J. A. Siegel. Physical Models and Dose Factors for Use in Internal Dose Assessment. Health Physics, 85(3):294-310, 2003.
8. M. G. Stabin, R.B. Sparks, E. Crowe. OLINDA/EXM: The Second-Generation Personal Computer Software for Internal Dose Assessment in Nuclear Medicine. J Nucl Med 2005;46 1023-1027.
9. http://www.doseinfo-radar.com
10. Eve, IS. (1966) A review of the physiology of the gastrointestinal tract in relation to radiation doses from radioactive materials. Health Phys. 12:131-161.
11. International Commission on Radiological Protection. Human Respiratory Tract Model for Radiological Protection. ICRP Publication 66. International Commission on Radiological Protection, Pergamon Press, New York, 1995.
12. International Commission on Radiological Protection. (1995) Age-dependent doses to members of the public from intakes of radionuclides: Part 3. Ingestion dose coefficients. ICRP Publication 69, Pergamon Press, New York.
13. Snyder W, Ford M, Warner G, Fisher H, Jr. (1969) MIRD Pamphlet No 5 - Estimates of Absorbed Fractions for Monoenergetic Photon Sources Uniformly Distributed in Various Organs of a Heterogeneous Phantom. J Nucl Med Suppl No 3, 5.
14. Snyder W, Ford M, Warner G. (1978) MIRD Pamphlet No 5, Revised - Estimates of Specific Absorbed fractions for Photon Sources Uniformly Distributed in Various Organs of a Heterogeneous Phantom. Society of Nuclear Medicine, New York.
15. Snyder W, Ford M, Warner G. Watson S. (1975) "S," absorbed dose per unit cumulated activity for selected radionuclides and organs, MIRD Pamphlet No. 11, Society of Nuclear Medicine, New York, NY.
16. Cristy M. and Eckerman K. (1987) Specific absorbed fractions of energy at various ages from internal photons sources. ORNL/TM-8381 V1-V7. Oak Ridge National Laboratory, Oak Ridge, TN.
17. Stabin M, Watson E, Cristy M, Ryman J, Eckerman K, Davis J, Marshall D., Gehlen K. (1995) Mathematical models and specific absorbed fractions of photon energy in the nonpregnant adult female and at the end of each trimester of pregnancy. ORNL Report ORNL/TM-12907; Oak Ridge National Laboratory, Oak Ridge, TN, USA.

18. Eckerman KF, Cristy M, and Warner GG. (1981) Dosimetric Evaluation of Brain Scanning Agents; In Third International Radiopharmaceutical Dosimetry Symposium; eds. E.E. Watson, A.T. Schlafke-Stelson, J.L. Coffey, and R.J. Cloutier; HHS Publication FDA 81-8166, U.S. Dept. of Health and Human Services, Food and Drug Administration, Rockville, MD; pp 527-540.
19. Bouchet L, Bolch W, Weber D, Atkins H, Poston J, Sr. (1999) MIRD Pamphlet No 15: Radionuclide S values in a revised dosimetric model of the adult head and brain. J Nucl Med 40:62S-101S.
20. Holman BL, Zimmerman RL, Shapiro JR, Kaplan ML, Jones AG, Hill TC. (1983) Biodistribution and dosimetry of n-isoproy1 p-123I iodoamphetamine in the primate. J Nuel Med 24:922-931.
21. Watson EE, Stabin MG, Davis JL, and Eckerman KF. (1989) A Model of the Peritoneal Cavity for Use in Internal Dosimetry. J Nucl Med 30:2002-2011.
22. Stabin MG. (1994) A Model of the Prostate Gland for Use in Internal Dosimetry. J Nucl Med 35(3):516-520.
23. Kirschner, A; Ice, R.; Beierwaltes, W. Radiation dosimetry of 131I-19-iodocholesterol: the pitfalls of using tissue concentration data, the author' s reply. J Nucl Med 16(3):248-249, 1975.
24. Anger HO. Scintillation camera. (1958) Rev Sci Instrum 29:27-33.
25. Siegel J, Thomas S, Stubbs J et al. (1999) MIRD Pamphlet No 16 - Techniques for Quantitative Radiopharmaceutical Biodistribution Data Acquisition and Analysis for Use in Human Radiation Dose Estimates. J Nuel Med 40:37S-61S.
26. Floyd CE, Jr., Jaszczak RJ, Greer KL, Coleman RE. (1985) Deconvolution of Compton scatter in SPECT. J Nucl Med 26:403-408.
27. Rosenthal MS, Cullom J, Hawkins W, Moore SC, Tsui BMW, Yester M. (1995) Quantitative SPECT imaging: a review and recommendations by the focus committee of the Society of Nuclear Medicine Computer and Instrumentation Council. J Nucl Med 36:1489-1513
28. MG Stabin, CQPL da Luz. New Decay Data For Internal and External Dose Assessment, Health Phys. 83(4):471-475, 2002.
29. D. Weber et al. MIRD Dose Estimate Report No 13: Radiation Absorbed Dose from 99m Tc Labeled Bone Agents. J Nucl Med 30(6): 1117-1122, 1989.
30. Cloutier, R, Watson, E, Rohrer, R, Smith, E: Calculating the radiation dose to an organ, J Nucl Med 14(1):53-55, 1973.
31. S. Thomas et al. MIRD Dose Estimate No. 12 - Radiation Absorbed Dose from 99mTc Diethylenetriaminepentaacetic Acid (DTPA). J Nucl Med 25:503-505, 1984.

방사선 방호 활동/평가 섭취 11

11.1 서론

모든 기관의 방사선 방호 프로그램은 분명 그정된 실체가 아니지만, 지속적인 품질 개선을 위해 계속적으로 정밀하고 자세하게 조사, 평가되고 있다. 가장 보건적인 프로그램에는 주 방사선 안전 관리자(RSO)가 있어야 하며 되도록이면 보조 RSO(Radiation Safety officer), 많은 HP(Health Programer) 전문가, HP 기술자, 그리고 HP 및 다른 과학 지식을 가진 사람들로 구성된 감독 위원회가 있어야 한다. 이 위원회는 일정 기간 동안의 방사능, 사고, 프로그램 변경을 RSO에게 보고 받기 위해 주기적(예: 매월 또는 분기별)으로 열려야 한다.

프로그램은 개인 선량 축소, 사고 원인이 되는 조건 제거, 상실 기록 등, 더 상세하고 나은 절차로 항상 개선될 수 있다. 목표는 사람들을 문서 업무에 파묻히게 하는 것은 아니지만 개선은 항상 형식화된 절차를 만들어 내는 경향이 있다. 따라서 방사선 방호 평가에 사용되는 양이 늘어나기 쉽다. 반면에, 실제로 방사선 안전을 개선하기 위한 최고의 방법은 절차를 능률화하고 단순화하여 진다. 이로 인해 근로자가 높은 방사선 및 방사능에 피폭 되는 시간을 단축시킬 수 있다. 특히 고선량 상황에서 개인과 작업 그룹의 효율을 최적화하여, 고 방사성 선원을 다루거나 고선량률 환경에서 작업을 순조롭게 할 수 있도록 모의 훈련을 자주 수행하여야 한다.

여러 사건(사소한 과다피폭, 누출 등)을 관리적으로 기록하고 원인을 이해함으로써 비슷한 사고가 발생하는 것을 줄이고 그런 사고를 피하도록 작업 인력을 육성하는 것이 도움이 될 것이다. 집단 선량과 같은 변수를 다양한 형식으로 도표화 하면(그림 11.1 참조, 출처: Strom 외1) 프로그램 전체에 걸쳐 직원이 주의하는 데 도움을 준다. 모든 직원이 정기적 규제에 만족한다고 가정한다면, 그 다음 고려 사항은 조직의 ALARA(합리적 방호) 프로그램이 어떻게 작용하고 있는 가이다. 만일 유사한 기능을 수행하고 있는 근로자 군들의 피폭 이력이 서로 다르다면, 고선량 근로자들에 대한 논의를 거쳐 작업 순서에 변화를 줌으로써 낮은 선량으로 같은 작업을 할 수 있다.

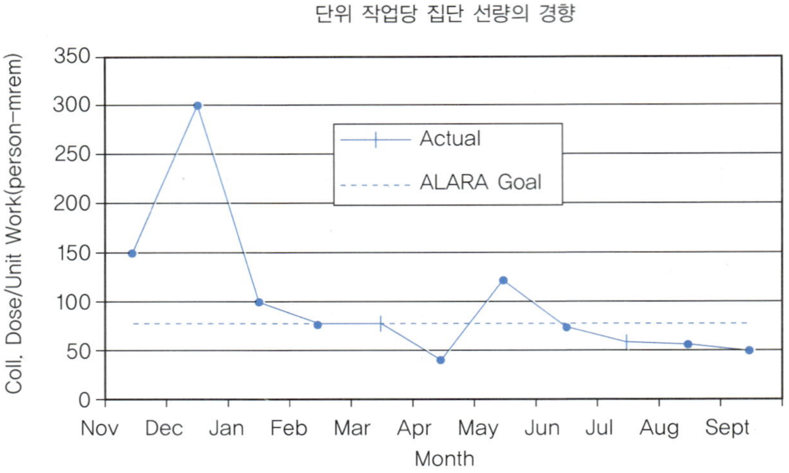

그림 11.1 | DOE 현장에서의 단위 작업에 따른 집단 선량(person-mrem)의 시간 경향. (Courtesy of Pacific Northwest National Laboratory.)

이 논의에서 정당한 기준을 가진 전혀 다른 접근법이 밝혀지면 변화를 줄 수 없거나 줄 필요가 없을 것이다. 그러나 대부분의 경우, 지속적인 분석과 개선을 통해 선량을 축소할 수 있다.

근로자 감시

모든 고용주는 자신의 근로자에 대한 보건 감시의 일반적인 책임을 지닌다. 이 책임은 개인의 보건 및 물리학, 화학, 생물학, 방사선학 장해를 포함한 고용 관련 후생(신체적, 정신적, 정서적)에 대한 모든 관점을 포괄한다.

방사선 방호는 방사선의 장해로부터 근로자를 보호하는데 초점이 맞춰져 있다. 하지만 방사선 방호 전문가는 방사선 방호 과학의 기술적인 관점뿐만 아니라 근로자의 안정성을 간주하는 넓은 시각을 가져야 한다. 예를 들어, 주어진 직무 수행 시 호흡기를 보호하도록 하는 상황이라고 가정해보자. 만약 직원이 건강 문제(심장 또는 폐 등) 때문에 인공 호흡기를 안전하게 착용할 수 없다면, 보호기 없이 직무를 수행하거나 다른 작업자에게 맡겨야 한다. 근로자가 원만한 작업을 수행할 수 있는 최적의 조건이 갖춰져 있지 않다면 환경조건에 허용된 방사선 감시가 필요하다. "체제 시간(stay time)"(고 방사능 환경에서 근로자가 허용된 선량을 받는 시간) 지침은 실제 작업환경에서 모든 개개의 근로자에게 적절하게 적용되지 않을 수 있다.

근로자는 다른 문제 때문에 차폐 마스크를 착용하지 못할 수 있다. 예를 들어, 근로자의 얼굴 모양이나 수염 때문에 차폐 마스크에 누출이 생겨 호흡 장애를 일으킬 위험이 있는 경우, 보호기 사용을 금해야 할 경우가 있다.

규정상 제한과 안전에 관한 지시를 이해하고 따르고자 하는 근로자의 능력과 의지는 유해 물질이나 장소에서 수행할 작업의 종류를 결정한다. 작업 장소를 정하는 데 있어 근로자의 사전 방사선 경력 역시 고려 사항이 된다. 경험이 많은 이들은 자연스럽게 강한 방사선 피폭이 수반되는 부담 높은 작업을 해야 할 것이다. 만일 이 근로자도 높은 생애 집적 선량(lifetime cumulative dose)을 가지면, 감시가 더 필요한 낮은 방사선량을 지속적으로 받는 곳으로 이동하는 것이 권고된다. 이전 작업에서 상당한 방사성물질을 섭취한 근로자들의 경우, 물질이 체내에서 제거되기까지 긴 시간이 걸리기 때문에 단순히 집적 선량이 높을 뿐 아니라, 미래의 생물학적 반응에 영향을 미칠 많은 양의 광자 방출 핵종을 가지고 있을 것이다.

11.2 외부 방호 원칙

작업자가 방사선의 외부 선원에 피폭되는 것을 막기 위한 핵심 전략은 3가지이다.

- 시간(Time)
- 거리(Distance)
- 차폐(Shielding)

흔히 머릿 글자를 따서 TDS라고 한다.

시간

꽤 명확하고 쉽게 적용할 수 있는 원칙이다. 누적 피폭은 시간을 선량률로 적분하여 얻는다. 이 비율이 상수라면 누적 피폭은 피폭 시간을 단순히 선량률로 곱한 값이다. 만일 비율이 변화하면, 적분을 해야 하지만 보통은 선량을 일정 주기에 걸쳐 집계하는 단순한 합처럼 계산된다. 방사선원에 가까이 있는 시간을 줄이기만 해도 선량을 직선 형태로 감소시킬 수 있다. 따라서, 요구되는 선량 계산과 예상 선량률을 인지하여 고 선량률 구역에서의 작업을 위한 "체재 시간(stay time)" 개념을 이행하게 된다. 작업자는 그런 환경에서 신속하고 효율적으로 작업을 해야 하지만 물론 불완전하게 작업을 하면 다른 시간에 다시 해야 하며, 그렇게 되면 선량도 늘어나므로 서두르지 않도록 한다.

거리

거리 관계 역시 비교적 이해하기 쉽다. 7장의 언급한 내용으로, 선량이 선원의 거리로부터 사각형으로 감소하는 점원을 기억할 것이다. 따라서, 점 선원으로부터 거리를 두 배로 하면 2가 아닌 4로 선량률이 감소되며, 마찬가지로 거리를 3배로 하면 9로 선량률이 바뀐다. 편선원(extended source)의 경우 감소는 거리에 대해 더 직선에 가깝다. 고강도 선원으로부터 거리를 멀리하고 가까이 있는 시간을 줄이는 것은 작업자가 자연스럽게 적용할 기본적인 대책이며 또한 정확한 지식은 도움이 된다. 선원의 차폐는 상당히 많은 주의력과 발달을 필요로 한다. 이제 광자, 전자, 중성자 선원을 위해 3번째 원칙에 대해 알아보고자 한다.

11.3 광자 선원의 차폐

4장에서, "좋은 배열(good geometry)" 상태에서 두께가 t인 감쇠기를 투과하는 방사선 광자의 선속 강도는 다음과 같이 얻을 수 있다고 배웠다.

$$I = I_0 e^{-\mu t}$$

여기에서 μ는 감쇠기 물질의 특정 에너지의 광자를 위한 선감약 계수다. "좋은 배열(good geometry)" 상태는 좀처럼 접하기 어렵다. 이를 위한 조건으로는, 잘 조준된 광자 빔이 감쇠기를 통과하여야 하며, 역시 잘 시준된 검출기에 의해 검출되어야 한다는 것이다. 따라서 검출기에 중요한 산란방사가 보이지 않으며, 광자 강도의 감소를 초래하는 유일한 작용은 차폐 물질의 감쇠인 것이다. 실제로, 접하게 되는 대부분의 경우, 선원도 검출기도 좀처럼 잘 맞지 않는다. 이것은 "나쁜 배열(poor geometry)" 또는 "넓은 선속(broad beam)" 배열이라고 부른다. 그림 11.2는 차폐 혹은 시스템의 다른 물질에 의해 산란된 수 많은 광자들이 상호 작용하며 하는 것을 도식적으로 보여주지만 이 광자들은 결국 검출기에 도달하며 신호로 검출된다.

"나쁜 배열(poor geometry)"의 상태에서, 주어진 차폐 물질의 강도의 감소를 기술하는 방정식은 "좋은 배열(good geometry)"의 방정식과 유사하다.

$$\bar{I} = B \times I_0 e^{-\mu t}$$

여기서 B는 Buildup factor라고 불리며 방사선 강도의 비율로 정의된다. 주어진 공간의 지점에서 주요 방사선 강도에 대해 1차 방사선과 산란된 방사선을 포함한다. Buildup factor는 항상 1.0보다 더 큰 값이다. B의 값은 측정 또는 방사선 수송 시뮬레이션에 의해 실험적으로 얻어진다. 이들은 다음에 의존적이다:

- 일차 광자의 에너지
- 차폐 물질의 유형
- 차폐 물질의 두께

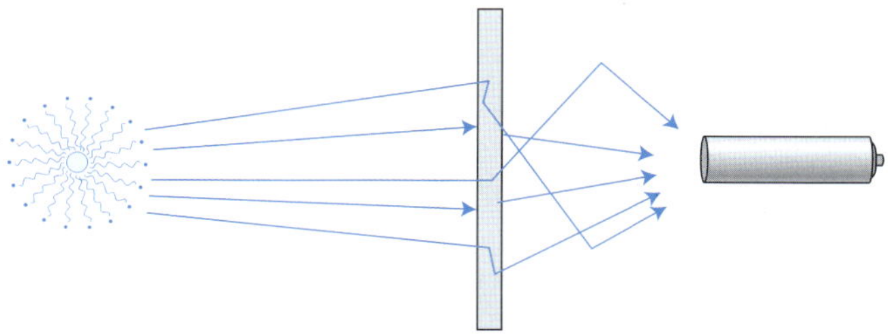

그림 11.2 | "나쁜 배열(poor geometry)" 상태의 광자원 차폐.

B가 광자의 에너지와 물질의 유형에 의존하는 것은 명백하며 차폐물이 더해지면, 산란선의 합계가 증가하며 따라서 B도 증가한다. 이로 인해 주어진 문제에 필요한 차폐 물질의 두께를 계산하기 어려워질 것이라는 것을 알 수 있을 것이다. "좋은 배열(good geometry)" 상황에서, 필요한 강도의 감소와 사용할 적합한 μ를 알고 있으면, t의 계산은 쉽다. 이제, B가 t의 함수이므로, 우리는 t를 바로 풀 수 없고, 반복적인 접근방식을 사용해야 한다. 그러나 쉽게 계산할 수 있을지 모르며 이를 보여주게 될 것이다.

도출된 Buildup factor는 일반적으로 불연속 광자에너지와, 차폐된 광자에 자주 사용되는 다른 표준 물질의 두께를 순람표(lookup table)에서 주어진다. B는 예를 들어 다음과 같은 형태로 함수에 끼워 넣을 수 있다:

$$B=\left[\left(1+\frac{\beta}{\alpha}\right)e^{\alpha\gamma\omega}-\frac{\beta}{\alpha}\right]^{-\frac{1}{\gamma}}$$

Shielding Material	$\alpha(cm^{-1})$	$\beta(cm^{-1})$	γ
Lead	1.7772	−0.5228	0.5457
Concrete	0.1539	−0.1161	2.0752
Steel	0.5704	−0.3063	0.6326

Buildup factor는 보통 다음에 의하여 길이의 절대 단위가 아닌 차폐 물질의 두께로 주어진다.

- 해당 매질의 특정 에너지의 광자의 평균 자유 행로(paths)의 수
- 해당 매질의 특정 에너지의 광자의 감쇠거리의 수

매질의 광자의 평균 자유 행로(mfp, mean free path)는 상호 작용하기 전의 광자에 의한 평균 이동거리며 이는 $1/\mu$로 얻어진다. 여기서μ는 주어진 광자에너지를 위한 매질의 선감약 계수다. 여러 감쇠 거리 개수는 $\mu \cdot x$로 정의되며, 여기서 x는 물질의 두께다. 감쇠 거리는 방사선의 좁은 선속을 원래 강도보다 1/e배 감쇠시킬 차폐의 두께다. 표 11.1은 납에서의 점선원에 대한 전형적인 선량 Buildup factor를 나타낸다.

표 11.1 납 차폐를 위한 선량 Buildup factor

	Dose Buildup Factors for a Point Isotropic Source in Lead						
	μx						
MeV	1	2	4	7	10	15	20
0.5	1.24	1.42	1.69	2.00	2.27	2.65	2.73
1.0	1.37	1.69	2.26	3.02	3.74	4.81	5.86
2.0	1.39	1.76	2.51	3.66	4.84	6.87	9.00
3.0	1.34	1.68	2.43	2.75	5.3	8.44	12.3

http://cted.inel.gov/cted/radpro/rp16.pdf

Buildup factor 표를 사용하려면 값을 특정 문제에 적용하기 위해 일부 보간법(interpolation)을 써야 할 것이다.

연산을 용이하게 해주는 컴퓨터 프로그램들도 있지만 컴퓨터 프로그램을 사용하더라도, 사용시 각별히 주의해야만 하며 프로그램을 믿기 보다 반드시 손으로 계산하는 것에 익숙해야 한다.

예제 좋은 배열과 나쁜 배열을 가정하여, 3cm의 납 차폐물이 있는 50 GBq ^{137}Cs 선원에서부터 1m 거리의 선량률을 계산하라.

^{137}Cs 조사선량률상수는 2.3×10^{-9}(C/kg)-m^2/MBq-h이며, 662KeV 광자(대다수의 피폭에 기여)를 위한 선감약 계수는 $1.24cm^{-1}$라고 가정한다.

좋은 배열:

$$\dot{X}=\frac{50000\text{MBq}\times2.3\times10^{-9}(\text{C/kg})\text{-}m^2}{1m^2\qquad\qquad\text{MBq}-\text{h}}e^{-1.24cm^{-1}\times3cm}$$

$$=2.79\times10^{-6}\frac{(\text{C/kg})}{\text{h}}=0.0108\frac{R}{h}$$

나쁜 배열: (더 가능성 있는) $\mu=1.24cm^{-1}$, $x=3cm$, $\mu x=3.72$. 표 11.1의 선형 보간

0.5MeV :

$$B_{0.5}=1.42+\frac{3.72-2}{4-2}(1.69-1.42)=1.65$$

1.0MeV :

$$B_{1.0}=1.69+\frac{3.72-2}{4-2}(2.26-1.69)=2.18$$

$$B=1.65+\frac{0.662-0.5}{1.0-0.5}(2.18-1.65)=1.82$$

$$\dot{X}=1.8\times2.79\times10^{-6}\frac{\text{C/kg}}{\text{h}}=5.08\times10^{-6}\frac{\text{C/kg}}{\text{h}}=0.020\frac{R}{h}$$

◉ 예제 ◉ 선량률이 2.5mR/hr이 되도록 강도를 감약하기 위해 선원의 위쪽에 필요한 차폐의 두께를 계산한다.

차폐체가 없을 때 강도:

$$\frac{50000\text{MBq}\times 2.3\times 10^{-9}(\text{C/kg})-m^2}{1m^2 \qquad\qquad \text{MBq}-\text{h}}=1.15\times 10^{-4}\frac{\text{C/kg}}{\text{h}}=0.446\frac{R}{h}$$

필요한 감쇠 인자는 0.0025/0.446=0.0056이다. Buildup 추정 없이, 차폐 두께를 추정해 보면:

$$0.0056=e^{-1.24\times t} \qquad t=4.18\text{cm}$$

물론 앞으로 최소 2개의 Buildup factor를 접할 것이기 때문에 4.2cm가 적절하지 않다는 것을 알고 있다. 두께를 알기 전까지 buildup을 정확히 계산할 수 없으며, buildup을 알기 전에는 필요한 두께를 알 수 없다. 그러므로 올바른 답을 발견할 때까지 몇 개의 추측들을 반복적으로 계산해야 한다.

하지만 1~2 단계 만에 답을 쉽게 찾을 수 있다.

1. 축적은 고려하지 말고 필요한 것처럼 보이는 차폐의 합계를 계산한다.
2. 차폐 물질의 1개의 반가층(HVL, Half Value Layer)를 더한다.

첫 번째 단계를 수행했다. 이 에너지에서의 콘크리트의 반가층은 대략 0.693/1.24=0.56cm의 콘크리트일 것이다. 그러므로 추측인 4.18+0.56=4.74cm 납과 $\mu x=$ 5.88로 다음을 알 수 있다:

0.5MeV :

$$B_{0.5}=1.69+\frac{5.88-4}{7-4}(2.0-1.69)=1.88$$

1.0MeV :

$$B_{1.0}=2.26+\frac{5.88-4}{7-4}(3.02-2.26)=2.74$$

$$B=1.88+\frac{0.662-0.5}{1.0-0.5}(2.74-1.88)=2.16$$

$$\dot{X}=2.16\times 1.15\times 10^{-4}\frac{\text{C/kg}}{\text{h}}e^{-1.24cm^{-1}\times 4.74cm}$$

$$\dot{X}=6.96\times 10^{-7}\frac{\text{C/kg}}{\text{h}}=0.0027\frac{R}{h}$$

이렇게 해서 거의 옳은 연산을 얻었다. 이 방법이 언제나 통하지는 않지만 이 방법은 정답에 근접하게 해 줄 것이다. 여기에 소량의 물질을 더하거나 빼면 해법을 얻을 수 있다. 물론 정확히 4.74cm의 두께를 가진 차폐를 만드는 것은 어렵다. 일반적으로 반올림하여, 그러나 납을 너무 많이 사용하지는 않고 적게 사용하며 높이려고 할 것이다. 이로 인해 과도하게 무겁지 않으면서 저렴한 차폐를 한다.

일반적으로 값을 적게 잡기 위해 약간의 반올림을 하지만, 납을 사용할 때에는 그렇게 많이 하지 않음으로써 차폐체가 너무 무겁거나 비싸지 않도록 한다.

11.4 누적(Graded)차폐 또는 적층(Laminated)차폐

일부 경우에 광자 방출 선원에 대해 차폐를 여러 겹 사용하는 것이 유용하다. 2개의 예제는 다음을 포함한다.

graded-Z 차폐는 저 레벨의 방사선 검출기 주위에 납 차폐로 생성된 납 X 선을 흡수하기 위해, 검출기 방향에 원자 번호가 낮은 물질을 배치한다. 납은 80 KeV의 K각 특성 X-선을 가진다. 카드뮴은 80 KeV의 X 선에 대해 0.3mm의 반가층을 가진다. 따라서 십가층은 1000의 인자로 납 X 선의 강도를 감소시킨다. 카드뮴은 22 KeV의 X 선을 방출한다. 구리는 20 KeV 광자에 대해 0.03mm, 80 KeV 광자에 대해 1mm의 반가층을 가지고 있어, 카드뮴 얇은 층을 배치하고 광자 검출기 주변에 예를 들어 원통형의 납 차폐 안에 구리를 배치하면 80 KeV X 선의 강도가 확연히 감소할 것이다. 알루미늄과 Lucite와 같은 물질도 저 에너지 광자를 실험하기 위해 graded-Z 차폐에서 사용될 수 있다.

표 11.2 물과 납의 선량누적 인자

Material	E(MeV)	μx					
		1	2	4	7	10	15
Water	0.5	2.63	4.29	9.05	20.0	35.9	74.9
	1.0	2.26	3.39	6.27	11.5	18.0	30.8
	2.0	1.84	2.63	4.28	6.96	9.87	14.4
	3.0	1.69	2.31	3.57	5.51	7.48	10.8
	4.0	1.58	2.10	3.12	4.63	6.19	8.54
Lead	0.5	1.24	1.39	1.63	1.87	2.08	
	1.0	1.38	1.68	2.18	2.80	3.40	4.20
	2.0	1.40	1.76	2.41	3.36	4.35	5.94
	3.0	1.36	1.71	2.42	3.55	4.82	7.18
	4.0	1.28	1.56	2.18	3.29	4.69	7.70

차폐 문제에 복합물질을 사용하는 것을 고려할 때 중요한 점은, 높은 원자번호 물질이 낮은 원자번호 물질보다 광전효과에 의해 저 에너지 광자를 멈추는 경향이 더 강하다는 것이다.

따라서 다중 콤프톤 상호작용에 의해 낮은 에너지에서 산란선은 납과 같은 높은 원자번호물질에 의해서 효과적으로 제거될 것이다. 높은 원자번호물질을 고-중 에너지 방사선원의 근처에 배치하면, 높은 원자번호차폐에 나타나는 광자의 스펙트럼은 "경화(hardened)" 할 것이다. 또는 입사스펙트럼 보다 더 고에너지 광자가 차폐에서 더 높은 분율(fraction)로 이루워질 것이다. 반면에, 만일 낮은 원자번호 물질이 선원 근처에서 배치되면, 낮은 에너지 광자를 더욱 흩뿌리는 경향이 있다. 이는 (두 번째) 높은 원자번호 차폐에 의해 효과적으로 제거된다. (표 11.1과 다른 선원에서 납 Buildup factor는 근소한 차이가 분명한) 표 11.2를 보면, 같은 감쇠거리에서 물이 납보다 더 큰 Buildup factor를 가지고 있으며 광자가 흡수되기 보다는 오히려 더 많이 산란되는 것을 볼 수 있다. 따라서 등급화된 차폐(graded shield)를 설계할 때, 전체적으로 가장 효율적인 차폐를 설계하려면 선원에 근처에 높은 원자번호물질에 이어 낮은 원자번호 물질이 배치되어야 한다. 등급화된 차폐를 위한 전체 Buildup factor는 각 부분의 인자의 산물일 것이다.[2,3]

11.5 X-선원의 차폐

X-선 성질은 당연히 광자와 일치하므로 일반적인 선원에 적용한 동일한 원칙은 모두 X-선원의 차폐에 적용될 것이다. X-ray 선원은 일반적으로 고-중 에너지의 γ선 선원보다 에너지가 낮기 때문에 차폐가 덜 필요할 것이다. 그러나 일반적인 γ방출체와는 다른 접근법을 사용한 X-선 차폐를 위한 기술이 개발되었다. 현재 이 기술을 기술하는 지침서는 NCRP 보고서 No.147[4]다 (이 기록은 매우 비슷한 이전 보고서인 1976 NCRP 보고서 No. 49의 개정이다).

X-선원이 발생되는 다음 2개의 구역을 보호할 것이다:

- 관리구역(방사선 작업자만 가능함)
- 비관리 구역(일반 대중이 나타날 수도 있음)

진단 또는 조사되는 X-선 단위에서 3가지 유형의 방사선이 고려된다 (그림 11.3):

- 일차 방사선 (기계의 설계된 출력)
- 산란선 (환자를 포함한 방 안의 물체에서 산란되는 방사선)

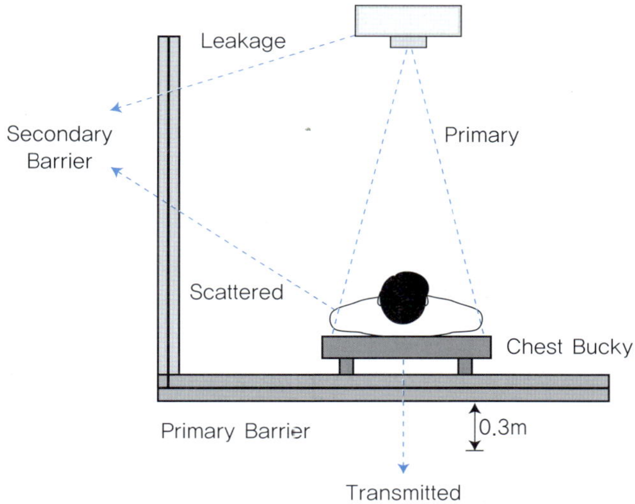

그림 11.3 | 3 X-선원으로부터의 방사선원

- 누설선 (유용한 광선의 일부분이 아닌 기계로부터의 출력)

6개의 "점유인자(occupancy factors)" (T)는 여러 가지 구역을 위해 가정된다. 이는 보호되어야 할 개인이 차지할 것이라고 가정한 시간 분율이다 (그림 11.4):

- 행정 사무실, 실험실, 대기실 및 다른 구역($T=1$)
- 환자 검사실 ($T=0.5$)
- 복도, 라운지, 등 ($T=0.2$)
- 복도 출입구 ($T=0.125$)
- 화장실, 자판기 구역, 저장소, 환자 대기실 ($T=0.05$)
- 일시 보행자가 있는 옥외용 구역, 주차장 등 ($T=0.025$)

X-선 기기의 출력은 "작업 부하(workload)" (W) 단위로 주어지며 이는 장치가 내놓는 주 당 mA-min의 누적 합계다. 모든 X-선의 에너지는 kVp 단위로 얻어진다. 이는 관전류(mA)를 장치에 전류가 통한 시간(s)으로 곱한 값으로 얻어지는 에너지의 방사선양으로 단위는 mAs이다. 장치로부터 오는 방사선은 최대 kVp의 에너지까지 스펙트럼을 가지며 에너지 강도는 여러 물질(일반적으로 Al, Cu, Mo, Rh 또는 플라스틱)의 선속 여과기의 사용으로 감소한다.

다음의 관심 변수는 "사용 인자(use factor)" (U)라고 하며, 이는 방사선의 어떤 일차벽에 바로 향하게 되는 일차선 작업 부하률이다.

일부 X-선 단위는 항상 거의 동일 방향을 가리키게 된다. 하지만 벽을 마주보던가, 테이블 아래를 향하거나, 테이블에 위를 향하거나 특정한 영상을 얻기 위해 다양한 각도로도 움직인다. 특히 투시 장치는 외과적 시술시 의사가 진행을 볼 수 있도록 여러 방향으로 자주 움직여 진다.

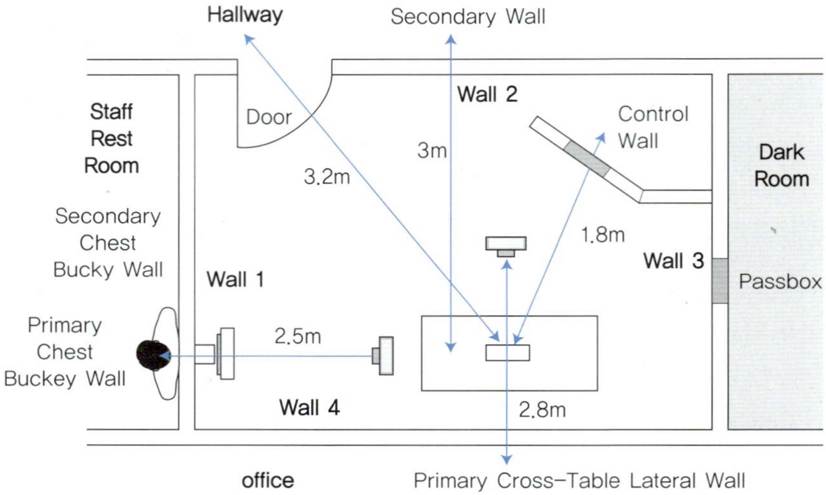

그림 11.4 | 차폐 계산을 위한 방사선 실 도해

차폐는 다음 2가지 유형의 방어벽을 위해 연구되었다. 주방어벽 (유효한 방사선이 향하고 있으며 일차선, 산란선, 누설선에도 노출될 수 있다.), 그리고 모든 2차 방어벽 (바닥, 천장 및 산란, 누설 방사선에 노출되는 다른 벽). P는 구역에서의 허용 선량률(permission dose rate)이며 (관리구역의 경우 25 μSv/hr 또는 2.5 mrem/hr, 또한 1 mSv/week 또는 100 mrem/week 그리고 0.0005 mSv/hr 또는 0.05 mrem/hr, 관리구역이 아닌 경우 0.02 mSv/week 또는 2 mrem/week), K를 선원에서 1m 떨어진 환자당 비차폐형 air kema로 정의한다면, 주어진 선원을 방어하는데 필요한 "방어벽 투과 인자(barrier transmission factor)" 는 다음과 같다.

$$B = \frac{Pd^2}{KTUN}$$

여기에서, N은 매주 영상이 만들어지는 환자의 수며, d는 주방어벽을 넘은 방사선원과 개인 사이의 거리다. 이것은 NCRP 147에서 사용되는 표시법이며, B가 투과 인자로 사용되는 것은 부적절하다. 이 인자는 실제로 우리의 이전 방정식에서 $(B \cdot e^{-\mu x})$다. 여기서 B가 Buildup factor며 μ는 선감약 계수다. 2차 방어벽에서는 U가 항상 1.0으로 가정(2차 방어벽에서는 산란 및 누설 방사선이 등방 방출된다고 가정하기 때문)되기 때문에 나타나지 않는 점을 제외하면 2차 방어벽에 대해서도 방정식은 같다. 각각의 차폐 문제를 풀기 위한 방법은 여기서 시각적으로 처리된다. NCRP 147의 저자들은 변수 $(N \cdot T/P \cdot d^2)$에 대한 납 방어벽 두께(일반적으로 mm) 표를 제공한다. 방에 얼마나 많은 차폐(기존 건물 자재)가 있는지 역시 고려 사항이다("preshielding"이라고 함) (그림 11.5).

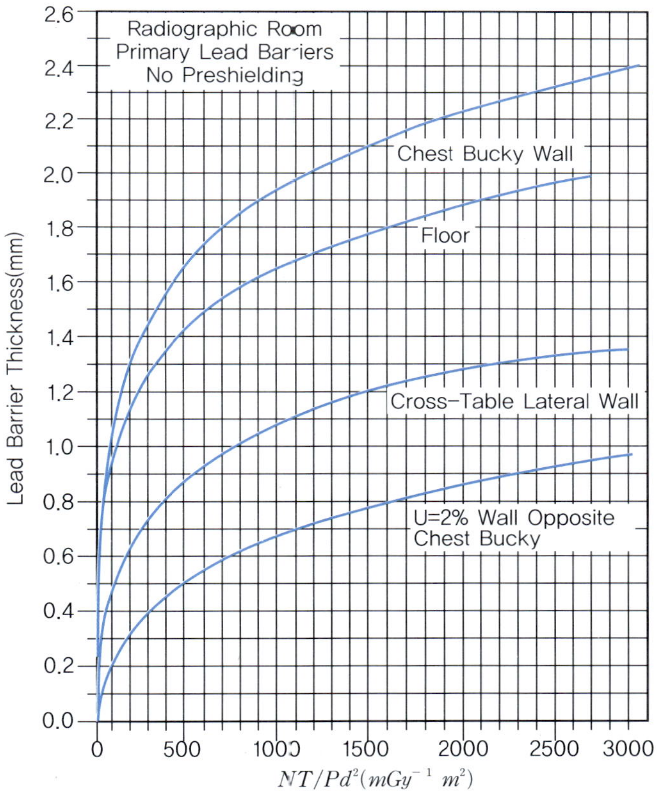

그림 11.5 | NT/Pd²에 대한 납 두께 도표의 예(NCRP 147)

예제 흉부 전용 촬영장치는 매주 환자 300명의 영상을 촬영한다. X – 선은 촬영실벽에 설치된 이동식 격자 흉부 영상 수용체를 향해 항상 한 방향을 가리키게 된다. 이 벽 뒤의 구역은 비통제 구역이며 항상 사람이 있다고 가정한다. 그리고 선원에서부터 벽 뒤에 있는 사람까지의 거리는 대략 $3m$다. 일반적인 흉부 장치는 $1m$ 거리에서 ~1.2 mGy patient^{-1}의 출력을 가진다.

따라서 방어벽 투과 인자는 다음과 같다:

$$B = \frac{0.02\,\frac{\text{mGy}}{\text{week}}\,(3m)^2}{1.2\frac{\text{mGy}-\text{m}^2}{\text{patient}} \times 1 \times 1 \times 300\frac{\text{patient}}{\text{week}}} = 5\times 10^{-4}$$

그림 11.6 ('흉부 촬영실')을 보면 이 차폐 요구를 만족시키기 위해 2.2mm의 납이 필요하다는 것을 알 수 있다. 격자는 0.85mm의 동등한 납 두께를 제공한다고 가정된다. 따라서 이 방에 필요한 부가적인 차폐는 2.2 - 0.85 = 1.4mm의 납이 된다.

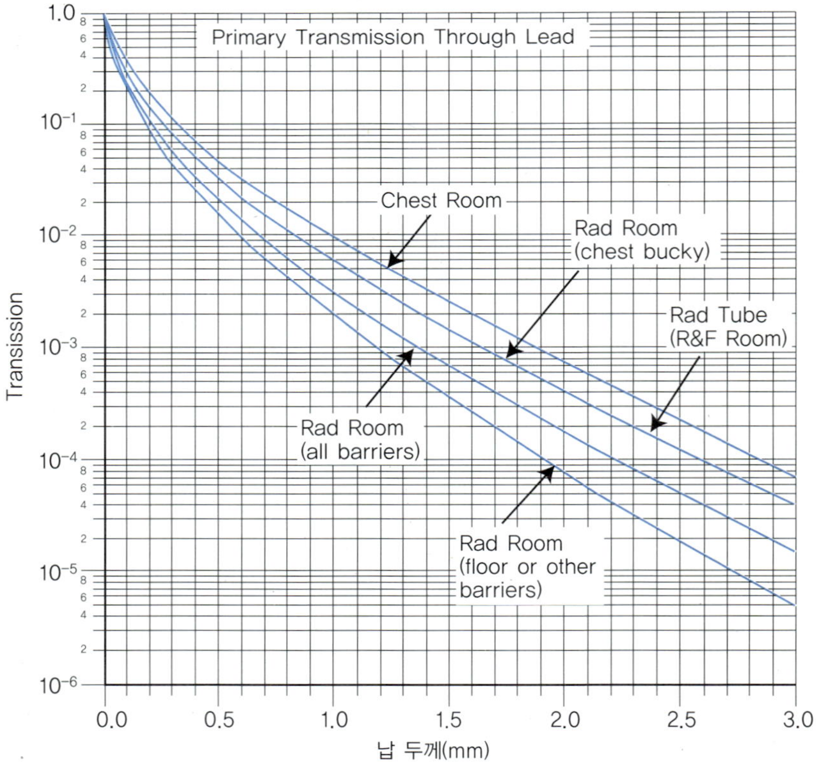

그림 11.6 | 임상 작업 부하를 위한 납의 넓은 선속 투과 인자

또한 다른 건물 자재, 예컨대 콘크리트와 석고 벽 판에서 감쇠를 볼 수 있다 (그림 11.7과 11.8).

대체 가능한, 납의 경우 방어벽 두께는 적합한 실험식까지 제공한다.:

$$x_{\text{barrier}} = \frac{1}{\alpha\gamma}\ln\left[\frac{\left(\frac{NTK}{Pd^2}\right)^{\gamma} + \frac{\beta}{\alpha}}{1+\frac{\beta}{\alpha}}\right], \text{ here}$$

$$x_{\text{barrier}} = \frac{1}{2.283\times 0.637}\ln\left[\frac{\left(\frac{300\times 1\times 1\times 1.2}{0.02\times 3^2}\right)^{0.637} + \frac{10.74}{2.283}}{1+\frac{10.74}{2.283}}\right] = 2.2\text{mm}$$

이제 장치로부터 산란선을 받는 인접 벽에 대해 생각해 보자. NCRP 147은 일반적으로 산란 및 누설 방사선에서 관찰되는 주어진 일차선 분률의 실증적인 인자를 제공한다. 이 유형의 장치의 경우, 1m 에서의 +90° 산란 누설에서 전체 차폐되지 않은 2차 air kema는 2.7×10^{-3}mGy/patient로 주어진다.

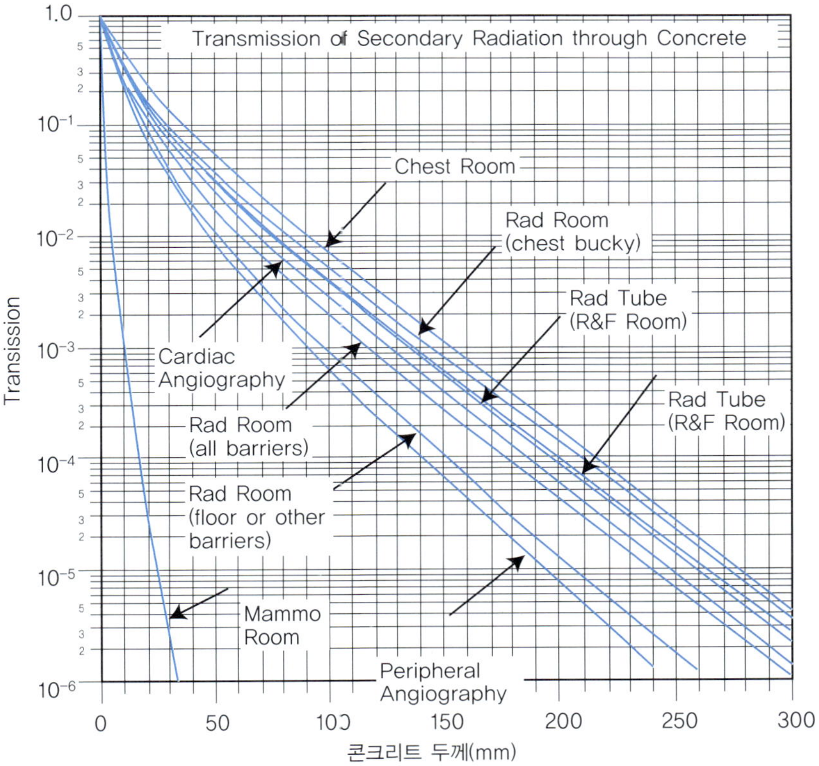

그림 11.7 | 콘크리트를 통한 2차 방사선의 투과

이 방어벽 뒤의 사람은 선원으로부터 대략 2.1m 떨어진 곳에 있다. 따라서 계산은 다음과 같다:

따라서

$$B = \frac{0.02\ \frac{\text{mGy}}{\text{week}}\ (2.1m)^2}{2.7\times10^{-3}\frac{\text{mGy}-\text{m}^2}{\text{patient}}\ \times1\times1\times300\frac{\text{patient}}{\text{week}}} = 1.1\times10^{-1}$$

적절한 그래프 이용으로 필요 납의 두께 0.42mm 산출하였다. 실험식 접근법은 또한 사용될 수 있으며 같은 결과를 준다. 실제의 상황에서, 위 아래를 포함한 방의 모든 면에 위의 연산을 여러 번 반복해야 할 것이다 (그림 11.9).

투시 모드로 사용하는 장치에서 연속적인 방사선의 전체 출력은 방에서 매주 만들어지는 모든 spot영상이 더해져야 한다. 곡선은 유방 영상을 얻기 사용하는 위해 낮은 kVp 설정을 사용하는 유방 X-선 촬

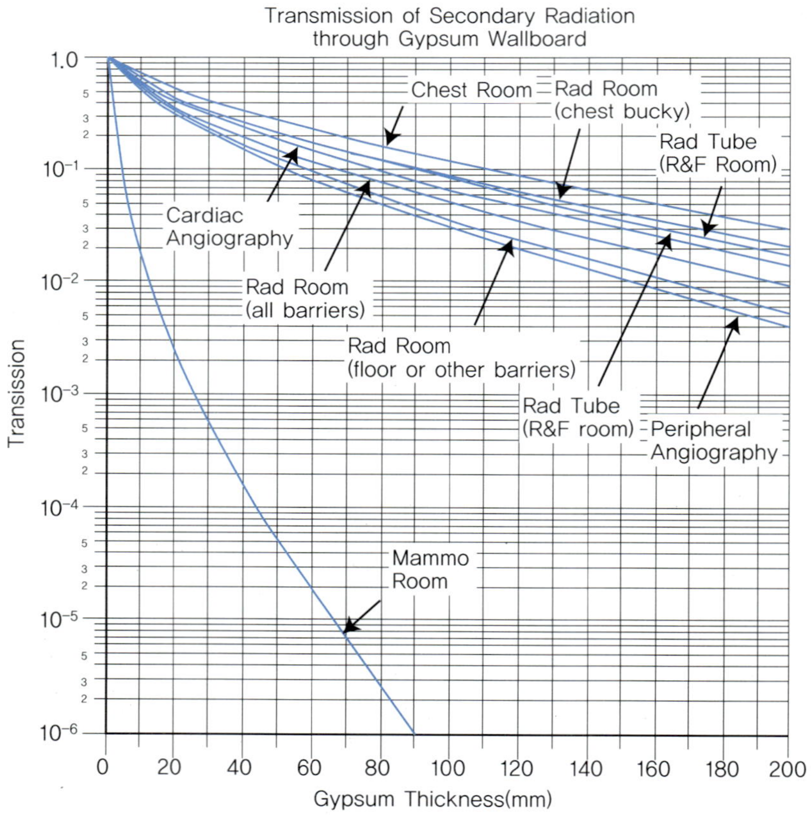

그림 11.8 | 석고 벽판을 통한 2차 방사선의 투과

영 장치에 제공된다.

컴퓨터 단층 촬영(CT)장치의 처리는 보고된 선량 값이 일반적이지 않다는 점에서 유일하다. CTDI(CT Dose Index)는 1개의 CT 축 회전의 선량 종단면을 통합하여 얻어지는 선량 지수다. 때때로 인용되는 또 다른 수량은 DLP(Dose-Length Product)이며 다음과 같이 얻을 수 있다:

$$DLP = \frac{L}{p}\left(\frac{1}{3}\mathrm{CTDI}_{100,\,\mathrm{center}} + \frac{2}{3}\mathrm{CTDI}_{100,\,\mathrm{peripheral}}\right)$$

$\mathrm{CTDI}_{100,\ \mathrm{center}}$과 $\mathrm{CTDI}_{100,\ \mathrm{center}}$ 양은 pencil ion chamber로 측정된 선량 값이다. 100mm 노출된 길이로 정규화되고, 조직 등가 팬텀의 중추 또는 말초에 위치한다. 따라서 평균 내부 조직 선량 또는 입사 선량을 나타낸다. CTDI 또는 DLP는 mGy/patient로 표현될 수 있고, 위의 공식에서 사용될 수 있다.

11.6 불연속 전자 선원의 차폐

전자선원(β와 양전자 선원 포함)의 차폐는 광자선원의 차폐보다 기본적으로 간단하다. 전자선원은 전자 범위에 부합하는 자재 두께의 선택에 의해 완전히 차폐될 수 있다. 그러나 제동 방사선이 만들어지

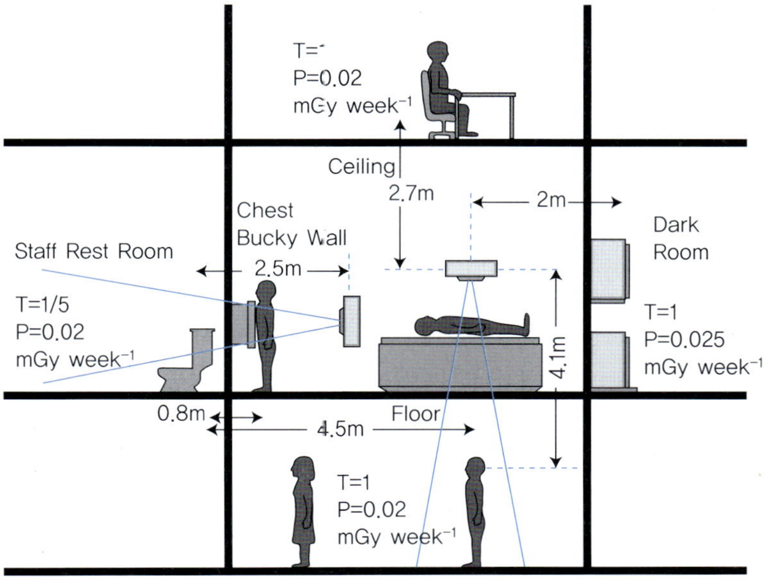

그림 11.9 | 방사선 검사실의 전면도 그림

면 복잡해진다. β입자를 차폐하기 위해 또 제동 방사선의 생성을 최소화하기 위해 낮은 원자번호 물질을 선택한다는 것을 알고 있다. 그래서 아크릴 제품 또는 폴리에틸렌과 같은 낮은 원자번호 물질을 선택한다. 물질 밀도가 주어지면 이 물질에서 전자의 투과범위를 계산하는 것은 어렵지 않다. 4장의 내용을 떠올려 보면, mg/cm^2 범위의 전자 에너지 E가 다음과 같이 얻어진다는 것을 알고있다.

$$R = 412E^{1.265-0.09545\ \ln E} \qquad 0.01 < E < 2.5\text{MeV}$$

에너지 E의 모든 전자를 멈추기 위해 필요한 물질의 양은 이 공식과 선원 차폐로 직접 계산할 수 있다. 선원은 저장하는 동안 선원을 둘러싸거나, 주사기 차폐와 사람의 차폐를 위한 설계 기초를 형성하기 위해 차폐된다(그림 11.10에서 11.12까지 참조). 이제 이 흡수체의 평균 원자 번호를 알고 있어야 방출된 전체 β선 에너지 비율을 계산할 수 있다. 이는 제동 방사선으로 변환된다.

$$f = \frac{6\times 10^{-4} ZE}{1+6\times 10^{-4} ZE}$$

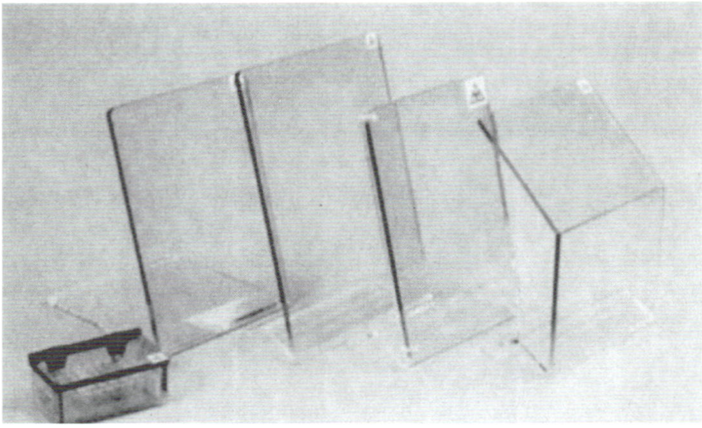

그림 11.10 | 실험실 작업을 위한 β차폐

제동 방사선은 에너지의 스펙트럼으로 낮은 에너지의 전자의 에너지 또는 β선 스펙트럼의 최대 에너지까지 방출된다. 그래서 이를 구분 짓고 보통의 방법으로 차폐하는 것은 어렵다. 2가지 접근법은 하나는 스펙트럼에서 보이는 최대 광자에너지에 따른 차폐와 다른 하나는 Buildup factor의 사용을 무시하는 것이 될 수 있다. 대부분의 광자는 최대치보다 낮은 에너지를 가지므로 차폐는 초과설계 될 것이다.

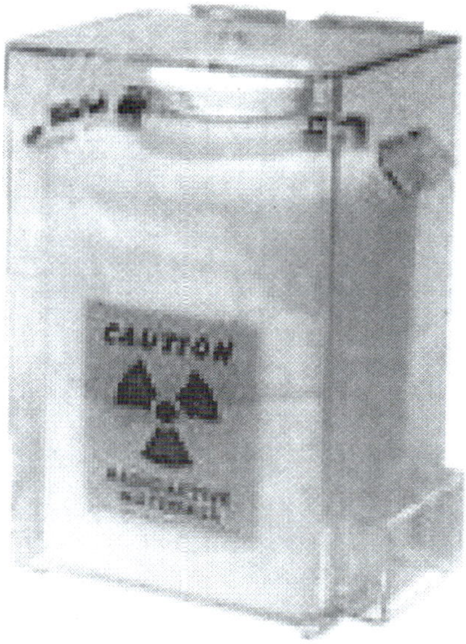

그림 11.11 | β입자를 차폐하기 위해 고안된 저장 용기

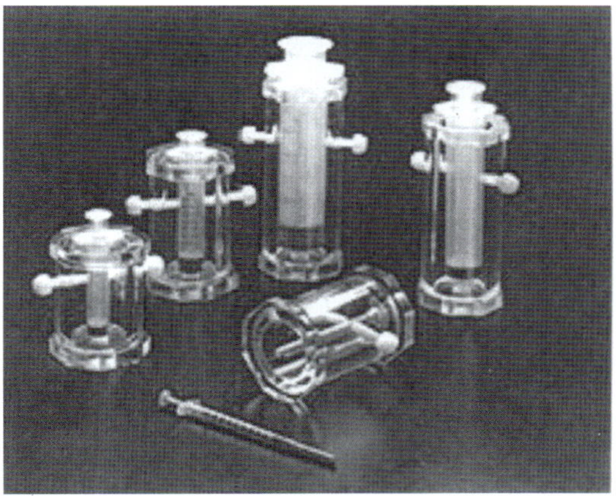

그림 11.12 | 아크릴로 차폐된 주입기

예제 ^{90}Sr /^{90}Y의 작은 200 GBq 선원을 생각해보자. 이 선원을 위해 Lucite로 차폐를 하고 싶을 것이다. 그리고 제동 방사선에 피폭되는 것을 막기 위해 납을 생각할 것이다. Lucite는 밀도 1.19 g/cm^{3}와 원자번호 6.24이고 ^{90}Sr의 반감기는 ~29년, ^{90}Y 는 64시간의 반감기를 가진다. 따라서 이 핵종들은 영속 평형에 있다고 간주될 수 있다. ^{90}Sr의 붕괴 마다 ^{90}Y 의 붕괴가 있을 것이다. ^{90}Sr는 0.54 MeV의 최대 β선 에너지와 0.19 MeV의 평균의 β선 에너지를, ^{90}Y는 2.27 MeV의 최대 β선 에너지 와 0.93 MeV의 평균 β선 에너지를 가진다. 따라서 β선 차폐는 반드시 ^{90}Y의 β선 입자를 고려하여 설계해야 한다.

추정하는 범위는 $R=412(2.27)^{1.265-0.0954\ \ln(2.27)}=1090\text{mg/cm}^2$다. 따라서 필요한 Lucite의 두께는 다음과 같다:

$$\frac{1.09\text{g}}{\text{cm}^2}\frac{\text{cm}^3}{1.19\text{g}}=0.917\text{cm}$$

그래서 대략 1cm의 Lucite가 이 선원에 대한 유효한 차폐를 만들어 줄 것이다. 지금, 제동 방사선으로 바뀌는 선원 에너지 비율은 이렇게 된다:

$$f=\frac{6\times10^{-4}\times6.24\times2.27}{1+6\times10^{-4}\times6.24\times2.27}=0.00843$$

1 m에서의 에너지속은:

$$\frac{2\times10^{11}\text{dis}}{s}\frac{1.12\text{MeV}}{\text{dis}}\frac{0.00843}{4\pi(1\text{m})^2}\frac{\text{m}^2}{10^4\text{cm}^2}=1.5\times10^4\frac{\text{MeV}}{\text{cm}^2\text{s}}$$

모든 천이에서 평균 에너지속을 원하므로 여기에서는 평균 β에너지를 사용했다는 것에 주목하자. 선원의 차폐에서 제동복사로 바뀌는 에너지 분율을 위해 최대 에너지(공식의 기초가 되는)를 필요로 했고, 최대 에너지는 Buildup factor 없이 감쇠계수를 사용하는 방법을 사용했다. 1m에서의 차폐되지 않은 선량률은 이렇게 된다:

$$D=\frac{1.5\times10^4\frac{\text{MeV}}{\text{cm}^2\text{s}}1.6\times10^{-13}\frac{J}{\text{MeV}}0.000037cm^{-1}3600\frac{s}{h}}{0.001293\frac{\text{g}}{\text{cm}^3}\frac{\text{kg}}{1000\text{g}}}$$

$$=2.48\times10^{-4}\frac{\text{J}}{\text{kg-h}}=2.48\times10^{-4}\frac{\text{Gy}}{\text{h}}$$

이를 0.000025 Gy/hr의 수위로 차폐하고 2.27 MeV의 납을 위한 $\mu=$ 0.51 cm^{-1}값을 찾기 위해 다음과 같이 계산한다.

따라서, 선원이 구형이라면 4.5cm의 납 차폐에 둘러싸인 1cm 두께의 Lucite 컨테이너를 원할 것이다. 납의 무게는 이렇게 될 수 있다.

$$\frac{4\pi}{3}(5.5^3-1^3)\text{cm}^3 11.3\frac{\text{g}}{\text{cm}^3}=7800\text{g}=7.8\text{kg}$$

11.7 중성자 선원의 차폐

중성자 선원의 차폐는 3단계 논리 사슬을 따른다:

- 4장에서 설명된 것에 따르면, 중성자는 "빠른(fast)" 중성자다. 이 중성자는 쉽게 포획되지 않는다. 특정한 몇몇 "공명(resonance)" 에너지를 제외하고, 이들의 흡수 단면적은 낮지만 많은 물질에서 높은 산란 단면적을 가진다. 낮은 원자번호 물질에서 중성자 에너지의 더 큰 분율은(a larger fraction of the neutron energy) 개별적인 상호작용, 특히 수소에서 잃어버릴 것이다. 그래서 첫 번째 단계는 선원 근처에 수소나 그 외의 낮은 원자번호 물질을 배치하여 중성자의 열에너지를 떨어뜨리거나 적당하게 만드는 산란 반응을 유발한다.
- 열중성자는 특히 붕소 또는 카드뮴과 같은 몇몇 물질에 매우 높은 흡수 단면적을 가진다. 그래서 고속 중성자 감속체 이후, 열중성자 흡수를 위해 단면적이 높은 일부 물질을 배치한다.
- 포획 이후, 자주 γ선이 방출된다. 따라서 광자선 차폐에 좋은 물질을 정확한 양으로 배치한다.

빠른 중성자 감속(Fast Neutron Moderation)

위에서 이야기 한 것처럼 수소 물질은 여기에 매우 효과적이며 물, 파라핀(C_nH_{2n+2}), 폴리에틸렌(에틸린(CH_2)n의 혼합 고분자), 콘크리트와 같은 물질이 유용하다. 작은 불연속 선원의 경우 폴리에틸렌이나 파라핀을 사용할 수 있으며, 파라핀이 인화성이므로 큰 선원의 경우 콘크리트가 유용하다. 편선원(extend source)의 사용은 그렇게 실용적이지 않다. 물 차폐에는 좋지만 누설 및 증발과 같이 유지하는데 분명히 문제가 발생된다. 선감약 계수 대신에 중성자 상호작용 확률은 cm^2/atom 단위를 가진 단면적을 주어진다는 것을 제외하고는 단일 에너지 선원, 중성자의 감쇠는 광자와 같은 방법으로 수학적으로 묘사된다. 이것에 atoms/g 와 밀도 (g/cm^3) 의 수를 곱하면, 광자 감약 계수처럼 cm^{-1} 단위의 지수항을 가진다. 방정식 역시 똑같은 방법으로 작용한다. 즉 필요한 강도의 감소에 대한 자연 로그를 선형계수로 나누어 필요한 두께를 계산한다.

$$I = I_0 e^{-(\sigma N p)t}$$

$$t = \frac{-\ln\left(\frac{I}{I_0}\right)}{\sigma N p}$$

여기서:

σ = 중성자 산란 단면적(cm^2/atom, 또한 barns/atom, $1b = 10^{-24} cm^2$)

$N =$ 물질의 원자 밀도 (atom/g)

ρ $=$ 물질 밀도(g/cm^3)

σ양은 물질에 미시적 중성자핵 단면적으로 인용되며, 때때로 $\sum$와 cm^{-1} 단위의 거시적 단면적으로 주어진 수량 ($\sigma N \rho$)을 보게 될 것이다 (그림 11.13). 광자와 마찬가지로, 다음을 정의하기 위해 거시적 단면적을 사용할 수 있다. 물질 반가층, 입사선에 필요한 물질의 두께는 입사선속으로부터 반 중성자 (half the neutron)를 제거하기 위해 필요하며, 그리고 감쇠 길이, 광자를 위한 감쇠 거리에 상응하는 것, 즉, $1/\sum$ 이며 e의 인자에 의해 입사선속의 강도를 축소하기 위해 필요한 물질의 두께다.

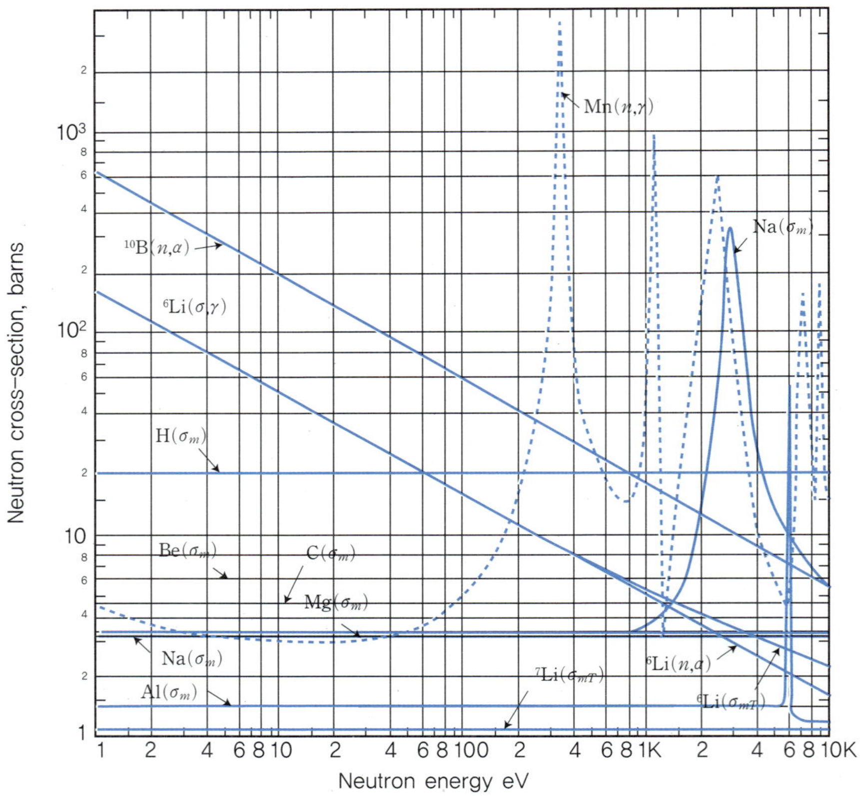

그림 11.13 | slowing down(감속)" 영역의 많은 가벼운 물질을 위한 미시적 단면적

위의 방정식은 현실과는 다르게 단지 순수 물질에만 적용 가능하다. 혼합물(심지어 H_2O와 같은 단순한 혼합물)에 대해 전체 단면적은 다음과 같이 주어진다.

$$\sum_s^{H_2O} = \sum_s^{H} + \sum_s^{O} = N_H \sigma_s^H + N_O \sigma_s^O$$

또한, 단면적은 일반적으로 에너지에 따라 변화한다. 그리고 결과는 전체 중성자 스펙트럼을 적분하게 되어야 한다:

$$\bar{\sigma} = \frac{\int_{E_2}^{E_2} \sigma(E)\phi(E)dE}{\int_{E_2}^{E_2} \phi(E)dE}$$

여기에서 $\sigma(E)$는 평균의 에너지 E에서의 미시적 단면적이며, $\phi(E)$는 평균의 에너지 E에서의 중성자속이고, 적분은 에너지 스펙트럼을 가로질러 E1부터 E_2까지 이동된다.

◉ 예제 ◉ 강도 10^6 n/sec, 작은 구형인 ^{210}Po-Be 중성자의 선원은 폴리에틸렌으로 차폐하면 접촉선량이 250 μSv/hr (25 mrem/hr) 미만이 된다.

폴리에틸렌의 밀도는 0.94g/cm^{3}이며 ^{210}Po-Be 중성자 스펙트럼의 평균 에너지는 약 4.2 MeV, 이 에너지의 중성자의 등가선량률은 Per neutron/cm^2-s 당 약 1.56 μSv/hr다 (Turner[5]에서 발췌). 그림 11.13에서, C와 H를 위한 미시적 단면적은 각각 약 4.7barn과 2 barn, 폴리에틸렌의 무게는 14%의 H와 86%의 C이다.

$$\frac{0.14\text{g}H}{\text{g poly}}\frac{0.94\text{g poly}}{\text{cm}^3}\frac{\text{mol}H}{1\text{g }H}\frac{6.025\times10^{23}\text{atoms}H}{\text{mol}H} = 7.93\times10^{22}\frac{\text{atoms}H}{\text{g poly}}$$

$$\frac{0.86\text{g}C}{\text{g poly}}\frac{0.94\text{g poly}}{\text{cm}^3}\frac{\text{mol}C}{12\text{g }C}\frac{6.025\times10^{23}\text{atoms}C}{\text{mol}C} = 4.06\times10^{22}\frac{\text{atoms}C}{\text{g poly}}$$

$$\sum = \frac{7.93x10^{22}\text{ atoms }H}{\text{g poly}}\frac{2x10^{-24}\text{ cm}^2}{\text{atom }H}\frac{0.94\text{g poly}}{\text{cm}^3} + \frac{4.06x10^{22}\text{ atoms }C}{\text{g poly}}\frac{4.7x10^{-24}\text{ cm}^2}{\text{atom }C}\frac{0.94\text{g poly}}{\text{cm}^3} = 0.328\text{cm}^{-1}$$

선량은 선원으로부터 거리에 의존하므로 선원 크기를 추정하여야 초기 선량률(initial dose rate) 을 계산할 수 있다. Turner[5]는 최소 20cm의 낮은 원자번호로 차폐한 중성자의 선량축척인자(dose buildup factor)(광자뿐만 아니라 중성자에도 필요하다)가 약 5라고 알려주었다. 풀이 방정식은 다음과 같다:

$$250\ \mu\text{Sv/h}\frac{5\times10^6\frac{n}{s}\times1.56\frac{\mu\text{Svcm}^2\text{s}}{hn}\times e^{-0.328\times T}}{4\pi T^2}$$

> 이를 분석적으로 풀기에 간단하지 않다. 단지 T 값을 넣어 10cm의 두께가 233 μSv/hr의 등가선량률을 만들어낸다는 것을 알 수 있다. 선량 Buildup factor는 20cm 이상의 두께에 적용되기 때문에 이 선원과 선량 기준을 위해 10cm 구형의 컨테이너는 초과설계 되어야 한다.

열 중성자 포획C메셔ㄷ(Thermal Neutron Capture)

열중성자는 일반적으로 0.025 MeV의 에너지를 갖고 많은 물질에 의해 쉽게 포획된다. 수소는 단면적은 단지 약 0.33 barn이지만 $^{1}H(n, \gamma)^{2}H$ 반응은 열중성자를 흡수하고, 2.22 MeV의 광자를 방출한다. 그림 11.14의 그래프에는 실제 선량은 나타나지 않지만 많은 다른 중성자 흡수체에 대한 것은 나타난다. 그래프의 꼭대기 근처에서 카드뮴과 붕소는 매우 높은 단면적을 나타내며 이 물질은 분열 연쇄 반응의

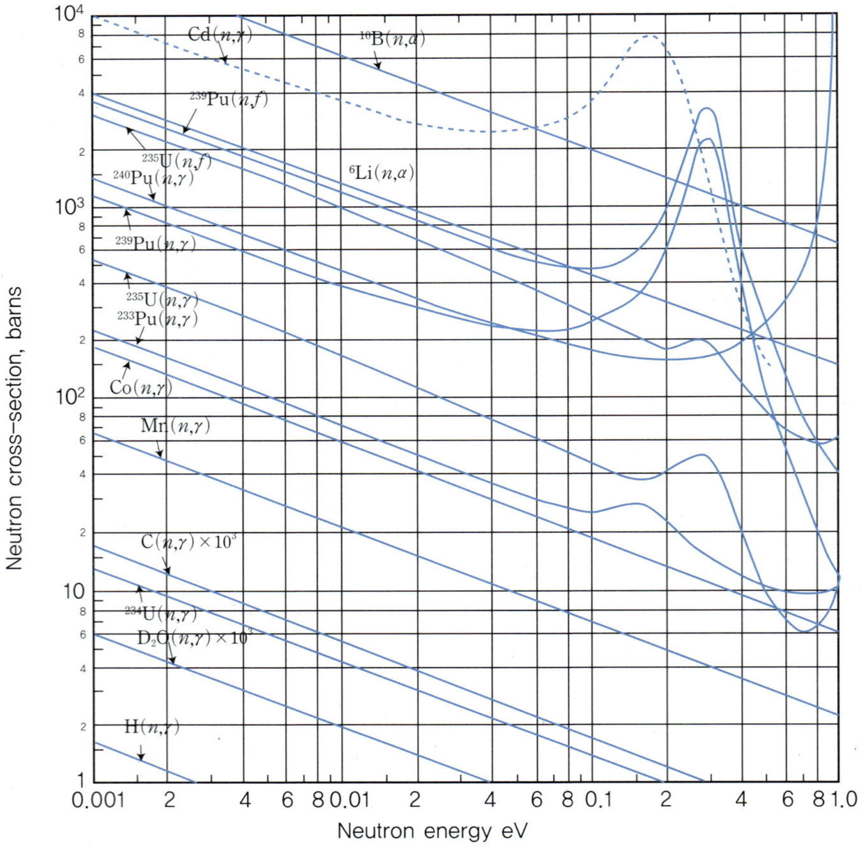

그림 11.14 | "열성(thermal)" 영역의 많은 물질을 위한 중성자 포획 횡단면

제어뿐 아니라 열중성자 차폐에 매우 중요한 역할을 한다. ^{235}U의 열중성자 확산과 포획에 달라진다. 그 (n, f; 중성자 포획, 분열) 단면적을 그림에서 보여주고 있다. 여기에 대해 다음 장에서 좀더 상세하게 다룬다. 그러나 기본적으로, ^{235}U가 중성자포획, 분열하고 더 많은 중성자를 방출하기를 원한다. 이로 인해 더 많은 ^{235}U의 분열을 시작할 것이다. 그러나, 이것이 너무 빠른 비율로 일어나면, 연쇄 반응은 통제할 수 없을 수 있다. 그래서 원하는 비율로 반응을 통제하거나, 일부 상황에서 반응을 재빨리 마비시켜 진행되지 못하도록 하기 위해 이 물질을 중성자 흡수 물질로 사용한다.

카드뮴은 2450 barn의 열 중성자 단면적을 가진다. 그러나, 중성자를 흡수할 때, 차폐하기 어려운 9.05 MeV γ선을 방출한다. 붕소는 755 barn의 열 중성자 단면적을 가지며 반응 $^{10}B(n, \alpha)^{7}Li$에서 0.48 MeV 광자를 방출한다. 붕소를 중성자 흡수체로 사용하는 일반적인 방법은 붕산(H_3BO_3)을 용액에 용해하는 것이다. 용해도는 63g/L이므로 다음 풀이의 L에 붕소 원자 6×10^{23}를 용해할 수 있다:

$$\frac{63\frac{g}{L}6.025x10^{23}\frac{\text{atoms}}{\text{mol}}\frac{1\ \text{atom}\ B}{\text{molecule}}}{6.18\frac{g}{\text{mol}}} = 6.17 \times 10^{23}\frac{\text{atoms}\ \ B}{L}$$

그림 11.14는 많은 물질을 위한 열 중성자 단면적을 나타낸다.

예제 폴리에틸렌 차폐 대신 물 차폐를 위의 ^{210}Po-Be 선원을 위한 차폐로 간주한다.

위의 해석에 따라, 물이 H(4 MeV 중성자를 위한 1.9 b 단면적)의 6.7×10^{22}의 원자와, O의 3.5×10^{22} 원자(4 MeV 중성자를 위한 1.7barn 단면적)를 가지며, 따라서 0.184 cm^{-1}의 거시 단면적을 가진다는 것을 나타낼 수 있다.

또 위 해석에 따르면, 2 μSv/hr의 표적 등가선량률이 없으면, 이 선원을 차폐하기 위해 주변 35cm의 물이 필요하다고 추정할 것이다. 급속 확산 거리(1/0.184 = 5.4cm)보다 약 6배 두꺼운 차폐로 인해, 중성자는 열 중성자화하여 선원에서 멀리 떨어진 방향으로 흩어진다. 열중성자를 위한 이 선원 강도(선속의 단위)는 다음과 같이 주어진다:

$$\frac{10^6\frac{n}{s}e^{-35/2.9}}{4\pi 35\text{cm}\ \ 0.16\text{cm}} = 0.084\frac{n}{\text{cm}^2\text{s}}$$

여기에서 2.9cm는 열 확산 거리[6]며 0.16cm은 물의 열중성자를 위한 확산 계수다.[7]

NCRP 38은 270 n/cm^2−s의 선원에서 25 μSv/hr의 등가선량률이 기대될 수 있다고 가르쳐 준다. 이 선속은 매우 작은 등가선량률에 부합한다. 차폐 전체에 걸쳐, $^{1}H(n, \gamma)^{2}H$ 반응은 2.26 MeV 광자를 생산할 것이다. 강도는 대략 다음과 같을 것이다:

$$\frac{10^6 \frac{\gamma}{s}}{\frac{4}{3}\pi(35\text{cm})^3} = 5.6 \frac{\gamma}{\text{s cm}^3}$$

이것은 마치 γ방출체의 방사성 구역 같이 작용하며, 선량률은 다음과 같이 계산될 수 있다.

$$\dot{X} = \frac{C\Gamma}{2}\frac{4\pi}{\mu}(1-e^{-\mu r})$$

$$\dot{X} = \frac{5.6\frac{\gamma}{\text{s cm}^3}10^{-6}\frac{\text{MBq s}}{\gamma}2.7\frac{\text{mGy cm}^2}{\text{MBq h}}}{2}\frac{4\pi}{0.046\ \text{cm}^{-1}}(1-e^{-0.046\times 35})$$

$$\dot{X} = 0.0016\frac{\text{mGy}}{\text{h}}$$

전체 등가선량율은 고속 중성자로부터 0.0020 mSv/hr, 열중성자로부터 극소 ($\sim 8\times 10^{-6}$ mSv/hr), 그리고 방출된 γ선으로부터 0.0016 mSv/hr다.

11.8 방사선 측정 수행

10CFR20, 특히 20.1501과 20.1502는 다음을 요구한다.

- 안전관리 책임자는 규약의 모든 규정에 대한 적합성을 보장하기 위해 방사선 측정를 수행한다.
- 안전관리 책임자는 방사선 수위의 크기와 파급의 수치, 방사성물질의 농도를 구하고, 잠재적 방사선 재해를 사정하기 위해 그 외의 "reasonable" 측정을 수행한다.
- 안전관리 책임자는 측정 설비가 적절하게 그리고 규칙적으로 조정될 것을 보장해야 한다.
- 개인 선량계를 착용하고 있는 개인은 미국 국립 표준 기술 연구소(NIST)의 National Voluntary Laboratory Accreditation Program (NVLAP)에 의해 수반되고 인가된 중요한 방사선을 측정하기에 적합해야 한다.

개인감시가 필요한 대상은 다음과 같다:

- 연간 한도 10% 이상의 선량을 받을 것 같은 성인.
- 0.1 rem(1 mSv)을 초과하는 심부 선량당량, 0.15 rem(1.5 mSv)을 초과하는 수정체 선량당량, 또는

피부나 수족에서 0.5 rem(5 mSv)을 초과하는 피부 선량당량을 받을 것 같은 미성년자.

- 전체 임신 동안 신체 외부의 방사선원으로부터 0.1 rem (1 mSv)을 초과하는 심부 선량당량을 받을 것 같은 신고한 임신부.
- 높거나 매우 높은 방사선 구역에 들어가는 모든 개인.

방사성물질 흡수 감시와 선량 연산이 요구되는 대상은 다음과 같다.

- 정해진 해에 10%를 초과하는 ALI(s)를 섭취할 것 같은 성인.
- 유효등가선량을 초과한 0.1 rem(1 mSv)를 받을 것 같은 미성년자.
- 전체 임신 기간 동안, 규제된 유효등가선량을 초과한 0.1 rem(1 mSv)를 받을 것 같은 임신부.

일반적으로 작업 영역의 방사선 측정은 다음을 포함한다.

- 적합한 방사능 측정계를 사용하여 주위의 방사선 준위 측정
- 여과지 또는 그 외 표면의 시료를 채취할 수 있는 수단을 사용하여 표면오염의 측정 및 잠재적 가능성이 있는 방사선에 적합한 거취형방사선 검출기를 사용하여 또 다른 시간에서의 계수

측정은 보통 시설의 평면도에 상대적으로 이루어진다 (그림 11.15). 또는 잘 알려진 장소 또는 특별한 장치 근처의 실제 위치에 관해서 이루어질 수 있다. (Figure 11.16은 고 선량률 근접치료에 애프터로더(afterloader)의 도포이다). 근로자 또는 일반 대중이 중요한 방사선원 근처에 나타날지도 모르는 장소의 기준점 역시 일반적으로 포함된다. 표 11.3은 역시 이 같은 단거리 요법 애프터로더와 관련된다.[8]

공중 방사능의 유의 수준이 나타나면 공기 표본 추출 또한 수행된다. 이 주제는 이 장 이후의 단원에서 근로자의 방호에 관한 내부 오염으로 다뤄진다. 감시하는 오염과 오염 관리의 논쟁은 또한 이 장 이후에서 재고한다.

11.9 최적화의 원리

방사선 방호 활동은 3개의 기본적인 원리를 포함한다:

- 정당화(Justification): 방사선 위해를 상쇄할 수 있는 충분한 이득이 피폭자에게 없다면 어떠한 활동도 취해서는 안된다.

- 최적화(Optimization): 개인선량의 크기, 피폭자의 수 그리고 피폭의 가능성은 경제사회적 인자를 고려한 합리적 피폭최소화(ALARA, as low as reasonably achievable)를 유지해야 한다.

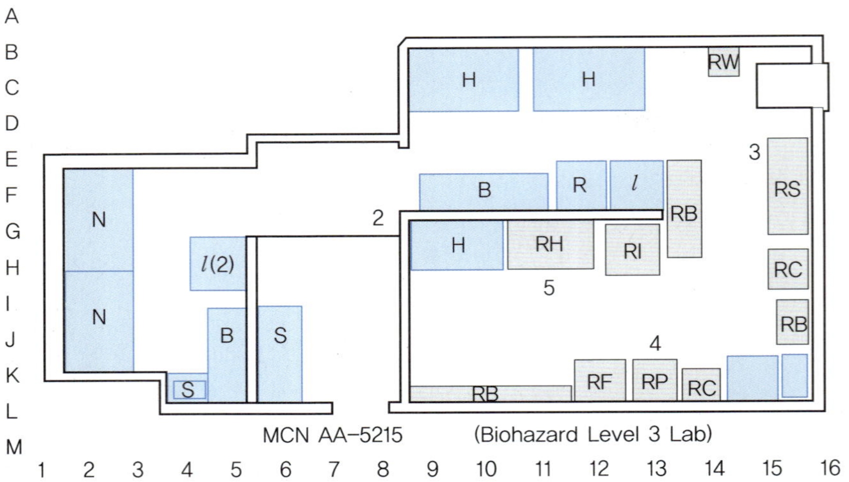

그림 11.15 | 실험실 측정 계획의 표본

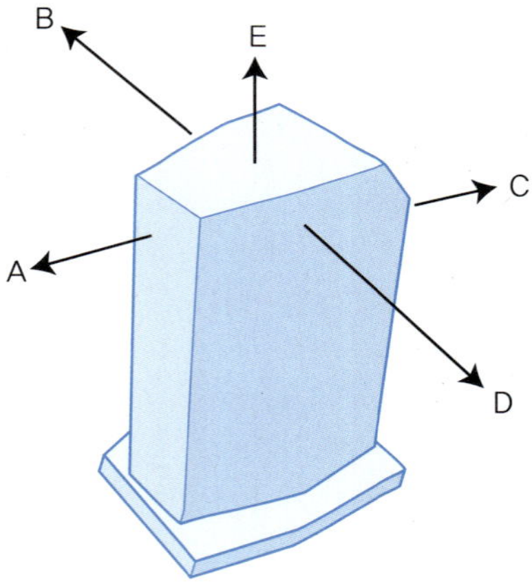

Survey Point	μrem/h at/m
A	50
B	55
C	49
D	75
E	55

그림 11.16 | 특정 장치를 사용한 표본 측정 계획

표 11.3 그림 11.16에 나타난 장치 근처의 직업상 환경에 대한 선량률의 표본 표

구역/설명(첨부한 다이어그램 참고)	구역 유형	점유 인자	측정한 방사 조사률 @30cm 장벽(urem/h)에서 측정	주간 선량률 @50 Ci-h/wk (mrem/ wk)
A-B900G복도의 동쪽 벽	무제한	0.125	75	0.05
B-방 B-925의 북쪽 벽	제한	1	160	0.82
C- 방 B-926의 서쪽 벽	제한	0.5	30	0.08
D- 방 B-923의 서쪽 벽	제한	0.5	5	0.01
E- 방 B-924A의 치료실 문	제한	1	10	0.05
F-통제실 B-924의 남쪽 벽	제한	1	12	0.06
G-통제실 B-924의 North 벽	제한	1	4	0.02
H- 통제실 B-924의 문	무제한	0.125	8	0.01
I- Colling	무제한	1	5	0.03
바닥- 불가능, 지상 수준				

■ 한도(Limitation): 개인의 피폭은 용량 한도를 관리해야 한다.

이 한도는 결정론적 영향을 방지하고, 확률적 영향을 "받아들일 수 있는" 단계로 줄일 수 있도록 설계되었다.

ICRP는 1983[9]년의 보고서에서 선량 최적화에 대해서 수학적으로 다루려는 시도를 했다. 위험(($/person-Sv)에 수치를 할당하고 경제적 원가/이익 문제와 같이 방사선 피폭을 최적화했다. 그 후, ICRP는 다른 인자가 포함되어야 하기 때문에 이런 유연성 없는 방법으로 분석할 수 없다는 것을 분명히 했다. ICRP 55에서는 다음과 같이 이야기 한다.

"방호 최적화의 개념은 현실적이다. 최적화는 방호에 넣을 자원의 적당한 균형을 이루게 할 기초 골격과 다른 인자의 배경과 제약과 반대해서 얻은, 환경[10]에서 수행할 수 있는 가장 좋은 방호 단계를 제공한다."

이 주제에 대한 ICRP의 새로운 문서는 초안 단계이다. 대부분의 환경에, 생각이 깊은 사람들은 관례의 위험이나 응급상황을 고려해서 위험/이득을 보다 쉽게 결정한다. 위험/이득을 정형화 해서 분류하고 엄격하게 지키는 것은 어렵다. 일부 상황은 조금 더 많이 생각해야 한다: 일반적인 예로, 공중 방사능이 있지만 확실한 시야 확보와 이동이 요구되는 상황에서 호흡방호용구를 입어야 하는가에 대해서 결정해

야 한다.

호흡기 차폐용구를 착용한다는 것은 γ선량률이 높은 구역에서 20% 길게 일해야 할 필요가 있다는 것이며 물론 고체온증, 호흡장애, 의사소통의 어려움과 같은 다른 고통이 따르다. 하지만 공기 중 농도가 특히 높은 경우에는 방호용구를 착용 할 것이다. 어떤 인체물리학자도 문제를 해결하기 위해서 $/person-Sv 값을 할당하고, 모눈종이 한조각에 최적화하지 않는다. 종사자와의 토론과 몇 가지 단순한 계산만으로 결정을 내리기에 충분하다.

11.10 내부 오염으로부터 종사자 방호

대부분의 작업환경에서 내부 오염은 피할 수 있어야 하며 발생을 최소화하여야 한다. 우라늄과 토륨 광업과 제분 공정과 같은 일부 일상적인 환경에서 지속적인 주의와 감시를 통해서 방사성물질의 낮은 레벨 섭취를 예상하고 통제할 수 있다. 다음 전략에 따라, 방사성물질의 적극적인 통제로 대부분의 섭취를 예방할 수 있다.

1. 선원 통제: 선원을 통제하여 방사성물질의 섭취 가능성을 없애는 것이 가장 바람직한 전략이다. 많은 전략을 적용할 수 있다:

■ 저장실과 통제: 모든 비밀봉 선원들을 주의 깊게 저장하고, 통제해서 흡입하거나 섭취할 기회를 최소화 시켜야 한다. 선원을 구입할 때는 수량과 형태를 신중하게 문서화해야 한다.
방사능은 적합한 종류의 용기(필요에 따라 가능한 차폐 용기)에 넣어서 방사성물질 저장용으로 설계된 저장소에 보관한다. 냉장 또는 냉동 해야 하는 선원은 반드시 차가운 낮은 온도의 유해물질 전용(절대 음식이나 음료를 같은 장치에 보관하면 안 된다.) 저장실 장치에 보관해야 한다.

■ 접근 제한: 물질에 접근할 수 있는 사람은 방사성물질 접근과 취급에 대해 훈련 및 인증 받은 소수로 한정한다. 소수의 사람만이 암호를 알고 있는 물리적 전기 폐쇄장치, 또는 이와 유사한 방법을 통해서 접근을 제한한다. 만일 물질을 신중히 저장 격리하고 절대로 접근하지 않으면 물질을 섭취할 수 있는 기회는 전혀 없다. 물론 어떤 용도를 위해서 구입한 물질을 이렇게 보관하는 것은 바람직하지 않다. 따라서, 접근 횟수를 가능한 최소로 제한하고, 물질에 접근하는 사람을 줄여서 가급적 우발적인 섭취의 기회를 최소화해야 한다. 1996년, 몇 달 사이로 여러 가지 생화학 시험에 사용되는 ^{32}P를 포함한 두 번의 고의 방사능 중독이 발생하였다.[11] 결정적으로 원인이된 사람을 밝히지 못했

다. 이 사건으로 두 명이 각 ^{32}P 를 1 ALI에 매우 가깝게 섭취한 것을 제외하면, 다른 어떠한 피해도 발생하지 않았다.

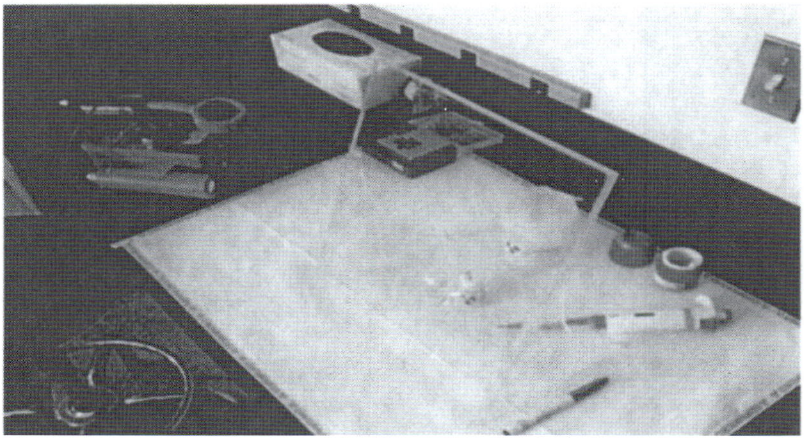

그림 11.17 | 흡수성 mat paper로 만든 구역

지속적 추적: 권한이 있는 담당자는 방사성물질을 저장소에서 제거할 때마다, 제거한 날짜 및 수량을 반드시 문서화해야 한다. 물질을 사용하거나 폐기하는 것을 정확히 문서화 해야 한다. 이 문서에 나타나는 수령한 양과 사용 또는 방사능 붕괴로 인해 손실된 양에 대한 정보를 통해 언제라도 남아있는 물질의 정확한 재고를 계산할 수 있도록 한다.

2. 환경 통제: 바람직한 다음 순서는 종사자가 물질에 접촉하는 환경의 방사능을 통제하는 것이다.

- 장갑과 실험복 사용: 차폐되지 않은 방사성물질을 다루는 모든 일을 할 때는 무조건 필수적으로 보호장갑과 실험복을 사용해야 한다. "Hot" 실험실에서 나올 때는 반드시 규칙적으로 손발을 감시한다.
- 오염 관리 mat paper: 액체의 확산을 제한하기 위해서 디자인된 mat paper를 구입할 수 있다. 이 종이는 한 편은 흡수제, 다른 한 편은 플라스틱으로 되어있어서 흡수되는 액체의 운동을 방지할 수 있다. 이런 종류의 종이는 작업 영역 구분, 통풍이 되는 작업 후드, 실험실 내, 외부로 물질을 이동할 때 사용하는 트레이 등에 사용된다(그림 11.17).
- 통풍이 되는 후드 안에서 작업: 기류를 제어하는 차폐된 공간은 특히 휘발할 수 있는 방사능물질과 같은 유해물질을 다룰 때 유용하다. 후드는 근로자에게서 일부 종류의 배기 쪽으로 활발한 공기 흐

름을 하게 한다(그림 11.18). 일반적으로 작업영역의 면에서 공기 유량, 즉 "face velocity"를 제어할 수 있도록 높낮이를 조절할 수 있는 창이 있다. m/s 단위의 유량은 개방 구역의 면적 m^2로 나눈 공기 유량(m^3/s)와 같다. 유량은 높거나 낮거나 또는 bypass를 이용한 상수로 유지된 것 처럼 변동이 심하다. 이 비율은 후드에 오염을 남기지 않을 만큼 충분히 높되, 후드 작업 영역에 난류를 생성할

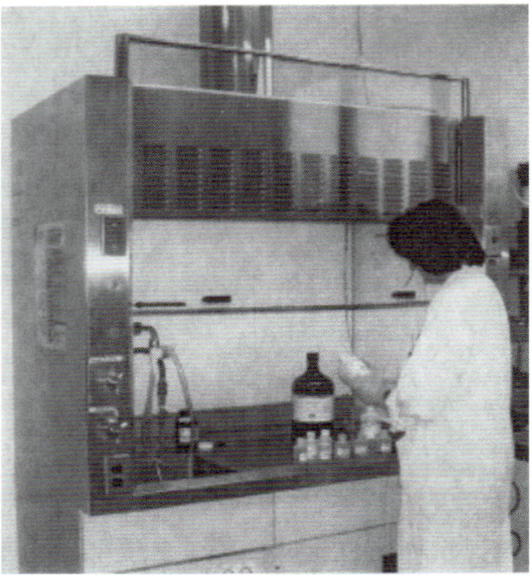

그림 11.18 | fume 후드

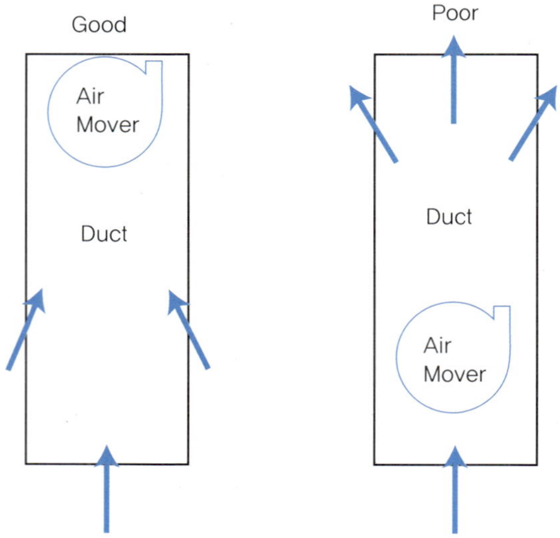

그림 11.19 | 관 기류 설계의 좋은 예, 나쁜 예 비교

만큼 높아서는 안 된다(유출 가능성이 있음). 보통 0.6-1.4 m/s 정도의 유량이 좋다.

후드에서 배기 지점까지 도관의 배관을 이끌 때는 air mover로 후두에 공기를 넣어서(후드에서 공기를 넣는 것 보다 낫다) 도관을 음압으로 유지하는 것이 중요하다. 이렇게 하면 도관을 오염시키고 있을지 모를 방사성물질, 건축 물질 등의 누설은 후드 안쪽에서만 일어나게 된다(그림 11.19).

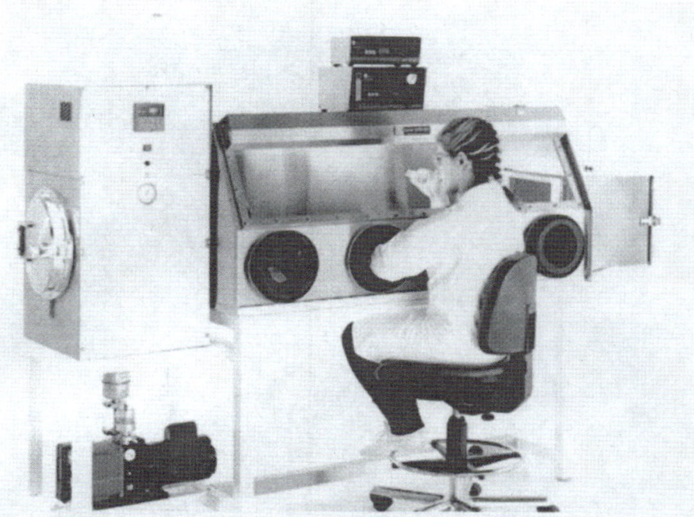

Figure 11.20 Glove box. (Courtesy of Terra Universal, Inc.)

그림 11.20 | 글로브박스 (Courtesy of Terra Universal, Inc.)

후드로부터의 공기흐름은 일반 여과(높은 효율의 입자 필터)되고, in-line 방사선 검출기, 필터의 제거와 계수, 기류의 in-line 표본 추출, 입자 포획, 가스, 트리튬 증기 등을 사용하여 모니터 될 수 있다.

- 글로브 박스 내의 작업: 비방사능과 방사선량 변환계수가 높은 물질을 취급(단위 투여 방사능 당 장기 또는 전신에 대한 선량)할 때 보다 적극적으로 사람을 방호하기 위해서 "글로브박스"를 사용한다. 팔 길이 정도로 된 기밀상태의 장갑을 이용하기 때문에 방사능에 접촉하거나 섭취할 가능성이 거의 없다. 글로브박스는 공기가 전혀 없거나 제어되는 낮은 기류만 있는 상태로 차폐된다. 많은 양의 광자를 방출하는 방사핵종을 다룰 때도 글로브박스를 차폐한다(그림 11.20).
- 기류 통제: 공기 중 유해물질을 취급하는 실험실의 일반적인 설계 표준은, 낮거나 오염되지 않은 구역에서 높고 오염된 영역 쪽으로 공기가 이동하는 망 음압 시설을 설계하는 것이다(그림 11.21).
- 공기 표본 추출: 공기중 방사성 물질의 농도에 대한 지속적인 경계는 방어 프로그램에서 방사성물

질을 섭취하지 않기 위한 매우 중요한 요소이다. 공기중 방사성물질의 양적 표본 추출에는 여러 가지 형태가 있다. 종사자가 실제로 들이마신 공기를 얼마나 잘 대표하는가는 기체 표본을 결정하는 가장 중요한 특징이다. 공기 모니터는 실험실의 전략적 위치에 놓아야 하지만 작업에 방해되지 않아야 하며, 종사자가 숨을 쉬며 활동하고 있는 땅에서 1.5-2미터 위쪽에 고정시켜 두어야 한다. 공기 표본 추출 장치는 가능한 표본을 대표할 수 있는 전략적인 위치에 설치해야 한다.

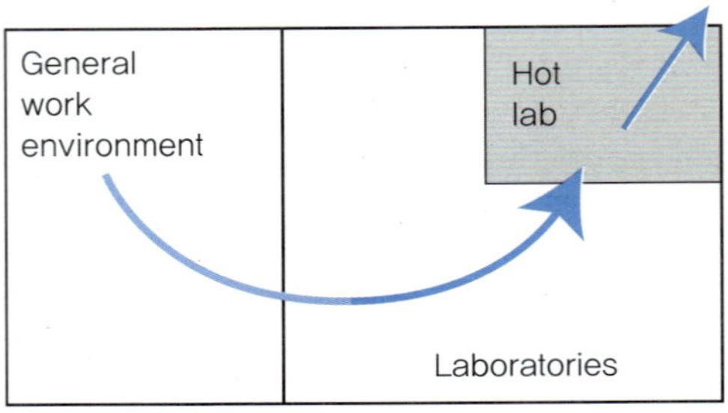

그림 11.21 | 일반적인 실험실의 기류 계획

- 기체 표본 추출기는 추출한 실제 공기 양의 정확한 추정치를 얻을 수 있도록 신중하게 조정해야 한다. 다음으로, 장치에 의해 수집된 방사능의 양을 보고된 기체중의 양으로 나누어서 표본 추출 주기 동안의 평균 기체중 농도를 얻는다.

- 견본 종류: 고전적으로, 표본의 종류는 "포획표본(grab sample)" 또는 "통합표본(integrated sample)"의 범주로 나뉜다. 높은 유속 표본 추출기("hi-vol" 표본 추출기)와 함께 이름이 나타내는 것처럼 "포획" 표본은 기회주의적으로 그 지점의 일반적인 상태를 얻는 단기 시료이다(그림 11.22 and 23). 통합 표본은 일반적으로 긴 기간 동안 낮은 유량("low-vol" 표본 추출기)을 사용해서 추출한 하나의 시료를 말한다. 장기 표본 추출은 사실상 끊임없이 계속 된다. 시간이 지남에 따라 주변 농도의 많은 변동 평균값의 결과를 얻는다는 것이 장기 통합 표본의 불리한 점이며, 임의 표본의 불리한 점은 짧은 기간내에 상태를 특징짓는다는 것이다. 지속적인 검출과 농도 값을 사용하면 in-line 검출기에 연결된 표본 추출기를 사용해서 장기적인 표본추출을 할 수 있다. 또한 농도 한계치를 초과한 것이 확실할 때 경보를 활성 할 수 있게 한다. 저용적 공기중 표본 추출기와 작은 표본추출 장치를 사용해서 종사자가 입거나 코나 입 근처에 둘 수 있도록 작게 만든 표본 추출기도 있다

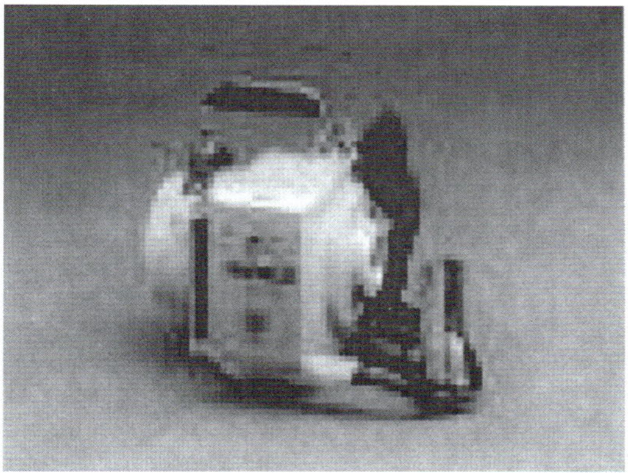

그림 11.22 | "포획" 표본 추출기

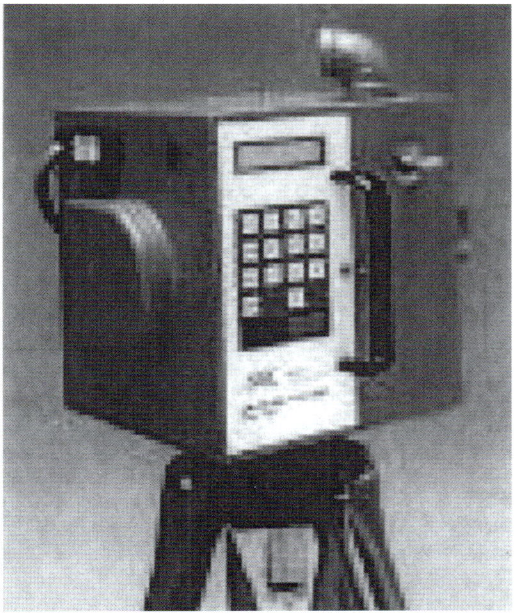

그림 11.23 | "Hi vol" 공기 표본 추출기

이것을 "개인(personal)" 기체 표본 추출 기라고 한다.

- 미립자: 미립자 물질은 여러 가지 종류의 여과기(그림 11.24)를 사용해 가장 효과적으로 견본을 추출할 수 있다. 여과지에는 추출할 입자의 크기에 적합한 작은 구멍이 있어야 한다. 종이는 입자 또는 입자의 부식된 충격에 의해서 성능이 저하 돼서는 안 된다. 예를 들어, 부식적인 환경에서 공기

표본 추출을 할 때는 유리섬유 여과기의 종이 필터를 교체할 수 있다. 또한 여과기를 막을 수 있는 미립자로 인해 종이에 과부화가 걸리지 않도록 공기 흐름을 조절해야 한다.

- 흡수기와 흡착기: 가스와 증기는 일반적으로 apparati 필터로 하는 여과의 주체가 아니다. 정확히 반응하는 특별한 물질과 물질을 가두는 면에 흡착된다. Sliver zeolite와 숯은 공기 중 요오드 증기를 흡수하는데 특히 유용한 물질이다.(Figure 11.25)
- 미세분자 크기 장치: 에어로졸 입자는 대수 정규 분포의 크기이기 때문에 기하학적(산술에 대립하는)의미로 특정 지어지거나 또는 단일 파라미터로 분포를 특징짓기 위해서 중앙값이 사용될 수도 있다.

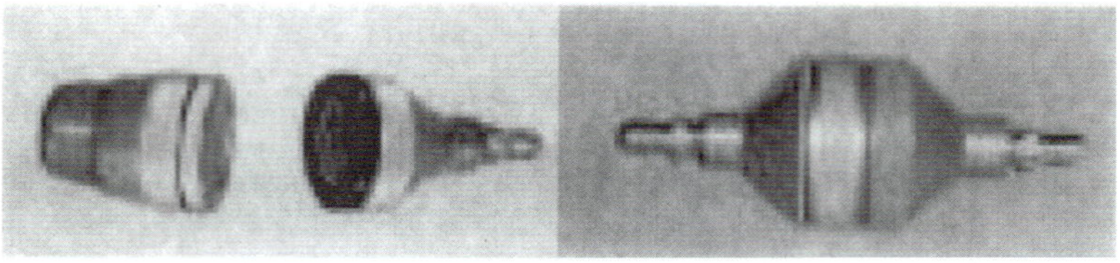

그림 11.24 | 미립자 표본추출용 여과기 홀더

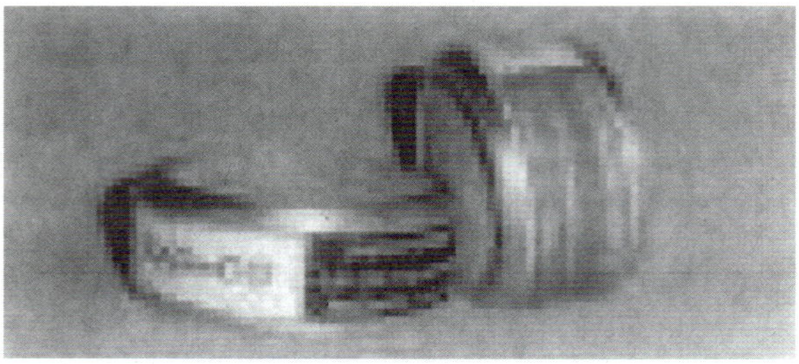

그림 11.25 | 방사성 요오드의 흡착용 Sliver Zeolite canister

- 방사능 에어로졸의 크기 분포는 그 방사선량 계측법에 많은 영향을 끼친다. 작은 입자는 기관 세지에 깊숙이 스며들어서 폐 공간에 갇히고 큰 입자는 상위 기도에 걸려서 폐 조직까지 도착하지 못한다. ICRP에서 제공한 표준 선량 계산에서는 기본 중앙직경을 사용한다(1 또는 5μm). 만약 관심 에어로졸을 가리키는 입자크기 표본추출이 다른 중앙직경을 가지면 선량 추정치를 조정한다. 고착, 압축과 광학 기술을 사용해서 에어로졸 입자의 크기 분포를 결정하는 용도로 제작된 장치(그림 11.26)가 많다.
- 오염감시/오염제어: 차폐하지 않은 방사성물질을 사용하는 모든 실험실은 반드시 대기와 표면의 오염여부를 주기적으로 감시해야 한다. 관심 방사능을 측정할 수 있는 휴대용 미터를 사용한 프로

그램 검사 또는 여과지를 사용해서 표본 또는 "스미어(smear)" 표면을 추출한 후, benchtop 방사선 검출기(방사선 측정 부분 참고)로 계산하면 쉽게 감시할 수 있다. 표면오염 수치 측정에서 적용된 흥미로운 파라미터는 물질 재부유 인자이다. 이 수량은 다음 식을 통해 구할 수 있다.

$$f_r = \frac{\text{atmospheric concentration Bq/m}^3}{\text{surface concentration Bq/m}^2} \equiv m^{-1}$$

- 이 인자는 많은 수량과 상황에 대해 경험적으로 도출되었다. 표면오염에 지침(규정상 제한이 아닌)은 다음 식을 통해서 계산될 수 있다:

$$\text{허용되는 표면오염} = \frac{\text{DAC Bq/m}^3}{f_r\ m^{-1}} \equiv \frac{\text{Bq}}{m^2}$$

11.11 공기 표본 추출 계산

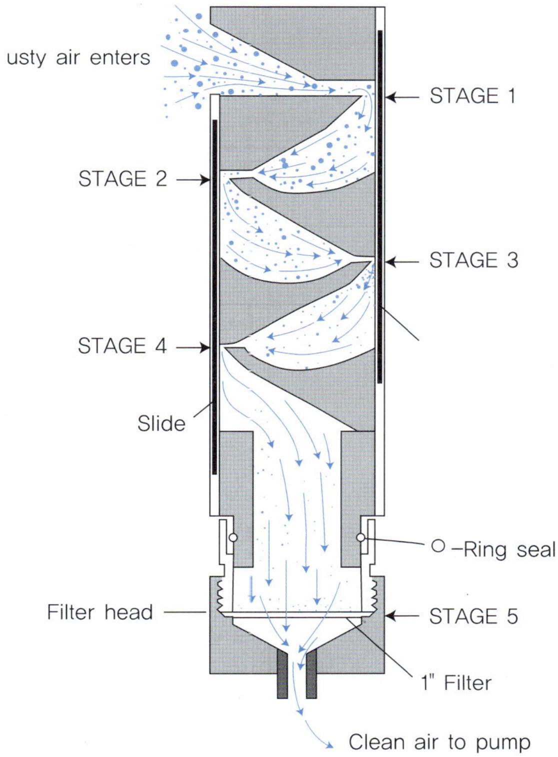

그림 11.26 | 그림 11.26 입자크기 분포를 결정하는 Cascade impactor (1996년 Cember, McGraw-Hill 허가 하에 가져온 자료)

공기 중 시료를 추출할 때, 결과로 나타나는 시료는 방사능 계수의 일부 형태에 종속된다.

계수 시간에서 일정수의 계수를 얻는다. Bq 단위를 사용해서 활동으로 변환한 후 측정한 공기 용적으로 나누면 추출 기간에 걸쳐 평균 공기 중 농도를 구할 수 있다.

정확한 답을 얻기 위해서 다음 사항을 반드시 기억해야 한다:

- 수집 장치는 수집 시 1.0보다 적은 확실한 효율을 가진다. 다른 장치는 한정 효율을 고려해야 하지만 미립자 여과기는 100%에 가까운 효율을 가지고 주어진 사이즈 또는 더 큰 입자에 대해서 1.0 정도의 효율을 가진다
- 다음으로 모든 방사능 시험에서와 마찬가지로 해당 입자의 정확한 검출 효율을 가진 검출 시스템으로 계산하고 방사능을 시험한다.
- 모든 방사능 시험에서와 마찬가지로 핵종의 붕괴당 입자 수를 고려하고 반드시 기억해야 한다. 또한 모든 방사능 시험에서와 마찬가지로 배후 방사선을 고려한다.

짧은 수명의 방사핵종은 추가적으로 고려해야 할 사항이 있다:

- 표본추출 장치로 시료를 검출된 때로부터 일부 시간이 경과했을 수도 있고, 방사능이 붕괴되는 동안 검출 시스템에 계수할 수 있다. 또한 표본추출 장치로 수집하는 동안 시료가 붕괴될 수도 있음을 고려해야 한다.

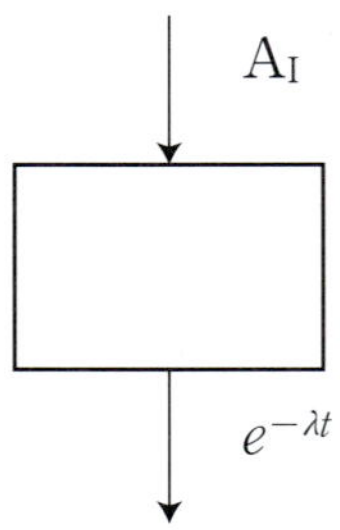

일정 비율도로 방사능을 수집하고 있는 장치에 대해서, 만약 A_I가 수집 장치에서 수집된 방사능의 비율이라면, 공기중 농도×유량(Bq/min＝Bq/m^3×m^3/min)을 의미하며, 손실에 대한 비율 상수(방사능 붕괴에 의한)는 λ이다. 다음은 수집 장치로 수집한 시간 함수 방사능을 설명하는 식이다:

$$A(t)=\frac{A_I}{\lambda}(1-e^{-\lambda t})$$

이 식은 방사능 수집이 매일 일정하다는 가정하에 ICRP II 시스템의 종사자 방호 에서 사용되었다. 신

체로부터의 제거는 유효한 붕괴 상수λ_{eff}이다. 이 식의 미분 연산은 그리 어렵지 않다. 방사능은 일정한 비율 A_0에 들어가고, $\lambda A(t)$의 비율로 제거된다:

$$\frac{dA}{dt}=A_0-\lambda A$$

$$\int_0^A \frac{dA}{A_0-\lambda A}=\int_0^t dt$$

$$A(t)=\frac{A_0}{\lambda}(1-e^{-\lambda t})$$

- 또한 계산 도중 표본이 붕괴될 수도 있음을 고려해야 한다. 시간 N을 계수하는 동안 통합된 계수치만을 얻는다. 계산 시간 시작에서의 방사능 A_0는 다음 식으로 얻을 수 있다.

$$N=\int_0^{tc} A_0 e^{-\lambda t}dt=\frac{A_0}{\lambda}(1-e^{-\lambda t})$$

$$A_0=\frac{N\lambda}{(1-e^{-\lambda t})}$$

- 짧은 수명의 공기 중 오염 물질의 존재에 대해서 보정을 고려한다. 특히, ^{222}Rn과 그 자핵종은 많은 실내 환경에서 종종 나타난다. 핵종은 전체적으로 30분 정도 반감기를 가진다. 따라서 만약 시료를 몇 시간 동안 붕괴하도록 방치하면 이 계수치는 점점 의미 없어 질 것이다. 만약 그렇지 않다면 이 계산은 문제의 핵종에 기인한 전체의 숫자에 포함될 것이며, 결과적으로 공기 중의 농도를 과대 평가하게 될 것이다.

예제 ^{18}F ($T_{1/2}$ 109.8min)이 1 시간동안 5 L/min의 유량인 환경에서 ^{18}F광자에 대해 30분 동안 10%의 효율 계수된 계수기로 시료는 2시간 후에 계수되었고 4500개의 net 카운트가 등록되었다. 공기중의 원시 F 농도는 무엇인가?

계산 중 붕괴를 고려하면 초기 계수율은 다음과 같다:

$$A_0=\frac{4500\text{cts}\times 0.379\text{h}^{-1}}{(1-e^{-0.379\text{h}^{-1}\times 0.5\text{h}})\times 6\text{ min h}^{-1}}=165\text{ cpm}$$

10%의 계수 효율과 더불어, 붕괴당 1650photons/min, ^{18}F은 붕괴당 1.92의 광자가 나타난다. 따라서 (1650 γ/min)/(1.93 γ/dis) = 853 dis/min = 14.2 Bq로 방사능을 계산할 수 있다.

방사능 붕괴 배경에 대해 표본 추출 주기 끝까지 시료를 보정하면 다음 식을 얻을 수 있다:

$$A_0 = \frac{14.2\,\mathrm{Bq}}{e^{-0.379\mathrm{h}^{-1}\times 2.0\mathrm{h}}} = 30.3\ \mathrm{Bq}$$

다음으로 필터에 들어오는 방사능의 비율을 계산할 수 있다:

$$A(t) = \frac{A_I}{\lambda}(1 - e^{-\lambda t})$$

$$A_I = \frac{30.3\ \mathrm{Bq}\ 0.379\mathrm{h}^{-1}}{(1 - e^{-0.379\mathrm{h}^{-1}\times 1\mathrm{h}})} = 36.4\frac{\mathrm{Bq}}{\mathrm{h}}$$

농도는 다음과 같다:

$$C = \frac{36.4\mathrm{Bq}}{\mathrm{h}}\,\frac{\mathrm{h}}{5000\mathrm{ml}} = 0.0072\frac{\mathrm{Bq}}{\mathrm{ml}}$$

1. 종사자 통제: 만일 차폐되지 않은 오염이 발생하고 특히 높은 수준이라면 종사자는 방호복(실험복과 장갑보다 더 많은)과 방사능 호흡 방호 장비를 사용해서 자신을 보호해야 한다.

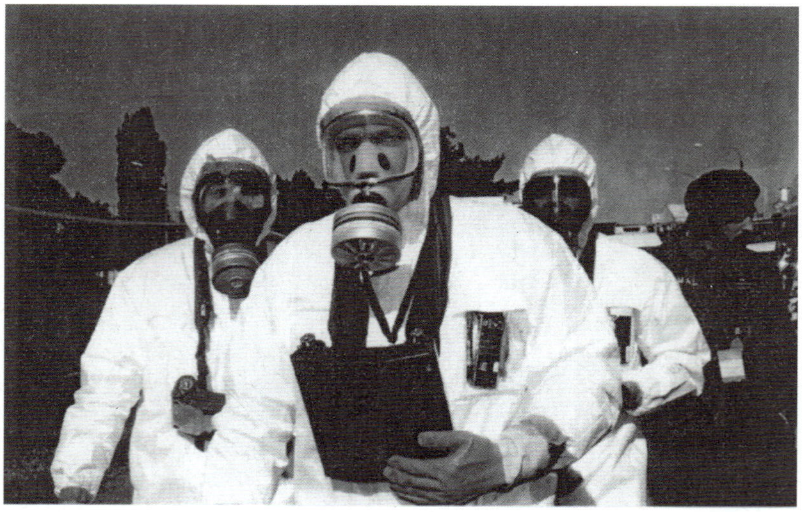

그림 11.27 | 방호복을 사용하는 모습

a. 방호복: 오염방호복(Anti-Cs)은 신체 전체용과 부분용이 있다.(그림 11.27)

- 실험복(Lab Coats)
- 작업복(Coveralls)
- 모자(Caps)
- 장갑(하나 이상의 층)(Gloves)
- 호흡방호장비(Respiratory Protection)
- 신발(Shees)
- 신발 커버(Shoe Covers)
- 연결 부위 단단히 감기(Heavy taping of juction)

b. 호흡방호장비: 코와 입을 덮는 작고 단순한 필터나 얼굴 일부 또는 전체를 덮는 인공호흡장치, 또는 공급된 공기를 완전히 차폐하는 시스템을 통해서 종사자가 호흡하는 공기를 보호한다(그림 11.28과 11.29).

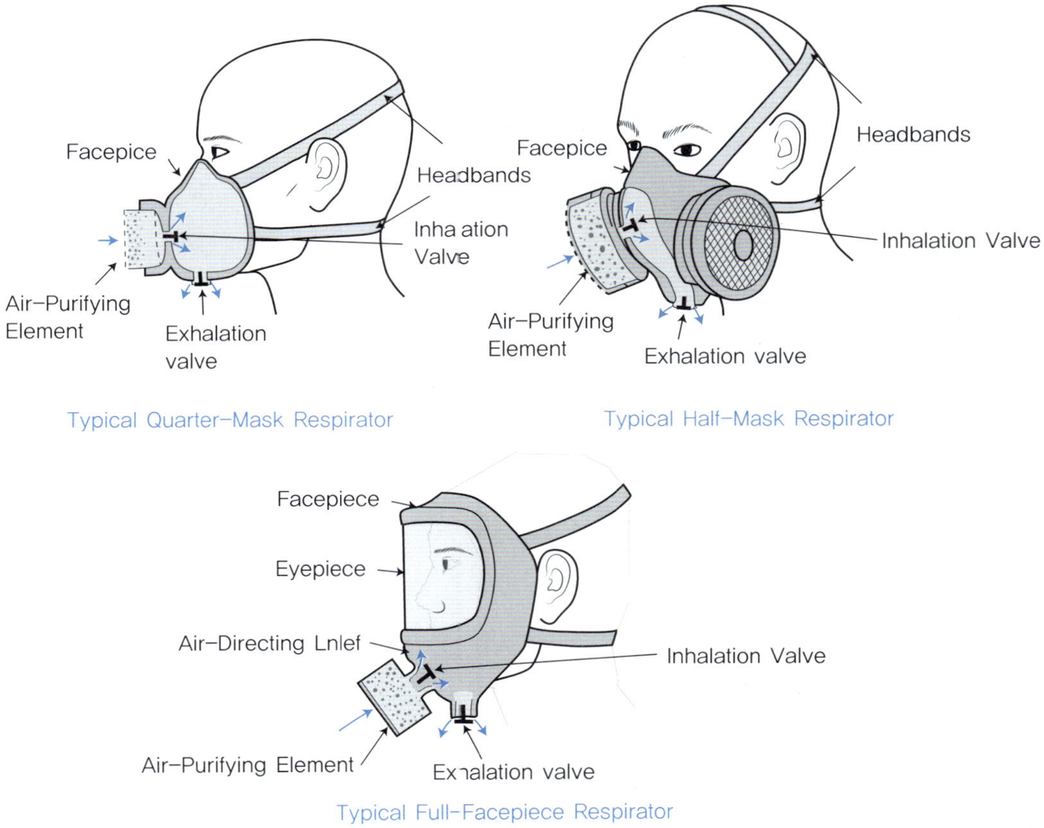

그림 11.28 | 여과기가 부착된 부분 및 전체 안면 호흡 방호장비

- 마스크
- Air-purifying 호흡기
- Air-supplying 호흡기
- 독립식호흡기구(SCBA)

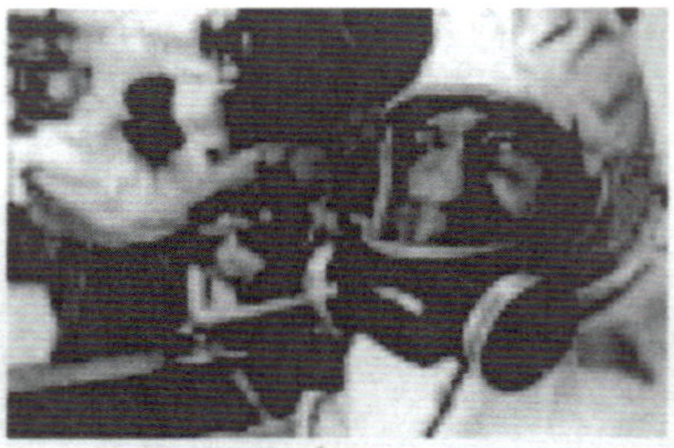

www.hcn.org

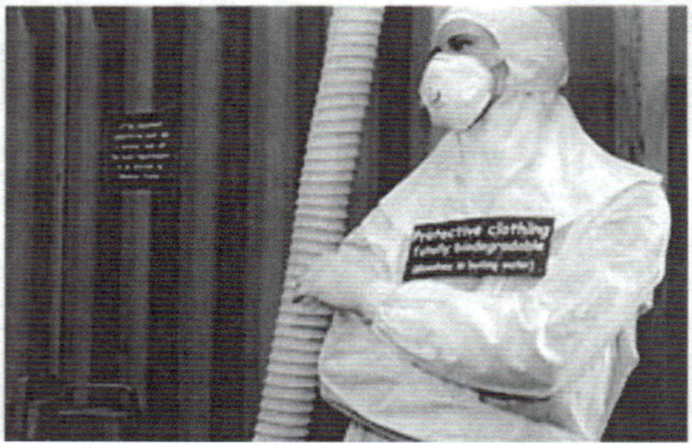

그림 11.29 | 전체 및 얼굴부분 인공 호흡기 사진

- 여과기와 카트리지는 미립자, 가스와 증기를 붙잡고 차단할 수 있도록 설계된다.

호흡기는 단순히 비율인 통칭 "respiratiory protection factors" 와 함께 공급된다:

$$\text{방호 인자} = \frac{\text{주변 공기 중 농도/흡입된 농도}}{\text{흡입된 농도}}$$

국립직업건강 안전위원회는 많은 상업적인 인공 호흡기에 대한 시험과 순위을 제공한다. PF는 낮게는 5에서 10,000을 조금 넘는 값까지 다양하다.

c. 제염 치료: 만약 방사성물질을 섭취했다면 마지막 수단으로 신속히 신체를 제염한다.

다음과 같은 전략이 있다:

- 킬레이션(Chelation): DTPA(Diethylenetriamine pentaacetic acid)는 플루토늄(Pu)과 아메리시움(Am)과 같은 초우라늄 이온을 운송할 수 있는 형태의 가장 유용한 킬레이트약이라고 여겨진다. 2가지 DTPA 형태인 trisodium- calcium과 DTPA(CaDTPA와 ZnDTPA)의 무기염 치료법 사용에 권고된다.
- 차단
  - KI와 같은 요오드를 빨리 사용하면 갑상선 섭취를 차단할 것이다.
  - "Prussian Blue" : Ferrihexacyano-Ferrate(II)를 사용해서 세슘의 장간 재순환을 차단하고 신체로부터 빨리 제거한다.
  - 액체섭취 늘이기: ^3H가 ^3H_2O(T_2O 또는 HTO)로 교체되는 것은 신체에서 물을 교체하는 것과 연관된다. 액체섭취를 늘리면 신체 속에서의 유효한 반감기가 감소될 것이다.
  - 세척: 비인두, 위장 또는 폐 세척을 통해서 접근할 수 있는 방사능을 활발히 제거할 수 있다.

11.12 생물학적 분석 데이터 수집 방법

우리는 수학적 모델(10장)을 사용해서 내부 선량을 추정한다. 이 모델을 사용하면 결국 신체의 각 기관에 대한 흡수선량과 흡입 또는 섭취를 통한 방사성물질의 섭취 단위 당 유효한 전신 선량을 얻을 수 있다. 신체에 피폭된 방사능의 양을 매우 정확히 추정할 수 있다면(본인은 어쨌든 섭취한 양이나 활동양을 알고 있으며 만약 매우 정확한 대기오염 감시 결과, 농도가 잘 정의된 공간에서 사람이 있었던 시간에 대한 정확한 지식을 가졌다면, 남은 양을 분석할 수 있다) 사람의 섭취 사건으로부터 예탁선량을 즉시 계산할 수 있다. 하지만 대부분의 경우 이러한 분석으로는 가장 중요한 실제 섭취와 관련된 방사능의 양을 알 수 없다. 우리는 일부 사건을 재 구성해서 돌아보고 얼마나 섭취한 방사능의 양을 평가할 수 있다. 그러나 종사자에게 피폭된 방사능의 양을 가능한 모두 직접적으로 평가하고 싶을 것이다. 따라서 우리는 종사자에 대해서 생물학적 정량법(bioassay)이라고 알려진 평가를 수행한다.

"생물학적 정량법"은 다음과 같이 정의된다: 종류, 양, 위치, 또는 직접적인(체내) 측정 또는 신체에서 제거된 물질을 통한 간접적(체외) 분석으로 방사핵종의 정체를 결정하는 것. 체외 측정 또는 생체 내 측정을 통해 생검을 수행하여 종사자의 몸에 아직 남아있는 것 또는 배출된 것을 측정한다. 표준 운동 모형과 함께 두 가지 측정 형식을 이용하여 원래 섭취량을 역 계산하여 추정 할 수 있다. 그 다음으로 표준 선량계수(선량/단위섭취)를 사용해서 장기 및 유효한 전신 선량을 측정한다. 이것은 다른 재현방법 보

다 대단한 이점이다:

- 가장 큰 이점은 각각에 대해서 실제로 알고 있는 값을 사용해서 작업한다는 것이다. 공기 표본 추출값, 섭취 시나리오의 재구성과 같은 다른 모델링들로는 섭취의 추정양만 얻을 수 없다. 시료 자료는 우리가 논의한 많은 불확실성을 가진다.[12] 하지만 만약 종사자의 몸이나 배설물로부터 합리적으로 방사능의 정확한 추정치를 얻을 수 있다면 작업할 수 있는 충분한 데이터를 얻을 수 있다.
- 우리 계측 모형에서 선량 계수를 도출하기 위해 사용되는 대사 모형은 운동역학모형으로 가정한다. 종사자에 대한 다양한 측정과 함께 종사자에게서 제거되는 생물학적 반감기를 직접적으로 평가할 수 있다. 만약 표준 모형으로부터 확실히 변화하는 데이터를 관찰했다면, 이 값을 설명하기 위해서 선량 계수를 조정할 수 있다. 그렇지 않다면, 표준 모형의 적당함에 대한 더 많은 증거를 확인해야 한다.

어느 쪽의 결과라도 방사 방호 집단이 알고 있으면 유용하다. 따라서 가능하면 관찰된 결과를 공표하는 것이 바람직하다.

체내 감시는 중요한 투과성 방사와 함께 핵종 측정을 포함하며, 또한 전신 또는 장기에 강하게 종속된다. 흥미롭게도, 에너지가 충분히 높다면 신체내의 β방사체로부터 제동복사 측정을 포함할 수 있다. MIT[11]에서 ^{32}P를 섭취하는 사건에서, 해당 제동복사 방출을 측정함으로써, ^{32}P의 전신내 잔류로 만들어지는 것은 매우 좋은 특성화이다. 체외 감시는 신체에서 나온 노폐물 시료에서 방사선의 어떤 형태를 측정하는 것을 포함한다.

11.12.1 생체내 산정

채내를 계수하는데 "전신계수법(whole-body counting)" 라고 많은 사람들이 부르는 "전신 계수기(whole-body counter)" 는 큰 비례 계수로 한다. 전신 계수기는 외부 검출기를 사용해서 전신의 방사능을 측정한다. 한편 많은 "partial-body" 외부 계수는 짧은 시간 안에 수행한다. 다음은 검출기 시스템의 종류이다:

- Single unshielded 검출기
- 차폐된 복수 검출기(Shielded multiple detectors)

대부분 시스템의 어떤 구성이라도 구상하고 실행할 수 있다. 다음은 가장 일반적인 유형이다.

- 침대형 계수기: 차폐된 방에 누워서 하나 이상의 검출기로 관찰한다.
- 이동형 침대 계수기: 이동형 침대 위에 누워서 하나 이상의 검출기를 지나면서 몸을 관찰한다.
- 의자형 계수기: 의자에 앉아서 하나 이상의 검출기로 전신 또는 몸의 일부를 평가한다.
- Stand-up "quickie" 검출기 시스템: 검출기가 배열된 장치에 서있으면 신속하게 몸속의 근사치를 계산한다. 스크리닝 목적보다는 신체 내부에 대한 최종 결정을 내리는 용으로 사용된다(그림 11.30).

검출기 유형:

- NaI
- 유기 신틸레이터
- 게르마늄 반도체
- 가스 봉입 검출기

각 장기 내의 방사능을 평가하기 위해서 다음을 알고 있어야 한다.(그림 11.31~11.3):

- 폐 부위: 이것은 불용성 물질 흡입 가능성에 관한 매우 일반적인 연구이다. NaI, 가스 비례, phoswich, HPGE와 기타 검출기 유형이 사용된다. 이것은 Pu, U, Am 그리고 낮은 에너지를 방출하는 다른 핵종을 연구하는데 있어서 중요하다.

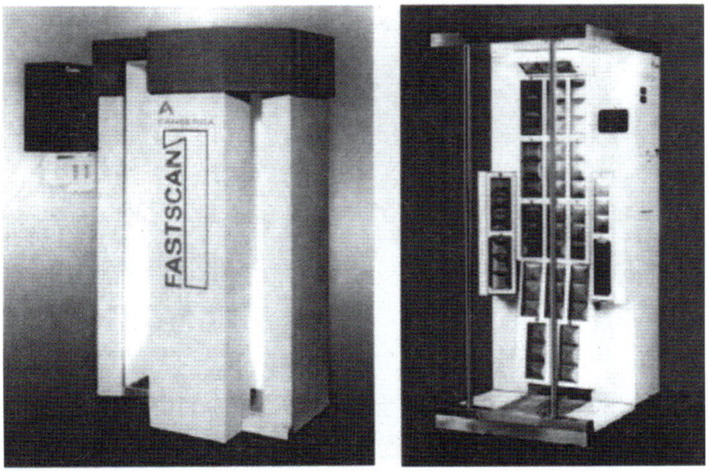

그림 11.30 | "quickie " 전신 계수기

- 갑상선: 가장 일반적으로 NaI 프로브를 사용한 요오드(^{125}I, ^{131}I) 섭취에 관한 연구
- 두개골, 다른 뼈: 일반적으로 NaI 검출기를 사용한 ^{210}Pb와 같은 골 친화성 방사핵종의 섭취에 관한 연구

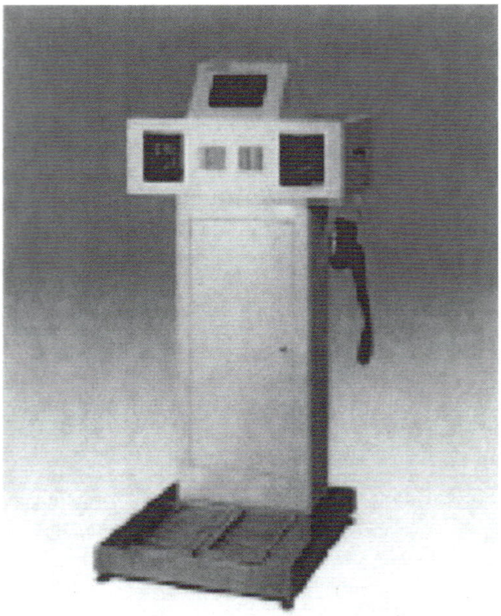

그림 11.31 | Hand and foot모니터

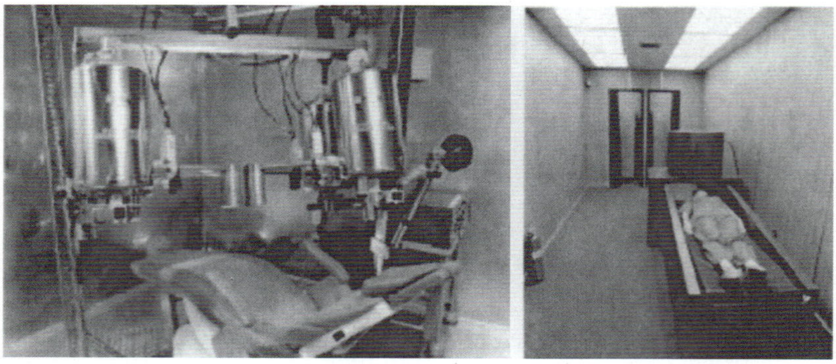

그림 11.32 | 체내 계수기 두 가지 예

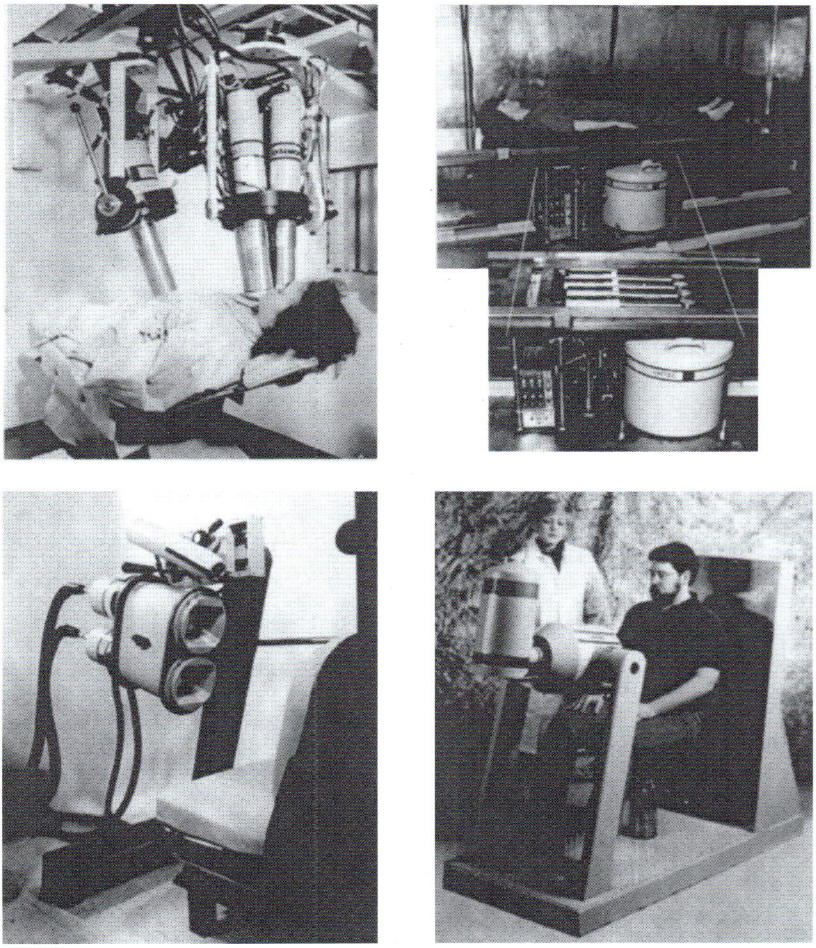

그림 11.33 | 전용 체내용 계수기

11.12.2 검체 측정

검체 측정을 하려면 충분한 투과성 방출을 가지지 않을지도 모르는 핵종을 외부적으로 발견하고(거나) 소변 또는 대변으로 확실히 배출시켜야 한다.

- 소변: 대부분의 핵종은 결국 소변으로 완전히 또는 부분적으로 배설된다. 이런 종류의 시료, 특히 액체의 신틸레이션 방법을 사용하는 경우는 분석하기 매우 쉽다 (비록 요 혼탁이 검출 효율을 방해할 수 있다). 이 데이터는 전신 측정보다 해석하기 다소 어려울 수 있지만 분석 수학에 대해 짧게 논

의한다. 소변 배출량과 농도는 낮 동안 변화하므로 24시간 시료가 해석에 적합하다.

- 배설물: 배설물표본은 얻는 것도, 분석하는 것도 어렵다(특히 α와 β방사체에 대해). 배설물의 표본추출은 근로자를 포함한 관련된 모든 당사자에게 불쾌하다. 또한 배설물에서 배출되는 다수의 핵종은 특히 강하지 않다. 그러나, 일부의 경우(특히 토륨 섭취), 분의 표본추출은 유일하게 신뢰할 수 있는 섭취 추정치를 제공할 수도 있다.
- 혈액: 혈액 시료는 얻는 것도, 분석하는 것도 쉽지만 이해하기 매우 어렵다.
- 호흡: 특별한 일부 증례에서, 신체의 잔류 방사능을 추론하기 위해 호기된 방사성 핵종이 사용될 수 있다. 주목할 만한 실 사례는 골격에서 ^{226}Ra 방사능을 추론하기 위해 ^{222}Rn를 사용하는 것이다. 그리고 여러 가지 탄소 표지 화합물의 신체 대사를 연구하기 위해 호기된 $^{14}CO_2$의 측정한다.
- 기타: 타액, 그 외의 모든 체액은 방사성 옥소의 섭취 이후 측정 가능한 요오드 수치를 가질 것이다. 이 시료는 정량적 평가가 아닌 지표로 사용된다. 모발은 우라늄과 같은 측정 가능한 중금속 수위를 가질 것이고, 정량적 측정이 아닌 지표로서 측정될 수 있다.

11.12.3 생검(Bioassay) 데이터의 해석

체내 또는 체외 생검 시스템(전신 계수, 요 검사 등)을 사용해 신뢰할 수 있는 측정 결과를 얻었다면, 피검자가 처음 받아들인 방사능 합계를 추정하고 싶을 것이다. 이 정보는 환산 계수를 거쳐 피폭 방사선량과 직접 관련되기 때문이다. 위에서 언급 했듯이, 생검(체내 또는 체외)은 직접적인 측정(체내) 혹은 신체에서 제거된 물질의 간접적 분석(체외)을 통해 체내에 있는 방사선 핵종의 종류, 양, 위치 그리고 혹은 침전을 측정하는 것이다.

생검 분석은 다음과 같이 다양하게 사용한다:

- 내부 침전을 일으키는 피폭 검출. 이것은 기준선, 정기적인 일 또는 사고일 수 있다. 작업자에게 방사성물질 섭취가 발생할 수 있는 시설에 처음 도착했을 때, 기준선이 되는 생검 측정을 얻는 것은 매우 중요하다. 이것은 작업자가 이전 근무처에서 얼마만큼의 방사능을 이미 지니고 왔는지 확인하고, 현재 존재할 지 모르는 나중 측정을 방해할 수 있는 자연 발생 방사성 핵종을 확인하기 위한 목적을 가진다.
- 방사성물질 관리 프로그램 또는 대기 모니터링 프로그램의 타당성 검증.
- 피폭한 핵종의 특성과 양을 확인하는 것.
- 방사선 섭취에 대한 방사능 영향평가 추정.

- 업무 제한 또는 병원 치료에 대한 필요성 평가.
- 규제 한도 준수 증명.

몇 가지 인자가 생검 모니터링 프로그램 필요성에 영향을 준다. NRC는 비밀봉 방사선원을 가지고 작업하는 모든 시설이 생검 프로그램을 가져야 하는 것은 아니라고 언급한다. 사실 RSO는 사소한 잠재적 피폭을 검출하고 관찰하는 정교한 프로그램을 고안하기보다 프로그램이 필요하지 않음을 보여주는 형식적인 분석을 보여주어도 된다. 다음과 같은 사항에 의해 프로그램의 필요성을 결정한다:

- 방사성 핵종
- 현재 선량
- 일상적으로 마주치는 농도
- 핵종 밀봉 정도
- 직원 훈련 수준
- 일반적인 대기와 표면오염 수준
- 방사선독성: 붕괴 당 에너지와 생물동역학
- 규제 요구 사항

만일 연간 허용된 섭취 수준(ALIs)보다 크게 낮은 소량의 방사성 핵종만을 다룬다면, 프로그램이 전부 필요하지 않을 지도 모른다. 트리튬과 요오드 생검 프로그램에 대한 일부 문헌들은 생검 프로그램이 필요하지 않은 상황들을 설명한다. 추가적으로, 물질이 잘 봉쇄되어 있고(후드 안에서만 사용하는 밀봉선원) 경험 많은 직원에 의해 처리되는 등의 경우도, 다른 환경에 비해 프로그램에 대한 필요성이 적을지 모른다. 적용될 지 모르는 규제 한도가 몇 가지 있다. 그러나 종종 프로그램의 필요 정도, 측정 유형 개수, 빈도, 관련자 수 등을 결정하는 것은 전문적으로 판단할 문제이다.

참여(Participation)

공식적인 생검 프로그램 필요여부는 시설 중 시간가중 월평균 공기 농도에 의해 결정된다. 만일 시간가중 월평균 공기 농도가 유도공기농도(DAC)의 10%보다 작거나, 최대 DAC의 30%보다 작다면 프로그램이 필요하지 않을지도 모른다. 이것이 필요하다면, 모니터 해야 하는 직원의 비율은 측정 결과가 이 레벨보다 얼마나 높은가에 달려있을 것이다.

측정 주기

얼마나 자주 생검을 받아야 하는지는 다음과 같이 많은 인자에 의해 결정된다:

- 검출된 핵종의 유효 반감기(신체내)
- 사고를 위한 일일 농도 변동
- 검출 장치의 감도
- 섭취 잠재성

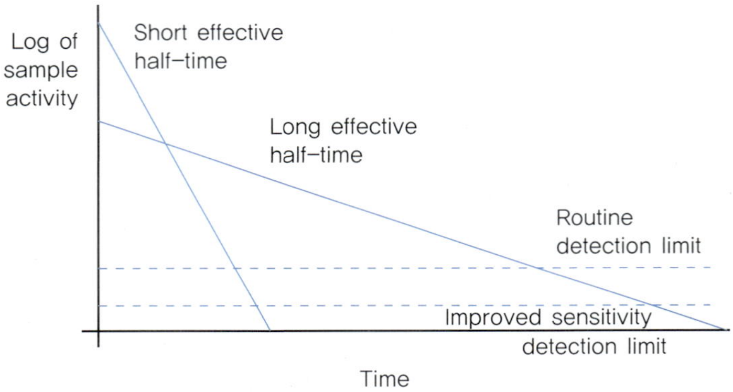

그림 11.34 | "missed dose" 개념

그림 11.34에 보인 것처럼, 생검 측정 값(전신 계수, 소변 계수 등)은 일반적으로 시간이 흐를수록 아래로 기울 것이다. 이는 물질이 신체에서 제거됨에 따른 것이다. 섭취 이후 어느 시점에, 측정치는 계수기의 검출 한계 아래로 떨어질 것이다. 짧은 유효한 반감기를 가진 물질에 대해, 이 시점은 곧 눈에 띄게 일찍 발생하기 때문에 표본추출을 자주 수행해야 한다. 오래 잔류하는 핵종에 대해서는 표본 추출을 더 낮은 빈도로 수행할지도 모른다. 표본 방사능이 검출 한계 아래로 내려가는 시점이 되면 생검 모니터링 체내 또는 체외 계수 시스템은 남아있는 방사능을 더 이상 "볼 수" 없게 된다. 따라서 섭취가 발생했다고 자신 있게 말할 수 없다.

계수 시간을 길게 하거나, 생검 표본을 더 크게 하거나, 또는 다른 수단을 사용해 검출 감도(두 번째 점선)를 개선할 수 있을 수 도 있다. 어느 쪽이든, 마지막 측정 이후 흐른 시간과 이 시점에 이 표본에서 예상되는 방사능비를 알고 있는 상태에서, 시스템의 배후방사선계수율을 가지고 이 시점부터 섭취 시간까지 역산해 낼 수 있다(곧 정의할 것이다.) 그 다음 방사능을 검출할 수 없음에 따라 놓친 방사능의 양을 계산할 수 있고, 따라서 예탁선량도 알 수 있다. 따라서, 모니터링 간격이 입증되면, 시스템의 검출 한계와 방사성 핵종의 체내 운동에 의거해 의도적으로 분석에서 간과한 선량의 양을 입증한다. 이것이 "놓친 선량(missed dose)" 개념이고, 생검 프로그램의 설계의 필수 요소이다.

한계(Limitations)

다음과 같은 여러 요소가 생검 결과 해석과 관련된 불확실성에 영향을 미친다:

- 데이터 불확실성: 8장에서 설명한 것처럼 방사선 측정을 포함해 모든 측정 활동은 본래 측정치의 불확실성을 수반한다. 이것은 제거하거나 감소시킬 수 없는 불확실성의 하한 값이다.
- 모형 불확실성: 위에서 말한 바처럼 표준 모형은 선량 환산 계수 그리고 짧게 논의했던 것처럼 생검 데이터 해석 기능을 위해 대부분의 핵종에 대해 구축한 것이며, 이 모형은 많은 선원에 기반한다. 최고의 상황이라면, 우발적으로 방사성 핵종을 섭취했거나, 연구를 위해 의도적으로 방사성 핵종을 투여한 인간 피검자에 대한 광범위한 경험을 할 수도 있다.
  이런 경우라면, 모형 불확실성은 비교적 작을지도 모른다. 이와 달리 그런 데이터를 얻을 수 없을 경우, 동물 연구 데이터나 유사한 화합물, 예를 들어 다른 악티늄족, 주기율표 내 같은 그룹에 속한 다른 화합물 등의 데이터에서 추론해 낸 데이터에 의지해야 할 수도 있다.
  이런 경우, 모형과 그 결과의 불확실성은 매우 클 수도 있다.
- 신진대사에서의 개체 변이: 비록 모형을 이용하여 많은 사람들의 피검자 대해 잘 테스트 했다 하여도, 인간의 신진대사에는 항상 어느 정도 가변성이 있다. 예를 들면, 삼중수로서의 ^{3}H는 비교적 많이 연구된 핵종 중 하나이다. 대부분의 방사능은 평균 10일의 생물학적 반감기를 가지고 신체(물이 교체되는 것에 의해)에서 제거된다. 그러나 대다수 피검자의 개인별 가변성은 정상 상황에서 대략 7일에서 14일 범위이다. 만일 피검자가 많은 액체를 마시고, 배출 함으로써 물 교체를 극적으로 늘리면 반감기는 상당히 짧아질 수도 있다. 이것은 혹시 모를 피폭 선량을 줄이기 위해 확실히 권장할 만하다. 위에서 말한 바와 같이, 우발적인 피폭 선량을 줄이기 위해 피검자의 신진대사와 화합물 침전을 의도적으로 바꾸기 위한 킬레이트제 또는 차단제를 투여할 수도 있다. 이것은 피검자를 위해 바람직하다. 그러나 이것이 반응속도 모형과 선량 환산 계수에 미치는 영향을 항상 염두에 두어야 한다. 그런 기술을 사용면 보건 물리학자가 정확한 선량 연산을 수행하는 것이 복잡해 진다. 그러나 물론 그것이 도움이 될 것 같다면 항상 사용하도록 지적된다.
- 초기 상태에 대한 불확실성: 많은 경우, 방사능 준위와 모형 기능의 불확실성에 더하여 정확히 언제 섭취했는지에 대한 불확실성이 있을 수 있다(즉, 종좌표 상의 불확실성에 더해 횡좌표 상에도 불확실성이 있다). 만일 명확한 사건, 예를 들면 액체 요오드를 엎질렀다던가, 대기 농도에서 스파이크를 분명히 표시하는 공기 표본추출 데이터가 있으면 섭취 시각을 다소 정확하게 나타낼 수도 있다.

반면, 만일 작업자가 몇 주 또는 몇 개월 동안 주목할 만한 사건 없이 작업하다가 갑자기 생검 결과가 양성으로 나타난다면, 섭취 시각을 추정하는 것이 어려울 수 있다. 또한, 일부의 경우 작업자 등이 의도적으로 데이터 해석을 복잡하게 만드는 정보를 보건 물리학자에 잘못 전달할지도 모른다. 작업자는 우발적인 상황을 논의하는 것에 당황할 수도 있고, 의도적인 음독의 경우 사건의 상세 정보를 알리기 싫어할 수도 있다.

조사 레벨(Investigation Levels)

만일 섭취량이 더 많은 조사를 필요로 할 만큼 중요하다면, 측정, 선량 평가, 피폭 기록, 해당 기관 통지, 업무 제한 등의 특별 조치가 있을 수 있다. 이것을 조사 레벨이라 부르고, 수치적으로 다음과 같이 구한다.

정기 조사 레벨 $$IL_r = 0.3ALI\frac{T}{365}$$

여기에서:

$T =$ 표본 사이의 주기

$ALI =$ 연간섭취한도(ICRP 30에 규정한)

정기 기록 레벨 $$RL_r = 0.3ALI\frac{T}{365}$$

이 값은 전신, 신체 장기 또는 배설물에서의 방사능 준위로 표현된다. 유도 조사 레벨(DIL, Derived Investigational Level)은 섭취가 조치를 취해야 할 수준에서 일어났음을 지적하는 일부 측정 값이다. 숫자상으로 그것은 조사 레벨에 장기 또는 시료의 예측 섭취 비율을 곱한 것과 같다:

유도 조사 레벨 $$DIL_r = I\ L_r m,$$

여기에서 $m =$ 단위 섭취 당 예측 방사능 준위로, 보통 $T/2$로 평가된다. 여기에서, $T/2$는 정기 추출 간격의 중간 점이다. 만일 실제 섭취 시각을 알 수 없다면 대부분의 규제 및 고문 단체들은 이 가정을 채택한다. 당연히 섭취가 언제 일어났는지 알면 분석에 그 정보를 사용해야 한다. 그러나 만일 섭취 시간이 알려져 있지 않으면, 마지막 음성 생검 측정 이후 섭취했다고 가정할 것이다. 그러나 이것은 지나치게 보수적일지도 모른다. 그래서 $T/2$ 가정을 흔히 사용한다: 예를 들어 매달 추출한다면, 섭취가 15일 전에 일어났다고 가정한다.

추가 용어 정의

- 섭취(Intake): 흡입 또는 섭취에 의해 체내에 들어온 양
- 흡취(Uptake): 체순환에 흡수된 양
- 침전(Deposition): 일부 장기에 침적된 양

예제 작업자가 1μmAMAD 에어로졸의 100Bq을 흡입한다. ICRP 30 모형은 폐에 대해 63%의 침적을 예측한다. 폐에 침적된 물질의 58%만이 순환계에 도착한다. 그리고 순환계에 들어온 물질의 25%가 갑상선에 침적된다.

섭취 = 100Bq

폐 침전 = 63Bq

흡취 = $(0.58)(0.63)(100) = 36.5$Bq

갑상선 침전 = $(0.25)(36.5) = 9.1$Bq

생검 측정으로부터의 섭취 추정치

단위 방사능 섭취 당 선량 계수를 구하기 위해 대사 모델을 "순방향"으로 풀 수도 있지만, 섭취 이후 언제든 모델의 어느 부분(장기, 전신, 배설물 표본)에서라도 나타날 수 있는 원래 섭취한 방사능 비율을 추정하기 위해 대사 모델을 이용할 수도 있다. 이 섭취 비율을 종종 섭취 침전 비율(Intake Retention Fraction: IRE)이라고 부른다(일부 출판에서 'm' 으로서 표시한다.) 원래 섭취량을 추정하기 위해 사람에서 얻은 측정값으로부터 "역방향으로(back wards)" 살펴 보고, 선량 환산 계수를 적용하는 데 이 숫자들을 사용할 수 있다(단위 섭취당 예탁선량을 제공한다).

예를 들면, $^{3}H_2O$에 대한 전신 침전은 $R(t) = A_0 \exp(0.693\ \ t/10)$ (t는 일수)와 같은 간단한 공식으로 표현할 수 있다. 인체는 네 가지 경로를 통해 수분을 배출한다. 땀으로, 숨을 내쉴 때, 소변, 대변. 소변에 의한 경로가 전체 청소의 60%를 받아낸다. 어떤 주어진 시점에서, 소변 배출의 순간 비율을 계산할 수 있다(단순히 침전 방정식의 음의 시간 도 함수이다):

$$E_{inst}(t) = 0.6 \times 0.0693 \quad A_0 \exp(-0.0693t) = 0.0416 \quad A_0 \exp(-0.0693t)$$

더욱 유용한 것은 24시간 동안의 소변 배출을 적분하는 것이다:

$$E_{\mathrm{inst}}(t)=0.6\times A_0[\exp(-0.0693(t-1))-\exp(-0.0693t)]$$

그 다음 섭취 이후 모든 시점에 대한 전신 침전의 IRFs 및 소변 배출을 구할 수 있다:

$A_0=1$일 때:

t(d)	R(t)	$E_{inst}(t)$	$E_{incr}(t)$
1	0.933	0.0388	0.0402
2	0.871	0.0362	0.0375
3	0.812	0.0338	0.0350
7	0.616	0.0256	0.0256
10	0.500	0.0208	0.0215
20	0.250	0.0104	0.0107

침전 $R(t)$와 전신에 대한 생체 내 측정에서 얻은 방사능을 연관 지을 수 있다. 혹은 장기에 대한 $R(t)$를 구했다면 장기 침전과 연관 지을 수 있다. ^3H_2O의 특수한 경우에 있어서는 외부측정으로 방사능을 발견할 수 없지만 이와 다른 경우라면 이것이 가능할지도 모른다. 그 대신 24시간 동안 얻은 체외 측정 값과 배출 $E_{\mathrm{incr}}(t)$를 연관 짓고 이것을 적합한 IRE에 연관 지을 수 있다. 왜 생체 내 또는 생체 외 접근 법 중 하나를 선택해야 할까? 때때로, 조금 전 ^3H_2O에 대해 언급한 경우처럼 선택권이 없기도 하다. 다른 경우에는 계수 시스템 또는 다른 것으로부터 더 좋은 신뢰할 수 있는 데이터가 있을지도 모른다. IRF의 크기도 이 선택을 동반한다. 일반적으로 IRF가 높을수록 해석을 더욱 신뢰할 수 있게 된다. 만일 양쪽 접근법 모두에서 신뢰할 수 있는 데이터를 얻으면 두 데이터의 집합을 모두 사용할 수 있다.

개별 측정을 위한 섭취 추정치 I는 IRF 값으로 나눈 관측치 Vi에 불과하다:

$$I=\frac{V_i}{\mathrm{IRF}_i}$$

복수 측정을 위한 단일 섭취 추정치는 다음과 같이 얻을 수 있다.

우리가 할 것은 관측치와 기대치의 차를 제곱한 값들의 합을 최소화 하는 것이다. 기대치는 섭취와 IRF의 곱이다:

$$\sum_i (V_i - I \cdot IRF_i)^2$$

$$I = \frac{\sum_i V_i \cdot IRF_i}{\sum_i IRF_i^2}$$

이것은 섭취의 비 가중 추정치를 나타낸다 (즉, 모든 값은 최소 제곱 연산에서 같은 중요도를 가진다). 각 시점에 대한 가변성의 역수에 비례하는 값으로 가중치를 적용할 수 있다. 시간이 흐를 수록 방사능이 적어지므로 상대 가변성은 증가한다. 가중 인자 1/IRF(예상되는 방사능 한번에)를 사용해 방정식에 가중치를 적용하면 다음과 같다.

$$I = \frac{\sum_i V_i}{\sum_i IRF_i}$$

이 결과는 극단적으로 단순해 보이나 잘못된 것이 아니다. 미분이 다소 수반되므로 자세히 들어가지 않는다.

예제 트리튬(HTO) 섭취가 의심되어 작업자에게서 다음 데이터를 (24시간 동안의 소변 표본) 수집했다.

Day 2:40 MBq IRF=0.0375

Day 7:30MBq IRF=0.0265

Day 10:22 MBq IRF=0.0215

개별 섭취 추정치:

Day 2: 40MBq/0.0375=1070MBq

Day 7: 30MBq/0.0265=1130MBq

Day 10: 22MBq/0.0215=1020MBq

비가중 최소 제곱 추정치는:

$$\frac{(40 \times 0.0375 + 30 \times 0.0265 + 22 \times 0.0215)\text{MBq}}{0.0375^2 + 0.0265^2 + 0.0215^2} = 1080 \text{ MBq}$$

가중 최소 제곱 추정치는:

$$\frac{(40 + 30 + 22)\text{MBq}}{0.0375 + 0.0265 + 0.0215} = 1080 \text{ MBq}$$

그 다음 ^{3}H 1 Bq 섭취에 대한 선량 환산 계수를 찾으면 예탁선량을 매우 쉽게 계산해 낸다:

$$D(Sv) = I(Bq) \times DCF \ (Sv/Bq)$$
$$D = 1.08 \times 10^9 Bq \times 1.67 \times 10^{-11} Sv/Bq = 0.018 Sv$$

Health Physics Journal[13] 최근 특집호에 많은 핵종에 대한 커다란 IRFs 표가 나와 있다(그림 11.35, 표 11.4).

11.13 임계와 임계 관리

방사선 방호 활동의 독특한 영역은 임계가 발생할지 모르는 상황에서 작업자를 보호하는 것을 포함한다. 이것은 일반 외부 방호와 마찬가지로 주로 중성자와 광자 피폭을 수반하는 외부 선량 문제이다. 그러나 기술적인 개념은 전문화 되어 있다. 그리고 임계가 발생할 수 있는 상황은 갑작스럽고 매우 높은 강 방사선장 피폭을 수반할지도 모른다. 따라서 특별한 치료와 숙고가 마땅히 필요하다. 임계는 원자로 활동의 필수 불가결한 것이다. 뒤에서 여러 가지 예제를 통해 논할 것과 같이, 통제되지 않은 임계(임계

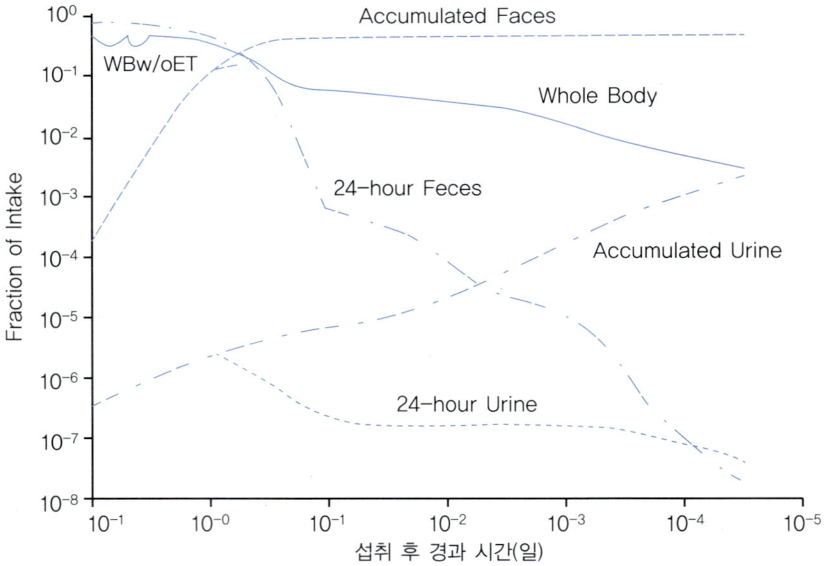

그림 11.35 | IRFs[11]의 표본 도시(Health Physics Society의 허가를 받아 재판함)

Radiation to Health Physics

사고)와 관련된 상황은 보건 물리학자가 다루는 일 가운데 가장 심각한 것의 하나이다.

임계를 논의하려면 과정 이해에 필수적인 많은 용어 정의와 관계를 다뤄야 한다. 2장에서 설명한 두 개의 핵반응이 에너지의 방출을 초래한다는 내용을 떠올려도 좋다: 질량수가 80-140 근처인 두 개의 원소로 분할하는 무거운 핵(예를 들면, $^{238}U(Z=92)$)의 분열, 또는 높은 질량수를 가진 원소가 되는 가벼운 원소들(예를 들면, H)의 핵융합. 핵융합 반응은 전력 생산의 높은 관심사이다. 그러나 아직 현재 흥미 있는 연구와 널리 퍼지지 않은 현실적 응용을 위한 물질이다. 따라서 우리는 핵분열 반응에 집중한다. 첫 번째 정의, 핵분열은 무거운 원자의 핵이 두 개의 가벼운 핵으로 분할되는 것이다. 이것은 중성자, X선, γ선과 분열생성물(계산 11.36)의 운동 에너지의 방출을 동반한다. 그것은 보통 중성자 충돌에 의해 일어난다. 그러나 어떤 경우, 양성자, 다른 미립자들 또는 γ선에 의해 유발될 수 있다. 자발 핵분열은 또한 캘리포니움-252(^{252}Cf)와 플루토늄-240(^{240}pu)과 같은 핵종에서 발생할 수 있다.

표 11.4 참고 문헌 10에서 가져온 IRFs 표본

Time	WB w/o ET	WB	Acc.Urine	Acc. Feces	Inc. Urine	Inc. Feces
0.25	4.69×10^{-1}	7.33×10^{-1}	9.95×10^{-3}	1.80×10^{-3}	9.95×10^{-3}	1.80×10^{-3}
0.5	4.50×10^{-1}	6.56×10^{-1}	2.22×10^{-2}	8.58×10^{-3}	2.22×10^{-2}	8.58×10^{-3}
0.75	4.31×10^{-1}	5.91×10^{-1}	3.23×10^{-2}	1.78×10^{-2}	3.23×10^{-2}	1.78×10^{-2}
1	4.13×10^{-1}	5.37×10^{-1}	4.08×10^{-2}	2.76×10^{-2}	4.08×10^{-2}	2.76×10^{-2}
1.25	3.96×10^{-1}	4.93×10^{-1}	4.79×10^{-2}	3.70×10^{-2}	3.80×10^{-2}	3.52×10^{-2}
1.5	3.81×10^{-1}	4.57×10^{-1}	5.41×10^{-2}	4.55×10^{-2}	3.19×10^{-2}	3.69×10^{-2}
1.75	3.68×10^{-1}	4.27×10^{-1}	5.96×10^{-2}	5.29×10^{-2}	2.72×10^{-2}	3.51×10^{-2}
2	3.57×10^{-1}	4.03×10^{-1}	6.44×10^{-2}	5.93×10^{-2}	2.36×10^{-2}	3.16×10^{-2}
2.25	3.48×10^{-1}	3.84×10^{-1}	6.87×10^{-2}	6.46×10^{-2}	2.08×10^{-2}	2.76×10^{-2}
2.5	3.39×10^{-1}	3.67×10^{-1}	7.27×10^{-2}	6.90×10^{-2}	1.86×10^{-2}	2.35×10^{-2}
2.75	3.32×10^{-1}	3.54×10^{-1}	7.63×10^{-2}	7.27×10^{-2}	1.68×10^{-2}	1.98×10^{-2}
3	3.26×10^{-1}	3.43×10^{-1}	7.97×10^{-2}	7.58×10^{-2}	1.53×10^{-2}	1.65×10^{-2}
4	3.07×10^{-1}	3.13×10^{-1}	9.09×10^{-2}	8.35×10^{-2}	1.13×10^{-2}	7.77×10^{-3}
5	2.94×10^{-1}	2.96×10^{-1}	9.99×10^{-2}	8.73×10^{-2}	8.93×10^{-3}	3.82×10^{-3}
6	2.84×10^{-1}	2.85×10^{-1}	1.07×10^{-1}	8.95×10^{-2}	7.36×10^{-3}	2.12×10^{-3}
7	2.77×10^{-1}	2.77×10^{-1}	1.14×10^{-1}	9.08×10^{-2}	6.24×10^{-3}	1.37×10^{-3}
8	2.70×10^{-1}	2.71×10^{-1}	1.19×10^{-1}	9.18×10^{-2}	5.43×10^{-3}	1.01×10^{-3}
9	2.65×10^{-1}	2.65×10^{-1}	1.24×10^{-1}	9.27×10^{-2}	4.82×10^{-3}	8.14×10^{-4}
10	2.60×10^{-1}	2.60×10^{-1}	1.28×10^{-1}	9.33×10^{-2}	4.36×10^{-3}	6.98×10^{-4}
20	2.23×10^{-1}	2.24×10^{-1}	1.60×10^{-1}	9.80×10^{-2}	2.56×10^{-3}	3.75×10^{-4}
30	1.99×10^{-1}	1.99×10^{-1}	1.81×10^{-1}	1.01×10^{-1}	1.83×10^{-3}	2.69×10^{-4}
40	1.81×10^{-1}	1.81×10^{-1}	1.96×10^{-1}	1.03×10^{-1}	1.33×10^{-3}	1.97×10^{-4}
50	1.68×10^{-1}	1.69×10^{-1}	2.08×10^{-1}	1.05×10^{-1}	9.67×10^{-4}	1.45×10^{-4}
60	1.59×10^{-1}	1.59×10^{-1}	2.16×10^{-1}	1.06×10^{-1}	7.12×10^{-4}	1.08×10^{-4}
70	1.52×10^{-1}	1.52×10^{-1}	2.22×10^{-1}	1.07×10^{-1}	5.30×10^{-4}	8.14×10^{-5}

표 11.5 참고 문헌 10에서 가져온 IRFs 표본

Time	WB w/o ET	WB	Acc.Urine	Acc. Feces	Inc. Urine	Inc. Feces
80	1.47×10^{-1}	1.47×10^{-1}	2.26×10^{-1}	1.08×10^{-1}	3.99×10^{-4}	6.20×10^{-5}
90	1.43×10^{-1}	1.43×10^{-1}	2.30×10^{-1}	1.09×10^{-1}	3.05×10^{-4}	4.78×10^{-5}
100	1.40×10^{-1}	1.40×10^{-1}	2.32×10^{-1}	1.09×10^{-1}	2.37×10^{-4}	3.75×10^{-5}
200	1.28×10^{-1}	1.28×10^{-1}	2.43×10^{-1}	1.11×10^{-1}	4.87×10^{-5}	7.75×10^{-6}
300	1.24×10^{-1}	1.24×10^{-1}	2.46×10^{-1}	1.11×10^{-1}	2.38×10^{-5}	3.69×10^{-6}
400	1.22×10^{-1}	1.22×10^{-1}	2.48×10^{-1}	1.11×10^{-1}	1.31×10^{-5}	2.01×10^{-6}
500	1.21×10^{-1}	1.21×10^{-1}	2.49×10^{-1}	1.12×10^{-1}	7.31×10^{-6}	1.12×10^{-6}
600	1.20×10^{-1}	1.20×10^{-1}	2.50×10^{-1}	1.12×10^{-1}	4.08×10^{-6}	6.21×10^{-7}
700	1.20×10^{-1}	1.20×10^{-1}	2.50×10^{-1}	1.12×10^{-1}	2.29×10^{-6}	3.46×10^{-7}
800	1.19×10^{-1}	1.19×10^{-1}	2.50×10^{-1}	1.12×10^{-1}	1.28×10^{-6}	1.93×10^{-7}
900	1.19×10^{-1}	1.19×10^{-1}	2.50×10^{-1}	1.12×10^{-1}	7.19×10^{-7}	1.08×10^{-7}
1000	1.19×10^{-1}	1.19×10^{-1}	2.50×10^{-1}	1.12×10^{-1}	4.04×10^{-7}	6.03×10^{-8}
2000	1.19×10^{-1}	1.19×10^{-1}	2.50×10^{-1}	1.12×10^{-1}	1.41×10^{-9}	1.98×10^{-10}
3000	1.19×10^{-1}	1.19×10^{-1}	2.50×10^{-1}	1.12×10^{-1}	6.05×10^{-12}	7.87×10^{-13}
4000	1.19×10^{-1}	1.19×10^{-1}	2.50×10^{-1}	1.12×10^{-1}	3.08×10^{-14}	3.79×10^{-15}
5000	1.19×10^{-1}	1.19×10^{-1}	2.50×10^{-1}	1.12×10^{-1}	1.75×10^{-16}	2.08×10^{-17}
6000	1.19×10^{-1}	1.19×10^{-1}	2.50×10^{-1}	1.12×10^{-1}	1.05×10^{-18}	1.23×10^{-19}
7000	1.19×10^{-1}	1.19×10^{-1}	2.50×10^{-1}	1.12×10^{-1}	6.45×10^{-21}	7.52×10^{-22}
8000	1.19×10^{-1}	1.19×10^{-1}	2.50×10^{-1}	1.12×10^{-1}	4.02×10^{-23}	4.67×10^{-24}
9000	1.19×10^{-1}	1.19×10^{-1}	2.50×10^{-1}	1.12×10^{-1}	2.53×10^{-25}	2.93×10^{-26}
10000	1.19×10^{-1}	1.19×10^{-1}	2.50×10^{-1}	1.12×10^{-1}	1.60×10^{-27}	1.85×10^{-28}
20000	1.19×10^{-1}	1.19×10^{-1}	2.50×10^{-1}	1.12×10^{-1}	1.97×10^{-49}	2.24×10^{-50}
30000	1.19×10^{-1}	1.19×10^{-1}	2.50×10^{-1}	1.12×10^{-1}	3.16×10^{-71}	3.56×10^{-72}

- 임계는 분열성 물질이 연쇄 반응을 유지하는 물리적 조건에 도달하는 것이다.
- 핵분열성 물질(Fissionable material)은 핵분열을 거치는 물질이다.
- 분열성 물질(Fissile material)은 저속 중성자들의 상호작용에 의해 핵분열을 거치는 물질이다("Fissionable"보다 제한적인 정의이다.) 분열성 물질은 우라늄-233, 우라늄-235, 플루토늄-239, 플루토늄-241 또는 이 방사성 핵종들의 결합이다.

이 정의에서 제외된 것은:

1. 조사되지 않은 천연 우라늄 또는 감손 우라늄
2. 열중성자로 안에서만 조사되는 천연 우라늄 또는 감손 우라늄

핵분열 조각은 핵분열에서 생성된 핵으로 핵분열의 운동 에너지를 전송한다. 이 정의는 파편 자체가 운동 에너지를 가지고, 이에 따라서 파편이 방사능인지 여부와 관계 없이 위험성을 가질 때만 사용한다.

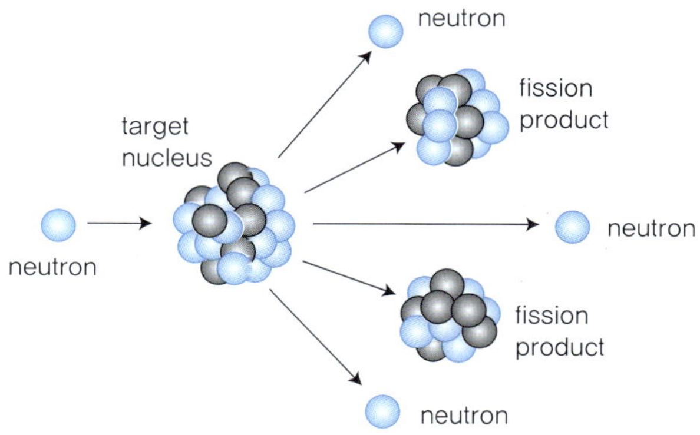

그림 11.36 | 중성자 핵반응(출처: http://www.childrenofthemanhattanproject.org/ML/Photo-Pages/MLP-498.htm)

그렇지 않으면, 분열생성물이라는 일반적인 용어를 사용한다. 분열생성물은 핵분열에 의해 생산된 방사성 핵종이다. 이 정의는 방사성 핵종이 방출한 방사선이 잠재적 위험성이 있는 경우에 사용한다.

핵분열 동안 방출된 에너지

핵분열 과정 동안 방출된 에너지는 반응물과 생성물 사이의 질량 차이의 에너지 당량으로 구한다:

$$E_f = (M - m_1 - m_2 - m_n)c^2$$

여기서:

$M =$ 핵분열 한 핵의 질량
$m_1, m_2 =$ 핵분열 조각의 질량
$m_n =$ 모든 중성자의 질량

이것의 중요한 실례는 전력 생산과 핵무기에 사용하는 ^{235}U의 핵분열이다:

$$^{235}_{92}U + ^{1}_{0}n \rightarrow ^{236}_{92}U$$

$$^{236}_{92}U \rightarrow ^{A_1}_{Z_1}F_1 + ^{A_2}_{Z_2}F_2 + v + ^{1}_{0}n + Q$$

여기서, F_1과 F_2는 분열생성물 1과 2이다. Q의 값은 약 200 MeV고, 대략 표 11.5에 나타낸 것처럼 분산되어 있다.

이 에너지의 대부분은 임계 집합체 내 열로 분산된다. 열에너지는 순환수를 끓일 때 생성된 증기로 전기를 생성하는 터빈을 움직임으로써 전기 에너지로 바꾼다.

표 11.6 핵분열 후의 에너지 분포

핵분열 조각	167 MeV
중성자 운동 에너지	6 MeV
핵분열 γ선	6 MeV
방사능붕괴:	
β입자	5 MeV
γ선	5 MeV
뉴트리노	11 MeV

분열생성물(Fission Products)

- 여러 가지 핵분열 조각의 원자 번호는 대략 30(Zn)부터 64(Gd)로 다양하다.
- 이 종들은 모두 방사능이고, 여러 가지 반응에 의해 다른 분열생성물로 붕괴한다.
- 이 종들은 마이크로 초부터 수천년에 이르기 까지 다양한 반감기를 가진다.
- 이 종들은 고형(예, Zn과 Gd)이거나 가스 형태(예, Kr, Xe)이거나 휘발성일 수 있다(예, I).그림 11.37을 본다.

중심부 재고에서 집단 방사능은 다음과 같이 구한다.

$$A = 3.81 \times 10^{-6} T^{-1.2}\ Bq/\mathrm{fission},\ \mathrm{or}$$

$$A = 1.03 \times 10^{-16} T^{-1.2}\ \mathrm{Ci/fission},$$

여기에서 T는 핵분열 후의 지난 일수이다.

임계(Criticality)

그림 11.37에 나타냈듯이 중성자는 핵분열 반응을 유발하고 하나 이상의 중성자가 핵분열 반응으로부터 방출된다. 만일 이 방출된 중성자가 다른 핵분열 반응을 일으키면 연쇄 반응이 시작 된다. 만일 모든 핵분열 반응이 정확하게 또 하나의 핵분열 반응을 유발하면 이것을 임계에 달했다고 말한다: 즉, 시스템이 위험하다.

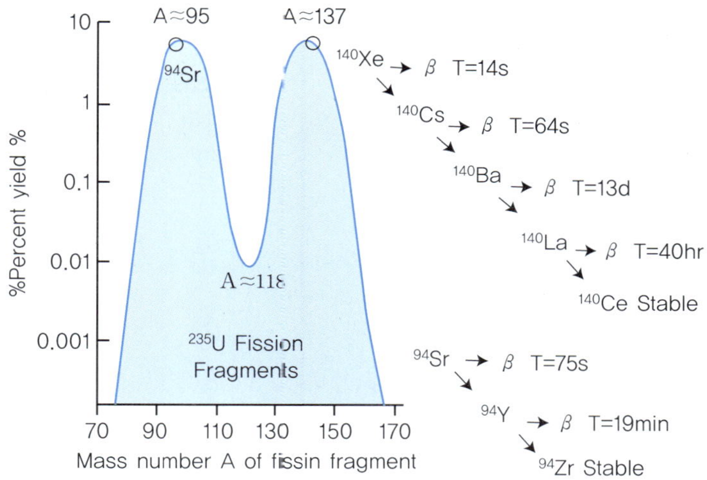

그림 11.37 | 질량수에 따른 핵분열 조각 분포 (출처: http://hyperphysics.phy-astr, gsu.edu/)]

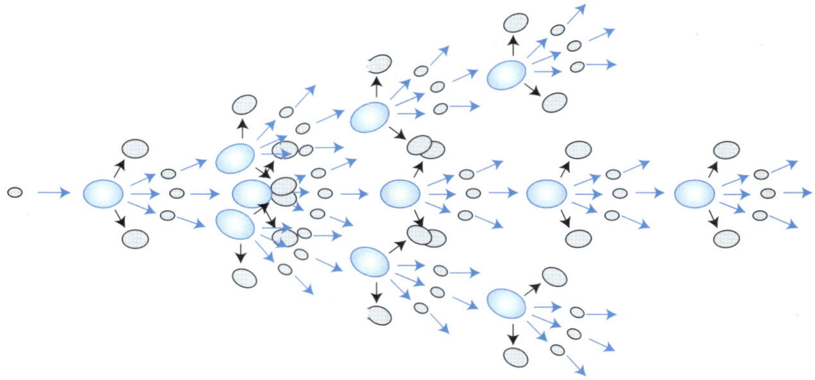

그림 11.38 | 핵연쇄 반응 (출처:http://resourcefulphysics.org/freematerial/foundation/text/Fission_add_Fusion.doc)]

만일 핵분열 반응에서 생산되는 것 보다 더 많은 중성자가 분열성 핵이 아니라 시스템에 흡수되면, 위험 반응은 스스로 유지되지 않는다. 그리고 시스템은 미임계(subcritical) 상태라고 한다. 만일 핵분열 중성자 생성 비율이 손실 비율을 초과하면 연쇄 반응이 빨라질 것이다. 그리고 시스템은 초과임계(super-critical) 상태라고 한다(그림 11.38).

임계의 수학적 계산

시스템이 지속적인 임계를 거치게 하려면, 핵분열 반응에서 생산되는 중성자의 숫자와 분열성 물질에 흡수되는 숫자가 반드시 같아야 한다. 그러므로 (나가는 중성자)/(들어오는 중성자)의 비율이 반드시 1.0이여야 한다. 우리는 이것을 수학적으로 다룰 수 있고, 중성자의 생성과 손실에 영향을 주는 여러 가지 인자들을 연구할 수 있다. 이것은 핵공학에서 사용하는 그 유명한 "사인자공식(four factor formula)"으로 모형화 된다. 사인자 공식은 다음과 주어진다.

$$k_\infty = \eta\varepsilon pf$$

여기에서:

η= 연료에 흡수된 열중성자 당 방출된 중성자의 수(아마도 1.0-3.0 사이의 값)

ε= 고속 핵분열 인자=생성된 고속(핵분열) 중성자 전체수를 열중성자 유도 핵분열에서 생성된 고속 중성자의 전체수로 나눈 값(1.0-1.29 사이의 값)

p=공명 이탈 확률=핵분열에서 생산된 언젠가는 열화될 고속 중성자 (0.0-1.0 사이의 값)

f=열중성자이용계수=실제로 연료에 흡수된 열화된 중성자 조각 (0.0-1.0 사이의 값)

그 다음 유효 곱인자, k_{eff}를 정의할 수 있다:

$$k_{eff} = k_\infty \times L$$

$$k_{eff} = \frac{N_{f+1}}{N_f}$$

여기에서:

K_{eff}= 유효 곱인자 = 세대 f에서 생성된 중성자 수 분에 세대 $f+1$에서 생성 중성자 수

L= 누출되지 않을 확률 = 핵분열에서 생산된 중성자가 시스템에서 달아나지 않고 흡수 될 확률[14]

각 인자는 연료의 특성에 의존하는 것과 시스템 결합 구조에 의존하는 것으로 나눌 수 있다:

- η은 연료 특성에 의존한다.
- ε, p, f, L은 시스템 결합 구조에 의존한다.

원자로

다양한 원자로의 설계가 있다. 모든 유형의 원자로들은 많은 일반적인 기능을 공유한다. 그러나 이 기능들이 사용하는 물질은 상당히 다양할 수 있다. 기능들은 다음과 같다:

- 연료: 열을 생산하는 분열성 물질
- 감속체: 핵분열 반응에서 형성된 고속 중성자를 열에너지에 형태로 완화하는 물질
- 냉각액: 원자로 중심부의 열기를 제거하는 물질. 시스템의 안전 동작 온도를 유지하고 전기를 생성하기 위해 열기를 궁극적으로 터빈/발전기계통으로 옮긴다.
- 제어봉: 연료는 임계 집합체(노심)에 꽂힌 길고 얇은 관에서 유지된다. 노심 내에서는 핵반응을 제어(재빠른 운전 정지 포함)하기 위해 중성자 독 물질을 포함하는(앞서 카드늄과 붕소를 대표적으로 논의했다) 다른 봉들을 사용한다.
- 반사체: 빠져 나온 중성자를 다시 노심으로 되돌리기 위해 노심 주위에 놓는 물질 (예를 들어 물, 흑연, 베릴륨 등).
- Pebble Bed Reactor는 열분해 흑연을 중성자 감속재로 사용한다. 그리고 가스, 헬륨, 질소, 이산화탄소와 같은 불활성 또는 반 불활성 기체를 냉각액으로 사용한다. 터빈을 구동하기 위해 매우 높은 온도를 사용함으로써 증기 공급 시스템을 제거하고, 전체적인 열 전달 효율을 늘린다. 또한 가스는 물과 달리 오염 물질을 용해하고 옮기지 않는다.
- 초고온가스로(VHTR, Very-High-Temperature Reactor) 시스템은 가스 터빈 모듈형 냉각 고온가스로(GT-MHR, Gas Turbine-Modular Helium Reactor)와 Pebble Bed Reactor (PBMR,)의 pebble 원료를 모두 사용한다. 주 회로는 처리한 열기를 전달하기 위해 증기 재형성기/증기 발생기에 연결되어 있다.
- 초임계압수냉각로(SCWR, SuperCritical Water-cooled Reactor)는 열 중성자 스펙트럼 또는 고속 중성자 스펙트럼을 가진 닫힌 사이클을 사용할 것이다. 양쪽 접근법은 모두 40%이상 열효율을 달성하기 위해 물의 열역학적 임계점(22.1 Mpa, 섭씨 374도) 이상에서 작동하는 고온고압수냉각 원자로를 사용한다.
- 가스냉각고속로(GFR, Gas-cooled Fast Reactor)는 고온 효율을 높이기 위해 고속 중성자 스펙트럼과 높은 출구 온도(~섭씨 850도)로 작동한다.
- 납냉각고속로로(LFR, Lead-cooled Fast Reactor)는 고속 중성자 스펙트럼과 납 또는 납/비스무트 공융 액체금속냉각 시스템을 사용한다.
- 소듐냉각고속로(SFR, Sodium-cooled Fast Reactor) 시스템은 고속 중성자 스펙트럼을 사용하고 액체의 나트륨을 냉각액으로 사용한다.

원자로 연료는 연료봉을 구성하며 연료봉은 핵분열 과정을 용이하게 하고 임계를 유지하도록 결합 구조와 묶여 있다. 위에서 말했듯이, 제어봉은 반응 처리를 제어하기 위해 연료봉과 함께 산재해 있다. 연료봉을 사용함에 따라 분열성 물질이 점차 고갈된다. 오래된 봉을 교체하기 위해 새로운 연료를 넣을 때, 부분적으로 사용한 봉을 중심부 중앙으로 점점 더 가까이 순환시킨다(그림 11.41과 11.42). $k_{eff}=1.000$일 때가 임계 상태이다. 제어봉을 완전히 삽입했을 때 $k_{eff}=0.0$이다. $k_{eff} > 1.0$으로 몰기 위해 봉을 충분히 회수할 수 있고 전력 레벨은 올라간다. 전력이 요구수준에 맞으면 k_{eff}를 1.000로 맞추기 위해 제어봉을 다시 넣는다.

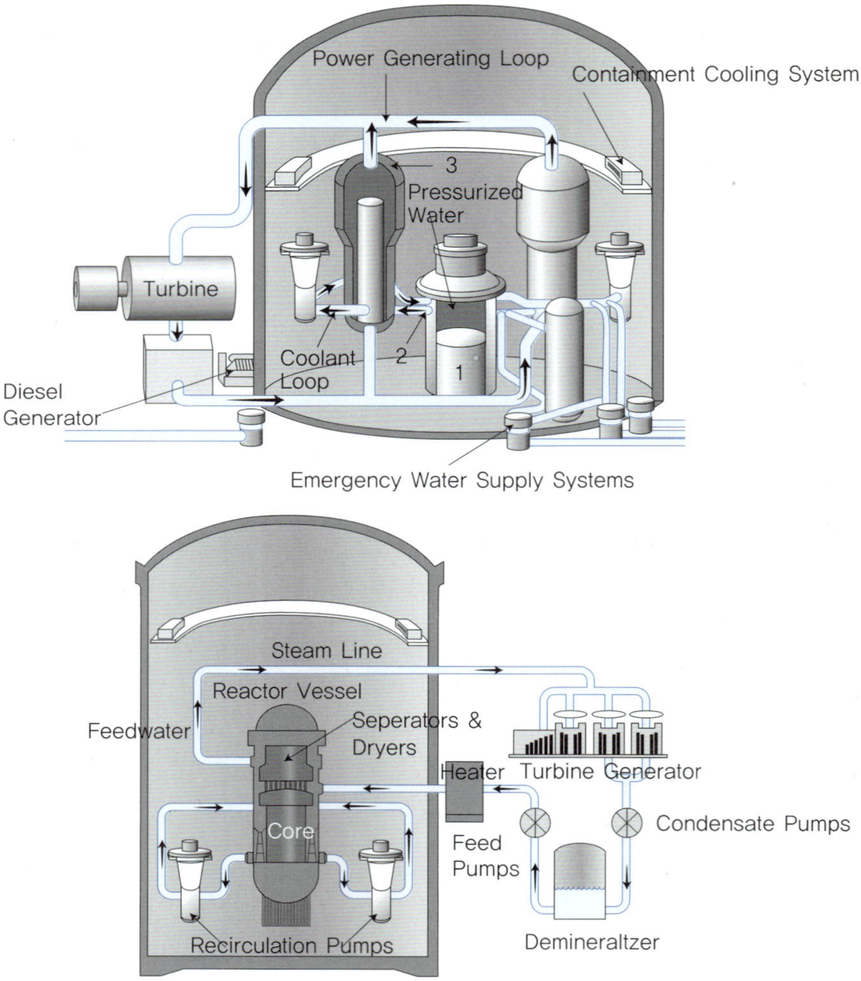

그림 11.39 | 가압수형원자로(위)와 비등수형 원자로(하) (http://eia.doe.gov/cneaf/nuclear/page/nuc_reactors/pwr.html에서 발췌. 미 에너지 정보 관리국(Energy Information Administration) 제공)

기타 용어 정의:

잉여반응도(Excess reaclivity): $\Delta k = keff - 1$
원자로 주기(Reactor period): 인자 e에 의해 원자로의 중성자 밀도가 증가하는(따라서 전력 레벨도 상승하는) 시간.

분열생성물 재고(Fission Production Inventory)
원자로가 가동해 ^{235}U 원자가 핵분열을 일으킴에 따라 분열생성물 재고가 쌓인다. 그 중 비교적 짧은 반감기를 가진 분열생성물 재고량은 평형 레벨(생성 = 붕괴)이 된다.

매우 긴 반감기를 가진 분열생성물 재고량은 선형적으로 증가한다. 원자로 운전을 정지하면 수명이 짧은 생성물은 붕괴해 없어지지만 수명이 긴 종들은 매우 긴 시간 동안 방사능 상태로 남아있다. 그리고 현저한 양의 혼합 방사선(α, β^-, β^+, γ, 등)을 방출한다(그림 11.43). 이것은 "고준위 폐기물" 또는 "사용 후 연료"를 구성한다.

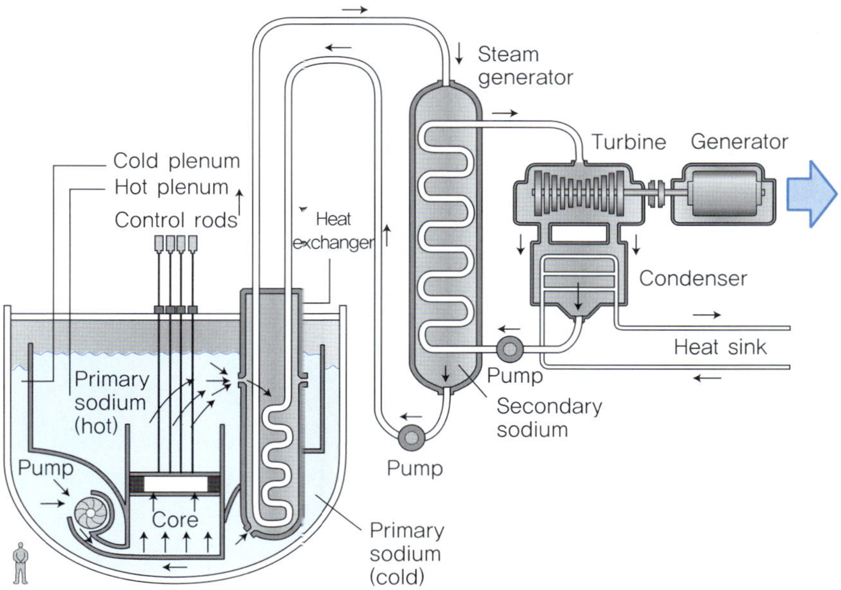

그림 11.40 | 제안된 소듐냉각고속로 (http://www.ne.doe.gov/genIV/neGenIV4 fastSpectrum.html 발췌)]

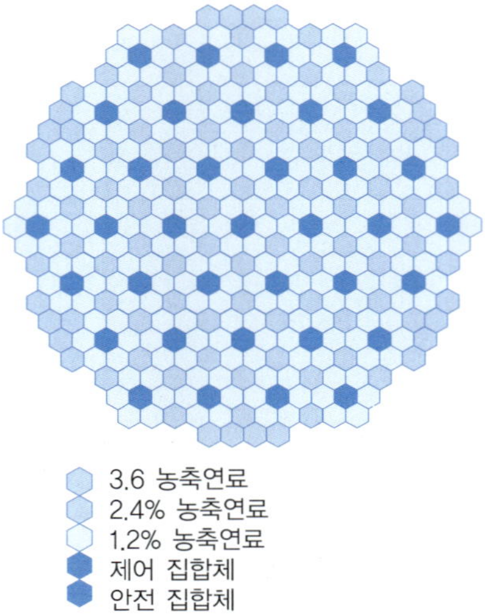

그림 11.41 | 원자로의 중심부(http://www.npp.hu/mukodes/tipusok/aktiv-e.htm에서 발췌)(색상판을 본다)

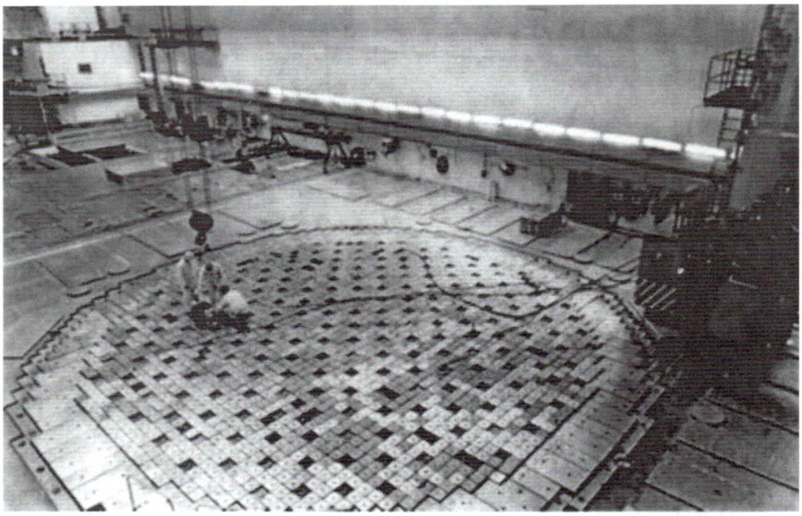

그림 11.42 | 연료를 채워 넣는 중인 실제 원자로 중심부의 사진(http://www.rosatom.ru/english/stations/lwr.htm에서 발췌, Resenergoatom Concern 제공)

방사화 생성물 (Activation Products)

방사화 생성물은 중성자가 다른 재료에 흡수될 때 형성 되며 이는 방사능 종으로 변성을 일으키는 원인이 된다. 방사화 생성물은 원자로의 많은 구조요소(특히 철강 콘크리트 구성요소)에서 만들어지고,

트리튬(^3H), ^{14}C, ^{60}Co, ^{55}Fe, ^{63}Ni를 포함한다(그림 11.44). 이 핵종들은 원자로 운영을 어렵게 하고 궁극적으로 원자로 폭발을 일으킨다. 그리고 물질 재활용 범위에 영향을 미친다.

임계 관리

분열성 물질을 생성하고 다루는 시설에서는 우연히 임계에 도달하지 않고, 임계 상태가 유지되지 않도록 물질을 매우 주의 깊게 제어하는 것이 중요하다. 임계 상태는 상당한 양의 에너지와 방사선 방출을 초래할 수 있기 때문이다. 분열성 물질에 관련된 임계 제어는 다음 항목을 제어하는 것에 의해 달성할 수 있다:

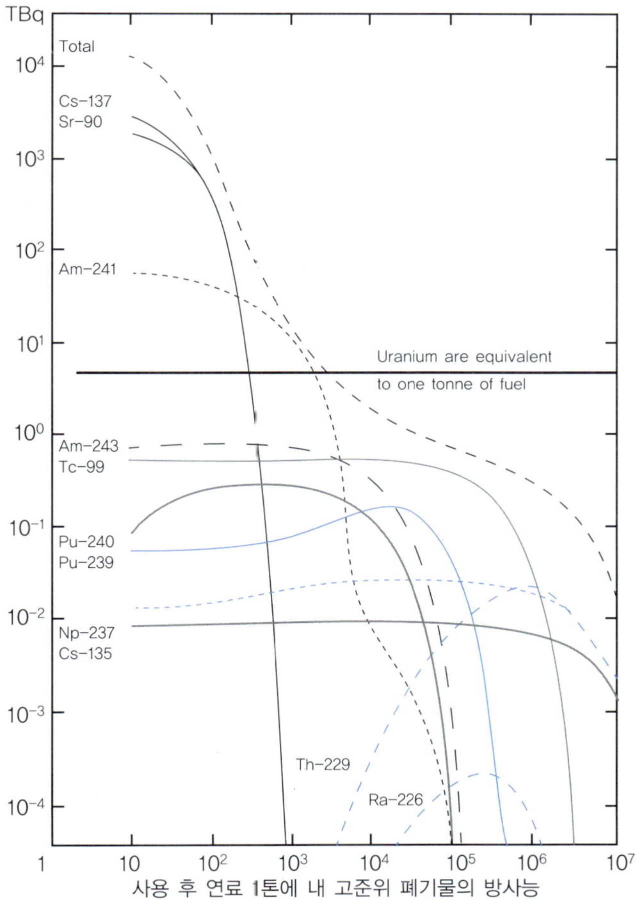

그림 11.43 | 원자로 제거 후 다양한 시점에서의 분열생성물 재고(http://www.uic.com.au/uicphys.htm에서 발췌)

- 분열성 물질의 양
- 분열성 물질의 농도
- 시스템의 결합 구조
- 중성자 독소물질의 존재

작동하는 원자로나 핵무기 설계의 전체 개념은 임계를 유지할 감속재가 있는 결합 구조 안으로 충분한 양의 농축 분열성 물질을 모으는 것이다. 그런 구성이 우연히 발생하면, 의도하지 않은 임계가 발생하고 상당한 방사능 위험이 존재할지도 모른다. 이것은 물질의 갑작스러운 우발적인 운동으로부터, 또는 오랜 시간 동안 일어난 점진적인 물질 축적(예를 들면, 저장 탱크 밑바닥 또는 용액이 흐르는 파이프의 굽은 부분에 축적된)으로부터 발생할 수 있다.

임계 사고

여기에 대해서는 논의할 것이 많다. 우리는 세 건의 미국 사건을 논의한다. (http://www.csirc.net/docs/reports/la-13638.pdf McLaughlin 외.,15 에서 기사와 그림을 발췌했다.)

Y-12 사고 - 1958년 6월 16일, Tennessee 주 Oak Ridge

질산 용해, 정제, 농축, UF_4로 변환하는 과정을 거쳐 다양한 고체 폐기물에서 농축 우라늄을 재생하도록 설계된 시설에서 물질 재고가 계속되었다. 우라닐 질산염을 저장하는 5인치 직경 용기 세 개에 대한

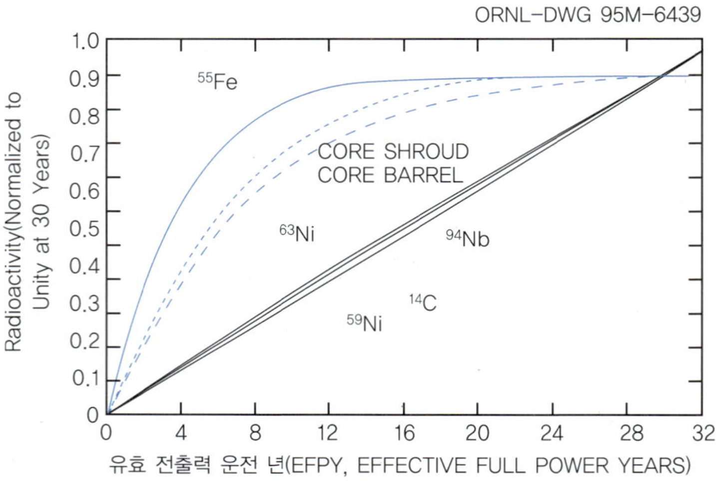

그림 11.44 | 유효 전출력 운전 년 함수로 나타낸 가압경수로 내부 구성요소 안 방사화 물질의 침적(http://www.nrc.gov/reading-rm/doc-collections/nuregs/staff/sr1437/v1/fig020.html에서 발췌)

누설 검사가 진행되고 있었다. 첫 번째 교대 근무 중 관리자가 pH 조절 설비의 6인치 직경 유리 수직 배수관에서 우라닐 질산염이 발견되었다고 언급했다(그림 11.45 참조). 그는 작업자에게 수직 배수관의 액체를 배출하도록 명령했다. 그러나 우라닐 질산염 용액이 아직도 수직관에 남아 있다는 것을 나중에 알아챘다. 작업자는 도관의 액체를 배출했다고 확신하였지만 그 뒤에 두 사람은 새어 나온 용액이 V-2호 밸브를 통해 수직 배수관으로 들어가는 것을 알아차렸다.

밸브를 닫고 다시 수직 배수관의 액체를 배출했다.

다음 교대 근무에서 새로운 관리자가 누수 검사를 계속하고 있었다. 그러나 액체 수위, 밸브 위치 등의 상태를 확인하지 않았다. 모순된 기록 때문에 이전 교대 근무 관리자가 우라닐 질산염 누설에 대하여 통보 했는지는 명확하지 않다. 진상은 아무도 모른 채 몇 시간 동안 우라닐 질산염이 밸브 V-1을 통해 B-1 날개로 새어 들어갔다는 것이다. 벨브 V-3가 열려 있었기 때문에 FSTK 1-2 용기으로도 우라닐 질산염이 새어 들어갔다. 두 번째 근무 교대 중 용기의 물을 55갤런 드럼으로 배출하기 위해 밸브 V-4, V-5, V-11을 열었다. 드럼 근처의 기사가 드럼 위쪽에서 피어 오르는 황갈색 연기를 보았고, 폭주가 발생했음을 알리는 청색 섬광을 보았다. 구역 내 임계 경보가 울렸고 사람들은 그 구역에서 재빨리 철수하였다.

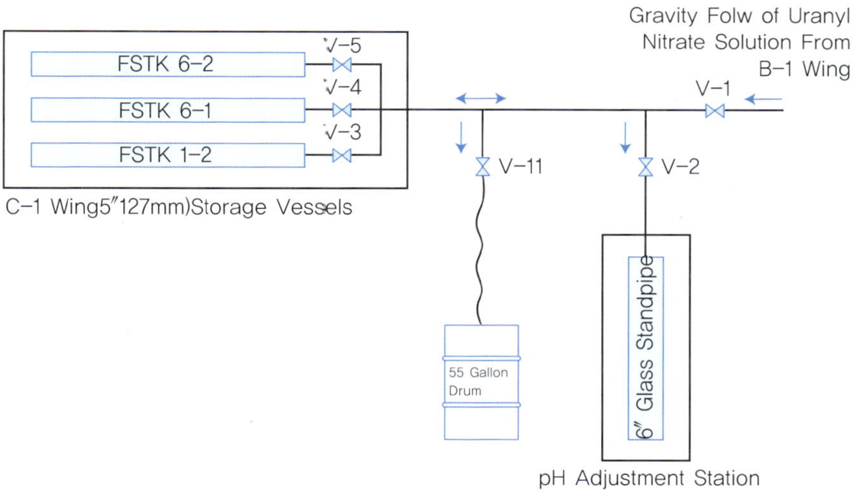

그림 11.45 | Oak Ridge Y-12 임계 사고 관련 물질 도식

계속해서 물이 드럼으로 흘러 들어가 11분 동안 반응도가 증가되었고 그 뒤 감소하였다. 이 방사선 피폭으로 사망한 사람은 없었지만 여덟 명이 매우 높는 방사선량(4.6, 4.3, 4.1, 3.4, 3.0, 0.087, 0.087,

0.029 Sv)을 피폭했다.

Los Alamos Scientific Laboratory — 1958년 12월 30일

이 시설에서는 복구 과정에서 발생하는 다양한 잔류물로부터 플루토늄을 정제하고 있었다:

플루토늄이 예상외로 풍부한 덩어리들은 몇 개의 용기에서 씻어내 희석 용액과 유기 용액이 있는 하나의 커다란 용기로 모이게 된다. 약 200 L에 달하는 이 물질은 직경 1미터의 1000 L 용기로 옮겨졌다(그림 11.46). 용기에는 내부 물질을 섞는 교반기가 있었다. 교반기가 움직이기 시작하자, 물질의 초기 운동은 농축 플루토늄을 포함한 중앙 영역을 갑자기 진하게 하는 것과 마찬가지였다. 시스템은 초 주의 임계 상태를 일으키고, 대략 1.5×10^{17}개의 핵분열을 생산해내는 폭주 생성율을 만들었다. 과정을 관찰한 기사는 상반신에 대략 120 Sv를 피폭되었고 36시간 내에서 죽었으며 다른 두 사람은 대략 1.3과 0.5 Sv의 선량을 피폭하였고, 어떠한 나쁜 영향도 받지 않았다.

SL-1 (Stationary Low-Power Plant No.1)원자로 사건 — 1961년 1월 3일

아이다호의 실험적 BWR 원자로 SL-1에서, 몇 사람이 원자로로 작업하고 있었다. 이 때 중심부로부터 제어봉을 수동으로 제거한 것처럼 보였다. 이것은 고 방사능과 함께 원자로에 임계를 일으켰다.

전력 서지는 순식간에 원자로 전력을 20,000MW에 달하게 했고 연료 융해가 일어났다.

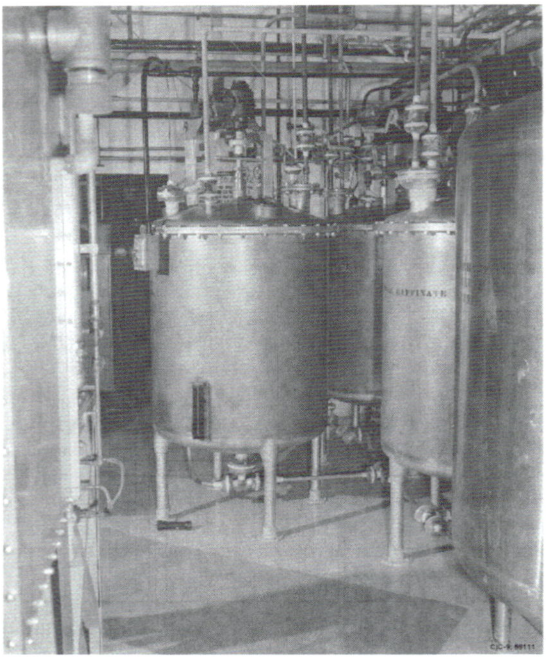

그림 11.46 | Los Alamos 혼합 용기 이미지

녹아 내린 금속은 과격하게 중심부에서 물과 화학 반응을 일으켰다. 이로 인해 증기 폭발이 일어났다. 이 폭발로 전체 원자로 용기가 위로 3m 솟아 오른 뒤 무너져 내렸다.

현장에서 근무하고 있는 사람 세 명이 사망했다. 한 사람은 건물에 안전하게 출입 할 수 있게 될 때까지 제어봉 천장에 찔린 채로 몇 일 동안 거기에 있었다. 다른 사람들은 부상으로 죽었다. 그러나 너무나 심각한 양의 방사선에 피폭되었기 때문에 피폭만으로도 확실히 사망했을 것이다. 그들의 신체는 지독하게 오염되었고 사체는 납으로 만든 관에 매장되었다. 그들의 손은 별도로 현장에서 오염된 다른 방사성폐기물과 함께 매장되었다.

핵무기-초임계 장치

전통적의 폭발물은 전형적으로 분열성 물질을 억지로 임계 결합 구조로 밀어 넣는다. 이것은 매우 짧지만 엄청난 양의 에너지를 자유롭게 만드는 초임계 폭주를 일으킨다. 전형적인 상용 원자로가 3-4%로 농축된 ^{235}U를 사용하는 반면, 핵무기는 90%까지 농축된 연료를 사용할 수 있다. 그런 물질이 갑자기 강제적으로 초임계 구성으로 들어가면, 에너지 방출은 현재 인류에게 알려져 있는 최고 수준이다. 잘 알려져 있다시피, 이 방법의 발견한 이래, 지정학적으로 함축된 의미는 거대해졌다. 이것은 전 인류의 감정적 스트레스와 많은 국가와 단체 사이의 정치적 긴장 상태의 원인이 되었다.

미합중국과 소비에트연방 사이의 냉전은 두 초강대국의 핵무기 능력에 집중하면서 수십년 동안 계속되었다. 그러나 양국 모두 전면적인 핵의 교환에서 잃는 것이 너무 많았고 현실적인 대규모 사건의 가능성은 작아졌다. 이정도 수준의 파괴(현대 핵무기와 비교해 매우 조그만 장치가 가져온)가 결코 다시는 목격되지 않기를 단지 바랄 뿐이다.

무기의 설계는 다양하다. 다단 열핵무기의 간략도가 그림 11.47에 나타나 있다. 폭발 사건의 순서는 간략히 아래와 같다.

1단계: 핵분열 폭발

- 여러개 뇌관(3)이 동시에 고성능 폭약(4)의 폭발 작용을 시작시킨다.
- 구상으로 고성능 폭약(4)을 통해 폭발작용이 진행되면서, 이 전하의 형성은 폭발성 충격파면을 안쪽으로 진행하는 구면 대칭으로 변형시킨다.
- 폭발성 충격파면은 충격파를 저밀도 고성능 폭약에서 고밀도 중심부 물질까지 용이하게 전달하게 하는 푸셔(5)를 압축하고 가로지른다.
- 충격파면은 반사체(5), 템퍼(6), 분열성 중심부(7)을 차례로 안쪽 방향으로 압축한다.

- 분열성 중심부(7)의 압축이 최적농도에 달하면, 중성자 기폭장치(분열성 노심 중앙 또는 고성능 폭약 조립품 외부에 있는)가 중심부로 중성자 폭발을 방출한다.

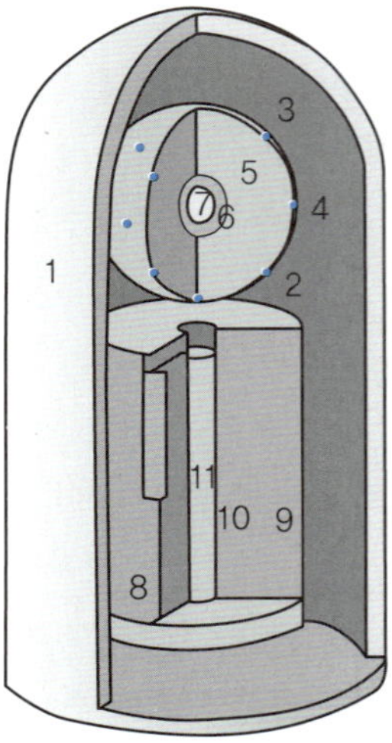

부품 번호 설명:

1. 폭탄 외피
2. 내부 충전재(플라스틱 물질)
3. 뇌관
4. 전통적인 고성능 폭약
5. 푸셔(알루미늄, 또는 기타)와 반사체(베릴륨, 텅스텐)
6. 템퍼(우라늄-238)
7. 핵분열성 중심부(fissile core) (플루토늄 또는 우라늄-235)
8. 방사선차폐물(텅스텐, 기타)
9. 핵융합 푸셔/탬퍼(우라늄-235 슬리브)
10. 핵융합 연료(고체 중수소화 리튬)
11. 스파크 플러그(우라늄-235 또는 플루토늄)

그림 11.47 | 다단식 열핵 무기의 간략도(http/www.johnstonsarchive.net/nuclear/diagthermon.html에서 발췌)

- 중성자 폭발은 분열성 중심부(7) 안에서 핵분열 연쇄 반응이 시작되도록 한다: 중성자는 플루토늄/우라늄-235 원자를 분열시킨다. 여기에서 2~3개의 중성자가 방출되고, 이것은 다른 원자들에 같은 작용을 한다. 에너지 방출은 기하학적으로 증가한다.
- 탬퍼(6)와 반사체(5)는 분열성 중심부(7)으로부터 달아난 많은 중성자를 다시 노심으로 돌려 보냄으로써 연쇄 반응을 높인다.
- 탬퍼(6)의 질량은 분열성 중심부(7)가 에너지 방출에서 생성된 열기로 인해 팽창하는 것을 지연시킨다.
- 분열성 중심부(7)의 연쇄 반응으로 생성된 중성자들은 우라늄-235 탬퍼(6) 안 원자들의 핵 변환을 일으킨다.
- 에너지 방출로 인해 과열한 중심부가 팽창함으로써 연쇄 반응이 끝난다.

2 단계: 핵융합 폭발

- 핵분열 폭발로 생성된 감마 방사선은 충전재(2)를 과열시키고, 그것을 플라즈마로 바꾼다.
- 폭탄 외피(1)에 의해 증발한 충전재(2)가 팽창하는 것이 지연된다. 이것은 핵융합 푸셔/탬퍼(9)를 압축하는 성향을 증가시킨다.

- 압축이 방사선차폐물(8)에 의해 부분적으로 감마 방사선으로부터 보호되고 있던 핵융합 연료(10)에 도착한다.
- 압축은 분열성 스파크 플러그(11)에 도착해 그것을 초임계 질량으로 압축한다.
- 1단계 폭발로 인한 중성자들은 방사선차폐물(8) 채널을 통해 분열성 스파크 플러그(11)에 도착하고, 핵분열 연쇄 반응을 시작한다.
- 스파크 플러그(11)는 밖으로 폭발한다.
- 핵융합 연료(10)는 이제 바깥쪽에 있는 핵융합 푸셔/탬퍼(9)와 안쪽에 있는 스파크 플러그(11) 사이에서 극도록 압축되어 있다. 이것은 핵융합 연료를 과열된 플라즈마로 바꾼다.
- 리튬과 듀테륨 핵은 핵융합 연료(10) 안에서 충돌하고 트리튬을 생산한다. 그리고 트리튬과 듀테륨 핵은 핵융합 반응에 관여한다: 핵은 한 쌍으로 헬륨 핵에 융합되고, γ선과 중성자, 열을 방출하는 커다란 에너지를 생산한다.
- 핵융합 연료(10) 속 핵융합으로 인한 거대한 중성자 방출은 핵융합 푸셔/탬퍼(9) 내 우라늄-235 원자의 핵 변환을 일으킨다. 이것은 에너지를 추가적으로 방출한다.
- 과열된 잔류물들이 에너지 방출과 함께 팽창함에 따라 모든 반응은 끝난다. 전체 무기가 증발한다.
- 총 소요 시간: 약 0.00002초

참고문헌

1. D. J. Strom, R. Harty, E. E. Hickey, R. L. Kathren(a), J. B. Martin, and M. S. Peffers, Collective dose as a performance measure for occupational radiation protection programs: Issues and recommendations. Pacific Northwest National Laboratory Report PNNL-11934/uC-610 (1998).
2. A. B. Chilton, J. K. Shultis, and R. E. Faw, Principles of Radiation Shielding (Prentice-Hall, New York, 1984).
3. B. T. Price, C. C. Horton, and K. T. Spinney, Radiation Shielding (pergamon, Oxford, 1957).
4. National Council on Radiation Protection and Measurements, NCRP Report 147, Structural Shielding Design for Medical X-ray Imaging Facilities (NCRP, Bethesda, MD,2004).
5. J. Turner, Atoms, Radiation, and Radiation Protection (Pergamon Press, New York, 1986).
6. Thermal diffusion length is the characteristic distance between the point at which a neutron becomes thermal and the point of its final capture.
7. H. Cember, Introduction to Health Physics, 3rd ed. (McGraw-Hill, New York, 1983).
8. All survey diagrams graciously provided by personal communication from David Burkett, Vanderbilt University Radiation Safety Office.
9. International Commission on Radiological Protection, ICRP 37 Cost-Benefit Analysis in the Optimisation of Radiation Protection (1983).
10. International Commission on Radiological Protection, lCRP 55 Optimisation of Decision-making in Radiological Protection (1989).
11. U. S. Nuclear Regulatory Commission, NUREG 1535, Ingestion of Phosphorus-32 at MIT, Cambridge, MA Identified on August 19 (1995).
12. Dr. Ken Skrable, a well-known expert in internal dose models and calculations, was once heard to quip that if he had a measurement of activity from a personal air sampler, "Well at least I have a good estimate of what activity was not taken up by the worker!"
13. C. A. Potter, Intake retention fractions developed from models used in the determination of dose coefficients developed for ICRP Publication 68- particulate inhalation. Health Physics 83 (5), 593-789 (2002).
14. So, in the reality of practice, the four factor formula becomes a five factor formula, but who' s counting?
15. T. P. McLaughlin, S. P. Monahan, L. Norman, N. L. Pruvost, V. V. Frolov, B. G. Ryazano, and V. I. Sviridov, A Review of Criticality Accidents, 2000 revision (Los Alamos National Laboratory, 2000).

방사능에 대한 환경 모니터링

12 방사선 보건 물리학

보건 물리학의 기본 정의는 그 유익한 사용을 허락하는 동안, 방사능의 유해한 영향으로부터 인간과 환경의 보호 개념을 포함했다. 환경 보호가 인류의 최고의 관심에 있는 것은 사실상 보편적으로 인정된 공리이며, 더욱 고려하자면, 가장 합리적인 사람들은 자신들의 존재와 활동에 의해 영향을 미치는 환경을 보호하기 위해 사람들에 대한 윤리적 책임을 인정한다.

방사성 핵종의 존재 및 원자 이동에 관해 환경을 모니터링 할 때, 인간의 보호가 우리의 관심의 중심에 남아 있다. 물론 자연과 조화를 이루며 살 때, 사람들이 무엇보다 잘 살고 깨끗하고 건강한 환경은 우리 모두를 위한 간접 혜택이 있기도 하다. 우리는 잠재적인 물질이 환경 경로를 통해 이동하고, 어쩌면 인간의 감각기관에 도달하는 것을 항상 염려했다.

방사선은 다른 오염 물질과 비교하면 약한 발암 물질이다. 그러나 그것은 잘 알려진 발암 물질이다. 일반 대중은 방사선의 발암성 영향에 강한 인식을 가지고 있으며, 그래서 방사성 물질의 피폭은 항상 중요하다. 환경에서 소수의 양 또는 매우 짧은 반 감기(예: 원자로에서 방출된 기체 핵분열 생성물 중 일부) 의 방사성 핵종의 피폭은 일상적으로 허용될 수 있다.

수명이 길거나 위험도가 높은 방사성 핵종의 높은 농도의 피폭은 모니터링 및 피폭제한에 대한 높은 우선순위를 부여해야 한다.

환경을 심하게 오염시키거나 손상된 부분과 같은 미적인 문제 이외에, 무책임한 환경주의의 장기적 영향은 인간의 건강에 직접적인 영향을 미칠 수 있다. 이것의 잘 알려진 예제 중의 하나는 뉴욕의 Love Canal에서의 비극이다. 후커 화학 법인인 옥시덴탈 페트로리엄의 자회사가 20,000톤 이상 화학 오염물질을 점토가 늘어선 운하에 버렸다. 그 때부터 운하는 오로지 오물층으로 덮여 있었다. 그리고 1 달러에 그 토지를 지방 정부에 팔았다. 몇 년 후, 약 100채의 주택과 학교가 그 현장에 지어졌다. 큰 강우량은 묻혀진 물질 대부분의 폭발을 유발하고, 그 현장에서 상당한 침출수가 흘러나왔다.

한 관찰자는 다음 내용을 썼다.

"폐기물 처리 드럼이 부식하는 것을 가까운 장소에서 볼 수 있었다. 수목들과 정원은 검게 변해 죽어가고 있었다. 수영장 전체가 그 기반에서 튀어 나오는 화학 물질로 표류하는 작은 바다가 되었다.

주민들은 유해 물질의 물 웅덩이를 나에게 지적했다. 이 물 웅덩이의 일부가 그들의 땅과 일부는 그들의 지하실에 또한 아직까지도 학교 부지에 있었다. 어디에서나 공기가 희박하고 냄새로 숨이 막혔다. 어린이들은 손과 얼굴에 화상을 입고 놀던 곳에서 돌아왔다[1]".

근로자 가족 중 적은 수에서 유산, 기형아 출산, 암 및 기타 질환의 높은 비율이 나타났다. 미국 대통령은 비상 사태를 선포하고, 주민들은 자신의 집을 빠져 나오거나 이주했다. 결국 그 현장은 청결해졌고, 거주지는 복구됐다, 그리고 그 사건은 입법화를 야기 시켰고, 전국에 걸친 다른 수천 부지를 정화하고 평가하게 하는 기금을 조성했다. 최대의 혜택과 관계없이, 이 사건은 단지 윤리적인 관점에서 부끄러운 것뿐만 아니라, 인간의 건강관점에서 매우 바람직하지 않은 환경 기술의 경영이 얼마나 빈약한 것인지 인상적인 예였다.

12.1 환경 평가 프로그램의 유형

표본 추출과 분석 프로그램의 목표는 어떤 관련 환경적 매질에서 특이 방사성 핵종의 양과 방사선 수치를 정확하고 정밀하게 결정하는 것이다. 만일 물질의 제한된 양을 처리하는 설비 근처에서 모니터링이 수행되면, 어느 핵종에 초점이 모이는지를 아는 것은 쉬울 것이다. 만일 복합적인방사성 핵종이 존재하거나 또는 만일 다양한 시설이 어떤 위치에 방사성 핵종의 공존에 공헌할지도 모른다면, 표본 해석은 상당히 복잡하게 될 수 있다. 전형적으로 수행된 프로그램의 특이성은 다음과 같다.

1. 현장 특성 평가 연구: 현장 특성 평가 연구는 잠재적으로 오염된 현장의 초기평가이다. 전형적으로, 현장 특성 평가는 두 가지 요소로 구성된다: 오염 핵종이 지역에서 방사성 핵종 수치에 기여할 수 있음을 평가하기 위한 기록 탐색과, 이러한 소견에 의거하는 잠재적 중요 지역을 조사하고 추출하

기 위한 연구이다.

2. 위험도 평가: 인간 수용체까지의 방사성 핵종 운송을 평가하고 인간 인구에 대한 선량과 방사선을 평가한다.
3. 치료될 수 있는 기술 평가: 환경 손상을 포함하거나 회복시키기 위한 현장에서 오염 수치를 평가하거나, 받아들일 수 없는 건강 위험성을 제거한다.
4. Clean up 검증: 치료상의 조치의 타당성과 현장의 추후 사용 적합성에 대한 치료될 수 있는 측정의 타당성을 평가하고, 그 이상의 사용을 위한 현장의 적합성을 평가하고, 또는 일반인에 의한 접근을 해제한다.
5. 규정 준수 상태: 오염균 수치 측정은 환경 오염 또는 인간 피폭의 준수를 보장하기 위한 것이다.

이러한 종류에서 모든 연구 성공의 열쇠가 되는 표본화 및 분석 방법은 분석 프로그램에서 요청되는 질문에 대한 답변이다. 현장 특성 평가 연구는 보다 철저한 환경 연구에 대한 판단을 이끌기 위한 현장에 대한 충분한 정보를 수집할 수 있도록 기획되었다. 따라서 표본 추출은 일반적으로 덜 광범위하고, 오히려 더 체계적이고 광범위한 샘플링 디자인을 사용하는 것보다 의심되는 오염 물질 지역에 더 집중했다.

표본의 유형 및 수, 표본 검출 수치는 치료상의 평가, 위험 사정과 규정준수 상태 연구에서 매우 다를 수 있다

12.2 시설의 종류 모니터링

기본적으로 환경으로 방사성 핵종을 방출할 수 있는 모든 시설은 이 방출을 정량화하고 검출하며 근처에 사는 생물에 잠재적 영향을 정량화하기 위한 확실하고 완전한 목록은 아니지만 몇가지 예는 다음과 같다

- 많은 사람들이 생각나게 하는 시설의 첫 번째 유형은 원자력 발전소이다. 이러한 시설은 분명히 (제 11 장 참조) 매우 많은 양의 방사성 물질을 관리하고, 대기와 표면 및 지하수에 방사성 물질방출에 대해 중요한 잠재력을 지니고 있다. 이러한 시설은 정기적으로 다양한 경로를 통해 소량을 방출하며 계획되지는 않았지만 발생할 수 있는 일상적인 방출에 대한 인근 환경을 신중하게 모니터한다.
- 작은 연구와 방사성 핵종 생산용 원자로는 발전용 원자로와 같은 기본 방법으로 기능한다. 그리고

작은 절대적인 양으로 같은 종류의 방사성 핵종 목록을 관리한다. 이러한 시설에서 방출은 일반적으로 드물고 낮은 규모이지만, 비활성 기체의 일부 방출은 드문 일이 아니다

- 국립 연구소 (7 장 참조)은 대부분 큰 지역 곳곳에 퍼져 있는 수십 개의 건물을 포함하는 대형 시설이다. 이러한 시설은 다양한 범위의 연구, 생산, 방사성 물질의 상당한 수량의 사용을 포함하는 다른 활동을 관리한다. 원자력 현장과 같이, 이러한 시설은 일반적으로 시설 주변과 정해진 환경 모니터링 영역을 운용하는 상당히 크고 잘 훈련된 보건 물리학 직원들이 있다.
- 방사성 핵종과 방사성 의약품 생산 시설에서는 한정된 방사성 핵종을 관리하지만, 대부분은 매우 중요한 수량과 집적을 관리하고, 그리고 느슨한 형태로 쉽게 운반된다.
- 방사성 폐기물 처리 시설은 방사성 물질의 여러 가지 형태를 다루고 있으며, 방사성 물질은 억제되고 모니터 되는 장소에 둔다. 이러한 시설은 형태, 포장, 그리고 그들이 인정하는 다른 특성 폐기물에 관해서는 매우 엄격하다. 현장의 해제는 주의 깊게 규칙적으로 감시된다. 방출되는 물질은 수십 년간 제 위치에 있기로 예정되어 있고, (또는 심지어 천 년간, 높은 수준의 폐기물 시설의 경우, 다음에 논의됨) 그 잠재성은 일반인에 의해 직접 소모되는 표면 또는 지하수에 넓고 다양한 다른 방사성 핵종의 방출에 관해서는 높다

12.3 표본의 유형과 표본화 전략

모든 표본 추출 프로그램의 목표는 특히 위치 설정, 시점 또는 일정 기간 이상의 방사성 핵종의 집적과 정확한 특성을 제공하는 것이다. 당연히 그 과정에서 첫 번째 단계는 정확하고 정밀한 분석 방법과 장비의 보증이다.

이것은 사소한 구성 요소는 아니지만, 모든 프로그램에서 주어진 출발점이 될 것이다. 방사선 계수 장비는 관련이 있을지도 모르는 모든 핵종에 대해 주의 깊게 조정되어야만 한다. 많이 다른 방사성 핵종이 존재할 수 있다면, 고품질의 분광 검출기 (감마 또는 알파 분광법) 중 하나를 사용해야 하며, 정교한 방사 화학의 분리기술은 잠재적인 모든 오염물질에 대해 믿을 수 있는 계수 방법과 분리된 핵종에 사용할 수 있는 장비가 필요하다. 모든 장비의 첫 측정을 확립한 이후, 정기적이고 엄격한 품질 보증 프로그램으로 유지되어야 한다:

- 에너지 및 활동 측정의 상시 (보통 매일) 점검
- 관리 기록지에서의 동작 도표
- 의심스럽거나 불복종하는 활동 수치의 설정

- 비어있고 급격한 상승을 보이는 표본의 무작위적인 도입 (오염물의 활동이 자유로운 것으로 알려진 표본이나 프로그램에서 테스트되어 수준이 알려진 표본)
- 교육 및 사원의 재교육 실시 과정
- 모든 방법, 절차 및 훈련의 광범위한 문서
- 내부 또는 외부 감사에 의한 규칙적인 프로그램 평가

환경 매체의 거의 모든 양식은 표본 추출될 스 있다. 표본화 전략은 일반적으로 인간에 노출되는 가장 중요한 경로에 초점을 맞출 것이다. 표본의 가장 기본적인 유형은 일반적으로 아주 얻기 쉬운 공기, 토양 및 물 표본이다.

그림 12.1은 이 시설에서 방출에 의해 노출된 일반 대중의 경로를 질적분석하여 보여주는 예다. 사람들은 공기를 호흡하고, 물, 식물, 그리고 방사성 핵종으로 오염될지도 모르는 음식을 소비한다. 사람들은 감마선 혹은 전자선-베타선이 관통되어 방사선 물질의 구름 혹은 넓은 지표와 지하수, 해안선들의 오염으로 인해 노출될수 있다. 따라서, 다음의 표본 유형은 정기적으로 핵종과 대상 인구 사이의 다양한 위치에서 모니터하고 있다.

1. 직접 적인 감마 노출 판독
   - 고정 시간을 초과한 순간 또는 누적
   - 시설 현장 경계에서
   - 현장으로부터 다양한 거리에서의 전략적 위치

2. 방사성 핵종의 공기 농도
   - 도관이나 배기관의 내부
   - 시설 현장 경계 부근
   - 현장에서 다각적인 거리에 전략적 위치에서

3. 물에서의 방사성 핵종의 농도
   - 지표수(호수, 강, 연못)
   - 지하수
   - 바닷물

4. 흙(토양)에서의 방사성핵종의 농도는 일반적으로 방사성 핵종의 이동의 지표로 연구되어 왔다. 그

러나 토양은 오염된 야채 또는 직접적으로 영아 혹 빈곤한 문화로 인하여 직접 소모된다.

5. 생물 종(biota)의 방사성 핵종 농도

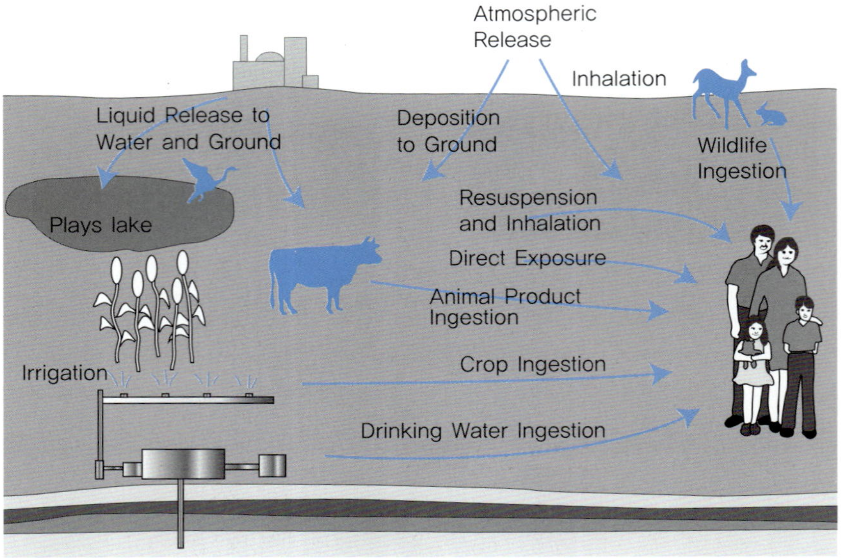

그림 12.1 | 인간의 노출에 대한 잠재 경로 (From http://www.pantex.com/aser//1996ch6-96.pdf).

- 물고기등의 동물종은 직접 소모된다.
- 소비되는 것 이외의 수단으로 인간이 소비하는 통로 역할을 할 수 있는 동물 종.(예를 들어, 소는 오염된 풀을 먹고, 오염될 수도 있는 우유를 생산)
- 이 경로의 중요한 구성 요소는 식료품 소비 습관과 양에 대한 이해다. 이것은 대게 특징을 표현하는 매우 어려운 변수다. 많은 인구는 상업적인 유통 업체에서 식품을 구매한다. 하지만 일부 사람들은 자신의 토지에서 직접 식품재료를 얻는다.

환경의 다양한 구성 요소에서 만들어지는 측정의 절대값은 인간에의 선량 잠재성을 전적으로 표시하기 위해 사용된다. 그러나 또한 환경을 통하여 방사성 핵종의 이동을 공부할 때에 유용하다.

12.3.1 직접 감마 노출 판독

열 혈광선량계(TLDs)의 감시 네트워크는 고정 기간 동안, 감마 선량을 모니터링 하는 데 종종 사용된다. 8 장에서 언급한 대로, TLDs는, 광범위의 광자 에너지와 선량과 매우 선형적으로 신호를 제공하면서, 가능한 오랜 기간 동안 방사능 피폭을 적분한다. TLDs는 대체로 고정 기간 동안 방사능 선량을 적극적으로 모니터링 하기 위해 방사능 근로자들이 착용한다. TLDs는 또한, 시간이 지남에 따라 통합된 피폭을 측정하기 위해, 병원과 다른 시설 주변에 코호 컨테이너에 배치된다. 그리고 체계적으로 고정 기간 동안 누적 (하위 레벨) 선량을 모니터 하기 위하 환경 감시국에서 같은 방법으로 사용된다.

요오드화 나트륨 방사선 측정기와 기압 조절된 전리상자(8 장 참조)는 환경에서 광자 방사선으로부터 주위의 피폭율을 직접 측정하기 위해 사용될 수 있다. 흙이나 다른 물리적 표본의 선택과 마찬가지로 (아래 설명), 대형 야외 공간을 조사할 때 샘플링 포인트의 선택은 다른 여러 가지 방법으로 할 수 있다.

민감한 방사선 측정기도 비행기 또는 헬기어 장착하여 매우 넓은 지역, 도시,등 (그림 12.2)에 빠른 모니터링을 실시하는 데 사용할 수 있다. 현재 검출기는 그들이 수집한 개별 데이터를 기록하기 위해 기술자가 필요 없이, 자동 저장 및 표현을 위해 컴퓨터 시스템으로 측정한 것을 자동으로 보내는 위성 위치 확인 시스템 (GPS)기술의 사용을 포함시킬 수 있다.

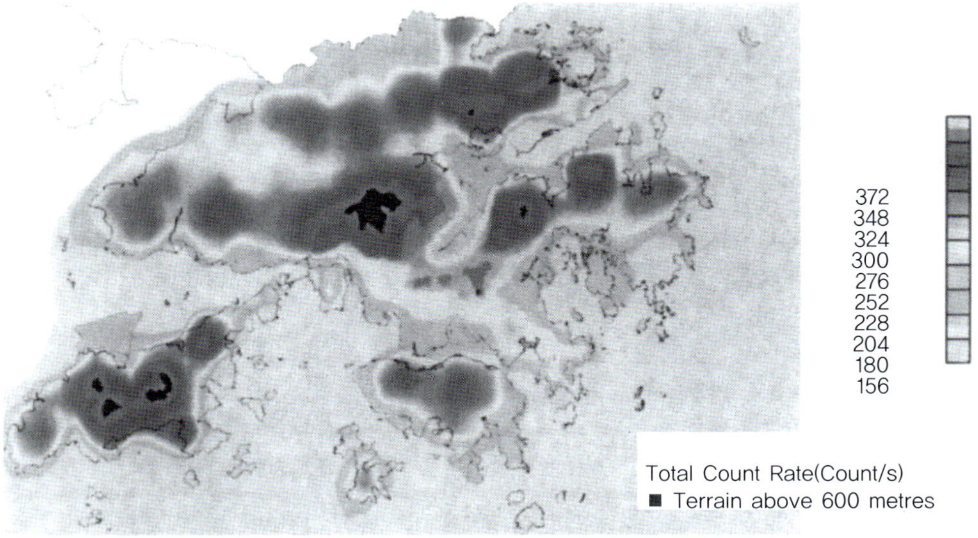

그림 12.2 | 홍콩 전망대에 의해 기록된 측정 결과(From http://www.hko.gov.hk/radiation/ermp/survery/. HKSAR 의 홍콩 전망대의 서비스.) (색상 판 참조)

12.3.2 방사성 핵종의 공기 농도

일반적인 대기 샘플링

시설 내에서 사실이므로, "grab" 공기 표본은 일반적으로 항시 또는 의심스런 방사능 배출 이후에 전략적 위치로 시설 외부에서 얻을 수 있다. 11장에서 작업장을 논의한 동일한 기본 기술이 다른 일반적인 공기 표본으로 사용될 것이다.

배기관 샘플링

또한, 시설에서 방출 되는 방사성 핵종의 농도를 정량화하기 위해 도관 및 배기관을 통해 이동하는 공기를 모니터 할 수 있다. 높은 속도로 그리고 가능한 높은 온도 (일부 산업 프로세스와 연관으로 인해)에서 도관 및 배기관을 통하여 움직이는 공기의 샘플링은 사소한 작업이 아니다. 높은 속도로 도관을 통하여 움직이고 있는 공기로부터 대표적인 평균 공기 표본을 얻는 것은 몇 가지 이유로 어렵다:

- 첫째, 보통 원형 또는 사각형 도관의 교차 단면 영역에 걸쳐 강력한 속도 분포도가 있다. 속도는 도관의 중심에서 최고이지만, 그러나 일부 분포도로 값을 낮추기 위해 도관의 벽 근처에서 감소한다. 도관 내의 샘플링 지점을 선택해야 하고, 그리고 측정된 농도를 추론하기 위해 샘플링 시간 동안 공기 흐름이 있었는지, 평균 속도가 그 시점에서 어떤 지 알 수 있어야 한다.
- 공기 흐름을 방해하는 공기 흐름으로의 샘플링 장치 개요. 소개된 장치는 다양한 필터링이나 내부의 다른 샘플링 장치를 통과하고 유입할 때, 공기가 경험하는 일부 유동 저항이 있다. 이 장치가 장치 내의 속도가 샘플링을 위해 선택된 점에서 속도와 같은 방법으로 설계되는 것이 중요하다. 이것은 등역학 표본 추출(isokinetic sampling)이라고 불려진다, 다음과 같은 의미이다:

공중 부유입자 물체를 수집하기 위한 수집기의 모든 기술은 공기 흐름 단말 수신이 컬렉터 주위와 외부를 통과하는 공기와 같은 속도를 가지고 설계되었다. 등역학 표본 추출의 장점은, 더 크고 덜 쉽게 편향된 미립자의 선택적 수집으로 인한 불확실성으로부터의 자유로운 상태로 구성되어 진다.

원칙적으로, 등속 흡인 장치는 표본 추출한 공기에서 모든 크기의 미립자에 대한 통합적인 집진률을 가지고 있다

- 높은 속도, 또는 높은 온도, 부식성 물질, 표본 가스에 의해 도입된 다른 영향을 처리하는 동안, 표본 추출 기기 내에서 대표적인 샘플을 얻을 수 있어야 한다.(그림 12.3과 12.4)

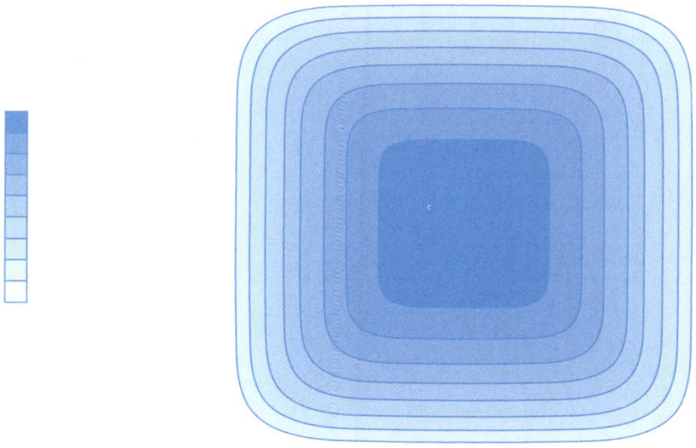

그림 12.3 | 사각형 도관을 통한 층 흐름의 속도 분포도. (출처 http://www.ansys.com/.)

12.4 장기적 현장 외 지역의 감시

장기적인 환경 감시를 위해서는, 공기로 운반된 방사성 핵종의 장기적인 샘플링을 위해 특별히 설계된 샘플링 구역이 있다. 그림 12.5과 12.6에 보여진 것처럼, 이런 구역은 오염물, 또는 가스, 삼중수소와 다른 종 등을 측정하기 위해 다른 여러 형태의 샘플링 장치가 있다. 그것들은 관심 있는 지점에서 측정하고, 바람 속도와 방향을 기록하기 위한 장치를 포함하는 다른 구역에 의해 보완되거나 포함할 수 있다. 간단히 보여준 바와 같이, 사람이 피폭될 수 있는 바람 부는 쪽의 공기 농도를 예측하는 중요한 요소는, "바람 장미(wind rose)" 로 알려진 그래픽 도면에 표시되는 바람 속도와 방향의 패턴에 대한 지식이다.

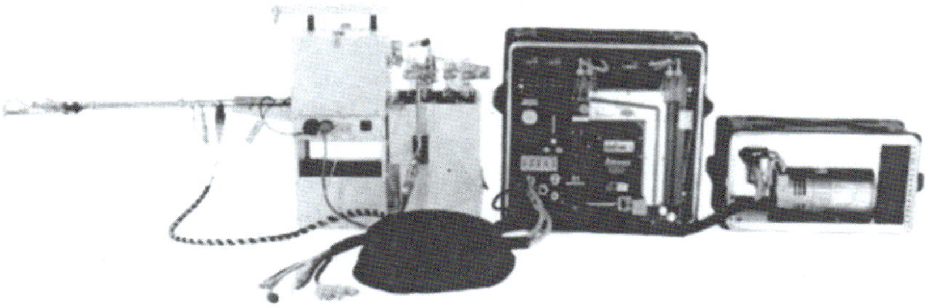

그림 12.4 | 등속 샘플링 회로와 샘플링 도화선 isokinetic sampler and sampling train.(출처 http://www.apexinst.com/intross.html.)

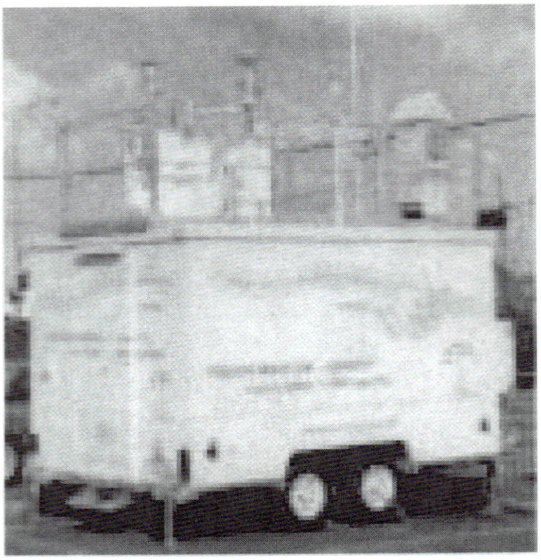

그림 12.5 | 이동식 공기 모니터링 차량국 (출처 www.americanecotech.com.)

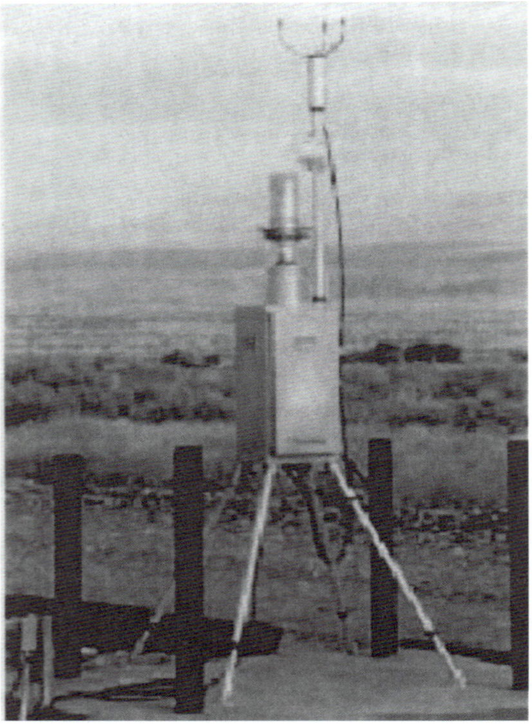

그림 12.6 | 알파 검출기와 지속성 공기 모니터 (From http://www.bhi-erc.com.)

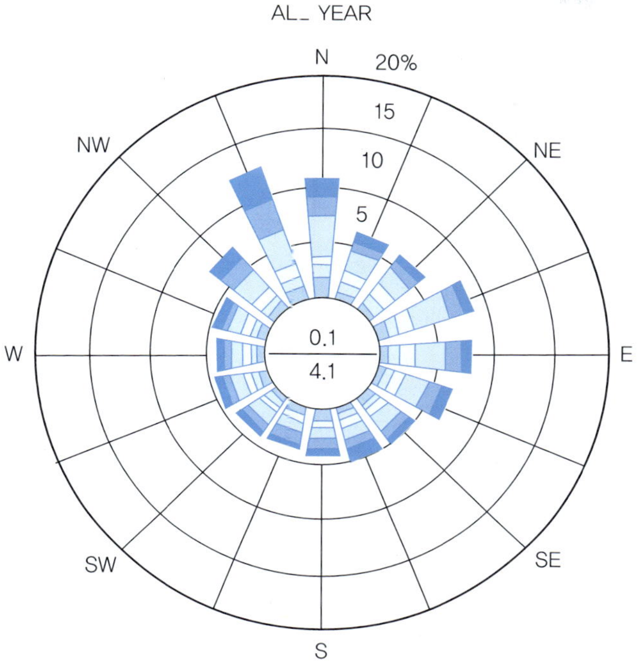

그림 12.7 | 바람 장미(From http://www.pref.kagoshima.jp/.)

12.4.1. 물에서의 방사성 핵종의 농도

사람들이 직접 다루는 분산된 지표수나 직접마시는 우물등의 물을 섭취할 때, 물의 방사성 핵종 오염은 중요한 암시를 지닌다. 혹은 물이 전달 매체로서 작용하여, 방사성 핵종이 방출된 지점에서 멀리 확산 되는 것을 야기하고, 어쩌면 궁극적으로 인간의 소비로 이끄는 환경의 다른 부분으로 분산되는 것을 야기한다. (예를 들면, 토양 또는 침전물의 퇴적이 소모되거나, 어떤 식물이 핵종을 흡수할 수도 있고, 식물이나 과일의 식용 부분에 집중되고, 소비되는 작물에 주는 물로 사용되거나, 소비 될 동물 종에게 이동되거나, 소비된 다른 종에게 방사능이 옮겨진다).

물 표본의 여러 가지 유형은 중요할 수 있다:

- 지표수: 호수, 강, 연못, 등. 오염된 지표 물질에서 물기둥이나 빗물을 통과하는 직접 퇴적물에 의해 오염될 수 있다. 인간 또는 동물에 의해 직접 소비될 수 있다.
- 지하수: 토양을 통해 빗물 또는 다른 액체의 침출에 의해 오염될 수 있다. 직접 인간이 소비하거나

관개 작물에 사용할 수 있다.

- 우물 물: 시골 지역에서는 일부 세대는 직접 지하 저수지에서 끌어 올려 자신의 우물로 제공된다.
- 수돗물: 도시 또는 농촌 지역에서, 지표 또는 지하 저수지에서 뽑은 물이 제공되고 소비자가 공급 받는다.

호수에서 지표수 표본을 얻는 것은 특히 어렵지는 않다; 양동이 또는 우유 통 같은 간단한 표본 추출

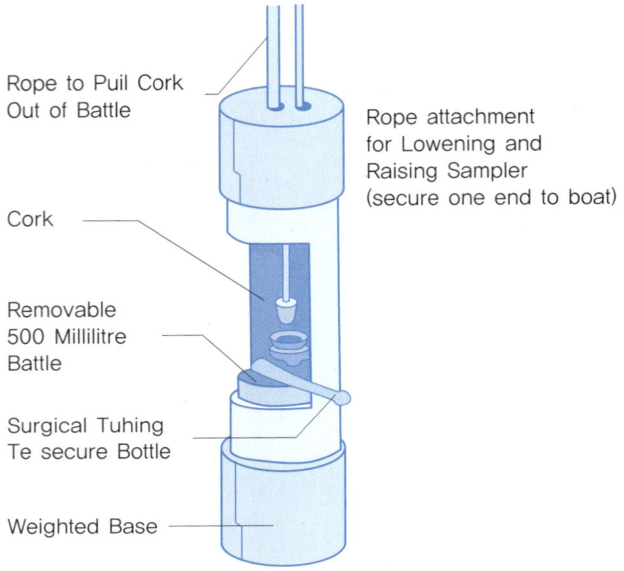

그림 12.8 | 심원수 샘플러 (From http://ww.county.kings.ns.ca/comdev/lakemon/collection.htm.)

장치를 이용하여 호수 지역과 관련 깊이 내에 샘플링 지점을 선택한다. 지표면 아래의 표본을 채취하는 동안, 호수 바닥 주변, 얕은 수심, 호수 중앙을 샘플링 하는 경우, 표본에 너무 많은 침전물을 끌고 가지 않도록 조심성이 있어야 한다. 침전물의 방사성 핵종은 최종 갯수를 얻는데 도움이 되고, 그것이 물의 농도를 나타내는 것이 아니라는 결과를 제공한다. 다음 섹션에서 언급한 바와 같이, 침전물은 별도로 표본을 채취할 수 있다.

강 물의 샘플링은 위에서 설명한 도관 샘플링과 똑같이 상당한 어려움이 있다. 개방된 지역에서 물이 지나가는 속도 분포도는 균일하지 않으며 샘플링은 표본을 채취한 지점의 유량을 고려해야 한다. 얕은 수심에서, 직접 인간의 노력으로 바다 물을 샘플링 하는 것은 호수 물을 샘플링 하는 것과 유사하다: 대표 표본은 바다 밑바닥에서 모래 또는 퇴적물의 유입을 제한하면서 위치와 깊이 표시와 함께 채취해야 한다. 깊은 표본은 기계적 샘플링 장치 (그림 8 - 그림 10)를 사용하여 얻을 수 있다

지하수의 샘플링은 더 어렵다. 지표면 아래에(다음 섹션에서 설명) 일정수심에서 토양 샘플을 얻는

것과 마찬가지로 지하수 표본을 얻으려면, 지하수 대수 층에서 물 표본의 추출과 물이 발견된 깊이의 지하 지표 안에서 시추해야 한다.

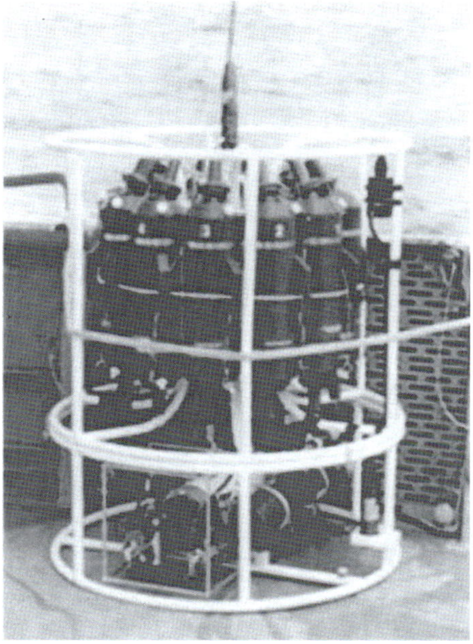

그림 12.9 | 해양수 표본 추출을 위한 "Rosette" 시스템.(출처 http://oceanexplorer.noaa.gov/explorations/02hudson/background/watercolumn/watercolumn.html.)

12.4.2 토양이나 침전물의 방사성 핵종 농도

토양 또는 침전물의 표본추출은 오염된 장소에서 중요한 지표를 제공한다. 토양과 침전물(바다, 하천 제방, 호상)은 대체로 다양한 메커니즘(예, 이온 교환, 흡착)을 통해 많은 종류의 오염 물을 가둔다. 오염된 토양은 그 지역의 현재 또는 미래의 주민에게 외부 방사 피폭의 중요한 원천이 될 것이다. 토양은 직접 인간이 소비하는 식물 섭취나 식물을 직접적으로 섭취한 동물을 통해서 다양한 경로로 내부 피폭에 기여한다. 또한 토양은 부주의하게 수확한 농작물이나, 의도적으로 비정상적인 경우로(어린이, 영양실조 주민) 섭취될 수 있다. 지표면 근처의 오염된 토양도 방사핵종의 흡입이 일어나 재분산 될 수 있다. 오염된 토양을 통과한 물은 지표수나 지하수 저장소에 도달하여 소비될 수 있다. 앞에서 논의한 바와 같이 지상 피폭율 감시와 처럼, 토양 표본은 특성화되어야 할 현장에서,무작위나 체계적인, 혹은 다른 접근법을 사용하여 얻을 수 있다. 지표면 근처의 표본에 대해, 간단한 표본 추출법은 모종삽을 이용하여 흙을 수집하고 보관용 용기에 넣는 방법을 사용할 수 있다. 지표면 아래의 표본추출은 적극적인 방법이 필요하다. 특히, 토양 방사능의 심도 특성 평가를 위해, 시추공 절단 및 샘플링 도구를 사용한 주의 깊은 샘플링이 필요하다.(그림 12.11과 12.12)

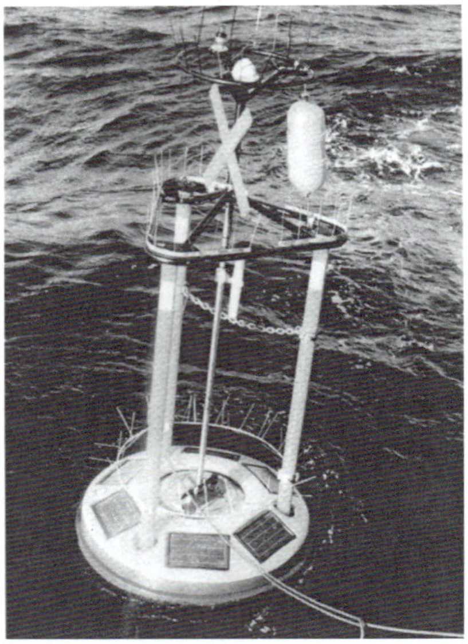

그림 12.10 | ^{137}Cs을 측정하기 위해 검출기가 장착된 부표. 예컨대 현재 속도와 염도, 온도 같은 물리화학적 파라미터를 측정하기 위한 기기를 전달한다. (아일랜드의 방사능 방호 학회(Radiological Protection Institute).)

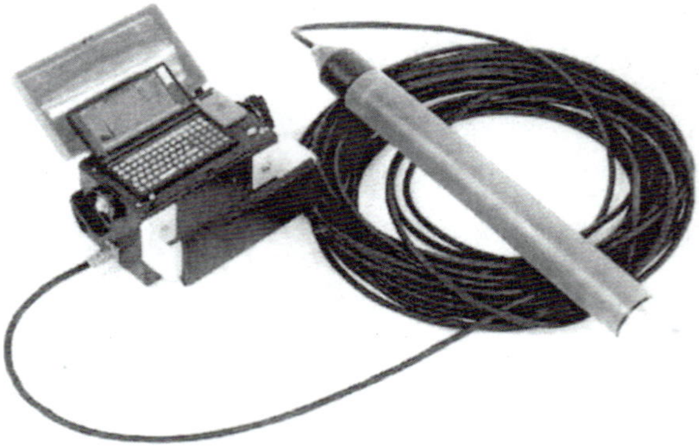

그림 12.11 | 표면과 시추공 측량를 위한 감마선 분광기. NaI 또는 BGO 섬광기를 사용할 수 있다.(출처 http://www.giscogeo. com/pages/radgyg2k.html.)

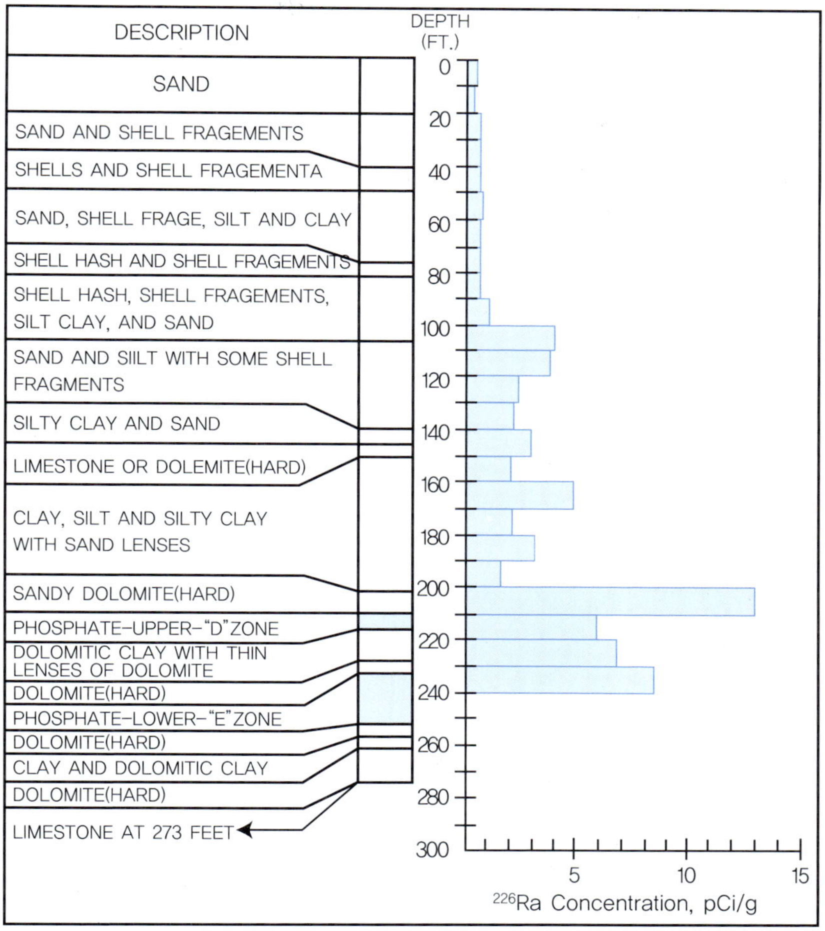

그림 12.12 | 표본 시추공 샘플링 결과

12.4.3. 생물 종(biota)의 방사성 핵종 농도

표본은 식물 또는 다른 영양 수준의 유기체에서 얻을 수 있다.

- 수중 유기체
- 식용 혹은 식용에 적합하지않은 식물들
- 새
- 물고기

- 포유류

낮은 영양 수준은 대개 적게 소비되지만, 대체로 오염의 공급원에 가깝고, 따라서 먹이 사슬을 통하여 오염균 이동을 추적하기 위해 사용되는 중요한 지표종 일수도 있다. 특정 핵종의 이동을 추적하고, 인간의 건강에 대한 그들의 잠재적인 충격을 평가하기 위해, 예를 들어, 연부 조직, 뼈, 장기 등, 오염된 부분의 표본을 채취하는 것은 매우 중요하다. 먹이 사슬로 유입되는 오염 물질은 증가하는 영양 수준(축적)을 통해 집결될 수 있고, 또는 낮은 영양 수준(차별)에서 높은 밀집상태를 가져올 수 있다.

이러한 현상을 표현하기 위해 많은 용어들이 정의되어 있다.

- 생물학적 축적(BioAccumulation)은 그 직접적인 환경 또는 음식물로부터 유기체에 의한 물질의 집중을 참고한다. 생물학적 축적계수(BAF, BioAccumulation Factor)는 환경 또는 음식물의 특정 요소의 밀집상태에 대해 조직이나 종에서의 오염 물질의 밀집상태로서 정의한 것이다. (예를 들면, Bq/kg의 담수나 침전물 당 Bq/kg의 조직) 이것은 또한 생물학적 농축 계수(BCF)와 관련하여 생물농축이라고 언급되기도 한다.
- 생물학적 확대(Biomagnification)는 음식을 통한 유기체로부터 물질의 직접적인 섭취와 높은 영양 수준에서 갈수록 더 높아지는 오염물질의 축적으로부터의 결과로 간주 된다. 즉 "먹이 사슬 영향"이다.

예제 방사능의 평가 중 세슘(^{137}Cs)은 순록과 사슴의 중요한 먹이 공급원인 캐나다 툰드라의 이끼와 늪지대에 잔존하는 것으로 나타난다. 순록의 살에는 중간 위도상의 순록에서 발견된 양의 100 배까지 함유하는 것으로 알려졌다. 세슘은 칼륨의 유사체이며, 농도 (Bq / kg)는 먹이 사슬의 각 단계에서 연속적으로 높아졌고 신체의 식용조직에 집중되어 있다. ^{137}Cs는 체르노빌 참사 이후 동부 유럽 전역에 걸쳐 널리 분산되었다. 때문에 크게 수년 동안 농업, 식품 서비스 산업에서 많은 사람들의 생계에 영향을 미치고 있으며, 다른 국가에서 많은 곡식과 고기의 입국 금지를 하게 되었다.
해양 먹이사슬은 바닷물에서 안정된 철의 낮은 농도에서 기인한 철분 동위 원소 (예, ^{55}Fe)에 집중한다.[2]
스트론튬 동위 원소, 가장 명백하게는 ^{90}Sr 및 라듐 동위 원소, 특히 ^{226}Ra는, 식물 구조에 의해 직접 소모될 수 있다. 그러나 먹이사슬과는 반대로 이것이 칼슘 유사체이고, 뼈에 집중하고, 또한 우유 형성 중에 소의 음식물에서 확인되기 때문이다.[3]

12.5 일반 샘플링 전략과 테크닉

채집한 모든 표본은 표본을 뽑은 지역에서 실제 방사성 핵종 수치 또는 농도를 표시하는 데이터를 제공해야 한다. 연구 중의 시스템을 불충분하게 나타내는 표본을 매우 좋게 분석하는 경우, 결과는 좋은 평가 상태를 제공하지 못할 것이다. 그러므로 상징적인 표본을 얻는 것은 좋은 환경 평가에 대한 초석이다. 몇 가지 표본 유형은 이러한 분석이 취해진다.

- "그래브(Grab)" 표본: 지정된 "순간" 시간데 "포인트" 위치를 나타내는 단일 표본
- 복합 표본(Composite Sample): 몇 가지 그래브 표본이 함께 결합하여 구성된 단일 표본. 각각의 표본은 다른 시간에 동일한 위치에서(일시적 복합물), 또는 동일한 시간에 서로 다른 위치에서(공간적 복합물) 채취 할 수 있다.
- 배경 표본(Background Sample): 현장에서 가져온 표본의 정밀도를 알기 전에, 자연스럽게 일어나는 방사성 핵종의 준위를 이해해야 한다.

따라서 표본은 잠재적으로 오염된 지역 이외의 장소에서 수집해야 하지만, 그러나 위치 및 특징 모두 해당 지역에 가능한 한 가까워야 한다. 목표는 오염된 현장의 표본과 비교, 참조하여 오염이 발생하기 전에 존재해온 상태의 양적 평가를 얻는 것이다. 배경 표본은 다음과 같다:

- o 오염 지역 밖: 토양 표본
- o 상류의 오염 근원 : 물과 침전물 표본 (이런 지역은 변동하는 자연의 흐름으로 인한 조수 간만의 환경에 주의해야 한다)
- o 오염 공급원: 지하수 표본
- o 역풍 오염 공급원: 공기 표본

유효한 배경 샘플을 얻는 것에 중요한 방해요소는 다음과 같다:

- o 자연스럽게 발생하고 있는 방사성 핵종은 현장에서 (예를 들면, 방사능진을 테스트하는 이전의 군사적 무기로 인한 ^{137}Cs 또는 ^{90}Sr) 관심 있는 것들과 일치한다. 또는 연구하기에 흥미로운 핵종의 방출을 모방한다(예를 들면, ^{226}Ra와 ^{238}U는 186 KeV에서 감마선을 지닌다. 그리고 둘 다 자연스럽게 대부분의 토양에서 발생한다; 고갈된 우라늄 시설의 평가를 배경 물질에서 양쪽 잠재적인 간섭을 고려해야 한다)[4].
- o 방사성 핵종 오염균의 기타 잠재적 근원. 예를 들어, 다른 시설 인근에 위치할 수 있으며, 조사와 관련한 지역으로 흐르는 공기 또는 강물에 오염 물질이 유입될 수도 있다.

- 중심부 표본(Core sample): 깊이 묻혔거나 침출될 가능성이 있는 오염물 때문에, 다양한 깊이에서 제거된 토양 표본이나 다른 깊이에서 감마 프로브로 만든 방사선 측정으로 중심부는 땅 속으로 묻힐 수 있다. 중심부에의 중성자 공급원을 낮추고, 감마 분광경 검사법을 통해 방사화 물질을 측정하여, 중심부에 때때로 인접한 토지에서 물질의 밀집 상태가 측정될 수 있다.

실제 표본을 선택할 때, 다음과 같은 많은 인자로 어려움을 겪을 수도 있다.

- 지형의 접근성
- 통계적 이유로 원하는 표본의 개수
- 예산상의 한계치의 의한 가능한 표본 수
- 현장에서 이용할 수 있는 표본 물질의 양
- 실험실로 옮겨질 표본 재료의 양
- 검출 한계 등을 충족시킬 필요한 표본의 양

다양한 샘플링 전략은 프로그램 및 기타 제약 (그림 12.13과 12.14) [5,6] 의 전반적인 목표를 바탕으로 개발되었다.

- 판단(Judgmental): 이러한 접근 방식은 표본 위치를 선택하기 위해 기존 지식, 기술적 판단, 및 또는 시각적인 관찰을 사용한다.
- 무작위(Random): 이러한 접근 방식은 전체 면적이나 중요한 부피 내에서 표본 위치를 식별하는 임의의 프로세스를 사용한다.
- 임의의 층화추출표본(stratified random sample): 이러한 접근 방법은 샘플링 영역을 비교적 동질의 작은 영역(층)으로 나누기 위해 기존 정보를 사용한다. 임의의 표본은 각 지층 내에서 수집된다. 예를 들면,

다른 지표하의 토양 형성은 (깊이)계층화의 토대를 제공할 수 있었다.

- 체계적인 격자: 이러한 접근 방식은 관심 지역에 있는 사각형 또는 삼각형 격자를 배치하고, 개별 그리드 구성 요소의 중심에 표본 수집 위치를 지정한다.
- 체계적인 무작위(systematic random): 이러한 접근 방법은 미리 정해진 그리드 또는 패턴 내에 표본 위치를 선택하는 임의의 프로세스를 사용한다.
- 검색: 이러한 방법은 표준을 초과하는 농도("핫 스팟"(hot spots))이나, 상대적으로 높은 농도의 영역을 '탐사' 하기 위한 체계적인 그리드 또는 체계적인 임의의 접근 중 하나를 사용한다.
- 횡단면 : 이러한 접근 방식은 횡단면 (가로 또는 세로 또는 둘 모두)을 따라 일정한 간격으로 표본 수집과 하나 또는 하나 이상의 횡단면 선을 사용한다.

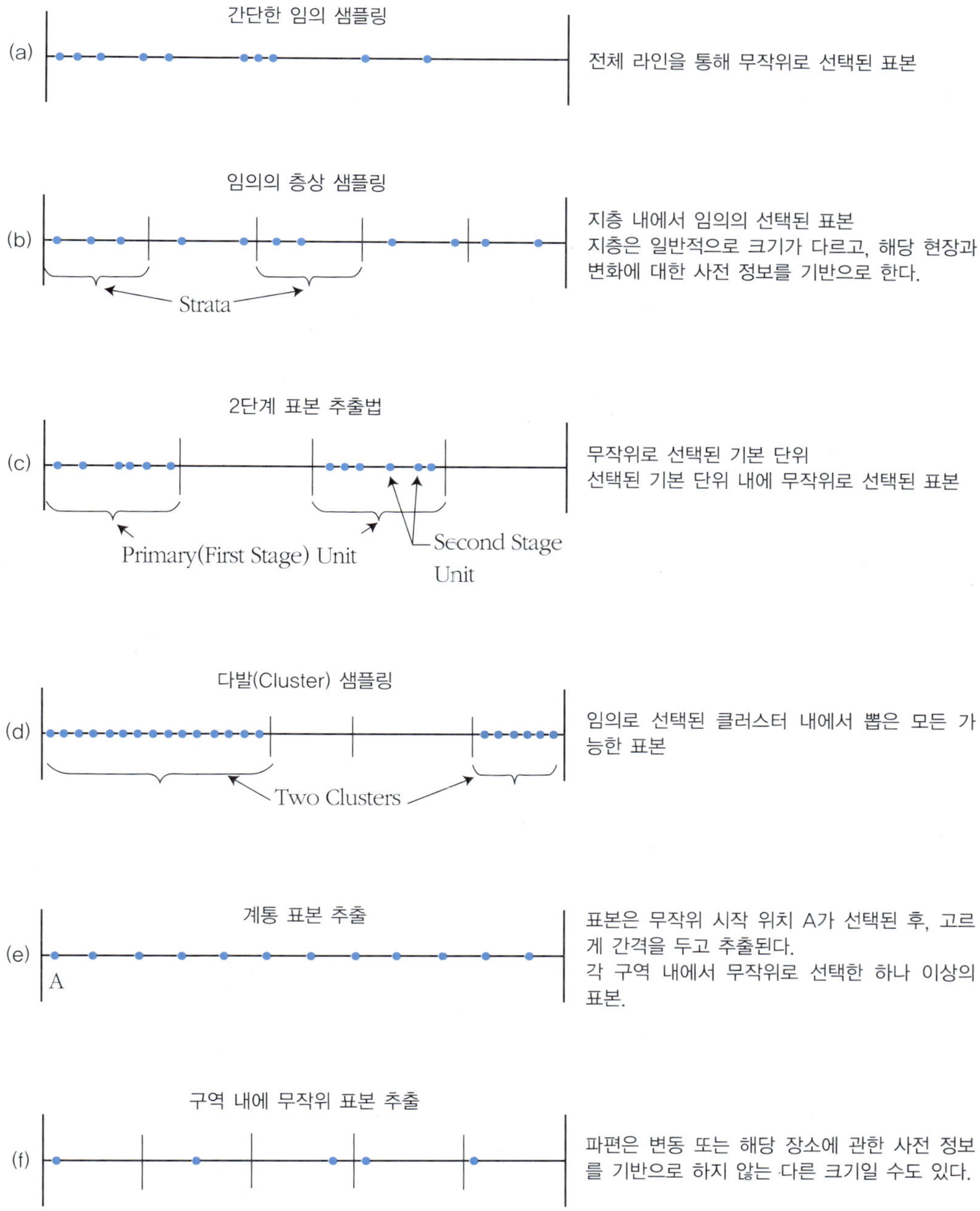

그림 12.13 | 다양한 필드 샘플링 전략[5,6] (다음 페이지에 계속.)

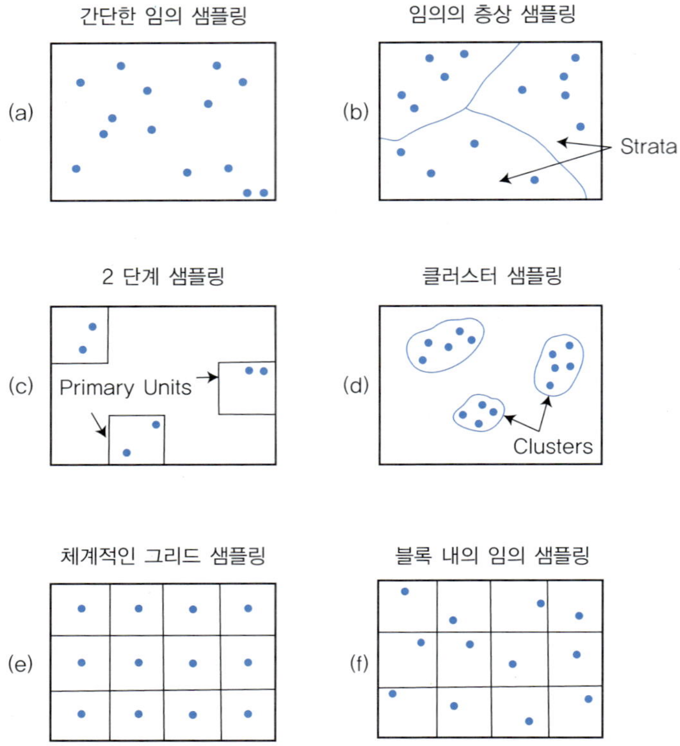

그림 12.13 | 다양한 필드 샘플링 전략[5,6]

12.6 샘플 관리

획득한 표본은 실험실에서 정확한 평가를 확보하기 위하여 신경을 써서 다뤄져야 하고, 어떤 선량이나 또는 위험 분석을 위해 사용해야 한다. 중요한 추가 사항 (실험실 분석 장치에 관한 앞에서 언급한 것)을 포함한다:

- 표본 보관 사슬(sample chain of custody): 표본이 한 위치에서 얻어지면, 샘플링의 시간과 날짜 및 식별명 및 / 또는 코드를 분류하고, 그리고 잘 밀봉해야 한다. 그 시점부터, 표본은 통제된 조건하에 운반되어 실험실에 옮겨야 한다. 실험실에서, 받은 표본은 문서화 되어져야 한다. 그리고 표본은 통제된 조건 하에서 표본이 분석될 때까지 보관해야 한다. 분석하는 동안, 실험실에 접근은 통제되고, 그 여러 가지 형태(예를 들면 건조하는 동안, 재, 화학적 소화, 분류, 방사능 계수, 등)의 표

본에 신중한 식별을 유지해야 한다. 중요한 원칙은 각 표본에 대한 해당 결과 보고와 표본 식별의 유지 관리, 표본을 조작하는 것을 방지하는 것이다.

- 표본 보존: 일부 표본은 표본 보존성을 유지하거나 휘발성 원소의 손실을 방지하기 위해 신선하게 보관하거나 동결시켜야 한다. 표본은 표본 용기 표면 위에 일부 종으로부터 도금(plating)되는 것을 방지하기 위해 특별한 pH가 유지되어야 한다.

표본 용기는 손실 또는 교차 오염 없이 장기 보관 및 표본 운송에 적합해야 한다.

- 표본 용기 교차 오염: 분명한 이유는 예방해야 한다
- 표본 교차 오염 : 명백한 이유로 인하여 실험실과 현장내부에서는 반드시 예방되어야한다.

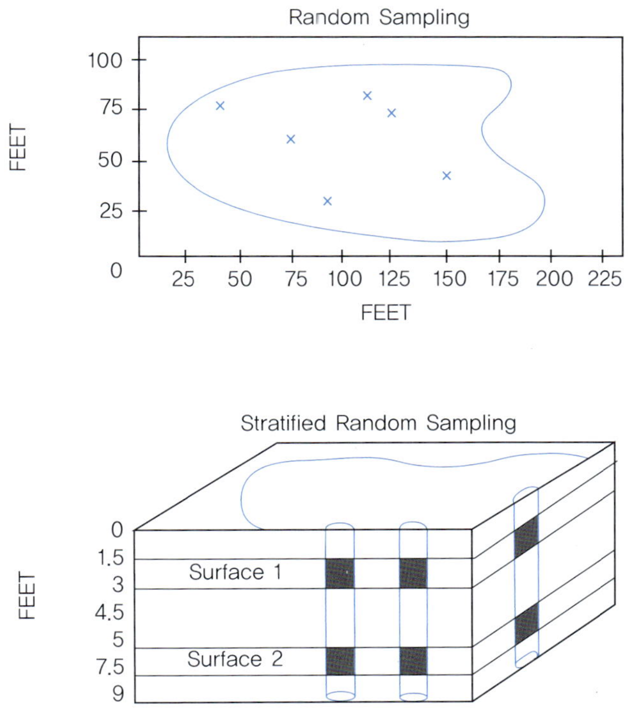

그림 12.14 | 다양한 무작위 필드 샘플링 전략 [5,6] (다음 페이지에 계속.)

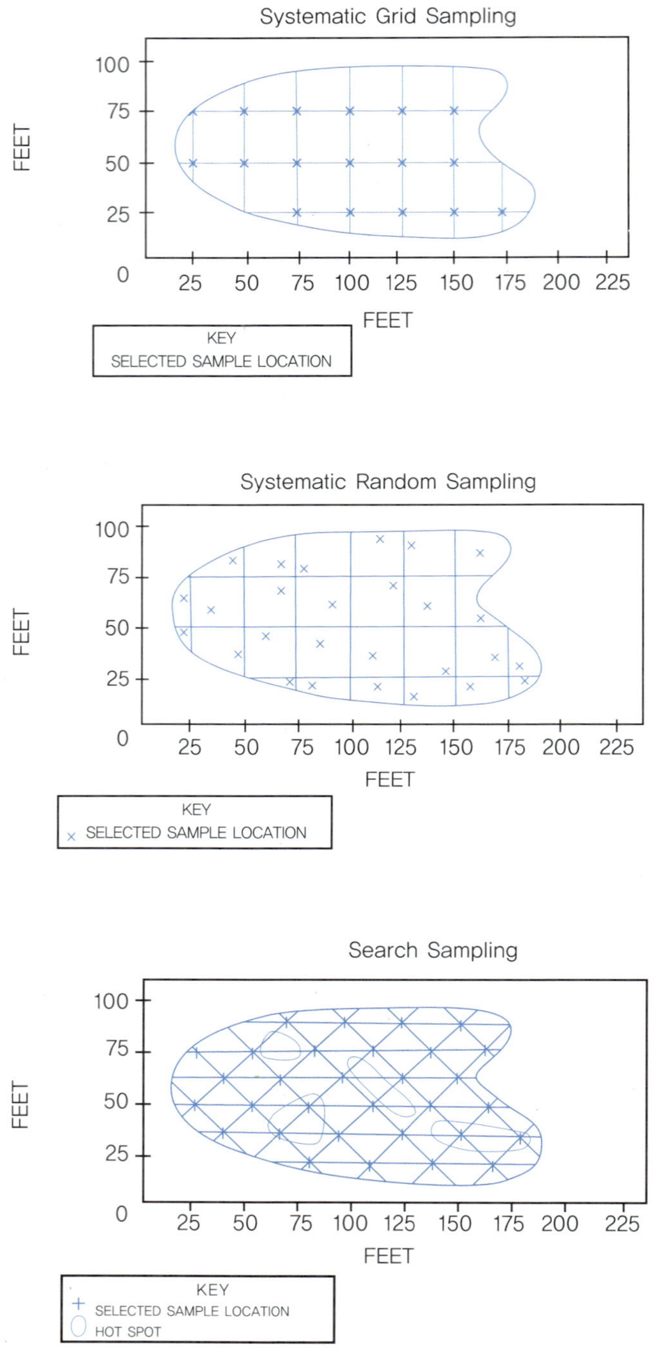

그림 12.14 | 다양한 무작위 필드 샘플링 전략 [5,6] (다음 페이지에 계속.)

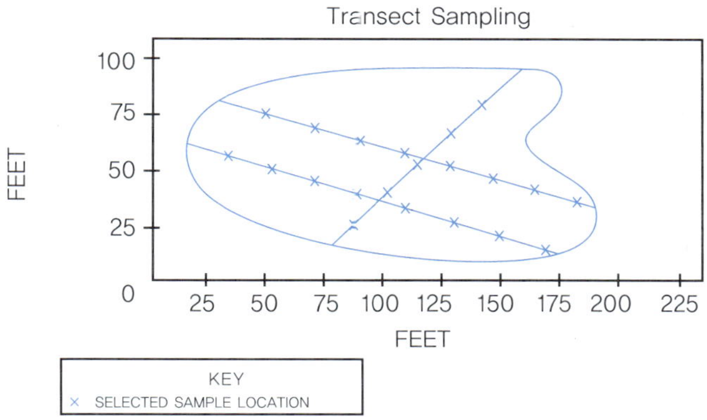

그림 12.14 | 다양한 무작위 필드 샘플링 전략 [5,6]

12.7 계측기기

다양한 계측기가 현장과 실험실에서 환경 모니터링에 사용되었다. 측정되는 수준이 일반적으로 매우 낮으므로, 장비는 높은 감도가 있어야 한다. 실험실 장비에 있어서는, 대부분의 계수는 검출 한계에 가깝게 완료될 것이다. 그래서 이 영역은 전형적으로 많은 주의와, 긴 계수 시간이 필요하다. 높은 오염 현장이 평가되는 경우 문제가 가끔 발생하지만, 선량과 방사선 수치는 정기적으로 사용된 계측기들이 그것을 처리할 수 없을 정도로 높게 측정 될 수 있다.

■ 필드 계측기

o 방사능 측정기: 대기의 방사능 피폭 수치를 측정하기 위해, NaI 섬광 측정기가 사용될 것이다. 이것은 전형적으로 5-10 μR/hr과 수천 μE/hr 까지 측정, 즉 수 mR/hr 까지 측정한며 피폭단계의 배경 수치에 민감하다. 만일 높은 비율이 관찰되는 특별한 경우, 전리함 또는 GM 방사능 측정기가 사용될 수 있다.

o 시추공 기록 측정기 : 통상적인 깊이의 함수로 피폭률을 기록하기 위해 NaI 섬광 검출기가 사용될 것이다. 중성자 활성화/신속한 감마 방출 분광은 NaI 또는 게르마늄산 비스무트(BGO) 신틸레이터로 이뤄지고, 인산 광물, 석탄과 다른 물질, 그리고 폭발물 탐지등 원소 내용물을 결정하기 위해 석탄, 광석, 오일과 가스에 대한 탐사와도 같은 애플리케이션을 가진다.

o 열 혈광 선량계(TLDs): 고정 위치에 배치하고, 주기적으로 주위의 선량 수치를 모니터하기 위해 읽는다.

o 연속 모니터(continnous monitor) : 각종 오염균을 모니터 하기 위해 샘플(일반적으로 공기)을 집계

하는 활성(Active) 또는 수동(passive) 시스템은 항상 위치시킨다.

- 수동 장치 (예, 스티커 종이) : 축적된 미립자 물질을 추출하거나 또는 감마 피폭 비율을 모니터한다.
- 능동 장치 : 모니터된 공기를 직접적으로 계수하거나 포획하고 저장된 방사성 핵종을 수집 분석하기 위해 지속적으로 낮은 속도로 여러장치를 통해 공기를 끌어 당긴다. 가스비례계수기(α/β), 알파 분광계와 다른 검출기 유형들이 포함된다. 만약 환경성 모니터링을 하지 않는다면 정확한 표본을 얻기 위해 몇 시간동안 자핵종의 붕괴를 기다리거나 수학적 정정을 하여야 한다.
- 실험실 계기: 실제로 낮은 수준의 계산 기능을 제공할 수 있는 임의의 방사선 검출기 시스템을 포함할 수 있다. 일반적인 시스템은 다음과 같다:

o 가스 유입형 비례 계수관: 공기 여과기 또는 물, 침전물, 총 α/β방사능에 관한 다른 표본을 계산하기 위한 것이다. 물 표본은 계수된 잔유물과 함께 건조시켜 증발될 것이다. 자체 흡수 수정이 필요하다. 표준 시스템은 충분히 낮은 배경을 가지지 않을 수 있기 때문에 더 비싸고 수십에서 수백가지 표본에 대한 자동변경이 제공되는 낮은 배경의 시스템이 필요하다.

o 감마 분광 검사 시스템: 매우 많은 종류의 표본, 다양한 구성의 샘플 용기를 이용할 수 있다. 일부는 매우 낮은 에너지 탐지 기능을 제공한다.

o 알파 분광 검사 시스템: 일반적으로 악티늄 계열의 많은 종의 알파 에너지는 서로 비슷하기 때문에 분석 전에 광범위한 방사화학적 분리가 필요하다.

12.8 데이터의 평가

개별 표본에서 방사능의 간단한 특성뿐만 아니라, 수집된 데이터의 분석에서 핵종의 환경 전송으로부터 사람들이 받은 일종의 잠재적인 방사능 선량의 계산을 포함한다.

기본 접근방법은 다음과 같다:

- 대중의 방사능 피폭이 발생할 수 있는 가장 중요한 경로를 식별한다
- 방사성 핵종 분산과 원자 이동의 모델 예측과 측정 결과를 조합한다.
- 확인된 경로에서 가장 중요한 방사성 핵종 농도 또는 방사능 수치를 결정하기 위해, 표본 및 피폭 데이터를 수집한다
- 일반 대중의 선량 예상치를 계산하기 위해 미리 정해진 선량 변환 인자를 (흡입되거나, 섭취된 방사능을 단위 당 개인에게 선량을 주는 것)를 사용한다

방사성 핵종 분산과 환경 이동의 모델링은 복잡한 주제이다. 낮은 농도 이상의 지역에서 물리적 전송과 입자 확산을 모두 고려하여, 매우 정교한 모델이 오염물질의 분산을 위해 공기 또는 물에 존재한다. 방출점 근처의 공기의 안정성에 따르면 이는 지역 온도분포와 고도에 따라 감소되는 공기의 온도 또한 오염물질의 움직임에 따라서 다양할 것이다(그림 12.16). 방출 점은 지역 공기 온도 분포도와 단열 감율 사이에서 정해야 한다. 바람 부는 쪽의 농도 분포도는 수학적으로 처리될 수 있다(그림 12.17).

점 근원(point source)으로부터 오염물의 바람 부는 쪽의 정상적인 공기 농도를 계산하는 방정식은 다음과 같다.

$$C(x,\ y,\ z)=\frac{Q}{2\pi u\sigma_{\mathrm{y}}\sigma_{\mathrm{z}}}\cdot\exp\left(\frac{-y^2}{2\sigma_{\mathrm{z}}^2}\right)\cdot\left\{\exp\left[\frac{-(z-H)^2}{2\sigma_{\mathrm{z}}^2}\right]\right.$$

$$\left.+\exp\left[\frac{-(z+H)^2}{2\sigma_{\mathrm{z}}^2}\right]\right\}$$

$C(x,\ y,\ z)=$ 지정된 좌표에서 오염물 농도 [ML-3]

$x=$ 바람부는 쪽의 거리 [L]

$y=$ 횡풍 거리 [L]

$z=$ 땅 위의 수직 거리 [L]

$Q=$ 오염물 방출율 [MT^{-1}]

$\sigma_y=$ 수평 확산 계수 함수 [L]

$\sigma_z=$ 수직 확산 계수 함수 [L]

$u=$ 바람부는 쪽의 방향의 풍속 [LT^{-1}]

$H=$ 유효 굴뚝 높이 [L]

σ_x와 σ_y의 값은, 다른 안정성 카테고리에 대해 선원으로부터의 거리 함수로서 값을 주는 도표에서 얻어진다(그림 12.17). 기본 계산이 상당히 복잡하기 때문에 계산은 컴퓨터 코드와 함께 가장 효과적으로 하게 된다. 결국 장기적인 평균 값을 주기 위해 현장에 대한 바람 장미 데이터 상에서 포개지게 된다. 유사한 표현식은 액체 소스(흐르는 강, 하구에서의 진동 흐름, 등)에 대해 도출되었다.

모델은 꽤 우아하지만, 실제로 비교적 일정한 기류 상태의 넓은 평면 지역에서만 정확하다. 실제 상황에서, 모델은 불규칙한 지형, 건물, 등으로 인해 효과적으로 장애를 처리해야 하고, 단지 대략적인 결과를 준다 (그림 12.18)

선량 변환 계수를 사용하는 두 가지 중요한 접근법의 계산은 다음과 같다:

- 최대로 피폭된 개인의 선량: 환경 전송 계산의 조합(공기와 물 농도 추정) 과, 방사성 핵종 농도와 소비 습관에 관한 보수적인 가정은 "최대 피폭된 개인"의 방사능 선량을 추정하는데 사용된다. 이것은 시설에 가장 가까이 사는 사람들에게 필요한 것은 아니다; 생활 양식 또는 근접 때문에 환경 방출로부터 높은 피폭을 입은 사람일 수도 있다. 또한 가장 방사선에 민감하고, 또는 상처가 나기 쉬운, 특히 아동이 대상으로 될 수 있다
- 인구 집단 선량: 환경 전송 계산의 조합(공기와 물 농도 추정)과, 방사성 핵종 농도와 소비 습관에 관한 합리적인 가정은, 환경적 방출에 의해 영향을 받은 인구의 모든 구성원에게 방사선 선량을 추정하는데 사용된다. 집단 선량(person-Sv)과 집단 위험은 기술적인 목적과 의사 결정에 관해 추정되고 사용될 수 있다.

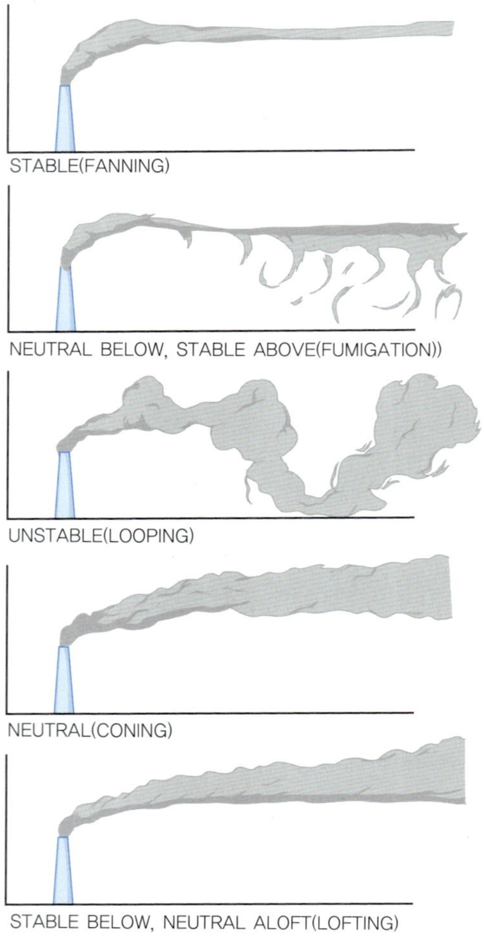

그림 12.15 | 공기의 분산 패턴(From http://cities. poly.edu/environment/gradedu/ce752/ce752_airmodeling. html.)

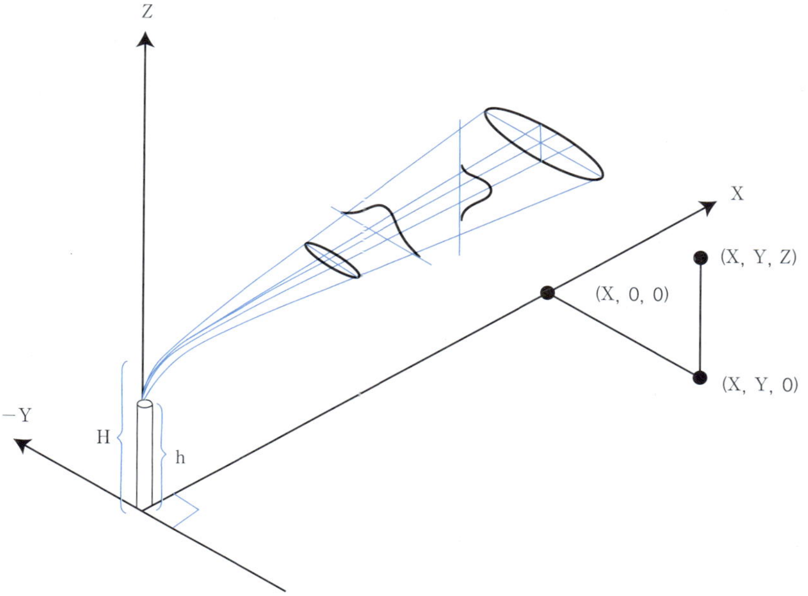

그림 12.16 | 연기 이동의 수학적 처리, Cember에서 허가, McGraw-Hill, 1996

검출 시스템 MDA 하의 데이터의 처리

8장에서 언급한 것과 마찬가지로, "미만"(less than) 값의 처리는 정확하게 하는데 중요하다. 가장 올바른 방법은 다음과 같다:

- 모든 측정치를 표시한다.
- 불확실성과 관련된 값을 표시한다.
- 비교를 위한 시스템 MDA를 표시한다.

MDA와 제로 방사능과 같은 모든 "미만" 값을 할당하면 각각, 너무 높거나 너무 낮은 결과를 편향할 것이다. 실효 값(음의 값 포함)을 표시하기 위해 평균 표본 농도와 농도의 분배는 이해될 수도 있다.

표본 부피 결정

유한 표본 부피 또는 질량을 얻은 경우에는 (공기 부피, 물 부피, 토양 질량, 동물 또는 식물 조직 질량), 미리 정해진 최소 감지 방사능으로 규정된 바와 같이 적절한 부피 또는 질량이 검출 제한 목표를 달성하게 되는 것이 목표이다 (MDA; 8장에서 정의됨). MDA는 궁극적으로 특정 경로를 통해 방사성 핵종에 피폭될 인구의 구성원들에게 선량을 평가하기 위해 최소한으로 허용하는 위험 기준을 특징짓는 욕

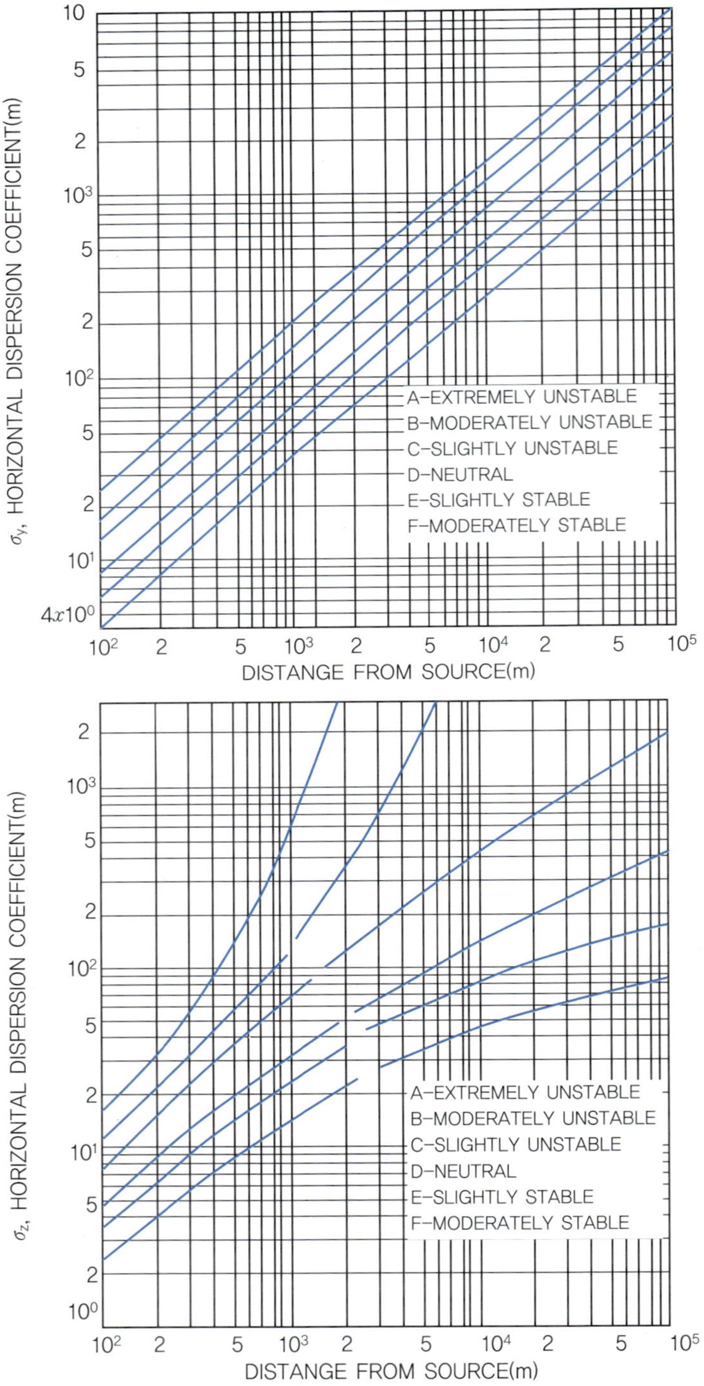

그림 12.17 | 가우시안 연기 기둥 확산 계수.[7]

구와 결합하는 현장 특성 연구 목표에 의해 결정되었을지도 모른다. 예를 들어, 한 지역에서 잡은 한 종류의 생선에서 그들의 전체 음식물을 얻고 있는, 최악의 상황 시나리오에서, 한 지역에 사는 사람들의 식품 소비 습관의 분석을 가정합시다.

1. 300kg/년의 보수적인 음식물 소비 비율을 가정해 보자.
2. 사람의 수명은 75세라고 가정하고, 이 년도 동안 매년 음식물 300kg을 소비한다고 가정하자.
3. EPA 제안된 값에서 10^{-6}의 수명 시간 위험 임계값을 선택한다. 이것은 음식물 소모로 인한 방사능 피폭으로 치명적인 암에 걸리는 위험성이 백만 분의 일이라는 것을 의미한다
4. EPA 연방 안내 보고서(EPA Federal Guidance Report) No.13 에서 핵종이라고 간주된 것에 관한 섭취 암 사망률 위험 계수를 얻을 수 있다. 이 계수는 단위 당 방사능을 섭취한 개인에게 위험을 준다. 그것은 단위 당 섭취한 방사능의 선량을 단위 당 받은 선량에 위험을 곱한 것이다. 계수는 섭취된 단위 방사능 당 개인 위험성이다. 즉, 섭취한 단위 방사능 당 선량에, 받은 단위 선량 당 위험도를 곱한 값이다. 결국 암 위험 모형을 기반으로 하고, 근로자와 일반인을 위한 방사능 선량 한도를 확립하기 위해 사용된다.
5. 모든 표본에서 감지해야 할 농도는 따라서 다음과 같이 계산된다.

$$\frac{\text{acceptable risk}}{\frac{\text{risk}}{Bq}\times\frac{\text{kg ingestion}}{y}\times\text{years of life}\times\frac{1000\text{g}}{\text{kg}}}=\text{concentration}\frac{Bq}{\text{g}}$$

6. 방사성 표본의 최소 감지 방사능은 다음과 같이 주어진다.

$$\text{MDA}=\frac{4.66\sigma_b+2.71}{\text{TY}\varepsilon\text{M}k}$$

σ_b= 배경 카운트의 표준 편차

T= 표본 당 시간 계수

Y= 분해 당 방사능 산출량

ε= 절대 검출기 효율

M= 표본 크기(g)

k= 단위 전환(cts/sec to Bq, 등.)

풀어야 할 두 개의 변수가 있다. 표본 질량 M과 시간 계수 T 이다. 표본 질량은 두 가지 요소에 의해 제한된다.

- 표본 질량은 필드에서 실행할 수 있게 얻어질 수 있다. 공기, 물, 토양과 침전물 표본은 일반적으로 제한되지 않는다. 필요한 만큼 공기를 샘플링할 수 있으며, 일반적으로 표본을 채취하기 위한 물, 토양, 침전물을 찾을 수 있다 (경우에 따라 제한이 있을 수 있지만, 일반적으로 이것은 단지 가용 샘플링 용기 크기에 의해 제한되어진다)

  그러나 생물상의 시료를 채취할 때, 표본 질량은 가용 종의 수와 크기에 의해 제한될 수도 있다. 예를 들어 매우 작은 조류 종의 신장 표본을 얻어야 한다면, 이러한 표본은 몇몇 다른 개인의 표본 "풀링"(pooling)에 의한 경우를 제외하고, 매우 작으며 개선 할 수 없다.
- 표준 분석 표본 용기는 특별히 고정된 크기 / 부피에 들어갈 수 있다. 한 가지는 이론적으로 모든 표본 결합 구조에 관한 NaI 이나 Ge 시스템을 조정할 수 있다., 그러나 특히 산업용 용기들처럼 큰 표본들은 사용가능 하며 교정용 표준 부피의 크기는 중요한 표준장기들에 의해 제공되어 진다. 예를 들면, Ge 검출기용 용기는 0.5 L, 1.0 L크기로 들어온다. 하나는 부분적으로만 표본 용기를 채울 수 있지만, 가득한 용기를 위해 도출된 에너지의 기능적 효율성은 정확하지 않을 것이다. 따라서, 방사성 핵종 내용물의 정확한 평가을 얻기 위해 가득한 용기가 필요하다. 그림 12.19 참조. 그러므로 3kg의 침전물 표본을 이용할 수 있다고 해도, 표본 크기는 표본을 전송할 때 사용 가능한 표본 용기의 크기로 제한될지도 모른다.

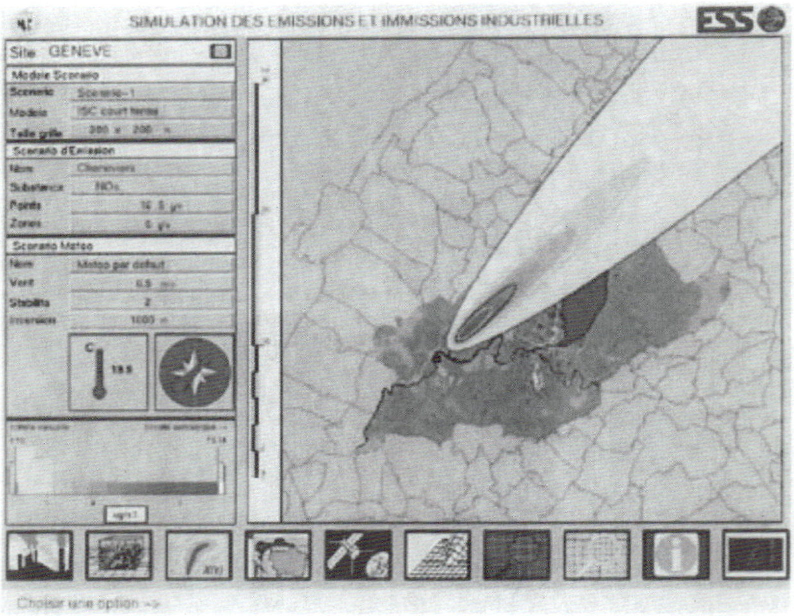

그림 12.18 | 오염 물질 전송 시뮬레이션 모델.(From http://ecolu-info.unige.ch/recherche/eureka/AIDAIR/SPPA_english.html.)

필요한 계수 시간 T는 5 단계에서 확립된 MDA = 농도 한계를 설정하여 이 등식을 풀어서 찾을 수 있다. 예를 들면, HPGe 검출기에서, ^{137}Cs 영역(662 keV photopeak 주위)에서 분당 대략 1계수 이면을 얻고, 약 3 %의 효율을 가지고 있다. 배경 카운트 비율 (R)에 근거하여 σ_b로 표현하고, 100g의 표본을 가정하면:

$$\mathrm{MDA}=\frac{4.66\sqrt{\frac{R}{T}}}{60\times\varepsilon\times\mathrm{Y}\times 100\mathrm{g}\times 2.22\ \frac{\mathrm{dis}}{\mathrm{min-pCi}}}$$

Letting $Q=\mathrm{MDA}\times 60\times\varepsilon\times 100\times 2.22$, we end up with: $Q\ T=4.66\sqrt{RT}+2.71$

양변을 제곱하면, T에 대해 풀 수 있는 이차 방정식을 얻는다. 스프레드 시트에서의 예제: ^{137}Cs에 대해, 3%의 광피크 효율성을 가정하고 Y = 0.85를 사용하면:

$$Q=1.19\times 10^{-3}\ \mathrm{pCi/g}\times 60\times 0.03\times 0.85\times 100\times 2.22=0.404.$$

이차 방정식에서,

$a=Q^2$

$b=-(5.42Q+21.72)$ $(5.42\ is\ 2\times 2.71;\ 21.72\ is\ 4.66^2)$

$c=7.34$ (2.71^2)

풀면, 약 150 min 시간 계수를 찾는다. 이것은 표본 크기에 따라 다양하고, 분모의 그램 수와 절대 효율 값 ε, 둘 다에 영향을 미친다. 재(ash)로 된 표본에 대해서는, 10:1 감소를 얻을 수 있고, 검출기의 100g은 원래 표본 1천 그램을 나타내고, 1000의 값은 계산에서 사용된다.

12.9 방사성 폐기물 관리

세 가지 간단한 원칙이 방사성 폐기물 관리에서 적용될 수 있다.

- 지연과 붕괴(Delay - and - decay): 적은 방사성 물질은 폐기되어야 한다. 그들의 물리적 반감기를 비교하여 오랜 기간 동안 방사성 물질을 보유한다.

- 농축과 억제 : 집약, 압축, 여과, 소각, 기타 방법을 통해 폐기물의 부피를 줄인다.
- 희석과 분배 : 환경, 대기권 안, 지표수, 해수, 등에 폐기물을 방출한다. 희석할 깨끗한 매질의 유효한 수량으로, 중심 인구에서 멀리 떨어지고 높은 고도에서 물질(공기로 운반된 폐기물)을 방출하고, 희석 및 분산을 통해 매질 농도에 상당한 감소가 발생하도록 한다.(오염 물질 이동에 대한 앞의 섹션 참조)

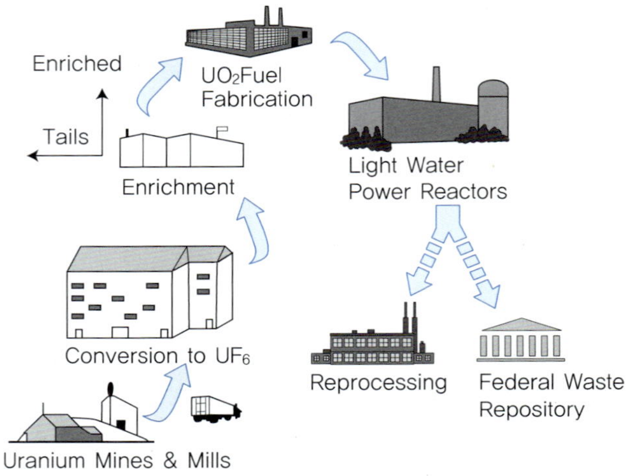

그림 12.19 | 핵 연료 사이클 개략도 도면(출처 hup.z/www.nrc.gov/materials/fuel-cycle-fac/stagesfuel-cycle.html 미국 원자력 규제 위원회의 호의.)

12.9.1 핵 연료 주기

상세하게 폐기물을 논의하기 전에, 핵 연료주기의 간략한 개요를 제공한다. 핵 연료주기는 폐기물 모든 카테고리에서의 큰 비율을 차지하고 있다. 물론 폐기물의 다른 중요한 형태는 특히 방사성 핵종의 의료 및 연구 사용에 존재한다. 이러한 폐기물의 형태와 방사선 수치는 핵 연료주기의 것과 겹쳐진다. 핵 연료주기(그림 12.20)의 기능은 상대적으로 복잡하다. 폐기물의 감소 및 보관 전략을 고려하기 전에 각 단계에서 생산된 방사성 폐기물의 종류와 수치를 이해해야 한다.

1. 우라늄 채굴 및 가공 : 풍부한 우라늄 광석은 세계 도처에 있는 많은 장소에서 나타난다.
   거의 모든 토양은 99.3% ^{238}U, 0.7% ^{235}U, 0.005% ^{234}U등의 무시못할 수준의 우라늄의 자연적인수치를 포함하고 있다. 우라늄광석은 실질적으로 더 많은 농도가 포함되어 있다. 우라늄 광석은 지표면 또는 지하 채광 기술에 의해 채굴될 수 있다. 채굴된 우라늄 광석은 미세 슬러리(Slurry)에 부서지고 갈아진다. 그 다음 둘러싼 매트릭스(맥석)에서 우라늄을 분리하기 위해 황산을 사용하여 추출될 것이다. 분리된 우라늄은 여과기 솔루션에서 재생되고 산화 우라늄의 집중된 형태로 촉진된다. 이 물질은 우라늄염으로 알려져 있다. "현장 침출"(ISL, In Situ Leaching)로 알려진 기술로 우라늄은 지하 침출 용액을 주입하여 광석에서 추출되고, 나중에 우라늄을 복구할 용액에서 지표면까지 우라늄을 끌어올리는 것이다. 대형 핵 원자로(1000 MW 전기)에 일 년간의 연료를 제공하기 위해 수 백 톤의 U_3O_8가 필요하다

2. 변환: 발전소의 연료 또는 폭발 장치에 사용하기 전에, ^{235}U의 수치는 현저히 증가되었다.(발전소 연료로 3-4 %, 또는 무기로 ~90%) 따라서, ^{235}U의 농축이 발생해야 한다. 다음에 기술한 농축법(Enrichment method)은, 우라늄이 가스 형태로 있어야 한다. 따라서, 처리 과정 중 이 단계에서, 우라늄염은 가스로 바뀔 수 있는 UF_6(육불화 우라늄 또는 "헥스)로 변환된다.

이런 종류의 변환 성취에는 몇 가지 프로세스가 있다. 예를 들어, 질산 우라늄을 생산하기 위해 우라늄염을 사용하여 질산을 반응시킬 수 있다. 이것은 UO_3로 분해되어, UO_2로 축소되고, 다음 UF_4 및 UF_6를 생산하기 위해 HF (불화 수소산, hydrofluoric acid)과 반응한다.

3. 농축(Enrichment): 위에서 언급한대로, 천연 우라늄 광석 ^{235}U는 대략 0.7%를 포함하고 있다. 원자

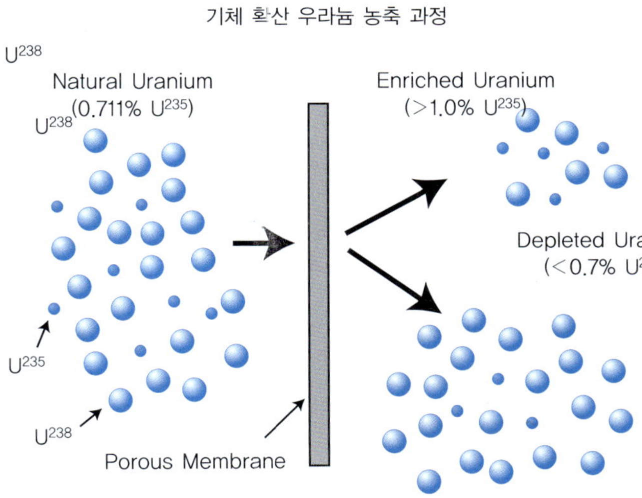

그림 12.20 | 우라늄의 기체 확산(출처 http://www.nrc.gov/materials/fuel-cycle-fac/ur-enrichment.html: 미국 원자력 규제 위원회(U.S. Nuclear Regulatory Commission)

로 작동을 위해, 3-5% 수치의 연료를 공급한다. 즉, 어떻게든 물질에서 ^{235}U의 수치로 높여야 한다는 것을 의미한다. ^{235}U와 ^{238}U는 화학 반응에 유사하게 작용하지만, ^{238}U에서 ^{235}U를 화학 분리할 수는 없다. 현재, 상업적인 농축을 위해 두 가지 방법이 사용된다.

(a) 기체의 확산: 기체 UF_6은 매우 작은 구멍(그림 12.21)이 있는 특별한 장벽 또는 다공막을 통해 전달된다. 더 가벼운 $^{235}UF_6$ 가스 분자가 무거운 $^{238}UF_6$ 가스 분자보다 장벽을 통해 빠르게 확산할 때, ^{238}U 위에 ^{235}U의 농축이 발생한다. ^{235}U의 농축이 발전용 원자로에서 사용에 필요한 수치에 미치기 전에 실제로 가스는 수백 개의 장벽을 통해 확산된다. 확산 과정이 완료되면 풍부한 UF_6 가스가 액체로 다시 응축되고, 냉각되어 굳어지게 된다. 이때부터 원자로 핵 연료 집합체가 될 수 있다. 일부 레이저 기반 접근 방식은 한때는 농축에 사용했지만, 그 다음 사용하지 않게 되었다.

(b) 원심 분리: 확산 과정과 마찬가지로, 무거운 ^{238}U를 가장자리 쪽으로 이동되고, ^{235}U와 ^{238}U 사이의 근소한 질량 차이로, UF_6 기체는 높은 속도(50-70,000 rpm)로 원심 분리될 수 있다. 각 회전자는 약 1-2 m 길이와 15-20cm 직경이다 (그림 12.22). 그 다음, 농축되고 고갈된 가스가 회전자에서 추출된다.

4. 연료 가공: 농축된 UF_6은 연료 가공 공장으로 이동하여 분말 형태로, 우라늄 이산화(UO_2)로 변환된다. 이것은 연료봉을 형성하기 위해, 스테인레스 스틸 혹은 지르코늄 합금으로 만든 긴 얇은 튜브에 삽입된 작은 펠렛(pellets)으로 (http://WWW.uic.com.au/nfc.htm 출처)눌려진다.

그 다음, 봉은 봉인된다; 봉 그룹(Groups of rods)은 핵 원자로 중심부(nuclear reactor core)에서 사용하기 위해 핵 연료 집합체로 유기화된다.

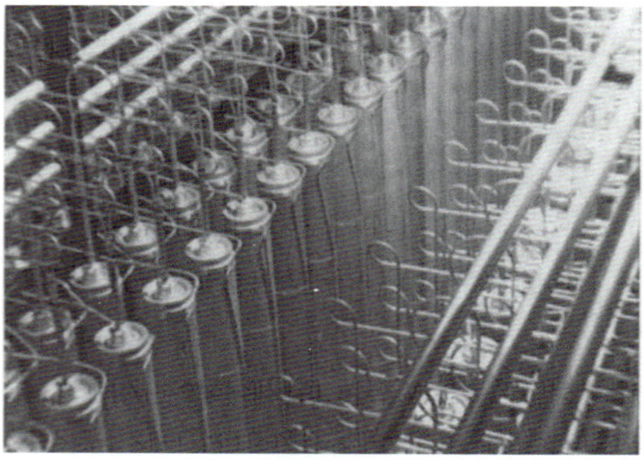

그림 12.21 | 가스 원심 분리기의 뱅크(From http://www.uic.com.au/nfc.htm.)

5. 원자로: 수백 연료 집합체는 주로 가동중의 발전용 원자로의 중심부에 있다. 1000 메가 와트 전기(MWe) 용량의 원자로는 다양한 핵 연료 집합체의 낮게 농축된 우라늄 75 톤이 있어야 한다. 11장에서 논의된 바와 같이, 연료 핵분열의 ^{235}U는, 물 또는 흑연과 같은 감속체(moderator)가 존재하는 이 중요한 조립체에 배치될 때 열을 생산한다. 원자로 중심부에서 ^{238}U의 일부가 ^{239}Pu로 변환된다. ^{239}Pu의 절반은 원자로 출력의 약 3 분의 1을 제공하면서 핵 분열할 것이다. 11 장에서 간략하게 다뤄진 바와 같이, 원자로의 사용 후 핵연료는 이동되고, 신선한 연료로 대체하는 데 매년 또는 그 정도의 기간에 1/3이 제거된다. 사용 후 핵연료인 남은 3 분의 2는 중앙을 향해 이동하고 결국 제거되고 교체된다.
6. 사용 후 핵연료 저장: 원자로 중심부에서 가져온 사용 후 핵연료 집합체는, 원자로 가까운 보관소에 저장된다. 보관소는 열 소실과 핵분열 생성물의 붕괴를 허용하기 위해 물이 가득 차 있거나 공냉식 탱크로 되어 있다. 물이 가득 찬 사용 후 핵연료 풀(Fuel pool)에서, 물은 일부 차폐뿐만 아니라 냉각을 제공한다. 사용 후 핵연료는 이론적으로 오랜 기간 동안 안전하게 저장될 수 있다. (테러 집단에 의해 이 현장을 표적으로 하는 것 에 대하여 많은 걱정이 있지만) 이런 저장은 단지 중간 단계이다. 결국 사용 후 핵연료는 재처리 되거나 장기 폐기 처분 장소로 보내질 것이다.
7. 재처리: ^{235}U 내용물은 1 % 미만으로 감소되었지만 사용 후 핵연료는 여전히 원래의 연료 봉에 있었던 우라늄의 95 % 정도가 포함되어 있다. 사용 후 핵연료의 적은 비율은 연료의 사용 기간 동안 만들어진 폐기물 플루토늄 (Pu)으로 구성되어 있다. 사용 후 핵연료는 아직도 사용 가능한 우라늄과 플루토늄의 좋은 부분을 재생하기 위해 재처리 될 수 있다. 연료봉은 우라늄을 폐기물 생성물, 외장재, 등에서 분리하기 위해 산에 용해하고 잘린다. 그리고 우라늄은 화학적으로 분리된다.
   모든 재생된 우라늄은 (^{238}U와 ^{235}U를 모드 포함) 육불화(Hexafluoride) 우라늄 및 농축으로 변환하기 위하여 변환 공장으로 다시 보낼 수 있다. 원자로 급의 플루토늄은 특별한 시설에서 혼합 산화물(MOX, Mixed OXide) 연료라고 불리는 물질을 생산하기 위한 농축 우라늄과 혼합될 수 있다.
   남아 있는 고준위 방사성 폐기물 (1000 MWe 원자로에서 750 kg/y)은 처리될 수 있다. (다음 섹션 참조) 비 연료의 재처리는, 테러범들이 사용 후 핵연료의 선적을 방해하고 핵무기를 만들기 위해 사용될 수 있는 고농축 우라늄에 접근을 우려함으로써 1970 년대 미국에서 중단되었다. 처리는 유럽과 러시아에서 실시된다.
8. 장기적인 폐기 처분: 폐기물 처리기술에 대해서 간략하게 논의한다. 그러나, 근본적으로 재처리를 거쳤든 안 거쳤든, 사용 후 핵연료는 수경이 긴 핵분열의 제한에 매우 세심하게 처리되어야 한다. 그리고 활성화 물질(Activation product)은 인간이 소비하는 지하수가 포함되어 있지 않은 안전한 지하 환경이어야 한다. 일부 지질 구조는 지하가 깊고 (그림 12.23) 장기적 안정 상태로 보인다.(즉, 수천 년) 예를 들어, 화강암 형성, 화산 탕출, 소금이나 이판암 환경과 같은.7장에서 언급된 바와 같이, 미국에서 고방사능의 폐기물의 저장에 대한 해결책을 밝힌, 1982의 핵 폐기물 정책 법(Nuclear

Waste Policy Act)이 위임되었다. 여기에는 네바다의 유카 마운틴 프로젝트가 적합한 해결책으로 표시되어 있었다.유카산은 1 천백만 년 내지 1천4백만년 전에, 연속적인 화산 폭발로 퇴적된 화산재로 이뤄진 '응회암' 이라는 화산 바위층으로 형성된 산맥이다.

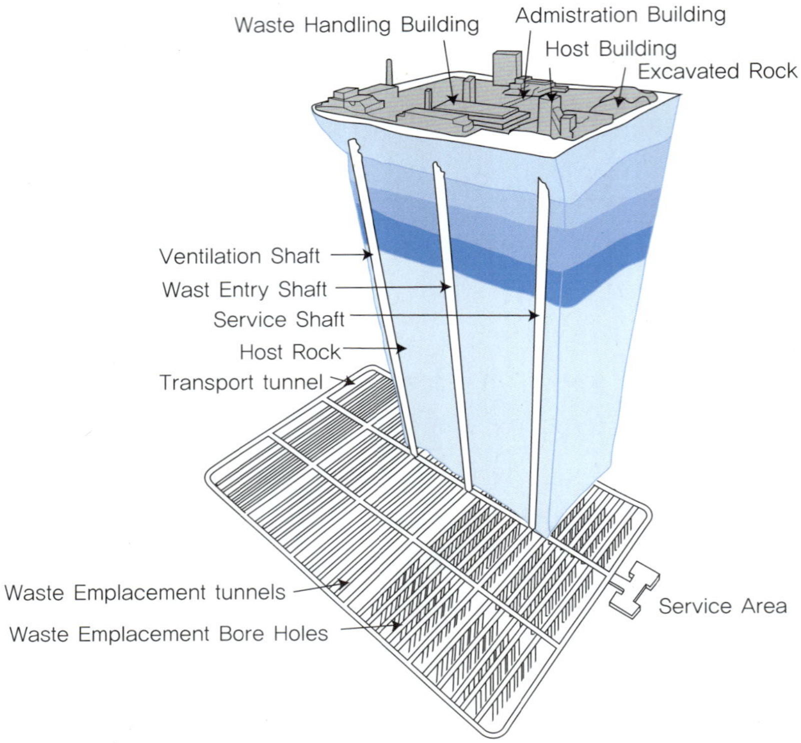

그림 12.22 | 깊은 지하의 고방사능 폐기물 보관시설 (출처 http://www.nea.fr/html/brief/brief-03.html.)

그러나 정치적인 투쟁으로 이 프로젝트의 최종 승인을 막았고, 이번에 고방사능의 폐기물은 작동 중인 원자로 근처의 임시 보관소에 남아 있다.

12.9.2 일반 폐기물 종류

방사선 규정에 관한 해당 장에 명시된 바와 같이, 미국에서의 폐기물의 법적 정의는 매우 높은 강도 핵종을 낮은 수준의 폐기물로 분류하여 묵인하는 것은 조금 이상하다. 다른 국가와 실질적인 의미에서, 저, 혹은, 중, 고 준위 방사능과 같은 폐기물의 다른 종류를 다루기 위한 보다 논리적인 방법으로 폐기물을 정의할 수 있다.

저준위 방사성 폐기물(LLW, Low-Level Waste)

저준위 방사성 폐기물(LLW)은 오염된 장갑, 의류, 천조각, 연장, 주사기로 이루어져 있다. 그리고 약간의 방사성 물질로 오염된 다른 임의의 객체는 병원, 실험실 및 핵연료 주기의 요소를 포함하는 다양한 산업 방사능 등으로 매일 상당한 부피로 생성된다. 일반적으로, 복잡한 방사성 핵종은 수명이 짧다. 수명이 짧은 방사성 핵종 폐기물들의 처리는 제어된 위치에서 놔둠으로써 제거 할 수 있다. 일부 수명이 긴 핵종은 이 해결책에 따르지 않으므로 이런 종류의 폐기물량은 정기적으로 폐기되거나, 폐기물에서 제거되어야 한다. (예를 들면, 오염된 연장은 세척하고, 표면에서 물질을 제거하는 액체로 세척 후 정상적인 사용을 허용한다. 세척 작업에서 처분에 대한 관심의 초점은 폐수유이다). 이런 종류의 폐기물은 결국 일부 얕은 매립지 현장에 묻게 될 것이다(현재 미국에서 실시하고 있는 저방사능 폐기물 현장 논의, 7 장 참조). 이러한 폐기물은 또한 폐기 처분에 앞서 그 부피를 축소하기 위해 압축 또는 소각된다. 전세계에서 LLW는 방사성 폐기물 전체 부피의 약 90 %를 만들지만, 단지 전체 방사능의 1 %가 포함되어 있다.

저준위 방사성 폐기물 처리는 NRC 또는 적합한 협정 단계에 의해 인가되어야 하는 상업적으로 운영하는 시설에서 발생한다. 해당 시설은 운영하기에 앞서, 장소 및 운영에 대한 자신의 안전을 입증하기 위해 운영하기 전에 잘 특성화해야 한다. 이런 특성화는 보통 미래를 길게 전망하는 시간을 가지고 행해져야 한다. 현장은 폐기물을 저장하기 위해 얕은 토지 매장 기법을 사용한다. 위생적인 매립지와 다르게 물질은 단지 개방 장소에 버려지지 않고, 결국 덮어졌다. 폐기물은 먼저 밀봉된 드럼 또는 다른 밀봉용기에 저장된다. 물질은 트럭, 철도 또는 배로 현장에 수송된다, 그 다음 일반적으로 늘어선 (그림 12.22~12.25) 얕은 토지 참호나 콘크리트 지하 저장실에 둔다.

우라늄 광산에서 상당한 수량의 먼지와 라돈이 (^{222}Rn) 생산된다. 먼지의 많은양은 수집 되어질 때와 처리과정에서 발생한다. 먼지는 방사성 물질을 근로자가 흡입하는 것을 최소화하기 위해 가능한 한 많이 통제된다. 그러나, 라돈 가스의 상당 수량은 환경에 방출될 수 있다. 많은 양의 공기를 사용함으로써, 이런 농도(희석화하고, 분배한다)를 줄일 수 있다. 우라늄 processing중에 라듐과 같이 광석으로부터 다른 방사성 물질을 포함하는 많은양의 폐기물 찌꺼기가 있다. 이러한 폐기물은 "찌꺼기(tailings)" 장소나 구조물에 넣게 될 수 있다. 그것들은 광산안에 다시 투여하거나 바위나 점토와 같은 물질로 덮여질 것이며 그 지역에는 새로운 식물들이 정착하여 자라날 것이다(이것을 현장 매립이라고 한다).

중준위 방사성 폐기물(ILW, Intermediate-Level Waste)

이것은 높은 양의 방사능을 포함하고 있으며, 저준위 방사성 폐기물보다 많은 차폐를 필요로 할 것이다. 이것은 원자로, 화학 슬러지(Chemical sludges)와 다른 원자로 구성 장치에서 온 이온 교환 수지(물

정화에 사용)를 포함할 수 있다. 이런 종류의 폐기물은 안전 처리를 용이하게 하기 위해 콘크리트 또는 아스팔트로 응고될 수 있다. 일반적으로 단명의 폐기물 (주로 원자로에서) LLW와 같이 묻히지만, 수명이 긴 폐기물(핵 연료 재처리에서)은 HLW와 같이 깊은 지하로 처분된다.

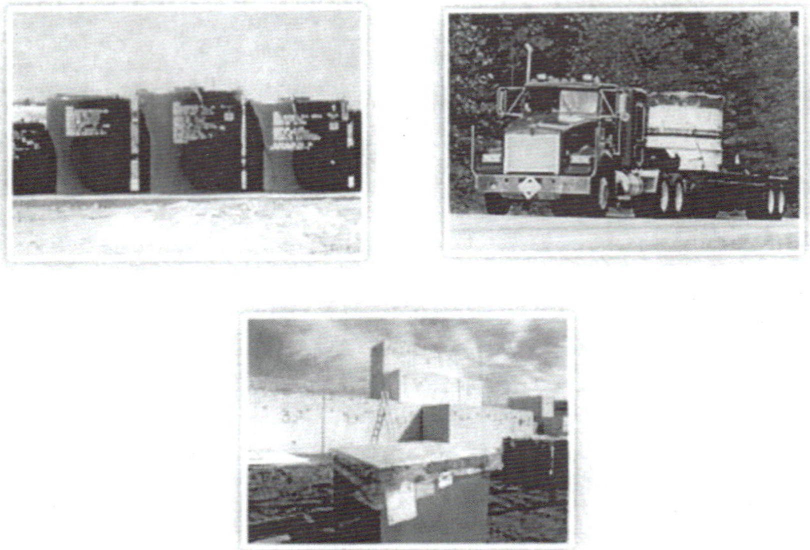

그림 12.24 | 운송과 저방사능 폐기물 처리를 위한 컨테이너(출처 http://www.cs.virginia.edu/~jones/tmp352/projects98/group14/disposal.html.)

고준위 방사성 폐기물(HLW, High-Level Waste)

이것은 사용 후 핵연료와 재처리 폐기물을 포함할 수 있다. HLW의 부피는 모든 방사능 폐기물의 단지 3 %로 구성되어 있지만, 전체 방사능의 95 % 정도를 차지한다.

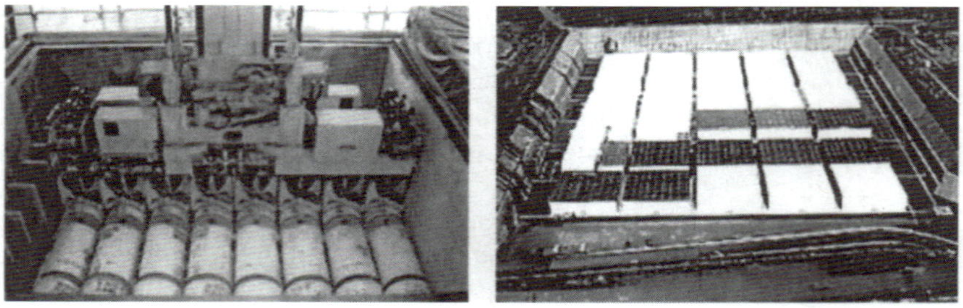

그림 12.25 | 폐기물 구덩이로 폐기물 덩어리를 처리, 그리고 저방사능 폐기물 처리 시설의 대규모 관측 그림(From http://www.rwmc.or.jp/jigyou/je2.html.)

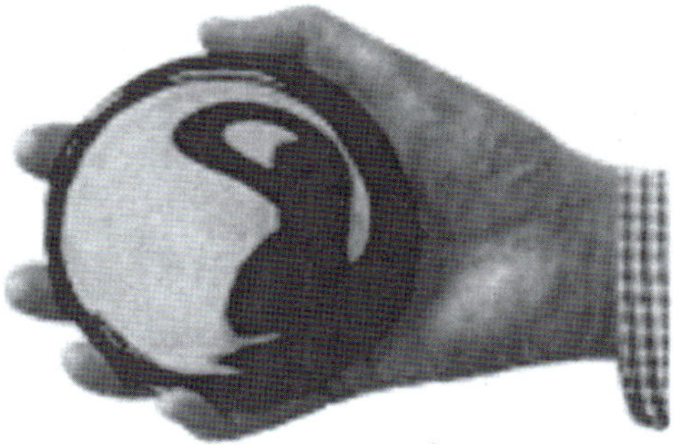

그림 12.26 | 붕규산 유리 생성물Borosilicate glass product (From http://www.uic.com.au/wast.htm .)

위에서 언급한대로, 이 물질은 열을 생성하고 냉각 되어져야 한다. 해당 물질은 많은 베타와 감마 방출을 포함하는 높은 수치의 방사능이 있으며, 따라서 처리 및 수송의 모든 단계에서 상당한 차폐가 요구된다. HLW는 붕규산염(파이렉스) 유리(유리화)에 통합될 수 있다. 유리화된 폐기물은 지하 깊은곳에 매장되기 위해서 강철 canisters에 저장된다.

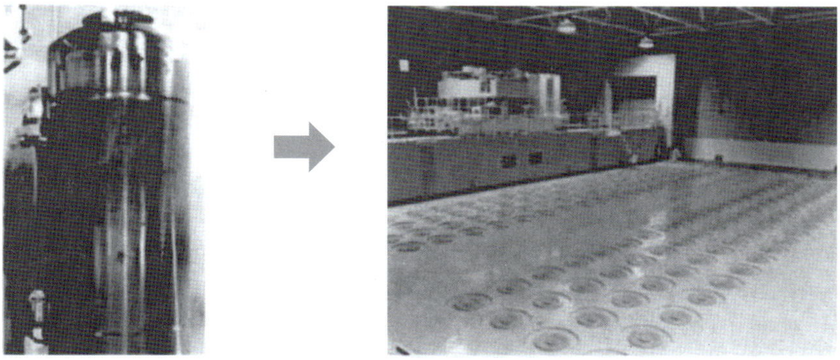

그림 12.27 | 컨테이너는 유리화된 폐기물과 유리화된 폐기물 통이 있는 저장 시설을 보유하고 있다.(출처 http://www.rwmc.or.jp/jigyou/je2.html)

12.10 현장 평가

이 단원의 시작 부분에서 언급된 바와 같이, 운영 시설, 폐기물 저장 시설 또는 다른 현장은 인간에게 중요한 경로 분석으로 시작되어 현장에 대한 환경 모니터링 계획 처리를 완성한다; 모든 중요한 표본 유형을 식별한다; 계획 및 샘플링, 분석 및 데이터의 판독을 위한 시간표를 개시한다; 그리고 정기적인 수정과 함께 이 계획을 구현, 실행한다. 그림 12.28은 에너지 핸포드 현장의 에너지 부서 근처 지역 아래의 지하수에서 오염물의 존재 연구를 보여주고 있다. 이곳은 인근 강바닥을 연어가 산란을 위해 이용하기 때문에 오염물의 존재가 관심사이다.

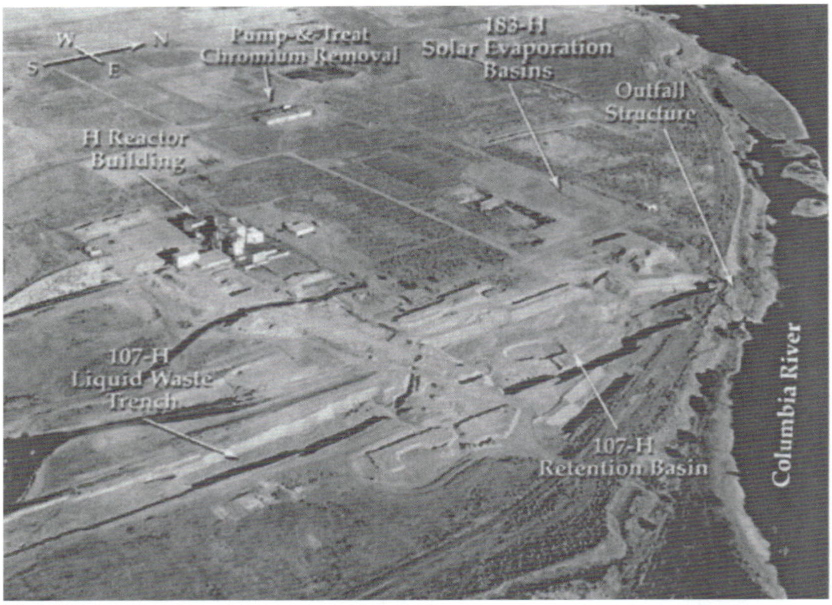

그림 12.28 | Hanford, WA 현장, 감시를 위해 관심 지점을 보여 주고 있다.(출처 http://www.hanford.gov/docs/annualrp/00summonitor.stm.)

9장에서 언급된 컴퓨터 코드와 같이, 방사성 핵종 전송 모델링과 인구 선량 측정 수행을 위한 유용한 컴퓨터 코드는 종종 변경될 것이다.

현재, 이런 목적에 이용할 수 있는 유용한 코드 2가지 예제는 RESRAD(http://web.ead.anl.gov/resrad/home/2)와 GENII(http://www-rsicc.ornl.gov/codes/ccc/ccc6/ccc-601l.html)이다.

참고문헌

1. http://www.epa.gov/history/topics/lovecanal/01.htm.
2. C. D. Jennings and S. W. Fowler. Uptake of 55Fe from contaminated sediments by the polychaete Nereis diversicolor. Marine Biology 56(4):277-280, 1980.
3. Booth, R.S. Burke, O.W., Kaye, S.Y. Dynamics of the Forage-Cow-Milk pathway for Transfer of Radioactive Iodine, Strontium, and Cesium to Man. Oak Ridge National Lab CONF-710818-2; from Meeting on nuclear methods in environmental research; Mo. (23 Aug 1971).
4. F. W. Whicker and J. E. Pinder, Food Chains and Biogeochemical Pathways: Contributions of Fallout and other Radiotracers. Health Phys. 82(5):680-689, 2002.
5. U. S. Environmental Protection Agency, Superfund Program Representative Sampling Guidance Volume 1: Soil, EPAI5401R-95/141, December 1995
6. U. S. Environmental Protection Agency, Methods for Evaluating the Attainment of Cleanup Standards Volume 1 Soils and Solid Media, EPA 230/02-89/042, February, 1989.
7. R. H. Slade, ed. Meteorology and Atomic Energy. US Atomic Energy Commission, Oak Ridge, Tennessee, 1968.
8. http://www. epa.gov/radiation/marssim/index.html.
9. http://www.epa.gov/radiation/marlapmanual.htm.

비전리성 방사선 13

비전리성 방사선 사용에 관한 안전성 문제의 처리는 대다수의 보건물리학자들의 있어 보건 물리학의 일상 업무가 아니다. 그러나, 이러한 상황을 우연히 접할 경우, 보건의학자는 동반된 문제를 이해하고 처리할 책임이 있을지도 모른다. 따라서, 필수적으로 이러한 형태 방사선 사용의 여러 측면에 대한 기본 지식을 가져야 한다. 즉:

- 조작 이론과 기본 원칙
- 방사선 상호 작용 메커니즘 (주로 인간의 조직에 대한 것이지만, 다른 물질, 차폐물, 검출기 설계 및 기타 사용에 관해서도)
- 피폭 지침
- 안전 절차

이름에서 드러나듯이, 여기에서 고려하는 방사선 형태는 원자 이온화를 통해 상호작용을 일으키지 않는다. 따라서 다른 형태의 상호작용이 연관되고, 개별적으로 논의한다.

13.1 자외선 방사선(Ultraviolet Radiation)

조작 이론과 기본 원칙

2장에서 설명한 전체 전자 스펙트럼(그림 2.3)의 다양한 요소를 상기하자. 인간은 스펙트럼을 눈에 보이는(매우 좁은)부분과 관련 지어 생각하는 경향이 있다: 바로 아래쪽에 있는 낮은 에너지 (따라서 주파수가 낮고, 파장이 더 긴)가 적외선이며, 바로 위쪽에 있는 높은 에너지 (따라서 주파수가 높고, 파장이 더 짧은)가 자외선(UV, ultraviolet)이다. 이 이름은 "보라색 너머" 라는 의미이다. 보라색은 가시 광선에서 가장 에너지가 높은(짧은 파장) 형태이다. 일부 동물 (조류, 파충류 및 일부 곤충은)은 근자외선 범위까지 볼 수 있다. 일부 조류의 깃털에는 정상적인 가시 광선에서는 보이지 않지만 자외선 선원 하에서는 보이는 부분이 있다.

UV 방사선은 근자외선(380-200 nm 사이 파장), 원(또는 진공)자외선(200-10 nm 사이 파장; 줄여서 FUV 또는 VUV), 그리고 극자외선(1-31 nm 사이 파장; 줄여서 EUV 또는 XUV)로 나눌 수 있다. UV를 건강상의 영향과 관련해 UVA, UVB, UVC로 분류할 수 있다. UVA는 380-315 nm사이의 파장을 가지므로 "장파" 또는 "흑색광" 이라고도 부른다. UVB는 315-280 nm사이의 파장을 가지며 "중파" 라고도 부른다. 그리고 UVC는 100-280 nm사이의 파장을 가지며, 단파 "살균" UV라고도 부른다.

태양은 UVA, UVB와 UVC를 방출한다. 대기 오존층에 흡수되기 때문에, 지구 표면에 도착하는 자외선은 거의 대부분 UVA 뿐이다. 자외선은 다음과 같은 응용에 사용된다:

- 흑광(Black lights): 흑광은 특정 일정한 물질을 비출 때 흥미로운 시각 효과를 만들어 내는 소비자 제품에서 접할 수 있으며 그보다 중요한 부분에서의 응용에도 사용된다. 이러한 광선은 주로 장파 자외선을 방출하고, 아주 적은 가시 광선을 발한다. 형광성 흑색광은 대체로 Wood's glass라고 부르는 깊은 바다 색 유리를 사용한다. Wood's glass는 400 nm 이상의 가시 광선을 거의 모두 차단하는 코발트 주입 니켈 산화물로 만든다. UV 방사선 그 자체가 사람의 눈에 보이는 것이 아니라, 특정 물질에 UV 방사선을 비출 때 발산된 형광, 인광 방사선으로 인해 물체가 일반적인 색보다 더 짙어 보이게 한다. 흑광 테스트는 또한 골동품과 지폐의 진위를 평가하는 데 사용한다. UV는 자외선 밑에서 보이는 자연적인 형광으로 인해 광물과 보석의 진위 분석에도 사용한다. 또한 비파괴 시험에서도 사용한다. 형광성을 지닌 액체를 금속 물체에 적용하면 흑광을 비춰 빛나게 할 수 있다. 따라서 균열 및 다른 인공물을 검출할 수 있다. 혈액, 소변, 정액, 타액과 같은 액체에는 자연 형광성이 있기 때문에, 과학 수사에서 미량의 이런 물질의 존재를 밝히는데 UV를 사용한다.
- 형광 램프 (Fluorescent lamps): 이런 램프는 저압 수은 (Hg) 가스를 사용해, 주로 UVC 범위에 있는 UV 방사선을 생성한다
- 피부병 치료: 습진과 건선과 같은 피부병은 피부에 피부 증감 약물(예를 들면, "psoralen")을 바르고 UVA를 조사해 치료할 수 있다(Psoralen + UVA = PUVA 치료).

- 해충관리: 작은 날아다니는 곤충은 자외선에 유인된다. 따라서 전기 충격을 이용하여 죽이거나 가둘 수 있다. 전자를 미국 남부지역에서는 애정을 담아 "bug zappers"라고 부른다. 이 지역에서는 많은 사람들이 금속 용기에 담긴 신선한 맥주를 마시며 이 장치의 일상적인 기능 관찰하면서 편안하고 즐거운 여름 주말 저녁을 보낸다.
- 분광 측정법(Spectrophotometry): 자외선-가시광선 분광학 또는 자외선-가시광선 분광 광도법(UV/ VIS)은 파장의 함수로 실험실 샘플 내에 있는 물질의 흡광도를 측정한다. 그리고 Beer-Lambert 법칙(UV 해충 구제와는 관련 없음)을 사용하여 물질의 농도를 얻을 수 있다.

$$A = -\log\left(\frac{I}{I_0}\right) = \varepsilon c L$$

여기에서 A는 측정된 흡광도, I_0은 주어진 파장에서 입사 광의 세기, I은 투과된 세기, L은 샘플을 통하는 경로 길이, C는 흡수 종의 농도이다. ε는 멸실 계수라고 부르는 상수이다. 많은 일반 물질에 대한 이 상수 값이 알려져 있다.

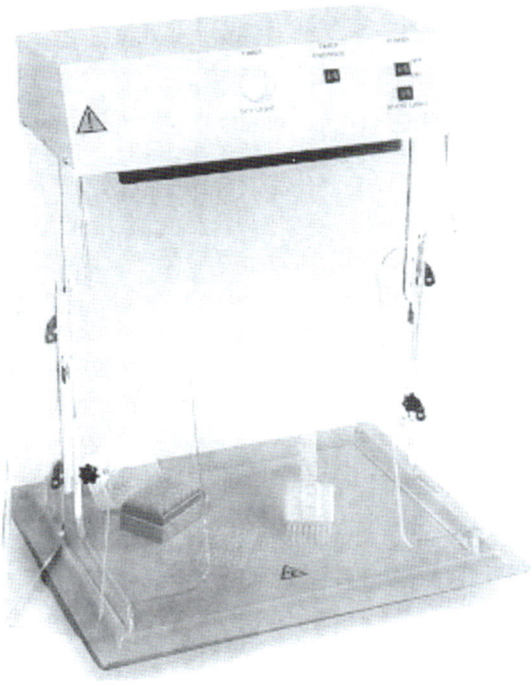

그림 13.1 | UV 멸균 캐비닛 (http://www.ehs.unr.edu/에서 발췌)

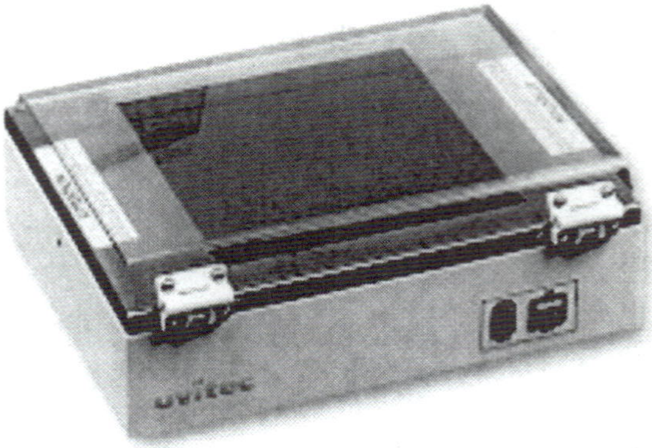

그림 13.2 | 투조기(Transilluminator)(http://www.ehs.unr.edu/에서 발췌)

- 광식각법(Photolithography): 자외선은 반도체 장치를 제조에 사용하는 강화 재료(photoresists라고 함)에 사용된다.
- 멸균법: 저압 수은 증기 램프(Low-pressure mercury-vapor lamps)는 대부분 254 nm 근처의 자외선을 방출한다. 그것은 살균 효과 곡선 (DNA의 자외선 흡수 효과)의 중요한 영역이다. 따라서 이런 램프는 실험실 내 사람이 접근할 수 있는 구역의 미생물을 죽이는 데 도움이 된다. 살균 캐비닛 (그림 13.1)은 실험실 장비를 소독하는 데 사용할 수 있다. 자외선은 또한 바이러스 및 박테리아를 죽이므로, 폐수 처리 및 식수 처리에 사용된다. 또한 음식을 살균하고, 과일 주스를 저온 살균할 때도 사용한다.
- 투조기(Transilluminators): 핵산이나 단백질을 포함하고 있는 전기이동 젤은 형광 색소로 착색할 수 있다. 그 다음 투조기(그림 13.2)라는 장치의 UV 선원을 사용해, 핵산이나 단백질의 활동 주파수 대역을 여기(excitation)에 의해 검출할 수 있다.
- 가교제(Crosslinkers): DNA 또는 RNA는 UV 방사선 조사를 통해 특정 세포막과 결합할 수 있다(이전에는 훨씬 시간이 오래 걸리는 진공 오븐 베이킹 방법을 사용했다. 그림 13.3)
- 접착제와 코팅의 고정: 자외선 조사를 통해 굳어지는 접착제와 코팅(예를 들면, 유리와 플라스틱 접착, 광섬유 코팅, 바닥 피막, 치과 충전재)들.

방사선 상호 작용과 생물 학적 손상 메커니즘

태양 자외선에 장기간 피폭되는 것은 피부, 눈, 면역계와 관련된 심각하고 만성적인 건강상의 영향과 연관이 있다고 알려져 있다.[1]

- 피부에서 자외선은 DNA 분자를 자극해 인접한 티민 염기들 사이의 공유결합 생성을 유발해 티미딘 이합체를 생산해낸다. 이 이합체는 교대 DNA 가닥의 염기쌍과 정확하게 결합되지 않는다. 이로 인해 DNA 나선구조의 왜곡이 일어나고, 이것은 아마도 복제 지연, DNA 결합, 부정확한 염기쌍의 결합에 영향을 줄 것이다. 이것은 결국 암을 유발할 수 있는 돌연변이를 일으킬지도 모른다. 모든 형태의 UV(UVA, UVB, UVC)는 피부의 콜라겐 섬유를 손상시키고, 피부 노화를 빠르게 한다. UVA는 가장 잘 투과되는 형태이고, 노화, DNA 손상과 암을 일으킬 수 있다.

그러나 이것은 피부를 붉게 하는 원인이 되지 않는다. UVB에 노출되는 것은 피부암 생성과 연결된다. 우리의 피부는 자외선에 노출되면 멜라닌을 생성해 검게되지만, 일반적으로 더 많은 보호가 필요며 이는 많은 상용 자외선 차단제로 보호할 수 있다.

- 용접공 아크Awelder' s arc(선텐 침대 역시)에서와 같은 높은 강도의 UVB에 노출되면, 눈이 손상되어 광선각막염 일어날 수 있다. 광선각막염은 각결막염 이라고도 하며 아리고 고통스러운 눈병이다. 그리고 결국 백내장, 익상편(결막의 양성 성장) 그리고 다른 문제에도 영향을 줄지 모른다. 이 병은 보통 노출 후 6 시간 정도 지나서 시작되고, 일반적으로 스스로 치유된다. 하지만 아주 심한 경우, 영구적인 각막 혼탁이 발생할 지 모르며, 시력을 회복하기 위해 각막 이식이 필요할지도 모른다. 보호용 안경이나 콘텍트 렌즈 등은 이러한 결과가 발생하는 것을 막는데 효과적이다.
- UV 노출은 피부에서 비타민 D가 생성되도록 자극하므로 면역계에 대한 영향은 실제로 긍정적이

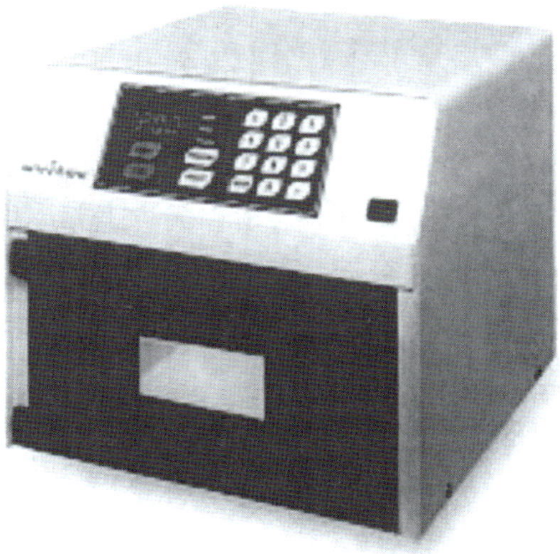

그림 13.3 | 가교제(http://www.ehs.unr.edu/에서 발췌)

다. 미국에서는 매년 수천 명이 불충분한 UVB 노출과 관련된 암으로 인해 조기 사망한다. 또한 비타민 D 결핍은 뼈 통증, 골절, 골연화증("구루병", 연질 골 질환)을 초래할 수 있다. 골연화증은 뼈의 통증과 골절을 일으키며, 뼈가 정상적인 체중을 부담하지 못하게 되는 병이다.

검출기

탄화규소 광 다이오드는 UV 방사선을 감지, 계량하는 데 종종 사용된다. 검출기는 측정할 수 있는 결과물을 내기 위해 앰프에 연결될 수 있다(그림 13.4).

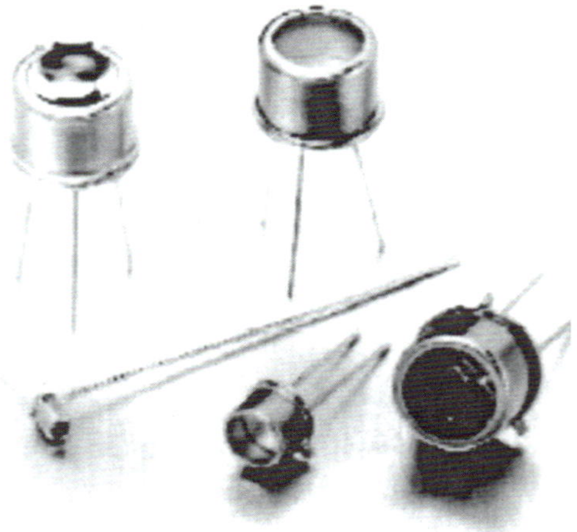

그림 13.4 | 탄화규소 광 다이오드(http://optoelectronics.perkinelmer.com/content/RelatedLinks/UltravioletDetectors.pdf에서 발췌)

갈륨 질화물 또는 알루미늄 질화물 반도체도 UV 방사선 검출에 사용할 수 있다.

피폭 지침

장비 및 산업 공정에서 발생한 자외선에 대한 작업자들의 노출은 미국정부산업위생전문가 협의회(American Conference of Governmental Industrial Hygienists; ACGIHH)에서 지정한 "임계 한도 값(Threshold limit values)" 의 적용 대상이다. 노출한도는 파장에 의존한다:

- UVA에 대해, ACGIH는 1000 초 미만 지속될 경우 1.0 J/cm^2, 1000 초 이상 지속될 경우1.0 mW/cm^{2}를 권장한다.
- UVA에 대해, TLV 값은 280nm에서 3.4 mJ/cm^2, 313 nm에서 500 mJ/cm^{2}이다.
- UVA에 대해, TLV 값은 180 nm에서 250 mJ/cm^2, 275 nm에서 3.1 mJ/cm^{2}이다.

안전 절차

절차적 제어는 장비를 사용하는 직원의 수를 제어하고, 사용시간 제어, 장비로부터 거리를 제어 함으로써 합리적이고 정기적으로 이행하기 쉽다. 인터록이 달린 밀폐형 인클로저 같은 기계적 장치를 적절히 사용하면 노출 방지에 도움이 된다. UV는 폴리탄산염 금속, 나무 및 마분지와 같은 물질로 차폐할 수 있다. 피부는 일반적인 옷 또는 특별히 디자인된 옷으로 쉽게 덮을 수 있다. 위에서 간략히 설명한 것처럼, 폴리카르보네이트 안전 안경 또는 얼굴 가리개 같은 보호 안경류는 노출로 부터 눈을 매우 효과적으로 보호할 수 있다.2

13.2 레이저(Lasers)

조작 이론과 기본 원칙

"레이저"란 단어는 "방사선의 자극 방출을 통한 빛의 증폭(Light Amplification through Stimulated Emission of Radiation)"을 의미하는 약자다. 레이저 소자는 전자기파 스펙트럼의 가시, UV 또는 적외선(IR) 영역에서 간섭성 높은 방사선의 광선을 만들어 낸다.

여기서 간섭성은 광선의 파가 만들어진 방법으로 인해 매우 결속력있게 일관성을 지닌것을 의미 한다.

종종, 가시적 혹은 다른 형태의 전자파 방사선은 여러 가지 위상(공간과 시간 모두)에서 파를 포함한다. 레이저 소자에서, 레이저 처리 매질(적합한 형태의 에너지를 끌어들여 준 안정 상태에서 여기 될 수 있는 물질)은 광 공진기 내에 포함되며 한 쪽 끝은 완전히 반사되고 다른 쪽 끝은 일부만 반사된다.

에너지가 공동에 "펌핑(pumped)" 되면 (예를 들면, 공동의 원자를 여기 시키기 위한 적합한 파장의 빛을 포함하는 격렬한 선원), 레이저 처리 매질의 원자의 전자는 높은 에너지 준위로 여기 되고, 원상태로 천이한 뒤 특정한 파장의 빛을 방출한다. 보통의 레이저 매질 안에서, 막대한 대다수의 원자는 기저 상태에 있으며 나머지 소량은 여기 상태에 있다. 잘 알려진 볼츠만 원리에 의하면 온도 T인 시스템 내에서 기초 에너지 상태(N_0)의 원자들과 비례하여 주어진 여기 상태(N_i)의 원자 수는 다음과 같이 주어진다.

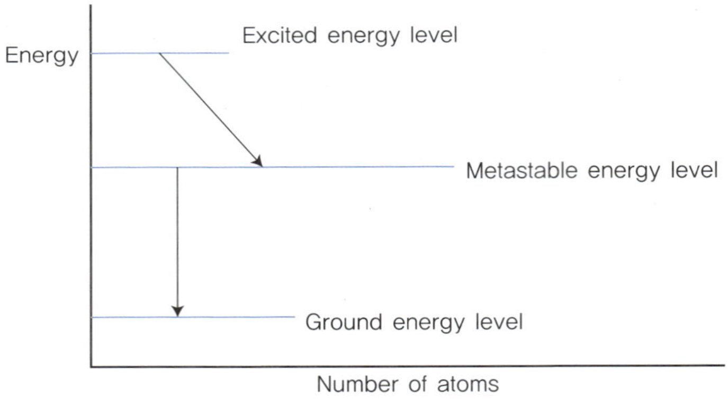

그림 13.5 | 레이저 매질의 에너지 준위

$$\frac{N_i}{N_0} = e^{\frac{-E_i}{kT}}$$

여기서 E_i는 여기 상태와 기초 상태(ground energy level)사이의 에너지의 계차며, k는 볼츠만 상수($1.38 \times 10^{-23}\ J/K$)다.

공동으로의 펌핑 에너지에 의해 대다수의 원자를 여기 상태로 만들 수 있다. 이를 반전 분포(population inversion)라고 한다. 방사파에 의해 여기 되어 이미 레이저 매질에 있는 원자는 방사선을 방출할 것이다. 이는 적합한 파장의 기존 방사선 상태의 동위상이다. 따라서 추정적으로 방사선이 더해질 것이다. 이 광자는 다른 원자가 방사선을 방출하도록 유도할 수 있다(동위상도 마찬가지로). 이로 인해 신호가 계속 증폭한다. (그림 13.5). 한 개의 원자가 다른 원자로 하여금 더 많은 방사선을 방출하게 하는 과정을 자극작용(stimulation)이라고 한다. 이는 이 증식 과정에 의해 상당히 증폭된다. 따라서 머리글자의 기원이다. 사실 레이저 매질로서 효과적으로 작용하려면, 물질은 기저 상태로 떨어지기 전에 전자가 짧은 기간(마이크로초~밀리초) 동안 갇히는, 적어도 1개의 여기 상태를 가져야 한다. 트래핑 시간이 충분히 길지 않으면 반전 분포는 유지될 수 없고 레이저 동작은 발생하지 않는다.

광 공진기 내에서, 방사선은 거울 사이에서 앞뒤로 어느 쪽 끝이라도 반사된다. 그래서 더 많은 자극작용과 증폭이 발생한다. 그러나 부분적으로 비춰진 끝에서 매우 격렬하고 간섭성 높은 방사선이 일부 방출된다. 이는 유용한 방사선 광선이다 (그림 13.6).

레이저의 유형

레이저 매질은 가스, 고체 또는 액체일 수 있다. 첫 번째 레이저는 루비 결정체인 막대로 만들어졌다. 레이저는 사용된 레이저 매질의 종류에 따라 일반적으로 설계된다.

- 고체 레이저는 루비 또는 네오디뮴 - YAG (이트륨 알루미늄 가닛) 레이저와 같은 레이저 물질로 고체 매트릭스를 사용한다. 네오디뮴 YAG 레이저는 1.064 μm에 적외선 빛을 방출한다.

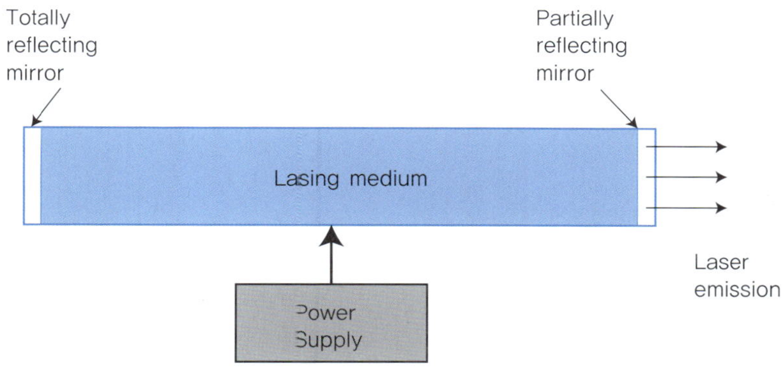

그림 13.6 | 기본 레이저 구조

- 가스 레이저(예, 헬륨과 헬륨-네온, HeNe)는 보이는 적색 투과범위의 출력을 가진다. 이산화탄소 레이저는 원적외선 영역의 방사선을 방출하고, 원료를 만들기 위해 사용될 수 있다.
- 엑시머 레이저("여기excited" 조건과 "이중체" 에서 이름이 유래)는 염소나 불활성 가스(아르곤, 크립톤 또는 제논 등)를 섞은 불소와 같은 유도 저항성 가스를 갖는다. 이중체(dimer)는 여기 과정 중에 생산된다; 이 장치는 자외선 투과범우 에서 방사선을 생산한다. 염료 레이저는 복합체 유기 염료(예를 들면, 액체의 용액 내 로다민 6G)를 사용한다. 이 레이저는 박출량 파장 범위 이상의 가변 동조형일 수 있다. 다이오드 레이저라고도 불리는 반도체 레이저는 일반적으로 소형이며, 저 출력을 가진다. 이것은 일부 레이저 프린터와 콤팩트 디스크 플레이어에 사용된다.
- 특별한 리서치 레이저는 방출된 파장이 주파수의 광 범위로부터 완벽하게 "가변 동조형"(선택 가능)인 자유 전자 레이저(FEL, Free Electron Laser)원리로 만들어졌다(표준 레이저에서 일단 매질이 선택되면 방출된 방사선의 파장은 고정된다). FEL에서, 레이저 처리 매질은 실제로 상대론적인 에

너지로 움직이고 있는 전자의 빔이다. 빔은 빔 경로를 통해서 alternating poles가 존재하는 자석 그룹을 통과하도록 만들어진다. 상호자장이 사인파 경로를 따르기 위한 빔 내 전자의 원인이 되기 때문에 자석의 배열을 "위글러" 라고 부른다. 반굴(deflection)로 인해 전자가 경로에서 가속된 것처럼, 광자가 방출된다. 자장에서 파라미터를 바꾸는 것은 유효한 범위 내 어떤 에너지의 광자라도 방출시킨다.

레이저 출력은 지속적이거나 주기적(Pulsed)이거나 또는 "Q 스위치"가 될 수 있다. 연속 파동(cw, Continuous wave)레이저는 일반적으로 가스 매질을 사용한다. 첫 번째 가동중인 cw 레이저는 헬륨 네온 레이저였다. 펄스 레이저는 약 0.1-10 ms 정도의 짧고 강한 펄스의 레이저 출력을 배출한다. 루비 레이저는 펄스 출력 레이저로 조작된다. Q - 스위치 레이저는 "셔터" 장치가 열렸을 때 정기적인 펄스를 생성하는 레이저이다; 큰 밀도 반전을 달성하기 위해서 "셔터"의 조작을 통제한다. 따라서, 짧고 매우 강력한 방사선 파열이 생성된다. 표 13.1은 일부 공통적인 레이저의 파장을 보여준다.

표 13.1 일부 공통적인 레이저 파장(nm).[3]

아르곤 플루오르화(Excimer-UV)	193	구리 증기(노란색)	570
염화 크립톤(Excimer-UV)	222	헬륨 네온(노란색)	594
크립톤 플루오르화(Excimer-UV)	248	헬륨 네온(오렌지색)	610
염화제논(Excimer-UV)	308	금의 증기(빨간색)	627
제논 플루오르화(Excimer-UV)	351	헬륨 네온(빨간색)	633
헬륨 카드늄(UV)	325	크립톤 (빨간색)	647
질소(UV)	337	Ruby($CrAlO_3$) (빨간)	694
헬륨 카드늄(보라)	441	갈륨 비소(다이오드-NIR)	840
크립톤(파란색)	476	Nd: YAG(NIR)	1064
아르곤(파란색)	488	헬륨 네온(NIR)	1150
구리 증기(녹색)	510	에르븀(NIR)	1504
아르곤(녹색)	514	헬륨 네온(NIR)	3390
크립톤(녹색)	528	불화수소(NIR)	2700
헬륨 네온(녹색)	543	이산화탄소(FIR)	9600
크립톤(노란색)	568		

방사선 상호 작용과 생물 학적 손상 메커니즘

레이저 방사선은 매우 강할 수 있고, 피부와 눈에 직접적인 손상을 초래할 수 있다. 사람들이 손바닥 크기의 레이저 총을 들고 다니고, 지상 발진 또는 공기 발진 차량과 사람들을 공격하고, 물체를 파괴하기 위한 레이저 무기가 있는 공상 과학 영화에 익숙할 것이다. 고광도 레이저 광선은 정말로 피부나 다른 물질을 태워 구멍이 생기게 할 수 있다. 현재 휴대용 크기의 무기는 아직 공상 과학의 소재다.

저출력 레이저는 지금 일상생활의 일부다. 저 전력 레이저는 유흥(플라네타륨, 음악 콘서트, 그 외 옥외 행사에서의 조명 쇼), 식료품점의 계산대 스캔, 그 외 레이저 판독 바코드가 사용되는 곳, 프레젠테이션에 사용되는 포인터, 그리고 그 외 일상적인 응용에서 사용된다. 레이저는 치아 표백, 잇몸 질환 억제, 제모, 안구 수술(종양, 백내장 또는 혈관 제거 및 시각장애 교정)에 사용된다. 레이저 방사선은 아주 짧은 피폭으로 눈과 같이 인간의 조직에 미치는 영향이 매우 심각할 수 있기 때문에 신중하게 고려하여 주의 깊게 사용되어야 한다. 심지어 일반 대중이 쉽게 구입할 수 있는 저 출력 레이저도 다른 사람의 눈을 공격할 수 있는 방식으로 부주의하게 사용되어서는 안 된다. 피폭에 대한 사람들의 감도가 다양하므로 가벼운 일시적인 실명, 섬광, 잔상과 그 외의 영향이 발생한다고 알려져 있다. 민간 정기 항공기의 조종실로 들어온 레이저 빛에 의해 일시적으로 실명한 비행기 조종사 들에 대한 보고가 있다.

인간의 눈의 렌즈는 들어오는 빛을 망막에 초점을 맞춘다. 망막은 기록 정보가 감각 정보로 해석되고 두뇌로 전해지는 곳이다 (그림 13.7). 렌즈와 각막은 대부분의 방사선을 약 400 nm 파장 미만으로 흡수

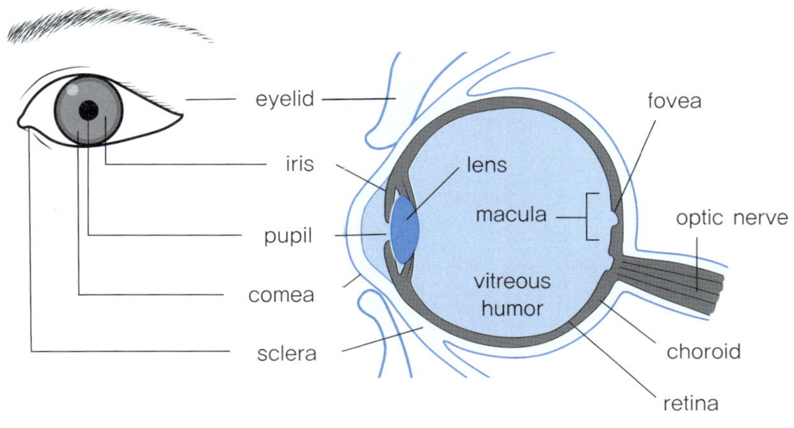

그림 13.7 | 인간의 시각 구조. (www.mvrf.org에서 발췌)

할 것이다. 315−340 nm 범위의 방사선은 망막에 전달, 흡수되고, 400−1400 nm (0.4−1.4 μm)의 방사선은 렌즈 및 각막을 통해서 거의 완전히 전달되고 망막에 의해 흡수될 수 있다.

레이저 광선에 피폭되면 직접적인 가열로 인해 영구적으로 망막에 손상을 입기 쉽다. 이는 광선의 세기가 높으며, 에너지를 망막의 작은 지점으로 집중시키는 수정체의 기능 때문이다. 따라서 단위 면적에 따라 강도가 늘어나는 것이다. 가시광 레이저를 약 6W/cm²로 계속 피폭하거나, 0.1-1 J/cm²로 규칙적으로 피폭하면 망막이 손상된다고 나타났다.[4] 대부분의 빛 (그리고 그 외의 방사선) 선원은 선원에서 멀어지면서 실질적으로 분기한다. 대부분 본문에서 다룬 예제는 방사선의 등방성의 점핵종이었다. 이로 인해 지금쯤은 선원부터 거리에 대한 역제곱 관계에 따라 방사선이 감소한다는 것을 잘 알 수 있을 것이다. 그러나 레이저 광선의 집중도와 응집성이 높기 때문에 상당한 거리에 걸쳐 빔 발산이 거의 발생하지 않는다. 예를 들면 원형 빔에 의해 전력 밀도는 단위 시간 당 원형 빔 영역 위에 배출된 에너지로 계산된다. 레이저의 발산은 라디안(rad로 축약. 전리 방사선인 rad와 혼동하지 않는다)이 아닌 밀리 라디안으로 정의될 수 있다. 1 mW 연속 파동 배출량을 가지는 단순한 헬륨 네온 레이저를 생각해 보자. 개구부 1.5mm 장치에서, 장치 출력의 방사선 강도는 다음과 같다.

$$E_0 = \frac{1\text{mW}}{\pi\left(\frac{0.15}{2}\right)^2 cm^2} = 56.6\frac{\text{mW}}{\text{cm}^2}$$

강도의 감소는 양쪽 감쇠에 의해 그리고 빔 발산 때문에 발생한다. 공기가 연기나 안개로 자욱하지 않은 한 감쇠는 보통 무시해도 좋다. 따라서 다른 거리에서의 강도의 감소는 빔 크기를 연구해야만 계산할 수 있다. 만일 우리가 0.0002 라디안의 발산(ϕ)을 가정하면, 거리 D에서의 강도는 다음과 같이 주어진다.

$$E(D) = \frac{1\text{mW}}{\pi\left(\frac{1}{2}\ (0.15 + D \times 0.0002)\right)^2 \text{cm}^2}$$

At 1m:

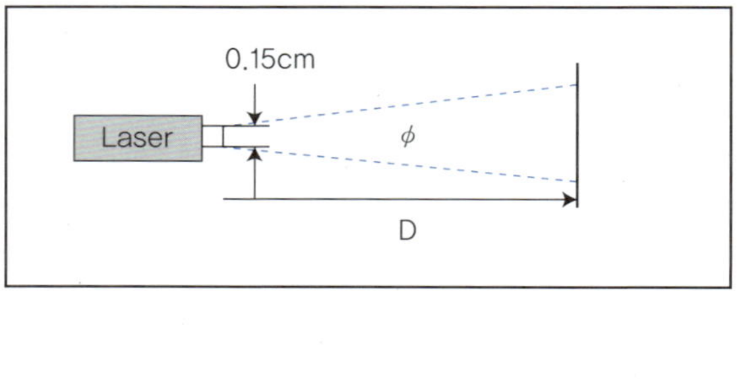

$$E(1)=\frac{1\text{mW}}{\pi\left(\frac{1}{2}\ (0.15+100\times0.0002)\right)^2\text{cm}^2}=44.1\frac{\text{mW}}{\text{cm}^2}$$

At 10m:

$$E(10)=\frac{1\text{mW}}{\pi\left(\frac{1}{2}\ (0.15+1000\times0.0002)\right)^2\text{cm}^2}=10.4\frac{\text{mW}}{\text{cm}^2}$$

$10m$ 거리에서 관찰자의 눈으로 빔이 향했다면 어떤 일이 일어날지 평가해 보자. 대안 렌즈의 초점 조절 작용은 망막에 동공의 개구보다 작은 상을 만든다. 만일 빛이 파장 λ을 가지고, 동공 직경 d_p인 눈이 초점거리 l_f를 가진다면, 망막 위의 상의 직경 d_r은 다음과 같이 주어진다.

$$d_r=\frac{2.44\lambda l_f}{d_p}$$

l_f에 대한 합리적인 값은 2.2cm이며 d_p는 7mm이다. 610 nm에서 헬륨 네온 레이저의 경우,

$$d_r=\frac{2.44\times6.1\times10^{-5}\text{cm}\times2.2\text{cm}}{0.7\text{cm}}=4.7\times10^{-4}\text{cm}$$

그리고 망막이 경험한 출력 준위는 다음과 같다:

$$10.4\frac{\text{mW}}{\text{cm}^2}\left(\frac{0.7\text{cm}}{4.7\times10^{-4}\text{cm}}\right)=2.3\times10^7\frac{\text{mW}}{\text{cm}^2}!!$$

참고로, 지구의 표면 햇빛의 강도는 약 100mW/cm^2이며, 햇빛을 직접 볼 경우 망막의 강도는 약 10^4 mW/cm^2이다.

피폭 지침

레이저는 출력 준위(잠재적 위험 수위와 직접 관련됨)에 따라 4개의 넓은 범주(I~IV)로 분류된다 (그림 13.8~13.10).

- 1급 레이저는 생물학적 손상을 초래한다고 알려져 있는 장해 수위로 방사선을 방출하지 않거나 (가시광 파장 영역의 cw 0.4 μW), 또는 피폭이 발생할 수 없는 곳에 위치한다(예: CD, DVD 플레이어). 1급 레이저 제품은 일반적으로 강화 방사 헤저드 제어(Enforced radiation hazard control)에서 면제된다. 1급 레이저는 1000-초 피폭에 의거한 특별한 명칭을 가지고 있다. 이 카테고리는 슈퍼마켓 레이저 스캐너와 같은 "표시되지 않는" 레이저에만 적용된다. 1급 레이저의 상한 전력 한도는 4.0mW다.
- 2급 레이저는 1급 보다 높지만 1 mW보다는 낮은 준위의 저출력 가시광을 방출한다. 이 장치에 대

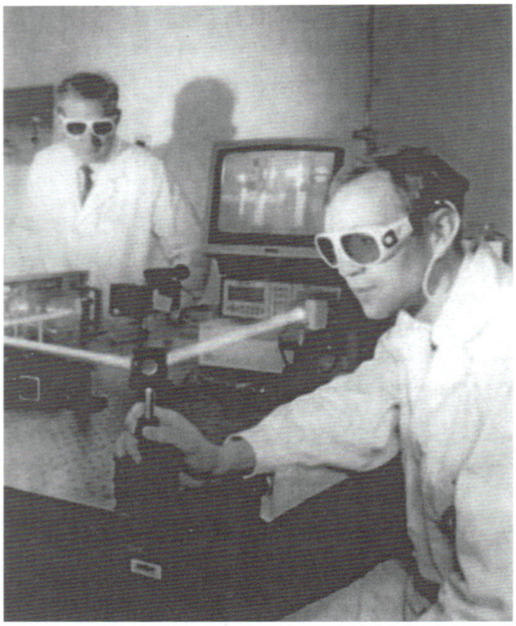

그림 13.8 | 실험실 레이저 선원. (www.wikipedia.com에서 발췌

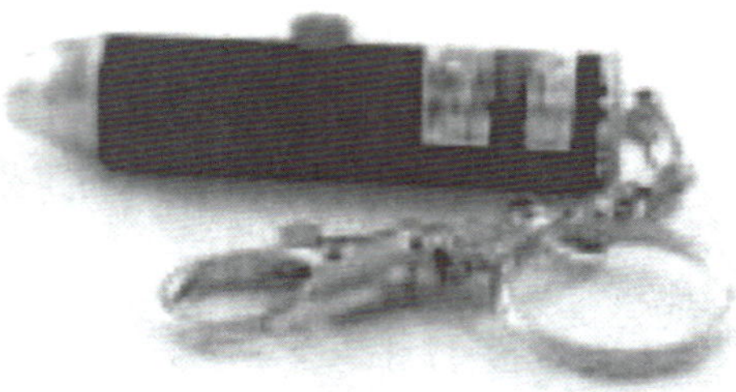

그림 13.9 | 프레젠테이션에서 사용하는 레이저 포인터. (www.quirkle.com에서 발췌

해 제한된 통제가 가해지며 밝은 빛에 대한 인간의 자연적인 혐오 반응이 노출 시간을 짧게 해 눈을 보호할 것이라고 가정한다. 여기에는 저출력 레이저 포인터, 데이터와 전기 통신 설비 및 일부 실험실 레이저가 포함 될 수 있다. 이 제품들은 영구적인 안구 손상을 일으키지는 않지만, 눈부심과 일시적인 섬광 실명을 초래할 수 있다.

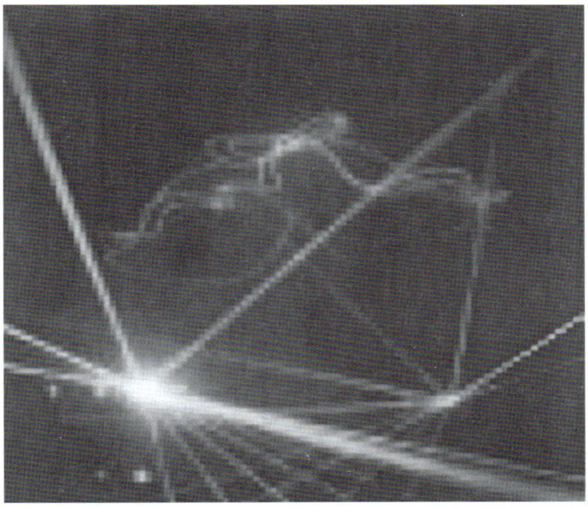

그림 13.10 | 레이저 불빛 쇼.(www.lasershows.net에서 발췌).

- 3급 레이저는 중간 전력 레이저다 (cw 약 1-5mW). 빔내부 관찰 시에 위험하다. 보통 일부 제한된 통제가 권고된다. 3B급 레이저는 적정 전력 레이저이다(cw: 5-500mW, 펄스: ~10 J/cm^2). 명확한 통제가 권고된다. 대부분의 레이저 포인터는 3A급 종류의 레이저고, 많은 연구소와 저압 레이저 디스플레이 시스템은 3B급 이다.
- 4급 레이저는 고출력 레이저다 (cw: 500mW, 펄스: ~10 J/cm^2). (명확한). 직접 관찰하든 반사된 빔을 관찰하든 모두 위험하며 잠재적 화재와 피부 장해를 가진다. 가장 유의한 통제가 요구된다.

방사선 손상을 위한 문턱 값

안구 손상

손상은 각막, 렌즈 또는 망막에 생길 수 있다(표 13.2 참조). 가시광 레이저의 주된 위험 요소는 망막에 있다. 손상 임계 값 결정에 관련된 주요 인자는 열 에너지를 제거할 수 있는 속도(the rate)이다.

피부 손상

화상과 괴사에 의한 손상을 입을 수 있다(표 13.3 참조). 레이저는 단백질을 변성시키고 수분을 증발시키며, 조직을 탄화시킨다. 또한 자외선 그 자체가 발암성이므로 UV 레이저가 암의 원인이 될 수 있다고 생각된다. 레이저 최대 허용 노출 한계는 최대 허용 노출량(MPE) 값으로 주어진다.

수치는 미국 규격협회(ANSI)의 American National Standard for Safe Use of Lasers라는 제목의 문서에 정의되어 있다.[5]

표 13.2 망막 손상 문턱 값

유형	Wave length	Pulse	Level
연속파	백색광		6W/cm^2
펄스	694nm	200ms	0.85 J/cm^2
Q 스위치 펄스	694nm	30ms	0.07 J/cm^2

표 13.3 피부 손상 문턱 값

Type	Wavelength	피폭 시간(s)	Area(cm^2)	MRD*(J/cm^2)
Ruby, normal pulse	694nm	0.2ms	0.003	14–20
Argon	500nm	6s	0.095	13–17
CO_2	1060nm	4–6s	1	4–6
Ruby, Q-switched	694nm	10–12ns	0.33–1	0.5–1.5

* MRD는 Minimal Reactive Dose(최소 반응 선량)의 약어이다.

값은 레이저 파장과 피폭 기간에 의존하고, 표 13.4~13.6에 표시되어 있다.

표 13.4 직접적인 안구 피폭에 대한 MPE 제한.[5]

λ, nm	피폭 시간(s)	MPE
400–700	10^{-9} to 1.8×10^{-5}	5×10^{-7} J/cm^2
400–700	1.8×10^{-5} to 10	$1.8t^{3/4}\times10^{-3}$ J/cm^2
400–550	10 to 10^4	10×10^{-3} J/cm^2
550–700	10 to T_1	$1.8t^{3/4}\times10^{-3}$ J/cm^2
550–700	T_1 to 10^4	$10 \cdot C_B\times10^{-3}$ J/cm^2
400–700	10^4 to 3×10^4	$C_B\times10^{-6}$ W/cm^2

C_B=1 for λ=400–550nm, $C_B=10^{[0.015(\lambda-550)]}$ for λ=550–700nm, $T_1=10\times10^{[0.02(\lambda-550)]}$ seconds for λ=550–700nm

표 13.5 특정 레이저에 대한 MPE 한계.[5]

레이저 유형	파장 (μm)	MPE 수준 (W/cm^2) 0.25s	10s	600s	30,000s
CO_2(CW)	10.6	–	100.0×10^{-3}	–	100.0×10^{-3}
Nd: YAG(CW)	1.33	–	5.1×10^{-3}	–	1.6×10^{-3}
Nd: YAG(CW)	1.064	–	5.1×10^{-3}	–	1.6×10^{-3}
Nd: YAG(Q-switched)	1.064	–	17.0×10^{-6}	–	2.3×10^{-6}
GaAs(Diode/CW)	0.840	–	1.9×10^{-3}	–	610.0×10^{-6}
HeNe(CW)	0.633	2.5×10^{-3}	–	293.0×10^{-6}	17.6×10^{-6}
Krypton(CW)	0.647	2.5×10^{-3}	–	364.0×10^{-6}	28.5×10^{-6}
	0.568	31.0×10^{-6}	–	2.5×10^{-3}	18.6×10^{-6}
	0.530	16.7×10^{-6}	–	2.5×10^{-3}	1.0×10^{-6}
Argon(CW)	0.514	2.5×10^{-3}	–	16.7×10^{-6}	1.0×10^{-6}
XeFl(Excimer/CW)	0.351	–	–	–	33.3×10^{-6}
XeCl(Excimer/CW)	0.308	–	–	–	1.3×10^{-6}

표 13.6 피부 피폭에 대한 MPE 한계.[5]

λ, nm	피폭 시간(s)	MPE
315–400	10^{-9} to 10	$0.56t^{1/4}$ J/cm^2
315–400	10 to 1000	1 J/cm^2
315–400	10^3 to 3×10^4	0.001 t J/cm^2
400–1400	10^{-9} to 10^{-7}	0.002 C_A J/cm^2
400–1400	10^{-7} to 10	1.1 C_A $t^{1/4}$ J/cm^2
400–1400	10 to 3×10^4	0.02 C_A J/cm^2
1400–10^6	10^{-9} to 10^{-7}	0.01 J/cm^2
1400–10^6	10^{-7} to 10	0.56 $t^{1/4}$ J/cm^2
1400–10^6	>10	0.1 t J/cm^2

C_A=1 for λ=<700nm, $C_A=10^{[0.002(\lambda-700)]}$ for λ=700–1049nm, C_A=5 for λ=1050–1400nm

안전 수칙

MPE 계산은 관련된 레이저의 종류와 피폭 기간 및 유형에 기반한다. 예를 들면, 10μs의 단일 펄스의 694 nm 루비 레이저에 대해, MPE는 간단히 표 13.4 와 같이 $5\times10^{-7}J/cm^2$ 로 주어진다. 만일 펄스가 15 ms 라면, MPE는 $1.8t^{3/4}\times10^{-3}J/cm^2=1.8(0.015)^{3/4}\times10^{-3}J/cm^2=7.7\times10^{-5}J/cm^2$로 주어진

다. 레이저가 되풀이하여 펄스를 뛰게 되면, 다른 MPE 계산이 나온다. 반복된 좁은 펄스로 전달되는 방사선으로 인한 열손상이 계속 전달되는 방사선보다 더 많은 손상을 입히기 때문이다. 만일 레이저 광선이 반사되면, 반사된 빛은 다른 각도와 감소된 세기로 전송될 것이다. (입사광의 일부만 반사되므로 세기가 감소된다) 더 계산적인 절차가 수반되지만, 여기서 자세히 다루지는 않겠다. 이 단원의 목적은 기본적으로 포함된 개념 및 관련된 양을 소개하기 위함이다.

독자는 전문 분야의 상세한 응용을 주제로 한 설득력 있는 문서를 참조해야 한다.[6]

생물학적 손상을 초래할 수 있는 고 강도 레이저의 안전성은 레이저 선원을 잠근 상태로 유지하는 것이다. 그래서 교육받고 경험 많은 승인된 사용자만이 그것을 처리할 수 있고, 또한 적합한 경고 판을 게시해야 한다.(그림 13.11). 그밖에, 레이저를 사용할 때 방호안경(goggles)을 사용할 수 있다 (그림 13.8 참조). 이러한 방호안경은 방호 인자로 등급이 매겨질 것이며, 방호인자는 광학밀도(optical density, OD)로 주어진다. 광학밀도는 MPE 수치에 대한 경험된 피폭율의 대수이다:

$$OD = \log \frac{\mathrm{E(or\ H)}}{\mathrm{MPE}}$$

E는 방사율(W/cm^2)이고, H는 방사 피폭량(J/cm^2)이다. 빔 발산이 주어지고 특정 레이저와 보는 거리로 시작하므로, 예상되는 방사 피폭량을 계산할 수 있고, 그런 레이저로 작동하는데 필요한 OD 등급을 계산할 수 있다. OD 등급이 단지 방사선 파장의 좁은 투과범위에 적용되고 다른 파장에 대한 보호는 거의 제공되지 않는 것을 기억하는 것은 중요하다. 또한 작업이 행해지는 것을 보는 것은 어렵고 보호안경을 사용하지 않는 것이 중요하다. 그러므로 보호안경으로 엿보는 거나 사용하려는 유혹을 없애야 한다. 레이저 작동에는 전기적, 화학적, 화재를 포함한 많은 다른 신체적 위험이 있다. 그러므로, 레이저 시스템을 안전하게 작동시켜야 한다는 것을 항상 기억하고 있어야 한다.

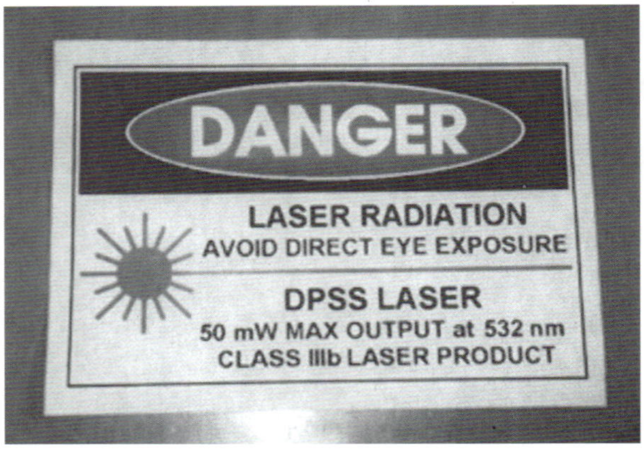

그림 13.11 | 레이저 경고 표시의 견본. (www.laserharp.manuel-schulz.com 출처)

13.3 고주파 방사선 및 마이크로파 선원

작동 이론과 기본 원칙

고주파(RF, Radiofrequency) 방사선은 3kHz과 300GHz 사이의 전자파 방사선으로 정의되고, 300MHz와 300GHz 사이의 대역폭을 갖는 마이크로웨이브(microwave, 극 초단파) 방사선과 비교된다.[7] 많은 다양한 장치들이 고주파 방사선을 사용한다. 가장 중요한 응용은 통신과 가공 산업 (대부분은 가열 가공)에서 볼 수 있다. 모든 일반 대중은 라디오와 텔레비전 방송, 위성 통신, 이동 전화 응용, 가정의 전자레인지 같은 기술에 영향을 받고 있다. 추가적으로, 단파라디오, 경찰, 화재, 택시 통신 라디오; 의료 투열요법 장치, 레이더 및 네비게이션 장치 등 은 광범위한 부문에서 이미 익숙한 것이 되었다. 예컨대 고주파 가열기, 건조기, 합판 제작기, 플라스마 부식기 같은 전문화된 산업 응용은 정규적 기반에서 일하는 한정된 근로자들과 관련된 것들이다. NCRP119[7]에 제시된 바와 같이 공용 고주파 대역 지정은 표 13.7에 나타나 있다.

방사선 상호 작용의 메커니즘

마이크로웨이브(혹은 극 초단파, Microwave)는 금속에 의해 반사되며, 유리와 플라스틱에 의해 전송되고, 물과 같은 극선 물질(polar)에 의해 흡수된다. 대부분 물과 같은 인간의 조직과의 상호작용의 중요

표 13.7 RF 주파수 대역

주파수(MHz)	밴드	설명
0–0.00003	SELF	Sub–extremely low frequency하위 극 저주파
0.00003–0.0003	ELF	Extremely low frequency 극 저주파
0.0003–0.003	VF	Voice frequency음성 주파수
0.003–0.03	VLF	Very low frequency초저주파
0.03–0.3	LF	Low frequency저주파
0.3–3.0	MF	Medium frequency중파
3–30	HF	High frequency고주파
30–300	VHF	Very high frequency초단파
300–3000	UHF	Ultra high frequency극초단파
3,000–30,000	SHF	Super high frequency센티미터파
30,000–300,000	EHF	Extremely high frequency극 고주파
300,000–3,000,000	SEHF	Supra–extremely high frequency상위 극 고주파

수단은 분자진동이며 이는 국소가열을 이끈다. 이것은 마이크로 웨이브 가열 장치의 일상적인 작동 뒤에 있는 기본 원칙이다. (그림 13.12~13.14). 물질을 통과하는 마이크로 웨이브는, 매체에서의 이온 전류를 유발하고, 극성 분자의 진동을 초래하여, 매체에게 에너지를 잃는다. 마이크로 웨이브는 물 또는 조직에 센티미터 깊이로 효과적으로 침투하여, 물질을 통과하면서, 지수함수 방식으로 에너지를 계속 잃어버린다.

전기 오븐에서, 챔버는 원하는 온도까지 가열되어야 하고, 식품 내부는 바깥쪽부터, 대류와 방사를 통해 천천히 가열된다.

마이크로파는 일반적으로 마그네트론에 의해 생성 된다. 마그네트론에서, 전자는 음극부터 양극으로 흐른다. 전자 흐름(Electron flow)은 자기장의 설정을 유발한다. 양극으로 가던 전자는, 자기장이 음극과 평행인 2개의 영구 자석으로부터 만들어진 자기장과 충돌한다. 따라서 전자는 양극 쪽으로 이동하면서 원형 궤도 속으로 굴절 된다. 전자의 소용돌이 방식은 바퀴 주위에 이동하는 스포크(spoke)와 유사하

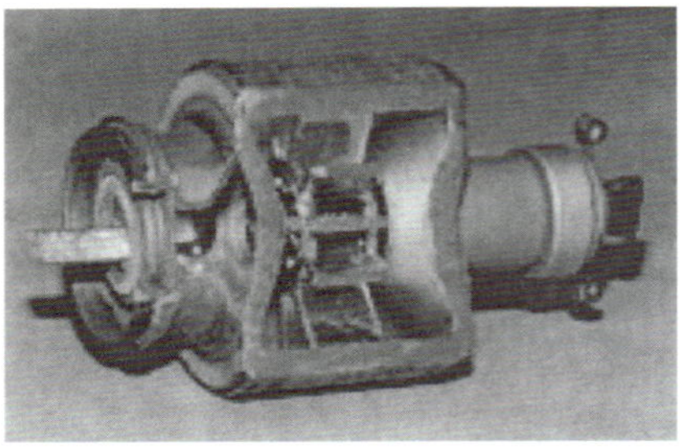

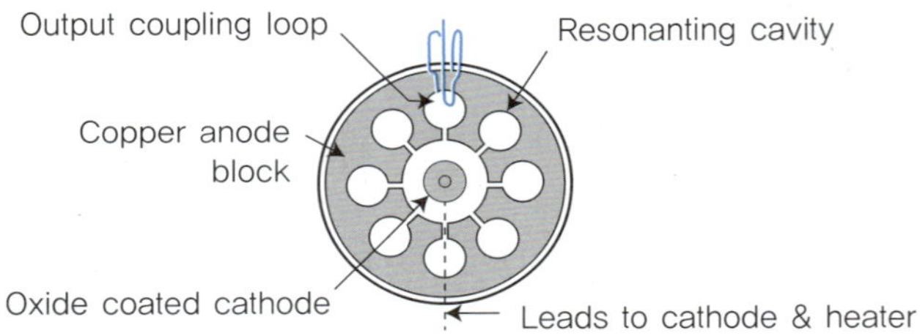

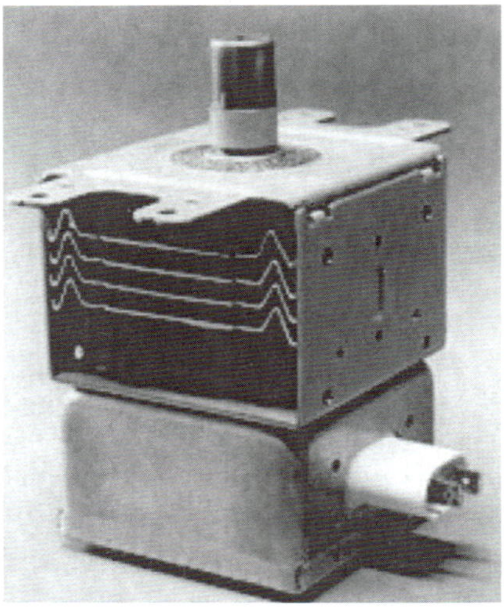

그림 13.12 | 마그네트론 이미지와 가동 단면도 (www. wikipedia.com.에서)

다. 그리고 회전식 공간 전하는, 마그네트론의 "공명 도파관(resonant cavity)" 에 번갈아 바꾸는 교류 흐름을 설치한다. 이것은 공동에 고주파 전자기장을 만든다. 그리고 이러한 장의 일부는 도파관(종종 구형 단면적의 도파관) 속으로, 통신 사용을 위한 안테나로, 안테나와 더불어 추출된다.

큰 거리로 전송된 마이크로 웨이브는 일반적으로 포물선모양의(parabolic) 반사기에 의해 송, 수신된다.(그림 13.13 참조) 중요한 빔 발산은 그런 장치로 발생한다. 그리고 빔 폭은 전력 반값 점(도로 측정됨)에서 광선의 두께로 주어진다. (정도에서 정확히 잰다) 측정은 2개의 정의된 분야 내에서 이루어진다:

- 근거리 장: $\lambda/2\pi$ 미만 거리에서, 전기장과 자기장은 서로 수직이 아니다. 연속 진동 동안 장 에너지(반작용 에너지) 일부는 저장, 회복, 재 방출된다.
- 원거리 장: $\lambda/2\pi$ 보다 더 큰 거리에서, 전기장과 자기장은 서로에서 수직이다. 그리고 전력 밀도의 의미 있는 측정이 가능하다.

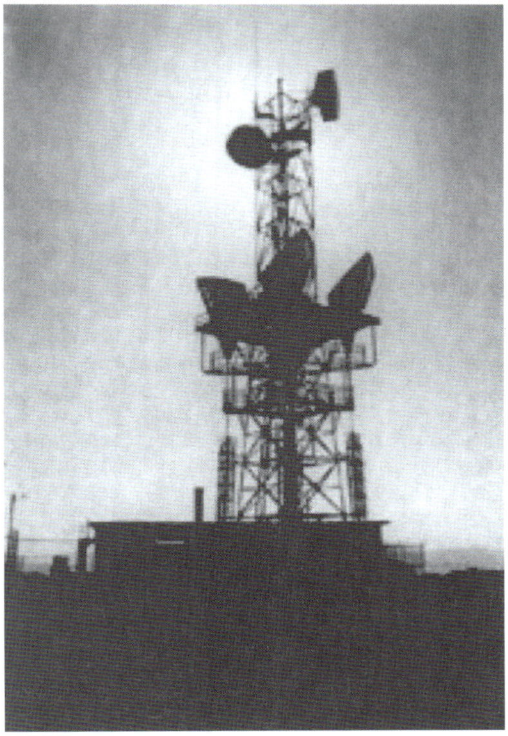

그림 13.13 | 마이크로웨이브 통신 탑 (www.wikipedia.com.에서)

측정과 장해 사정 목적을 위해, 다음 식과 같이 먼 영역의 시작을 정의한다.

$$R_{ff} = \frac{D^2}{2.83\ \lambda}$$

여기서 D는 안테나 조리개의 직경이고, λ는 방사선의 파장이다. 원거리-마당 거리에 도착한 후, 본질적으로 광선은 원추형 모양으로 분기하기 시작한다.

피폭 지침

전기장과 자기장으로부터 매질 내 전하 입자로 전이하는 에너지는 특이 흡수율(SAR, Specific Absorption Rate)로 주어진다. SAR은 한 시점에서 매질의 단위 질량 당, 그 시점에서 에너지 침적의 시

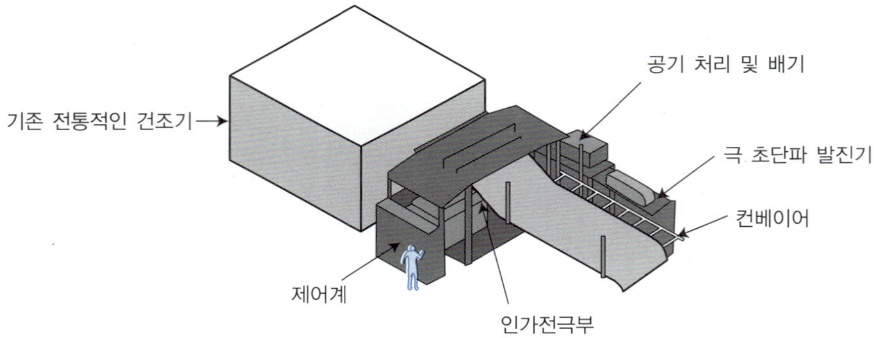

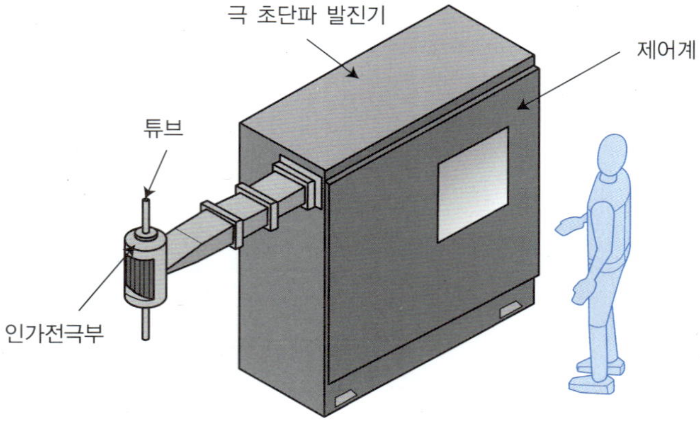

그림 13.14 | 전형적인 산업 고주파 건조 장치 두가지(kind permission of Industrial Microwave Systems, L.L.C., of Morrisville, NC 27560)

간 변화율이다. 어떤 시점에서 방사선 장의 강도를 입증하기 위해, 전기장, 자기장 또는 SAR을 측정할 수 있다. 전기장과 자기장 측정은 신호를 읽는 검출기에 연결된 안테나를 이용하여 만들어질 수 있다.

SAR을 측정하는 것은 현장에서 측정되는 것이 어렵기 때문에, 보통 연구실 환경에서만 수행된다. 실험용 동물 내부 몇 군데에 전계 Probe를 위치시키거나 국부가열 변화를 측정할 수 있다. 고주파 방사선의 현지 계측은 휴대용 방사능 측정계로부터 읽는 온도계(온도 변화로 인해 저항이 변하는 장치) 또는 크리스탈 다이오드(측정 동력에 비례하는 출력 전압을 생성)로 만들어진다

극 초단파를 통해서 인간에게 나타나는 기록된 손상은 눈과 고환에서 보여진다. (두 부분 모두 불완전한 조직으로 덮여있고 10-15 mW/cm^2 이상의 비율로 흡수된 에너지를 효율적으로 분산시키지 못한다.

- 눈: 눈의 수정체는 무혈관성이며 피낭성이다. 극 초단파 방사선은 백내장을 유발할 수 있다. 이러한 백내장은 수정체피막의 후면에서 발생하기 때문에 수정체의 전면에 발생하는 노인성 백내장과 구별할 수 있다.
- 고환: 고환의 온도는 보통 몸 중심의 체온(37℃)보다 2℃정도 낮다. 온도가 37℃로 상승하면 정자의 형성(reversibly)이 줄어들게 된다.

가까운 통신용 탑과 같은 높은 강도의 극 초단파 방사선에 피폭된 경우, 자극과 민감성, 격앙과 같은 또 다른 영향이 있다는 주장이 있다. 그러나 발생기전은 이해하기 불충분하며 제한된 효과를 문서화하기 어렵다. 저레벨의 고주파 피폭에 의해 가능한 발암성 이나 다른 유전독성 효과가 우려되지만, 고주파 피폭이 건강상에 유해한 영향을 미친다는 일관적이며 납득할 수 있는 증거를 제시하는 어떠한 연구 결과도 없다.[8]

많은 단체들이 안전에 관한 지침과 표준을 제안하였다:

세계 보건기구(WHO, World Health Organization)
국제 노동기구(ILO, International Labor Organization)
국제 방사선 방호학회(IRPA, International Radiation Protection Association)
공업 위생 협회(AIHA, American Industrial Hygiene Association)
미국 전기 전자 학회(IEEE, Institute of Electrical and Electronic Engineers)
미국 규격협회(ANSI, American National Standards Institute)
전국 방사능 방호 측정 위원회(NCRP, National Council on Radiation Protection and Measurements)
직업 안전 위생 관리국 (OSHA, Occupational Safety and Health Administration)

미연방 통신위원회(FCC, Federal Communications Commission)

피폭에 관한 수치 표준은 국가마다 다르다.

안전성 절차

시간, 거리와 차폐의 기본 원리도 역시 적용된다.

- 강자성 물질(고기압 투과성의 철 또는 합금)을 사용해서 자기장에 반대하는 차폐를 달성할 수 있을 것이다.
- 와이어 제망 실드(Wire mesh shield)로 극 초단파를 차폐 할 수 있다.
- 감쇠인자와 화학식은, 전문적인 주제로 설명되기 때문에 여기에서 다루지 않는다.

13.4 전자기장 (EMF, electromagnetic field)

인간은 항상 지구 자체의 장, 태양으로부터의 선원, 그리고 다른 인간의 존재(신경, 여러 가지 신체 프로세스와 관계된 생화학 반응, 그리고 심장의 전기적 활동에 의해 전달되는 전기적 신호를 통해서 인간의 몸에 존재하는 매우 작은 전기 전류)을 포함한 자연발생 근원으로부터 시간에 따라 변하며 레벨과 주파수가 매우 낮은 전자장에 노출되어 있다.

주거용, 산업용 전기 사용은 지난 120년 동안 인류의 EMF에 대한 피폭을 극적으로 증가시켰다. EMF가 어떤 메커니즘에 의해 인간의 암에 대한 위험을 증가시키는가에 대해서는 알려진 바가 없다. 따라서 EMF를 측정하기 위한 피폭 파라미터 역시 확립되지 않았다. EMF 노출과 연관 있을 수 있는 건강상의 영향에 대한 역학적 연구의 최근 보고서에서 직접 인용한다:[9]

(a) 이에 대한 역학적 연구의 질은 시간의 흐름에 따라 개선되었다. 그리고 소아 백혈병, 직업성 피폭과 관련된 암에 관한 몇몇 최근 연구들은 연구의 규모와 방법론적 정밀함에 있어 현실적으로 달성할 수 있는 한도에 다다랐다.

(b) 다음과 같은 측면으로 인해 EMF 역학에서의 피폭 평가는 특별히 어렵다:

(i) 피폭은 알아차릴 수 없고, 어디에나 있고, 여러 가지 선원을 가지며, 시간이 지나면서 그리고 단거리에서 다양하다.

(ii) 현실적으로 측정할 수 있는 타당한 피폭 기간과 알려지지 않은 지속 기간, 유도기가 이 데이터보다 중요하다.

(iii) 적합한 피폭 계량법이 알려져 있지 않다. 또한 그것에 전가하기 위한 어떠한 생물학적 자료가 없다.

(c) 실험적 증거가 없고, 역학적 문헌에서 방법의 불확실성이 존재하는 상황에서, EMF와의 병인학적 관계가 입증되었다고 할 수 있는 만성 질환은 없다.

(d) 직업성 피폭과 관련된 소아 암, 성인 백혈병, 뇌종양에 대한 일련의 고품질 데이터 존재해 왔다. EMF의 역학 연구에서 평가된 모든 결과 중, 0.4 μT 이상 생후 피폭과 관련된 소아 백혈병은 연관성에 대한 대부분의 증거가 있는 것이다. 비교위험도는 대규모 병합 분석에서 2.0(95% 신뢰 한도: 1.27-3.13)으로 산정되었다. 이것이 우연히 일어난 것 같지 않지만 부분적으로 편중에 의한 것일지도 모른다. 알려진 메카니즘 또는 재현 가능한 실험적 지원이 없는 상황에서 해석하는 것은 어렵다. 대규모 병합 분석에서 모든 소아의 단지 0.8% 만이 0.4 μT 이상에 노출되었다. 선택의 치우침 또는 피폭 양상과 같은 특정 가설을 검증하기 위한 그 이상의 연구를 설계 할 필요가 있다. 비록 잠재적인 혼동의 여지는 있지만, 역학적 조사 결과에 기초해, 증거는 근위축성 측색 경화증과 직업성 EMF 피폭의 연관 관계성을 보여준다. 유방암, 심혈관 질환, 자살, 우울증은 미해결 상태로 남아있다.

13.5 자기공명영상(MRI)

작동 이론과 기본 원칙

자기공명영상(MRI, Magnetic Resonance Imaging)은 인간과 동물에 대한 고품질의 해부학적 영상을 생산해 내는 의학 화상 기술이다. MRI는 세포의 분자 수준에서의 화학적, 물리적 정보를 얻기 위해 개발된 분광 기술에 기반한다. MRI 시스템은 테슬라(T)라는 측정 단위를 사용하는 강한 자석을 사용한다(어떤 사람들은 가우스를 사용할지도 모른다. 이 때 1 테슬라 =10,000 가우스이다.) 일반적인 영상 장치에 사용되는 MRI 자석은 0.5-4.0 T 범위이다.

비교해 보면, 지구는 0.5가우스 정도의 자기장을 가진다. 일반적으로 초전도자석은 전기 전류가 흐르는 와이어 코일을 가진 초전도자석을 사용하서 생성된다. 초전도자석은 자기장을 생성하며 액체 질소에서 차갑게 보관된다.

자기 모멘트가 있는 원자라면 어떤 것이든 영상 진찰에 사용할 수 있다. MRI를 사용하는 대부분의 작업에서는 수소 원자에 집중한다. 수소는 그 핵이 단일의 양성자와 합리적으로 큰 자기 모멘트를 가지고 있기 때문에 MR 영상에 이상적이다. 따라서 수소 원자가 강한 자기장에 있을 때, 자기장의 방향으로 정렬하는 경향이 있을 것이다. MRI 스캐너는 신체 영역에 고주파장의 진동을 적용시켜서 영상화시킨다. 그 영역의 양성자는 펄스 에너지를 흡수하고, 장의 방향으로 향한다(가공된다). 고주파 펄스는 복부, 머리, 무릎, 어깨, 손목 등과 같은 특정 신체 부위에 적합하도록 설계된 특정 코일을 통해 적용된다. 경사자장은 영상이 만들어지는 영역에 주요 자기장을 바꾸기 위해 꺼졌다 켜졌다를 반복한다..

고주파 펄스가 꺼지면, 양성자는 특별한 비율에서 이전의 자연스러운 정렬 상태로 돌아가고 과잉 축적 에너지를 방출한다. 이렇게 함으로써, 코일이 읽은 에너지 신호를 주고 컴퓨터 시스템으로 전송해서 처리한다. 이완 시간은 바닥 상태(T1)의 63%를 돌려주는 자화된 원자를 위한 시간이라고 명기된다. 또한 특성을 나타내는 고차원 효력과 관련 있는 다른 이완 시간이 있다 (T2, T2*).

기능적 MRI(fMRI)는 deoxyhemoglobin 수치 내 변화와 관련 있는 T2* 변화 연구를 통해서 뇌 부위 혈류 내의 미묘한 증가를 발견하는 기술이다. 자기공명분광검사(MRS, Magnetic Resonance Spectroscopy)는, 다른 화학 구조의 원자핵(예컨대 ^{13}C, ^{31}P)은 인접한 분자의 구조와 상호 작용에 따라 상이한 특징적인 공명 패턴을 가질 수 있다는 원리를 이용하였다. MRS는 MRI와 함께 각각의 조직의 화학 조성을 발견할 수 있으며, 이와 같이 단순한 구조적, 해부학적 정보만이 아닌 분자 과정의 시각화를 허용할 수 있다. (그림 13.15와 13.16)

방사선 상호 작용과 생물학적 효과의 메커니즘

강한 전자장은 생물학적 분자의 변형과 방향의 원인이고, 이향 전해질(예를 들면, 혈관의 이온)의 전기력을 사용하며, 여러 가지 화학 반응 중간체의 전자 스핀 상태에 영향을 미친다.[10] 8T까지의 장에 노출

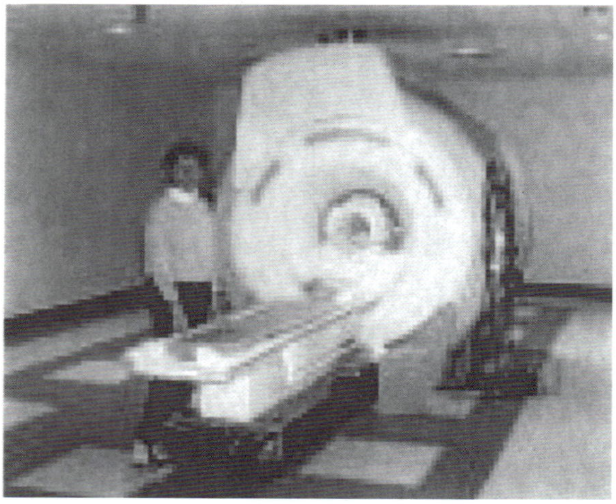

그림 13.15 | MRI 스캐너 (www.ngdc.com.에서 발췌)

됐을 때 인간에게 나타나는 단기 유해 생체 효과에 관한 어떠한 보고도 없다. 그러나 장에 오랫동안 노출되는 의학 환자와 병원 종사자 집단을 위해서 장기적으로 연구하는 것이 바람직하다. MR 분야는 정체되지 않고 빠르게 변화한다.

자기장 변화 시 심장의 근육성 진통과 말초 신경 자극에 관해 우려된다. 매우 긴 맥박지속시간이 매우 긴 경우를 제외하고, 전형적으로 사용되는 MR 자장력 위에서 강심제 자극을 위한 문턱 값은 좋아 보인다. 그러나 영상화 시간을 줄이기 위해서 더욱더 짧은 기울기 펄스를 원하는 것이 임상 MRI의 동향이다.

임신중인 산모나 태아에 대해 문서화 된 효과는 없지만, 치료를 위한 문턱 값 결정의 원인이 되는 이 민감한 집단에 관한 염려는 일반적으로 더욱 높아 진다.

안전성 처치

또한, 이러한 장치 주변의 고주파 분야에서 SAR은 중요하다. SAR 수준은 MR 절차에 대한 ICINRP 문서에 정의되어 있다.[10] 표 13.8 참조

MR 스캐너 주변의 강력한 자기장은 다른 위험을 만든다. 그 중 가장 약한 신용카드의 일부나 전부를 즉시 소거할 수 있다.

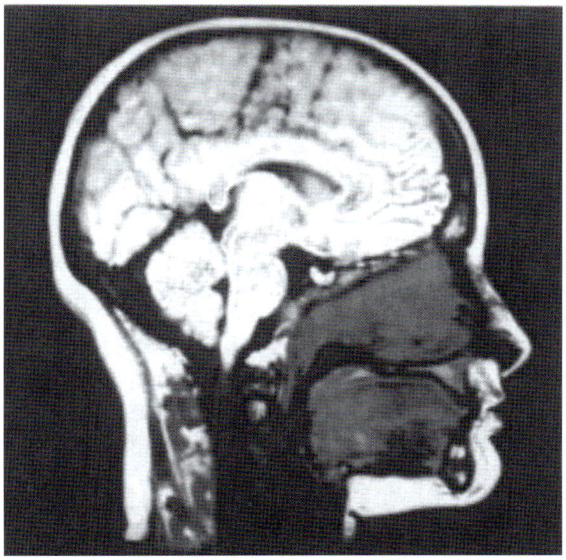

그림 13.16 | MR 뇌 영상(http://www.minddisorders.com/Kau-Nu/Magnetic-resonance-imaging.html.에서 발췌)

표 13.8 주변 온도 24℃ 아래에서 유효한 SAR 레벨

평균 산출 시간: 6분						
	전신 SAR(W kg^{-1})	신체 일부 SAR(W kg^{-1})		극부 SAR (10 g의 조직 위에 평균을 나타냈다) (W kg^{-1})		
신체 부위	몸통	머리를 제외한	머리	머리	몸통	사지
운영 형태						
정상	2	2–10[a]	3	10[b]	10	20
통제	4	4–10[a]	3	10[b]	10	20
제한	>4	>(4–10)[a]	>3	10[b]	>10	>20
단기 SAR	10초를 넘는 SAR 한도는 평균 SAR 한도의 3배를 넘지 않아야 한다.					

[a]신체 일부 SAR은 노출된 환자 질량과 총 환자 질량 사이의 비율 r로 동적으로 증감된다.

–일반 작동 모드 : $SAR = (10-8\times r)\ W\ kg^{-1}$

–제어 작동 모드 : $SAR = (10-6\times r)\ W\ kg^{-1}$

MR 시스템에서 각 순서를 위해 실행된 SAR 모니터로 노출된 환자 질량과 실제 SAR 수치를 계산하고, SAR 제한과 비교한다.

[b]눈이 고주파 트랜스 미션을 위해 사용되는 작은 국소코일의 장 내에 있는 경우, 체온 상승이 1℃로 제한되도록 간호해야만 한다.

그럼에도 불구하고, 자석 근처의 강한 자기장이 형성되어 철자성체가 가속되고, 보다 심각하게 환자와 전 직원을 작고 큰 위험에 빠뜨리는 수가 있다. 시험 도중 산소 탱크가 MR 스캐너 쪽으로 당겨지는 사고로 MRI 스캔을 받고 있던 6살난 소년이 목숨을 잃었다. 정맥주사용 지지대가 올바르게 동작하도록 설정되어 있었으나 MR 시험 중 심박 조율기를 달고 있는 환자가 숨졌다. 공중에 뜬 가위가 사람을 다치게 했다.[11]

참고문헌

1. W. B. Grant, An estimate of premature cancer mortality in the US due to inadequate doses of solar ultra-violet-B radiation, Cancer 94 (6), 1867-1875 (2002).
2. J. Myung Chul, Ultraviolet (UV) radiation safety. Environmental health and safety, (University of Nevada Reno, http://www.ehs.unr.edu/Portals/0/Ultraviolet radiation safety 050707.pdf, April 2005).
3. Occupational Safety and Health Administration Technical Manual, TED 01-00-015 (US Dept. of Labor, Washington, DC (2005).
4. D. H. Sliney and W. A. Palmisano, The evaluation of laser hazards. AIHA J. 20,425 (1968).
5. American National Standards Institute (ANSI), American National Standard for Safe Use of Lasers (ANSI Z136.1-1993, New York, 1993).
6. S. E. Rademacher, Base level management of laser radiation protection program. (Occupational and Environmental Health Directorate, Brooks Air Force Base, TX, AL-TR-1991-0012, 1991).
7. National Council on Radiation Protection and Measurements, A practical guide to the determination of human exposure to radiofrequency fields. NCRP Report No. 119, (NCRP, Bethesda, MD, 1993).
8. A. Ahlbom, A. Greek L. Kheifets, D. Savitz, and A. Swerdlow, Epidemiology of health effects of radiofrequency exposure. ICNIRP (International Commission for Non-Ionizing Radiation Protection)/Standing Committee on Epidemiology. Environmental Health Perspectives, 112(17),1741-1754 (2004).
9. A. Ahlbom, E. Cardis, A, Green, M. Linet, D. Savitz, and A. Swerdlow,. Review of the epidemiologic literature on EMF and health. ICNIRP (International Commission for Non-Ionizing Radiation Protection) Standing Committee on Epidemiology. Environmental Health Perspectives, 109 (Supplement 6),911-933 (2001).
10. R. Matthes, Medical magnetic resonance (MR) procedures: Protection of patients. The International Commission on Non-Ionizing Radiation Protection. Health Phys. 87 (2),197-216 (2004).
11. www.fda.gov/cdrh.

색인(INDEX)

Radiation Protection & Dosimetry

색인

ㅅ

ㅇ

색인

ㅈ

ㅊ

ㅋ

ㅌ

색인

A

B

C

D

E

F

G

H